学校で教えない教科書

面白いほどよくわかる
人体のしくみ

複雑な「体内の宇宙」が図解とイラストで一目でわかる

山本真樹 監修

日本文芸社

はじめに

世の中が「健康ブーム」といわれるようになってから、もうどれくらい経ったでしょうか？　今ではもうその“ブーム”もすっかり定着し、多くの方が、健康に関して高い意識をもっているといったほうがいいでしょう。

テレビでは毎日のように、健康をテーマに扱った情報番組が放映され、そのなかの人気番組で、いわゆる“健康によい”と紹介された食材が、翌日には大人気となって、スーパーの棚から一斉に姿を消してしまうという現象も、近頃では珍しくないようです。

こうした現象が起きるのは、それらの情報番組を制作される方々が、その理由をビジュアル処理を施した画像などをふんだんに使い、非常に分かりやすく、しかも興味をひくように解説してくれている点も大きく作用していることでしょう。それらの解説を見ていく中で、毎回取り上げられるテーマに関係する体の器官と、そのはたらきについての知識を蓄積されていらっしゃる方も少なくないと思います。

けれども、人間の体全体の基本的な知識に関してはどうでしょうか？　人間の体の各器官は、独立して単体だけではたらくものではなく、相互に作用しあって、いろいろな関係の中で動いているものです。健康を考えるならば、まずはそうした基本的な知識にも興味をもって欲しいと思っています。

普段の生活で意識することは少ないと思いますが、人体のしくみは、人間がつくるどんな精密機械よりも繊細にはたらくうえに、しかも長く動き続けるタフさも併せもっています。なにしろ、大事に使えば、70年、80年、90年……と使い続けていけるのですから。雑誌やテレビで紹介される健康情報は、いわばそうした体の各器官のメンテナンス方法といっていいでしょう。そして、それら情報メディアのスタッフの方々は、常に最新の情報に対してアンテナを張り、役に立ちそうな新しい説などが発表されると、いち早く視聴者に紹介しようとする傾向があります。

本書も、体の素晴らしさの一端でも、知ってもらえるように、基本的な知識のほかに、体のもつ隠されたすごい力にスポットを当てることに力を入れ、まだひとつの説としてしか認識されていないような内容でも、積極的に取り入れてみました。

とにかく、みなさんに、

「へえ、ほう……」

というところから始まって、興味をもって欲しかったからです。

本書をきっかけに、人間の体に関して、もっといろいろなことを知りたい、と思ってくれる人が増えてくれればと、心より願う次第です。

面白いほどよくわかる
人体のしくみ――もくじ

はじめに……1
プロローグ……12
「ヒト」の体の生物としての特徴／人間を構成する最小の単位、細胞について／栄養とエネルギーについて

第1章 消化器・泌尿器のしくみ……21

●消化器・泌尿器とは？……22
よく噛むことが健康への第一歩……24
歯は消化器官のスタート地点。よく噛めば頭もよくなる!?
唾液のはたらきとその分泌……26
食物を消化するだけじゃない。口の中の殺菌も唾液におまかせ
食道が筋肉に覆われている理由……28
食物が胃に運ばれるのは食道の蠕動運動のおかげ
食物が溶け胃が溶けない理由……30
蠕動運動と強力な胃酸で、食物の消化を推し進める胃
ゲップは胃の息抜き？……32
胃底部にたまった空気やガスが、噴門から排出される
ストレスが胃に与える影響……34
胃潰瘍は自律神経と深い関係が……
消化管の動きとはたらき……36
消化管は複雑な動きをする筋肉からできている
もっとも長い消化管　―小腸の構造―……38
小腸を構成する「十二指腸」「空腸」「回腸」
栄養吸収の主役　―小腸のはたらき―……40
混ぜて・溶かして・吸い取って。栄養吸収の長い道のり
盲腸は切っても平気!?……42
盲腸はすでに退化した臓器。なくても人体に影響なし!?

もくじ

肝臓は一大コンビナート …… 44
人体最大の臓器・肝臓は、再生も可能な化学処理工場

二日酔いのメカニズム …… 46
つらい悪酔い&二日酔いは、体内で合成される有害物質のしわざ

コレステロールは本当に怖い!? …… 48
健康を蝕むコレステロール!? その正体には悪玉と善玉が!

意外に知られていない仕事人・膵臓 …… 50
膵臓は強力な消化液と大事なホルモンをつくるはたらき者

貯蔵用臓器・胆嚢の試練 …… 52
不要物を含んだ胆汁が、猛烈な痛みをともなう胆石の元凶

便は大腸でかたちづくられる …… 54
水分吸収&便の形成が、人体最後の消化器官・大腸の仕事

腸の中は細菌でいっぱい!? …… 56
腸内細菌が腸内環境を左右。善玉菌と悪玉菌のバランスが大事

体が必要とする栄養 …… 58
体の半分以上は、水分からできているって本当!?

尿をつくる腎臓 …… 60
血液のろ過やホルモン分泌。腎臓は体内環境を保つ要

尿は何からできている? …… 62
飲んでも平気? 尿の成分を分析してみよう!

ネフロンのろ過機能 …… 64
血液のろ過と必要成分の再吸収。ネフロンは高性能な選別器

一日に排出される尿の量 …… 66
多すぎても少なすぎても×。正常な尿量を把握しよう

尿の色で分かること …… 68
尿の色は健康のバロメーター。血尿が出るのはなぜ?

女性は膀胱炎にかかりやすい!? …… 70
尿路の長さやつくりの違いが女性を膀胱炎で苦しませる原因

どうして便はあの色なのか …… 72
便の色は消化液・胆汁の色素と密接につながっている

下痢と便秘は原因が違う …… 74
肛門と排便の関係。ストレスや体調に過敏な便通事情

コラム・ポッキンの知ってビックリ! 人体の話その1 …… 76
過ぎたるは及ばざるがごとしは、栄養も同じ

第2章 脳・内分泌器のしくみ……77
●脳・内分泌器とは?……78
人間である証明をもつ脳……80
複雑な感情や思考を司る脳は、代替不可能な大切な器官
脳を包む3つの膜……82
壊れやすい脳を守るのは、3つの膜とタプタプ髄液
脳内で出される巧みなパス……84
知能活動は脳内の各専門領域で処理された一連の活動による賜物
天才と秀才の共同作業……86
脳の左側で論理的思考を、右側で直感的思考を担当
運動機能の舵をとる小脳……88
運動機能の調整を担い、精密な運動を可能にする神経細胞の塊
脳幹が人体をコントロール……90
眠らない脳「脳幹」が体をいつも自動運転している
記憶と脳の関係は……92
脳のあちこちにしまわれる、さまざまな記憶
脳の死=人の死?……94
植物人間と脳死の違いを、あなたは混同していませんか?
神経の伝達方法は?……96
電気信号と科学信号、情報を脳へ伝えるふたつのしくみ
中枢神経はどこにある?……98
中枢神経は人体のコントロールセンター
脳から直接出る脳神経……100
感覚器官や臓器のはたらきをコントロールする12対
網の目のように走る末梢神経……102
体中の情報伝達をする3つのネットワーク
自分でコントロールできない自律神経……104
逆のはたらきをするふたつの神経が体のバランスを整える
反射はとっさの危機回避手段……106
脳が判断していたのでは間に合わない場合の自動回避機能
ホルモンは体の中でつくられる……108
自律神経系とともに体を調節するホルモン
ホルモンがつくられる場所は……110
実は体中のあちこちから分泌される、いろいろなホルモンたち

もくじ

脳内で50以上の物質が活躍中……112
脳内物質は、感情もコントロールしているって本当？

ホルモンをコントロールする下垂体……114
実は男女を分けるホルモンにも関与しています

ストレスが体に悪い理由は……116
ストレスに過剰反応する副腎のはたらきに注意

膵臓に用意されたふたつの組織……118
血糖値をコントロールする3つのホルモンを分泌

触って分かる大きな組織・甲状腺……120
体内でのエネルギー生産を活発にする甲状腺ホルモン

胃に出るのに外分泌？……122
違いは、血液に少量を直接出すか、分泌器官から器官へ出すか

コラム・ポッキンの知ってビックリ！　人体の話その2……124
脳は3Dで記憶する!?

第3章 呼吸器・循環器・免疫のしくみ……125

●呼吸器・循環器・免疫とは？……126

鼻は肺に優しい空気清浄機……128
空気の浄化、加温・加湿、異物の排出を施してから肺へ

のどは仕分け作業員……130
奥にあるふたを使って食べ物と空気を振り分ける

空気の通り道、気管&気管支……132
空気の通り道はいつも三叉路。効率よく運びます

心臓や大動脈と同じVIP待遇……134
胸椎や肋骨からつくられたフェンスに守られている肺

終着駅には6臆の肺胞！……136
幾度もの分岐を経た気管支は、最後に肺胞でガス交換を

肺自体は無力？……138
周囲の筋肉の手助けがあってはじめて呼吸ができる！

肺がくれたメッセージ……140
呼吸時に現れるサインから体の異変を知る

心臓についての基礎知識……142
位置は？　形は？　つくりは？　胸に手を当てて考えてみよう

命令を出すのも心臓自身？……144
心臓は独自に司令塔をもつ、自動血液循環ポンプ

心臓は一生に何回動く？……146
人間を含め、ほ乳類の拍動回数は15億回
ふたつの円を描いて循環する血液……148
ルートは肺経由全身循環、心臓は血液のターミナル！
ヒゲをそるのも命がけ？……150
皮膚表面を動脈が流れる頸部では大量出血する可能性あり
脳と心臓専用の大動脈……152
生命を左右する動脈だけに最後まで血液量を確保する機能をもつ
つくりの異なる2種類の血管……154
血圧に耐えうる壁をもつ動脈と、重力で逆流しないよう弁をもつ静脈
血圧が血管壁にかける圧力……156
血圧上昇は、血管が狭くなった&心臓がポンプ力を強めた証拠
血液にはどんな成分が含まれているの？……158
細胞成分の血球と、液体成分の血漿で構成される血液
血球の一生（血球の生成と分解）……160
血球は骨髄で産声をあげ、最後に脾臓で寿命を迎える
脾臓って必要？　不要？……162
真っ赤な色には理由がある！　脾臓は、血液のリサイクル工場
血液型ってどのように決まるの？……164
ABO血液型とRh式血液型判別方法について
止血のための血液凝固とは……166
出血を抑えるために血小板、血漿が血液凝固を誘発する
足がむくむのはなぜ？……168
血管内では血液、細胞内では組織液。名前は違えど中身は一緒
体を守る白血球……170
体を守るための第3の調整系統。それが免疫系
リンパって何者？……172
隠れたはたらき者、人の体を守るリンパファミリー
リンパ球の戦い……174
リンパ球が大活躍する免疫活動
生まれる前に準備万端な胸腺……176
胸腺は体を守るボディガード訓練校
コラム・ポッキンの知ってビックリ！　人体の話その3……178
心停止時の強い味方、AED

もくじ

第4章 生殖器のしくみ……179

●生殖器とは？……180

精子のできるまで……182
思春期から死ぬまでつくられる精子。その原始細胞は胎児期に誕生

大切な睾丸には「保険」がある!?……184
精子をつくる工場はひとつ潰れても大丈夫

デリケートな精子は高温厳禁！……186
精巣が体内にないのはなぜ？

男性にも月経がある!?……188
「睾丸周期」のしくみを探ろう

日本人男性の大半が包茎!?……190
包茎のタイプによって、見た目や深刻度がこんなに違う

ペニスが勃つのは男の本能……192
赤ちゃんでも勃起する？ そんなの男なら当たり前

男性と前立腺がんの関係……194
男なら誰しも可能性のある病気・前立腺がん

男を悩ます勃起障害……196
勃起を邪魔する原因は、心と体のトラブル

卵子のできるまで……198
受精後まもなくつくられる卵子は、胎児期をピークに減少

月経の起きるメカニズム……200
月に一度の子宮からの出血は、脳でコントロールされていた

排卵周期と体温の関係……202
排卵周期が分かれば、妊娠の可能性も推測できる!?

「受精」を目指す戦い……204
卵子との受精は、命をかけた精子の障害物レース

胎児の成長を追ってみよう……206
赤ちゃんの体のおもな部分は、妊娠3カ月までにつくられる

赤ちゃんを守るライフライン……208
胎盤とへその緒は、胎児に栄養や酸素を届ける大事な器官

女性が子どもを生める限界……210
初潮から閉経までの40年弱で女性の妊娠のチャンスは400回!?

女性にとって大歓迎の脂肪もある！……212
あなたはA？B？C？ バストはほとんどが皮下脂肪

直腸に聞いてみよう……214
直腸診で分かることは男性と女性で異なる

コラム・ポッキンの知ってビックリ！　人体の話その4……216
子宮の中でつづられる生命の歴史

第5章 運動器・感覚器のしくみ……217

●運動器・感覚器とは？……218

筋肉の種類とはたらき……220
肉体を動かしている筋肉は、心臓やその他の内臓でも大活躍

赤色筋肉と白色筋肉……222
骨格筋の組織とはたらき

乳酸と疲れの関係……224
乳酸がたまると、肩こりや冷え性の原因にもなる

表情をつくり出す表情筋……226
笑顔も泣き顔もみんな顔の皮膚下にある複数の筋肉運動

やせるときはなぜ筋肉から？……228
脂肪はやせた筋肉が大好き。筋肉がやせると体は太る!?

脂肪は体のガードマン……230
脂肪はエネルギーの倉庫であり、保温やクッション効果も

骨だって生きている!?……232
骨身を惜しまずつくしてくれる、骨はとってもはたらき者

骨は互いにつながっている……234
骨と骨は結合しあって骨格を形成。よく動く結合と動かない結合がある

骨の形成と性ホルモンの関係……236
閉経後の女性は、骨粗しょう症にかかりやすい？

頭蓋骨で性別が分かる……238
骸骨の正体は男？　女？　頭蓋骨で見きわめろ！

現代人の顎が細いわけ……240
ほっそり小顔は現代人の証。食生活の進化で顎が退化

関節は動きの要……242
骨同士をつなぐ関節は、場所によってタイプが違う

赤ちゃんの頭は不安定……244
赤ちゃんはとってもデリケート。取り扱いには気をつけて！

もくじ

手と足の相違点と共通点……246
人類の進化とともに、手と足のはたらきは変遷してきた
器用なはたらき者、手の指の話……248
親指以外の４本の指は、腱という絆で結ばれている
アキレス腱が切れると歩けない理由……250
もっとも強くもっとも弱い、人体最大の腱
目は脳の一部……252
「物を見る」のは脳の仕事、「物を写す」のは目の仕事だ！
目が悪いってどういうこと？……254
近視、遠視、乱視、老眼、すべての原因は焦点のズレ！
色を見分けるメカニズム……256
物自体に色はない！　目が吸収した光の反射で色を判断
涙が出てくるのはなぜ？……258
まばたきでつねに分泌される涙は、デリケートな目を守るバリア
嗅覚はデリケート……260
鼻の奥にある５００万個の嗅細胞が複雑なにおいを判断
舌は味センサー……262
味を感知している舌は、場所によって味覚が違う
声の原理は筋肉のふるえ……264
のどにある筋肉"声帯"のしくみはギターの弦と似ている
音を聞く耳のシステム……266
音を感知するのは、耳の奥にあるカタツムリ
耳が詰まるってどういうこと？……268
高い所に行くと耳がツーンとするのはなぜ？
平衡感覚は耳にあり……270
体がバランスをとれるのは、耳にある平衡器のおかげ
体温調節を司る皮膚……272
夏は涼しく、冬は暖かい。皮膚は超ハイテクなスーツ
紫外線にご用心……274
たかが日焼けとあなどれない、紫外線が死を招く!?
男性だけがなぜハゲる？……276
バーコードヘアは男らしさの証？　おじさんにハゲが多い理由
索引……287

プロローグ

体のしくみを知る前に、人間の生物としての特徴を踏まえるとともに、各器官の基本となる細胞、そしてその細胞内で行なわれるエネルギーを得るための営みについて知っておきましょう。

「ヒト」の体の生物としての特徴

人間は生物としては「**脊椎動物門**《せきついどうぶつもん》**ほ乳類サル目ヒト科**」に属し、学名はホモ・サピエンス。現存種は1種のみとなっています。

脊椎動物としての特徴は、文字通り脊椎（背骨）をもち、**内骨格**《ないこっかく》、**閉鎖血管系**《へいさけっかんけい》をもち、血液内には赤血球があること。そのほか、内臓には肝臓や膵臓があること。そして、**雌雄異体**《しゆういたい》で**両性生殖**《りょうせいせいしょく》を行なうことなどが挙げられます。

また、ほ乳類としての特徴は体温が常に一定の幅で保たれている**恒温動物**《こうおんどうぶつ》であること。一部の例外を除いて、母体内である程度胎児を発育させてから出産する**胎生**《たいせい》であること。2心房2心室に分かれた心臓をもち、肺呼吸をすることなどが挙げられます。

そして、このほ乳類の中でも、特にサル目が共通して持つ特徴としては、手足に5本の指を持ち、親指がほかの指と対向している構造であるため、物をつかむのに適していること。目は色覚を有し、両方が顔の正面に付いているため、遠近感をとらえる能力に優れています。食性においては、肉食から草食まで多岐にわたる雑食性を示すものが多いようです。

私たち、人間は動物として、これらの特徴をもっているのです。

生物学的分類における人間（「ヒト」）の位置

図は、進化の過程において、地球上にあとから出現したものほど下になっています（目や科は順不同）。

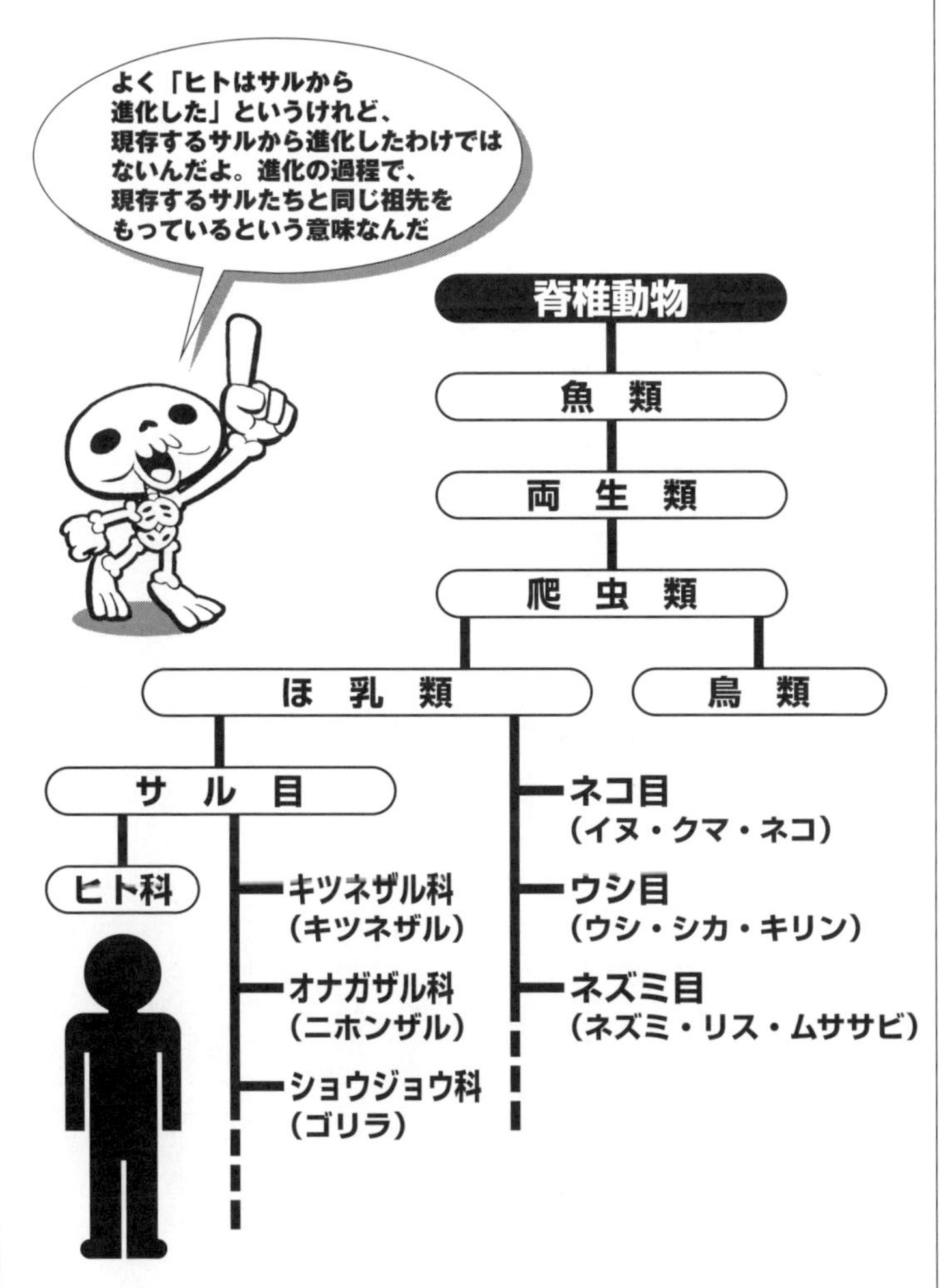
よく「ヒトはサルから進化した」というけれど、現存するサルから進化したわけではないんだよ。進化の過程で、現存するサルたちと同じ祖先をもっているという意味なんだ
脊椎動物
魚　類
両　生　類
爬　虫　類
ほ　乳　類
鳥　類
サ　ル　目
ヒト科
キツネザル科
（キツネザル）
オナガザル科
（ニホンザル）
ショウジョウ科
（ゴリラ）
ネコ目
（イヌ・クマ・ネコ）
ウシ目
（ウシ・シカ・キリン）
ネズミ目
（ネズミ・リス・ムササビ）

人間を構成する最小の単位、細胞について

◆細胞の大きさ

細胞は人間の体を形づくる、生き物としての最小単位です。細胞の大きさにはいろいろありますが、そのほとんどが肉眼で見ることのできない、とても小さなものなのです。

ゾウリムシなどの単細胞生物では、大きな細胞1個だけで体がつくられています。私たち人間の体はとてもたくさんの細胞でできていて、一説には約60兆もの細胞があるといわれます。人間の体では、同じようなはたらきや構造をした小さな細胞がいくつか集まって、人の組織となります。さらにこの組織がまとまって、脳や筋肉、胃や腸といった器官を形成します。そして、器官の集合体が人間の体なのです。

◆寿命はいろいろ

細胞は人間の体の中で生まれ、死んでいきます。中には10年以上もつ**骨細胞**のような細胞もありますが、その多くが数日から数カ月の命。最も入れ替わりの激しい、小腸の**栄養吸収細胞**にいたっては、生まれてから剥がれ落ちてしまうまで、たった一日しかありません。細胞は次々に細胞分裂により新しい細胞を補っているのです。つまり半年もたてば、人間はほとんど違う細胞の体になってしまうのです。

また若い成長時の期間ほど、細胞を生み出す力は強く、年齢を経るに従って、その力は衰えていきます。一説には、生まれる細胞の数が死ぬ細胞の数を上回るのは、だいたい25歳までで、それ以降は死ぬ細胞のほうが多くなるといわれています。

人間の細胞と単細胞生物との比較

細胞単体で生活するためにいろんな機能を有している単細胞生物に比べ、人間の細胞はひとつの機能に特化するためさまざまな形があります。

単細胞生物

ゾウリムシ

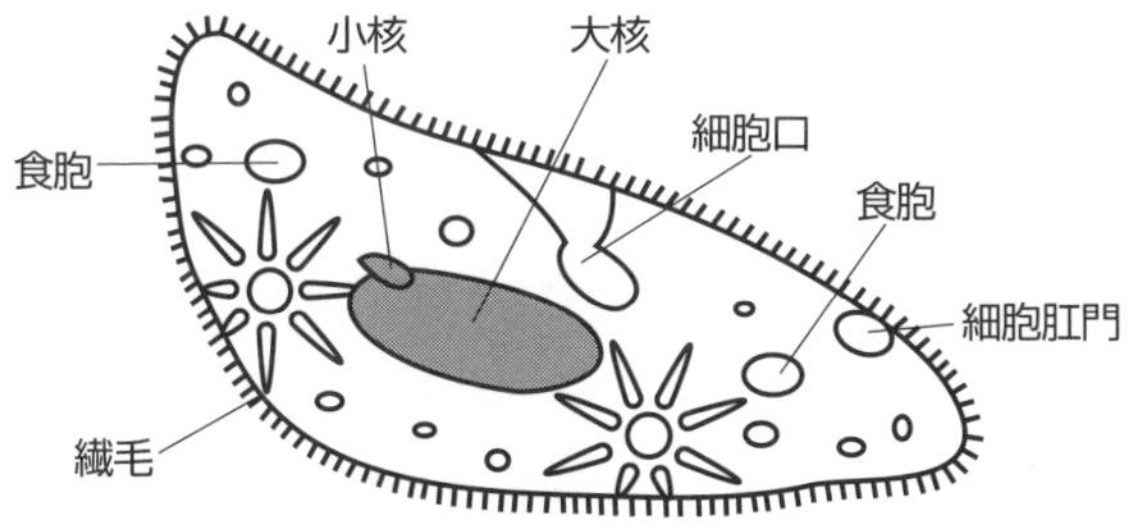
小核
大核
細胞口
食胞
食胞
細胞肛門
繊毛

人間の細胞例

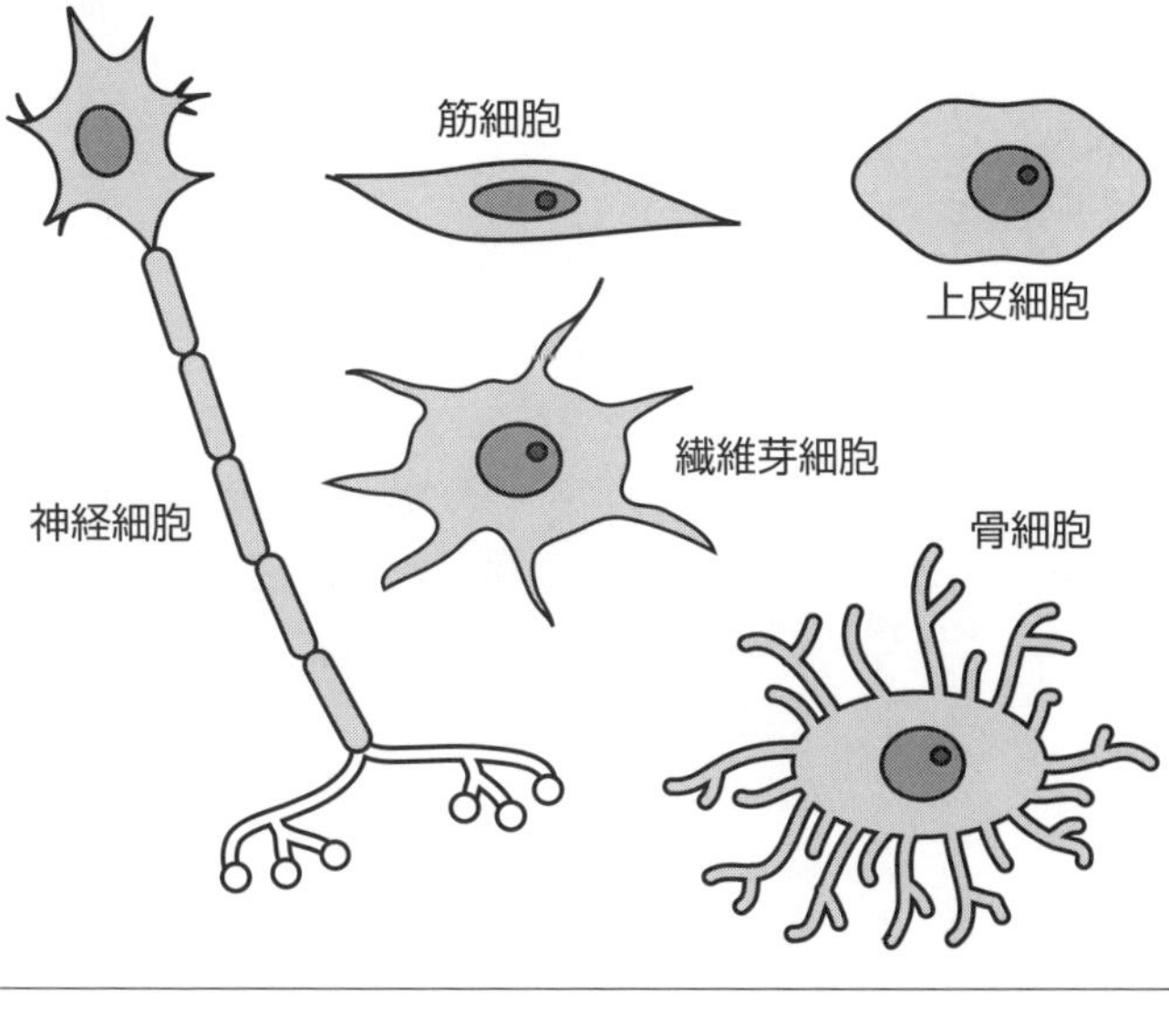
筋細胞
上皮細胞
繊維芽細胞
神経細胞
骨細胞

◆細胞のしくみ

10～30㎛《マイクロメートル》（1㎛は1／1000㎜）という小さな人間の細胞は、さらに小さな部品がたくさん集まってつくられています。細胞にはいろいろな種類がありますが、構成要素はほとんどの細胞で同じつくりになっています。

細胞の一番外側は、**細胞膜**と呼ばれる膜で覆われています。この細胞膜は、水と特定の物質だけを通過させる性質があり、細胞内への物質の出入りを調節する働きをもっています。

細胞膜の中には**細胞質**と**核**があります。核は**核膜**という膜に覆われた球体で、人体の設計図である**DNA（デオキシリボ核酸）**でできています。不思議なことに、どの細胞の核にも人間の体すべての設計図が用意されています。皮膚の細胞の中にも、目や鼻、内臓などの設計図が入っているわけです。最近話題のクローン技術は、このことに注目して開発されました。受精前の卵細胞から核を取り出し、別の細胞の核を移植すると、受精した卵細胞と同じように分裂をはじめ、移植した細胞とまったく同じ遺伝情報を持った個体をつくり出すというものです。

細胞質は、細胞の中で核を除いたほかの部分という意味です。細胞質は液体成分と細胞内小器官からなります。おもな細胞内小器官には、**小胞体**、**リボソーム**、**ミトコンドリア**、**ゴルジ装置**、**リソソーム**、**中心体**などがあります。小胞体は細胞内で物質を運搬し、リボソームはタンパク質をつくり出します。ミトコンドリアは**ATP**という細胞の活動に必要なエネルギー保有物質を生み出します。ゴルジ装置はリボソームがつくったタンパク質を包んで細胞の外へ運び出します。リソソームは細胞に入ってくる粒子を、酵素で分解します。そして中心体は、細胞分裂に関与しています。

人間の細胞の基本形

人間の基本的な細胞の構造を概念図的に表したのが上の図です。この細胞の分裂が不規則になり、変質したものががん細胞です。

正常な細胞

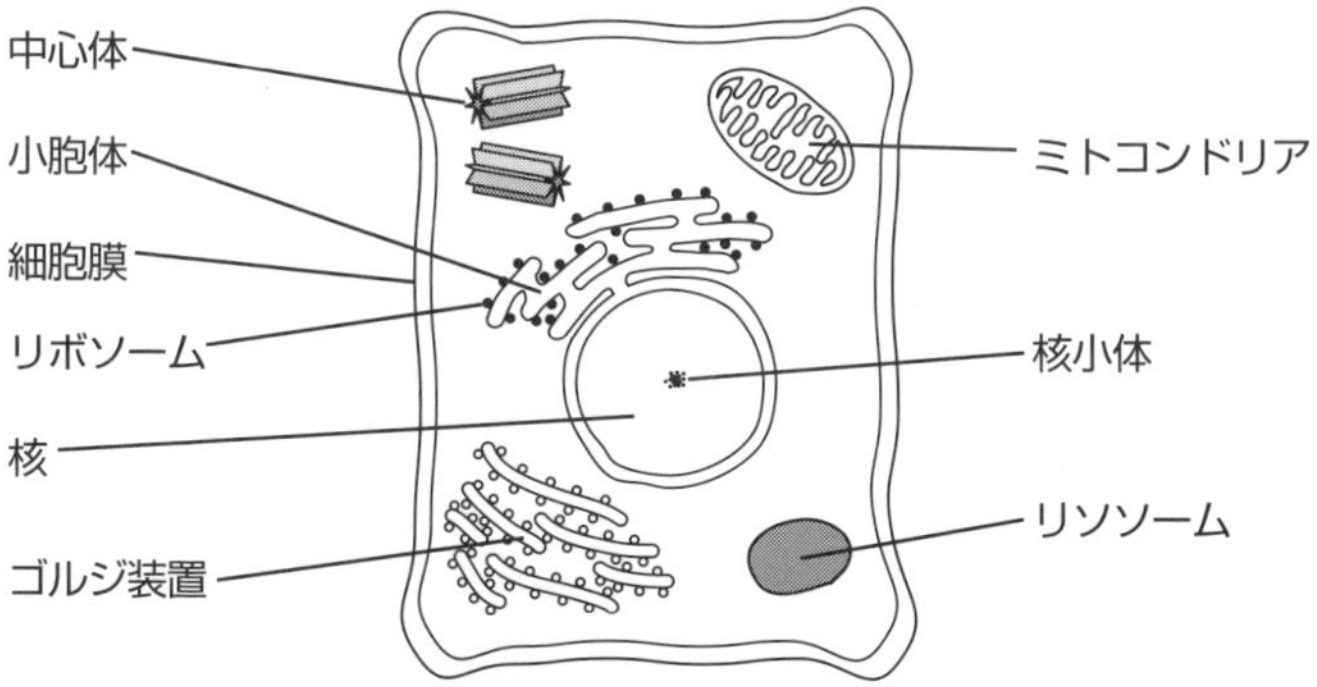
中心体
小胞体
細胞膜
リボソーム
核
ゴルジ装置
ミトコンドリア
核小体
リソソーム

がん細胞

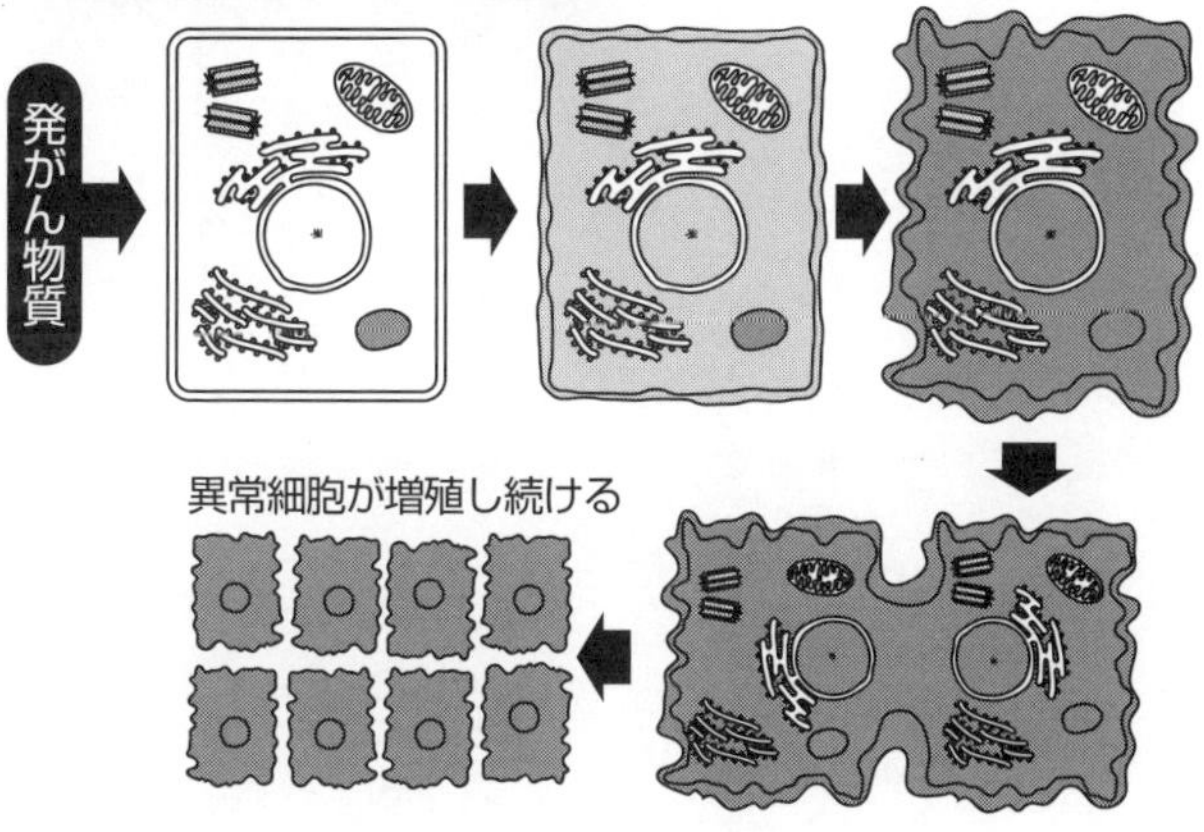
発がん物質
異常細胞が増殖し続ける

がん細胞が恐ろしいのは、栄養がある限り、増殖を続け、正常な細胞を破壊していくからなのです

栄養とエネルギーについて

◆燃焼で得る熱エネルギー

人間の体は、じっとしていてもエネルギーを消費し続けています。人間が生きていくためには、熱量としてのエネルギーが必要なのです。人間はこのエネルギーを得るために、補給した栄養を燃焼させています。この燃焼とは、実際に炎を燃やすわけではありませんが、酸素を必要とし、熱量を得たあとには、二酸化炭素が残るという、化学反応的にはまったく同じ形であるために、こう呼ばれるのです。おもなエネルギー源となる炭水化物・脂質・タンパク質の3つの栄養素を3大栄養素と呼び、それぞれ体の中で1gあたり、炭水化物は4kcal、脂質は9kcal、タンパク質は4kcalのエネルギーへと変化します。

口から体内に取り入れられた食物は、消化されて体内で使いやすい物質に分解されます。この物質は細胞内の**ミトコンドリア**の中で、酸素を使って**ATP**という高いエネルギーをもった物質につくり変えられます。このときの化学反応によってできた二酸化炭素を体外に出して、新しい酸素を取り入れる活動が呼吸です。

ミトコンドリアでつくられたATPは、エネルギーを必要とするところでエネルギーを放出して、**ADP**という物質に変ります。筋肉が動くときのエネルギーなどは、すべてこのATPから供給されているのです。

これから紹介する体の各器官は、細胞の集合体です。ですから、すべての器官のほとんどの細胞で、この呼吸が行なわれていることを頭に入れておいてください。

内呼吸と外呼吸

細胞内で燃焼によって酸素を二酸化炭素に変えることを内呼吸、肺によって酸素を取り入れ、二酸化炭素を排出することを外呼吸といいます。

内呼吸

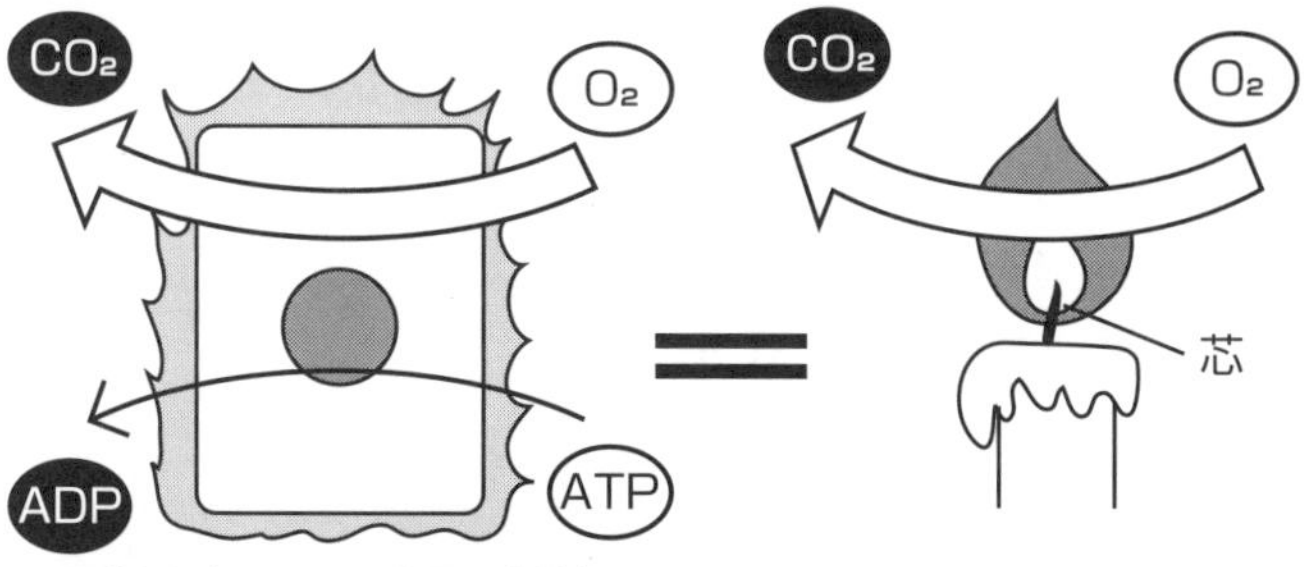
CO_2
O_2
ADP
ATP
CO_2
O_2
芯

炎は出さないが同じ燃焼

外呼吸

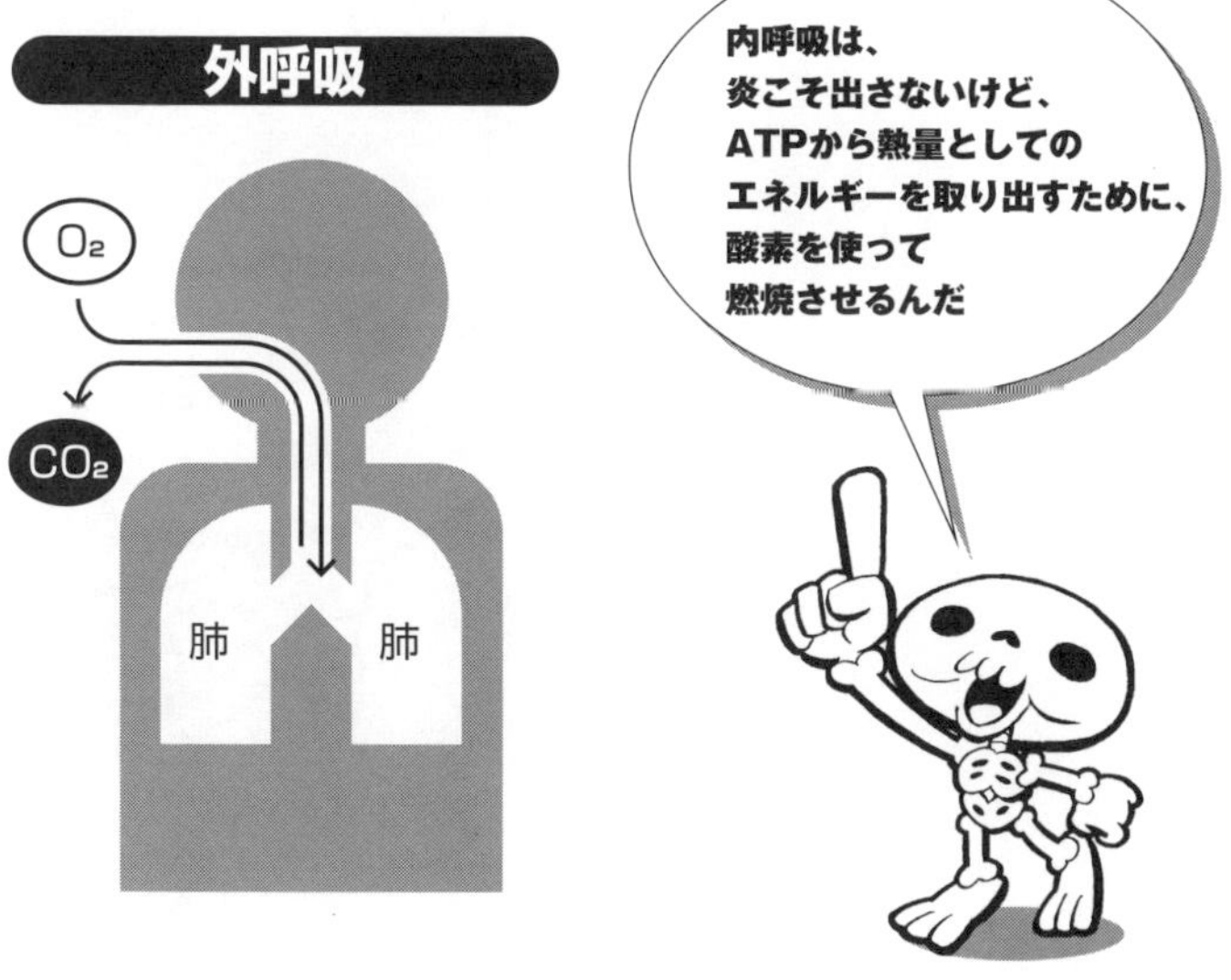
O_2
CO_2
肺
肺
内呼吸は、
炎こそ出さないけど、
ATPから熱量としての
エネルギーを取り出すために、
酸素を使って
燃焼させるんだ

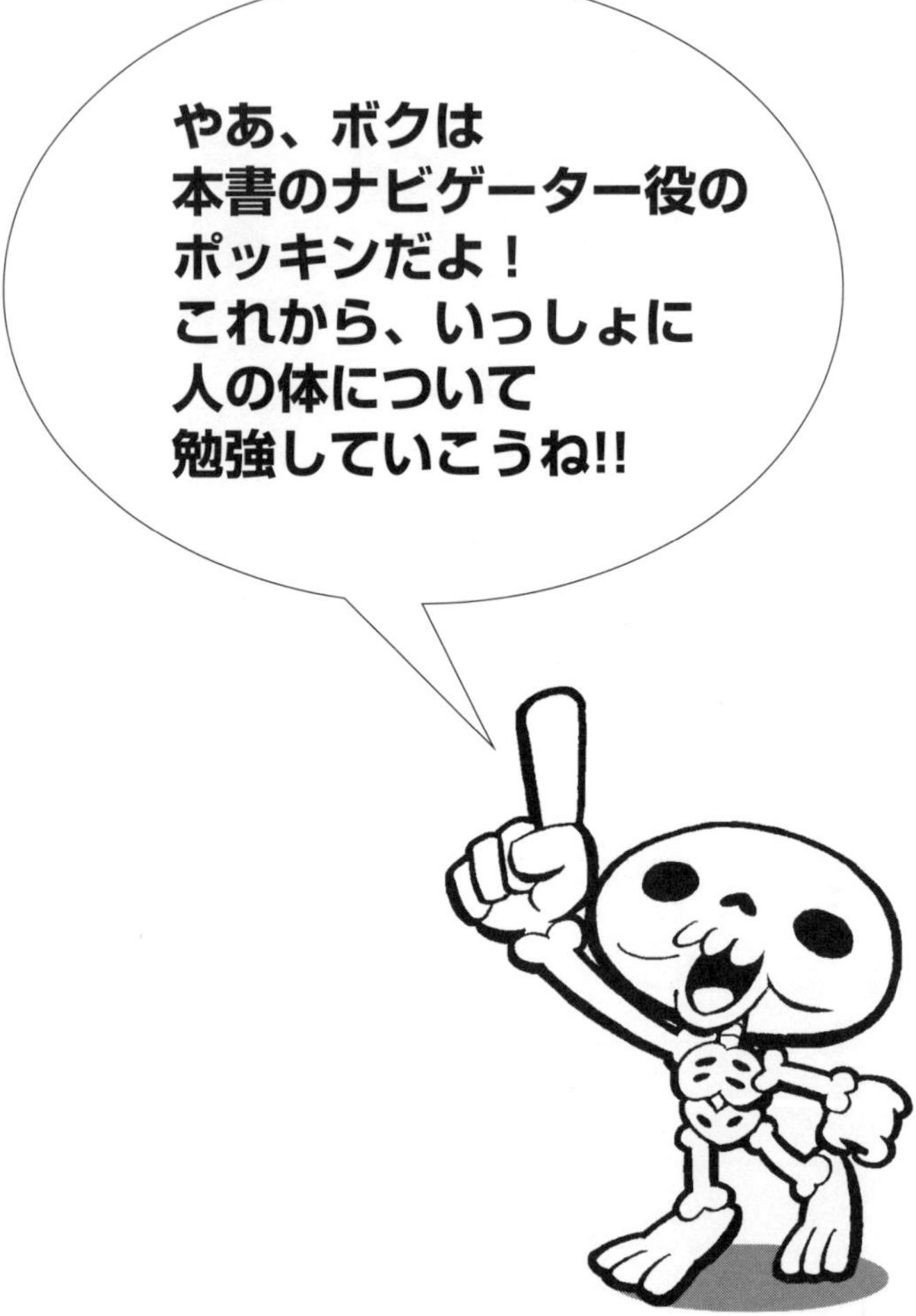
やあ、ボクは
本書のナビゲーター役の
ポッキンだよ！
これから、いっしょに
人の体について
勉強していこうね!!

編集協力／株式会社超音速
イラスト／大橋よしひこ＆魂プロダクション

第1章

消化器・泌尿器のしくみ

- ◆食道
- ◆胃
- ◆十二指腸
- ◆小腸
- ◆大腸
- ◆直腸
- ◆肝臓
- ◆胆嚢
- ◆膵臓
- ◆脾臓
- ◆腎臓

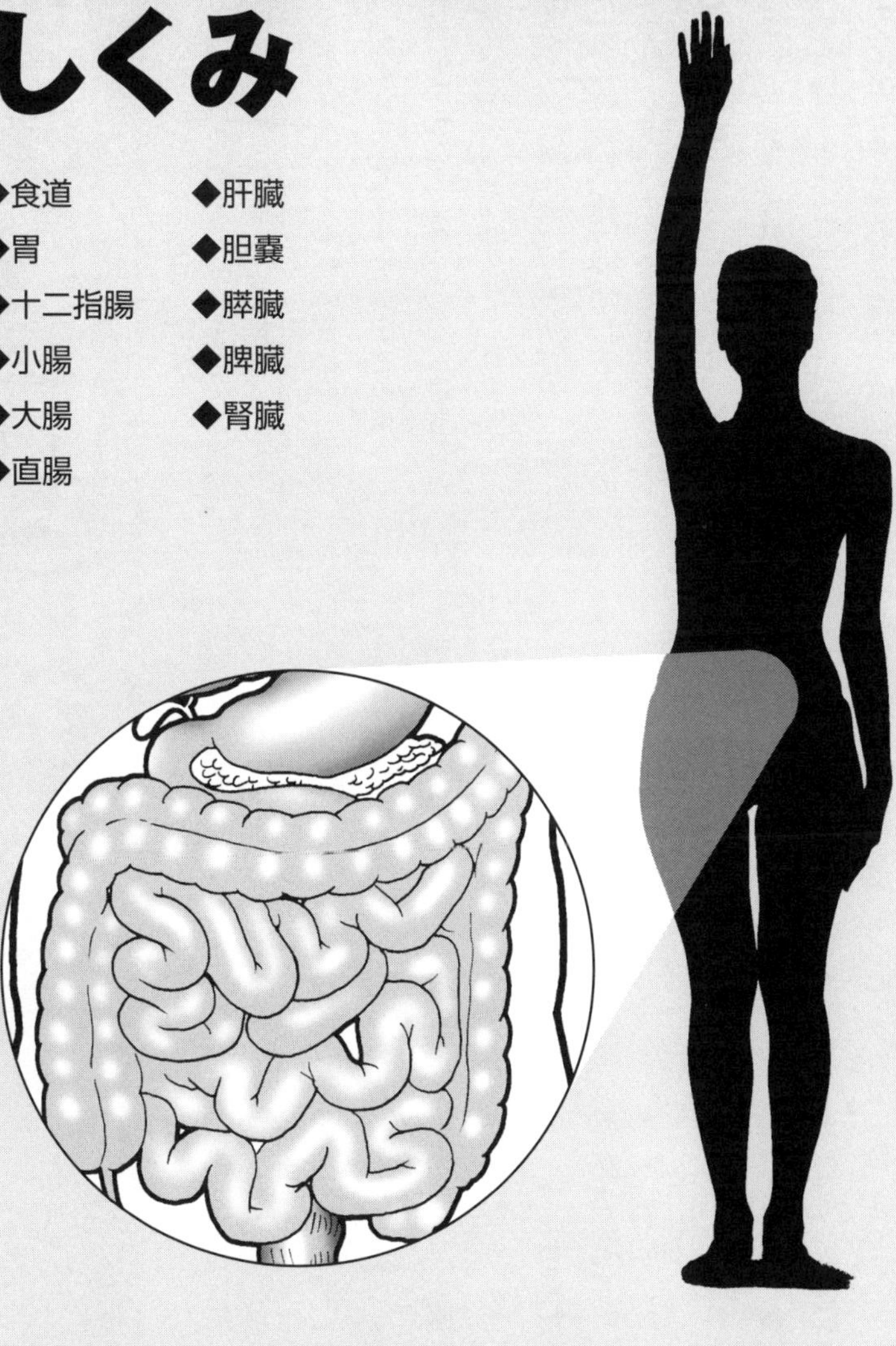

消化器・泌尿器とは？

私たち人間が生きていくうえで必要不可欠な食物は、胃や腸などの消化器・泌尿器と呼ばれる器官によって、口から入ると体の中で栄養に変わり、それ以外の不要物はカスとなって体外に排出されます。

消化器・泌尿器は私たちの体をつくる、重要な役割を担っているのです。

食物は口から入ると、歯によって粉砕され、また唾液が混ざることで最初の消化が始まります。飲み込んだ食物は、食道を通って胃へ運ばれ、胃酸や消化酵素によってドロドロの状態になります。そうなることで食物は体に必要なタンパク質や炭水化物などの栄養分に分解され、小腸のひとつ、十二指腸に運ばれます。十二指腸では肝臓や膵臓から出される胆汁や膵液、またさまざまな消化酵素のはたらきにより、栄養素はさらに細かく分解され、小腸の残りふたつ、空腸と回腸で水分などと混ざり液状になります。養分の大部分は小腸の細かなひだで吸収され、吸収しきれなかったものは大腸に送られます。大腸ではおもに水分と、残りの養分が吸収されます。そして残ったカスは水分を吸収されたことにより固形になり、大腸の出口、直腸へ送られ、便となって肛門から排泄されます。また、水分の排泄はおもに腎臓が担い、血液中の老廃物をろ過して膀胱へ運ばれ、尿となって排出されるのです。消化器はさらに、食べ物と一緒に飲み込まれたアルコールなど、人体に有害な物質の解毒作用も担っています。

消化に関わるおもな器官

いくつもの器官を経ることで、摂取した飲食物の栄養分を残さず吸収するしくみになっています

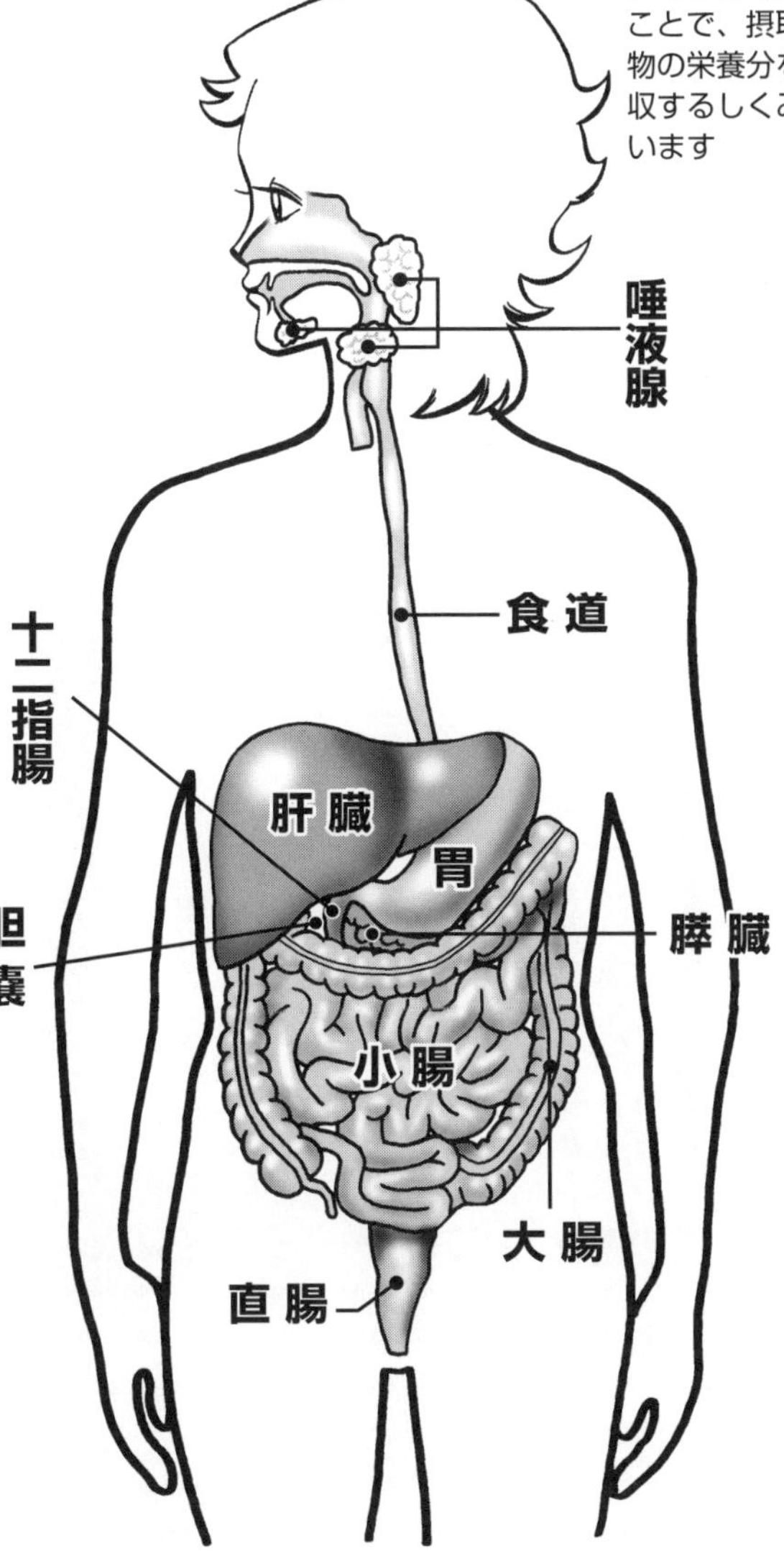
唾液腺
食道
十二指腸
肝臓
胃
胆嚢
膵臓
小腸
大腸
直腸

よく噛むことが健康への第一歩

歯は消化器官のスタート地点。よく噛めば頭もよくなる!?

歯は消化の第一歩として食物を噛み切り、細かく砕き、そしてすりつぶす役割を担っており、**乳歯で約20本、成人では28本～32本**あります。本数に差があるのは、一番奥の、第3大臼歯《だいきゅうし》（親知らず）が生えない人もいるからです。

歯は、歯肉から出ている**歯冠**《しかん》と、隠れている**歯根**《しこん》に分かれており、歯冠は硬いエナメル質に被われ、さまざまなものを噛み砕くことができます。**噛む瞬間の力は、健康な歯で50㎏～90㎏**にもなります。

さて、子どもの頃、「よく噛んで食べなさい」といわれた経験のある人は多いはず。では、なぜよく噛む必要があるのでしょう？ 消化を助け、胃腸の負担を軽くすることはもちろん、**噛むことにより顎**《あご》**が発達**し、歯並びをも整えると考えられています。ところが、あまり硬いものを食べなかったり、早食いの習慣が定着すると、顎が細くなり歯並びも悪くなってしまいます。そんな状態の歯を長年使っていると、頭痛や肩こりの原因になることも分かってきました。さらに、噛む刺激によって脳の血流がよくなるため、脳のはたらきが活発化するというのも、よく噛むメリットのひとつです。

ワンポイント豆知識

虫歯はうつる？　うつらない？

残念ながらうつります。虫歯をつくる代表選手は「スプレプトコッカス・ミュータンス」という細菌です。この菌は、歯についた食物のカスを発酵させて強力な酸を作り、歯を溶かしていきます。細菌ゆえに、人から人への感染もみられ、ディープキスや、母親から赤ちゃんへの口移しなどでうつることも。愛する人を虫歯から守るためにも、ハミガキは大切というわけです。

歯の構造とは？

歯は、大きく分けて二種類で構成されています。前歯は食物を切り、臼歯は細かく砕くはたらきがあります。

口の中の構造

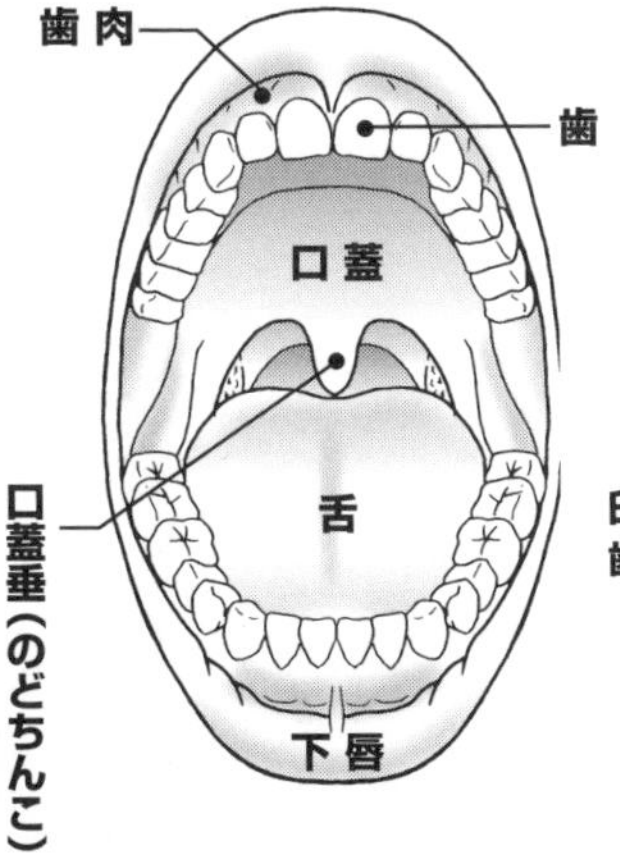
歯肉
歯
口蓋
舌
口蓋垂（のどちんこ）
下唇

成人の歯は28～32本

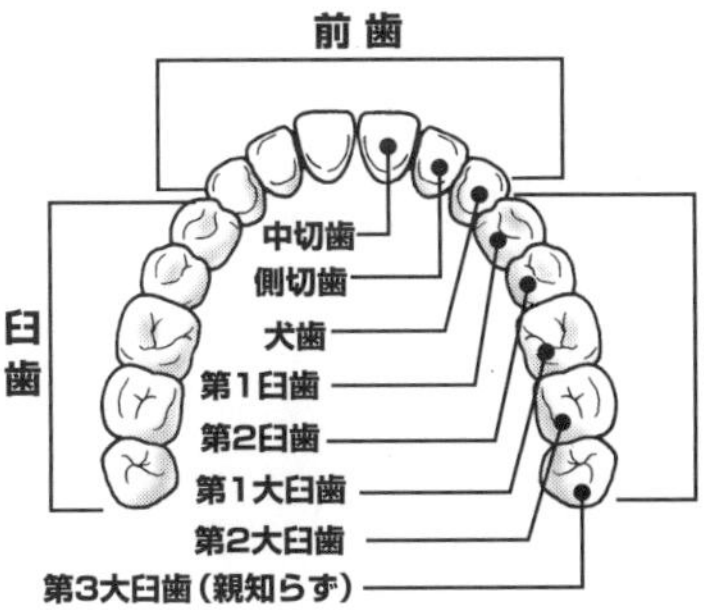
前歯
臼歯
臼歯
中切歯
側切歯
犬歯
第1臼歯
第2臼歯
第1大臼歯
第2大臼歯
第3大臼歯（親知らず）

歯は深い根に支えられた力持ち

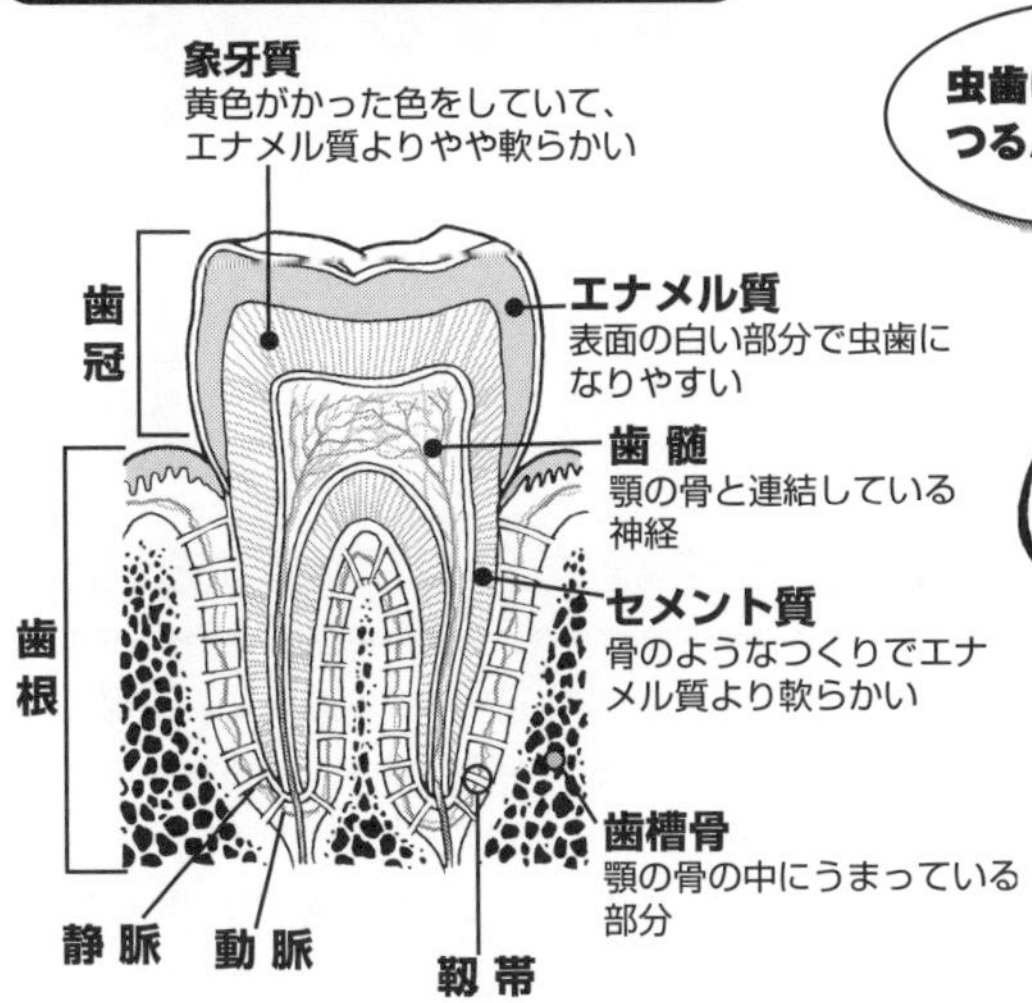
象牙質
黄色がかった色をしていて、エナメル質よりやや軟らかい
歯冠
歯根
エナメル質
表面の白い部分で虫歯になりやすい
歯髄
顎の骨と連結している神経
セメント質
骨のようなつくりでエナメル質より軟らかい
歯槽骨
顎の骨の中にうまっている部分
静脈
動脈
靱帯

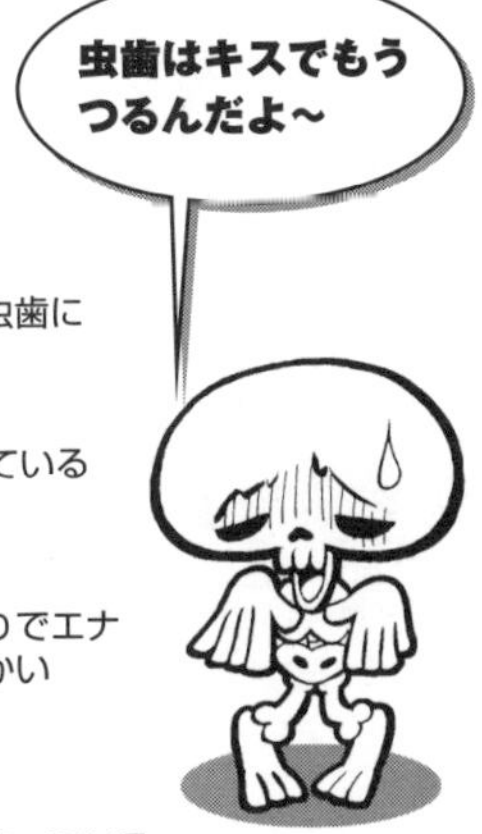
虫歯はキスでもうつるんだよ～

唾液のはたらきとその分泌

食物を消化するだけじゃない。口の中の殺菌も唾液におまかせ

歯によって細かくなった食物は、唾液と混ざることにより消化を進めます。唾液は、視覚、嗅覚、味覚、そして想像などの刺激を受けることにより、脳にある延髄《えんずい》が反応、自律神経の指令をうけ、**耳下腺《じかせん》**、**顎下腺《がっかせん》**、**舌下腺《ぜっかせん》**の大きな唾液腺と、舌やほほにある無数の小さな唾液腺から、分泌されます。**成分は水と電解質、唾液アミラーゼやムチンなど**の有機物で、この中の唾液アミラーゼが**消化酵素**のひとつとして、食物中の炭水化物を**麦《ばく》芽糖《がとう》**へと分解。普段、ご飯やパンをよく噛んでいると、甘みを感じるのはこのためです。また、唾液は、口の中を潤し、外から入ってきた細菌を殺菌し、口腔内の衛生を保つはたらきもあります。唾液が一日に分泌される量は、**約0・5～1・5リットル**で、自律神経（交感神経《こうかんしんけい》と副《ふく》交感神経《こうかんしんけい》）の影響により増減します。

心身がリラックス状態にある副交感神経優位の状態にあるときはたっぷり分泌され、逆に緊張状態にある交感神経優位のときは、その分泌は抑えられてしまいます。食事を楽しく、ゆったりと摂るということは、唾液の分泌を促し消化を助ける意味でも大切なことといえます。

ワンポイント豆知識

唾液の減少は口臭や虫歯の原因に

唾液の量は、体調不良やストレス、加齢などによって減ってしまいます。そうなると、口の中の細菌が増殖し、強い悪臭を放つイオウ化合物をつくり出してしまいます。これが「ドライマウス口臭」です。あわせて、繁殖した細菌により、虫歯になる危険も増大します。逆に唾液を増やすには、自律神経にはたらきかけるよう、食物をゆっくり噛んで食べることが、有効です。

唾液の役割とは？

人間の口腔は唾液で潤っています。唾液が分泌されず、口腔内が乾燥してしまうと、話すこともできなくなるのです。

唾液の出るしくみ

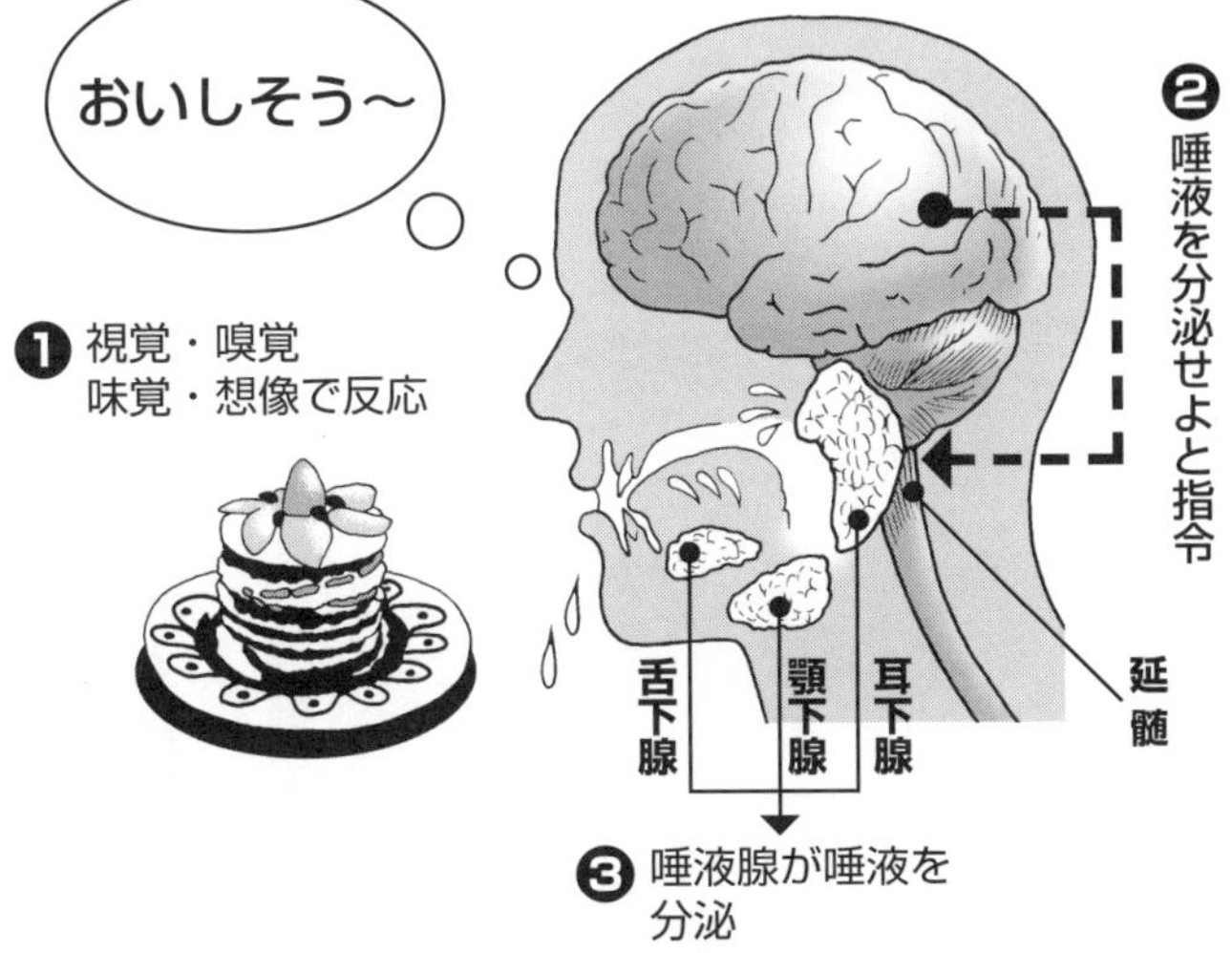
おいしそう〜
❶ 視覚・嗅覚
味覚・想像で反応
❷ 唾液を分泌せよと指令
延髄
舌下腺
顎下腺
耳下腺
❸ 唾液腺が唾液を
分泌

口の中の清掃・殺菌も唾液の仕事

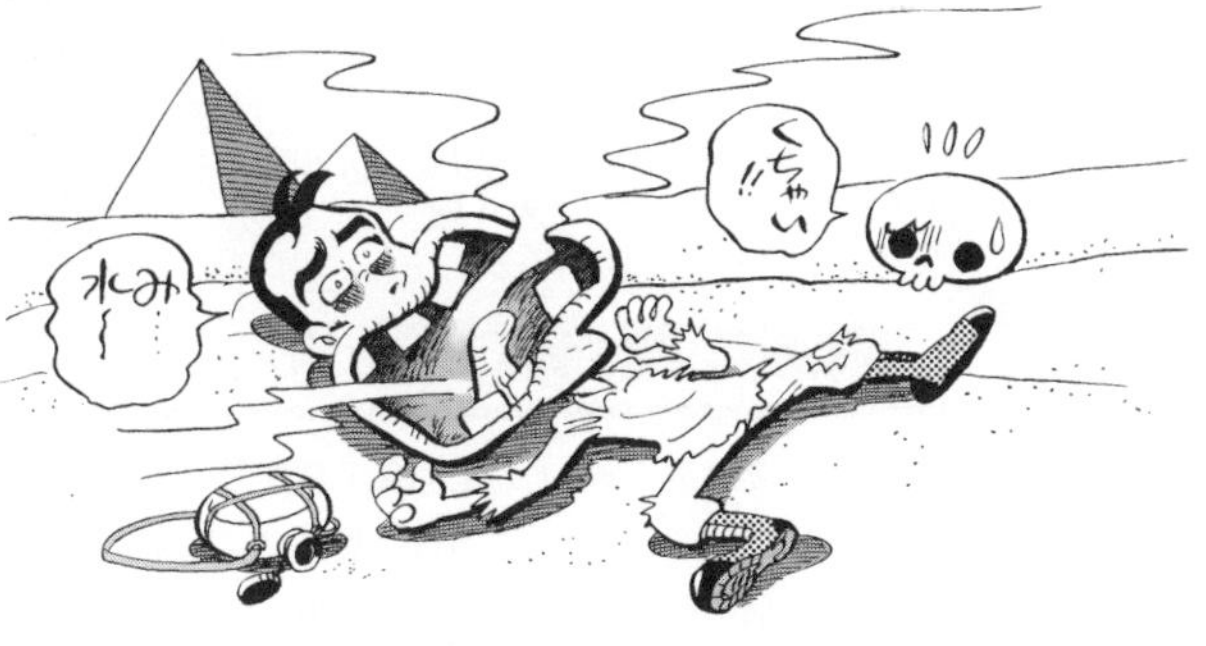
くちゃい!!
水み〜

唾液が少ないと口臭の原因にも！

食道が筋肉に覆われている理由

食物が胃に運ばれるのは食道の蠕動運動のおかげ

食道は口から胃へ食物を運ぶ筋肉の管で、大きさは直径約1・5～2㎝、長さ約20～30㎝です。食道は、自ら筋肉を収縮させながら食物を下へ下へと運ぶはたらきがあり、これを**蠕動運動**《ぜんどううんどう》と呼びます。この運動のおかげで、寝転んで何か食べても、たとえ逆立ちして食べても、食物はちゃんと胃袋に運ばれるわけです。

ところで、食物はなぜ気管に入らないのでしょうか？　それは食物を飲み下す**嚥下反射**《えんげはんしゃ》の際に、食道の入り口についた喉頭蓋《こうとうがい》によって気管の入り口が閉まるしくみになっているからです。しかし、この喉頭蓋が何かの拍子でふさがらないうちに食べ物を飲み込んでしまったりすると、むせる原因になってしまいます。

食道は熱すぎる食物や、アルコール度数の強い酒、タバコなどの刺激物でダメージを受けやすい器官です。これらを好む人は普通の人より、咽頭《いんとう》がんや食道がんになりやすいといわれています。特に食道の入り口や気管支岐部、横隔膜を貫いている部分はほかの部分よりくびれているため罹患《りかん》しやすく、食べ物を飲み込むときに違和感を感じるようになったら要注意です。

ワンポイント豆知識　食道が声帯に変身!?

普段声を出すには、声帯を空気で振動させて音をつくり出しています。そのため、病気などで喉頭を摘出してしまうと、声帯を空気で振動させることができなくなり、声は失われます。そこで考えられたのが、食道発声法《しょくどうはっせいほう》です。これは、食道に空気を飲み込み、吐き出す際に食道の粘膜を振動させ、声にするというものです。訓練次第で日常生活に支障がないほどの発声も可能に。

食道を徹底解剖！

食道は蠕動運動を円滑に進めるため、輪状筋、縦走筋など、多層構造の筋肉で覆われているのです。

食道の構造

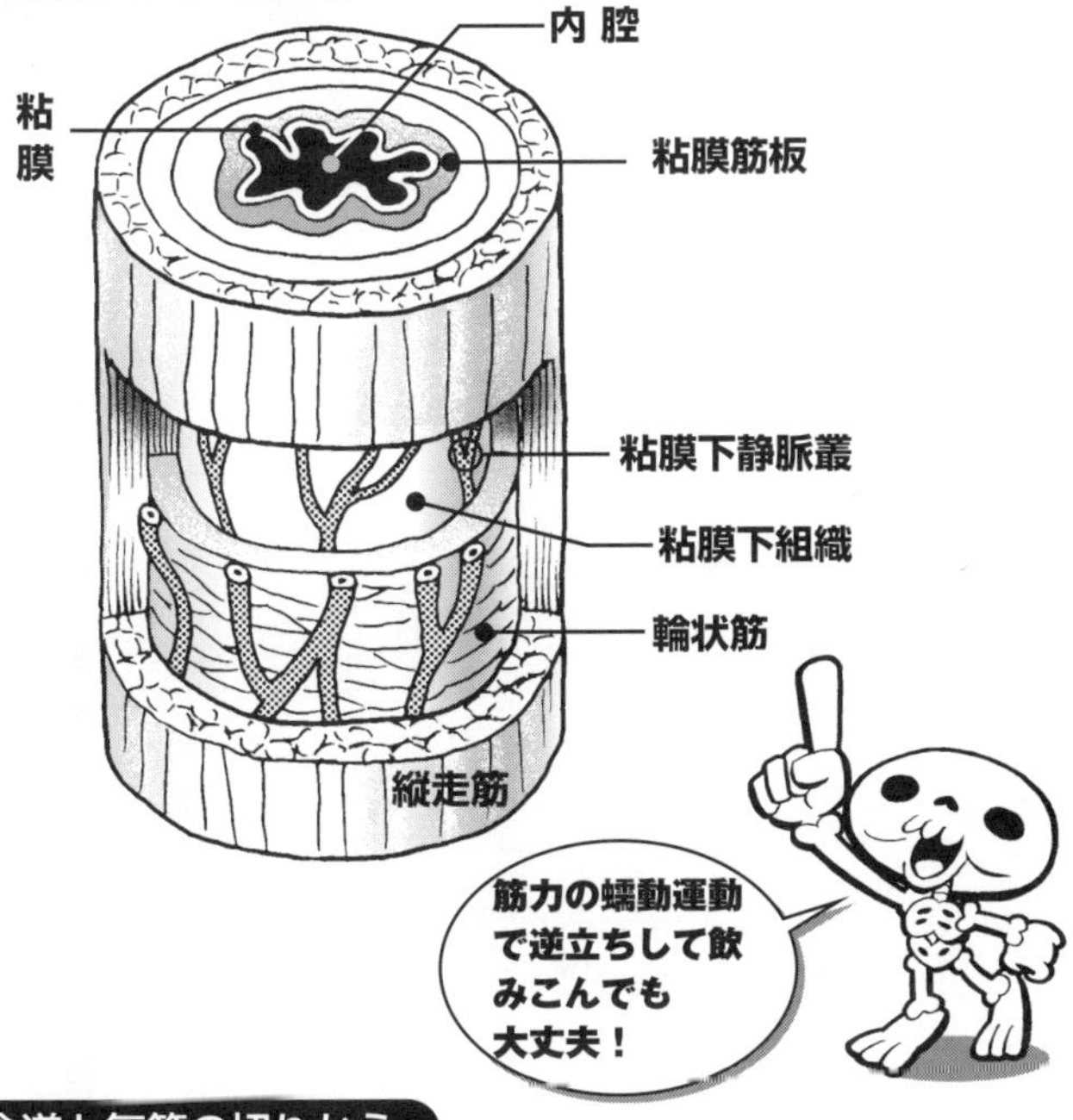
内腔
粘膜
粘膜筋板
粘膜下静脈叢
粘膜下組織
輪状筋
縦走筋
筋力の蠕動運動で逆立ちして飲みこんでも大丈夫！

食道と気管の切りかえ

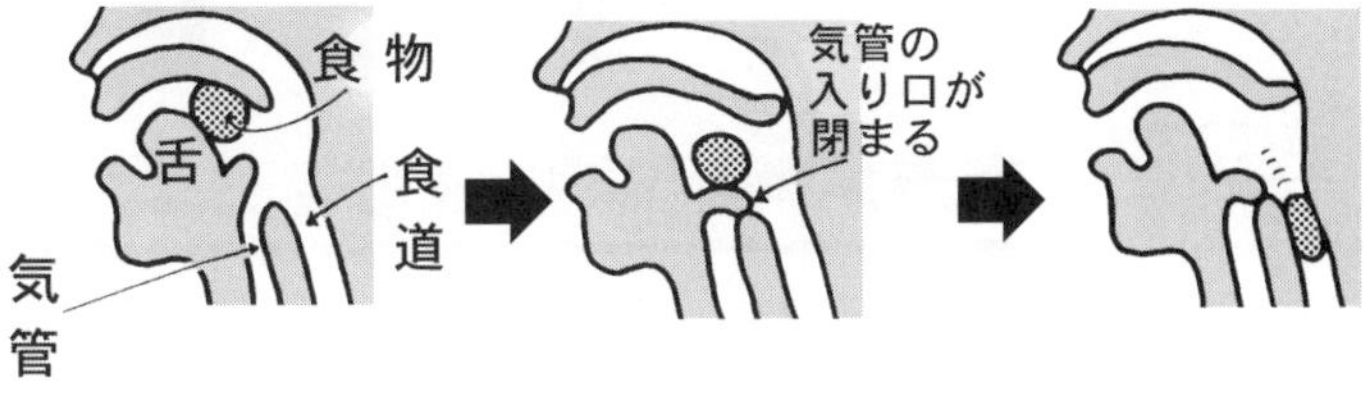
食物
舌
食道
気管
気管の入り口が閉まる

食物が飲み下される際、自動的に気管の入り口が閉まるしくみになっている

食物が溶け胃が溶けない理由

蠕動運動と強力な胃酸で、食物の消化を推し進める胃

胃の中に入った食物は、胃の**蠕動運動《ぜんどううんどう》**によって押しつぶされ、胃液とかくはんされ、ドロドロの状態に消化されます。

この蠕動運動を起こすため、胃の筋肉は**縦走筋《じゅうそうきん》**と**輪状筋《りんじょうきん》**、そして斜めに走る**斜《しゃ》行筋《こうきん》の三層構造**になっています。

胃液は、胃の粘膜状の内壁にある、無数の分泌腺から分泌され、その量は一回の食事で**約500㎖**にもなります。この中には、タンパク質を分解する**ペプシノーゲン**や**胃酸（塩酸）**などが含まれています。ペプシノーゲンは胃酸によって**ペプシン**という**消化酵素**に変わり、タンパク質を分解します。また胃酸に含まれている塩酸のPhは2。普通の皮膚がただれてしまうほど強いものです。では、なぜ胃は溶けないのでしょうか？ それは、胃液の中には、上皮細胞《じょうひさいぼう》から分泌される塩酸に強い粘液が存在し、胃壁全体を覆っているためです。また、胃液は常に分泌されているのではなく、食物が胃に入ることにより、ホルモンの刺激をうけ、分泌されるしくみになっています。

食物は、およそ2～4時間のあいだ胃にとどまった後、次のステップである十二指腸へと蠕動運動によって運ばれます。

ワンポイント豆知識

胃カメラを発明したのは日本人！

胃がんの早期発見、または切らずに取り除きたい、そんな思いから、1950年、カメラメーカーの杉浦睦夫氏と東京附属病院の宇治達郎博士らが協力し、世界初の胃カメラが誕生しました。当時は直径12mmもあり、現在の9.8mmに比べるとかなり飲み込みづらいものではありましたが、後のファイバースコープや内視鏡へと発展していく画期的な発明でした。

筋肉で覆われた胃

胃は24時間絶えることなく、蠕動運動を繰り返しています。そのため、三層におよぶ筋肉で覆われているのです。

胃の構造

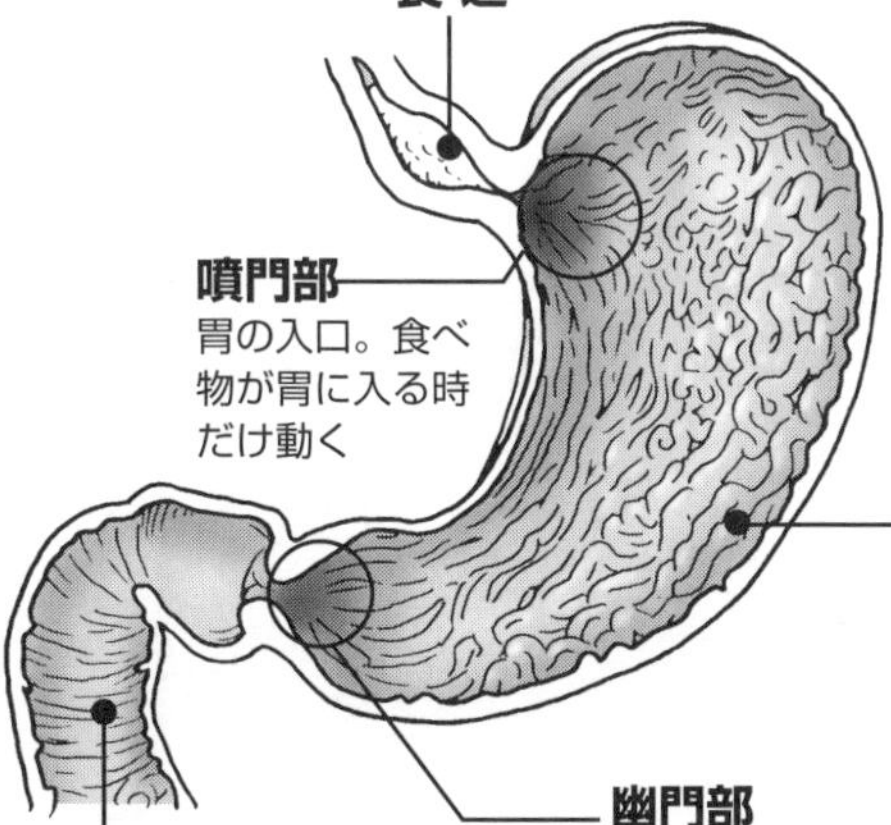

強力な筋肉の蠕動運動と、胃液によって食物を消化

胃の入口。食べ物が胃に入る時だけ動く

消化液を出し、伸縮運動をして食物を溶かす

胃の出口。十二指腸へと続いている。食物が弱酸性になると括約筋でできた門が開く

胃液のナゾ

粘液のバリアが胃酸から胃壁を守っているんだよ！
胃壁《いへき》はだいじょ〜ぶ！
とける〜たすけて！
どろどろ
食べ物

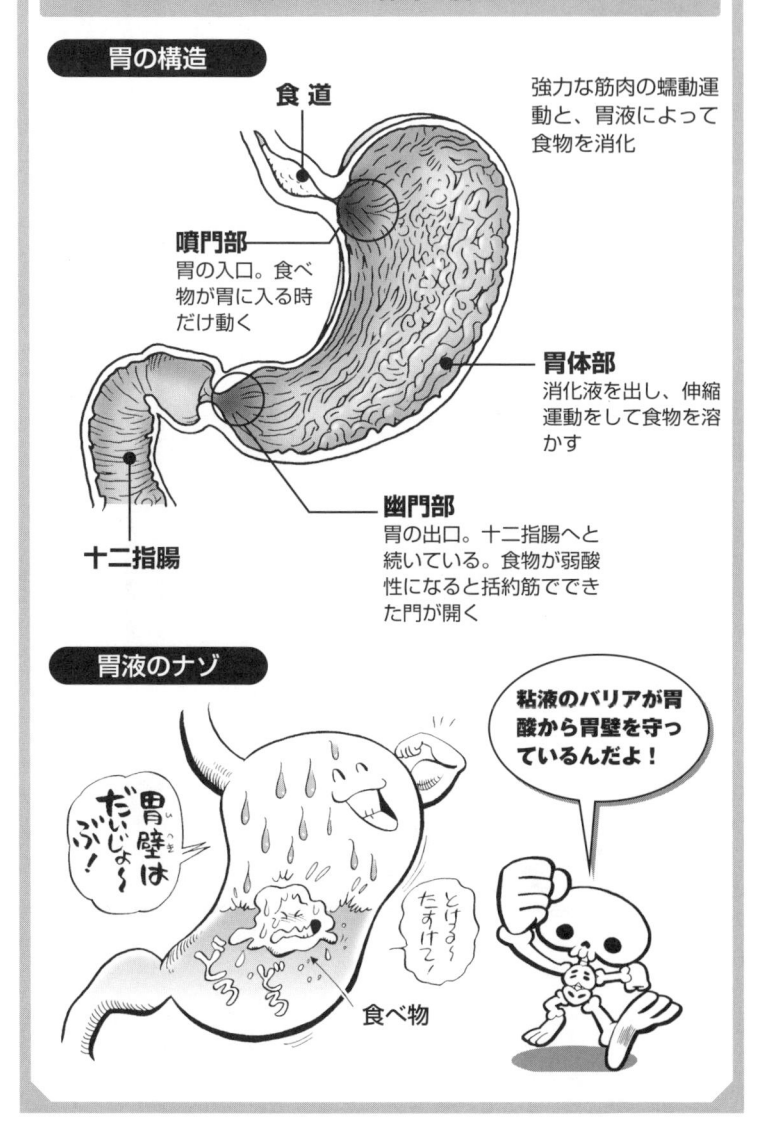

ゲップは胃の息抜き？

胃底部にたまった空気やガスが、噴門から排出される

炭酸飲料やビールなどを飲んだあと、また満腹時に多々起こるゲップ。欧米では、おならよりもマナー違反としてきらわれるげっぷですが、はたしてその正体は何なのでしょうか？

人間は、食事をしたり、おしゃべりをしたり、唾液を飲み込む際など、知らず知らずのうちに、一緒に空気を飲み込んでしまっています。それらの空気や、炭酸飲料などによって発生した二酸化炭素などのガスは、胃の上部に位置する**胃底部**《いてぶ》に溜まっていきます。そしてそれらが一定量を超えたり、満腹などにより胃の圧力が高まると、胃が楽になろうとして、胃の入り口にある噴門《ふんもん》を開き、それらを排出し、胃の減圧を計ります。その排出された**ガスや空気**は一気に食道を駆け上り、口から外へ。これが、ゲップの正体というわけです。

以前は胃酸過多《いさんかた》がゲップの原因と思われていたこともありましたが、今では研究も進み、胃酸とゲップはほとんど関係がないということが証明されています。ただし、消化不良を起こすと、噴門の閉じ方が不安定になり、それでゲップが発生することもあります。

ワンポイント豆知識　腹の虫が鳴く理由

空腹時、お腹が鳴るのはどうしてでしょう？　それは、胃が空っぽになると、胃が飢餓収縮《きがしゅうしゅく》という強い収縮運動を繰り返すために、胃の上部にある空気が圧迫されて音を立てるからです。これはまさに胃からの空腹の合図。そのまま放っておくと、胃酸の分泌だけがなされ、胃壁を傷つけてしまうことも。お腹の虫が騒いだら、速やかに何か口にしたほうがよいでしょう。

ゲップの原因とは？

ゲップは、早食いの癖がある人に多く見られます。ゲップを抑えるためにも、食事はゆっくり摂りたいですね。

げっぷの正体

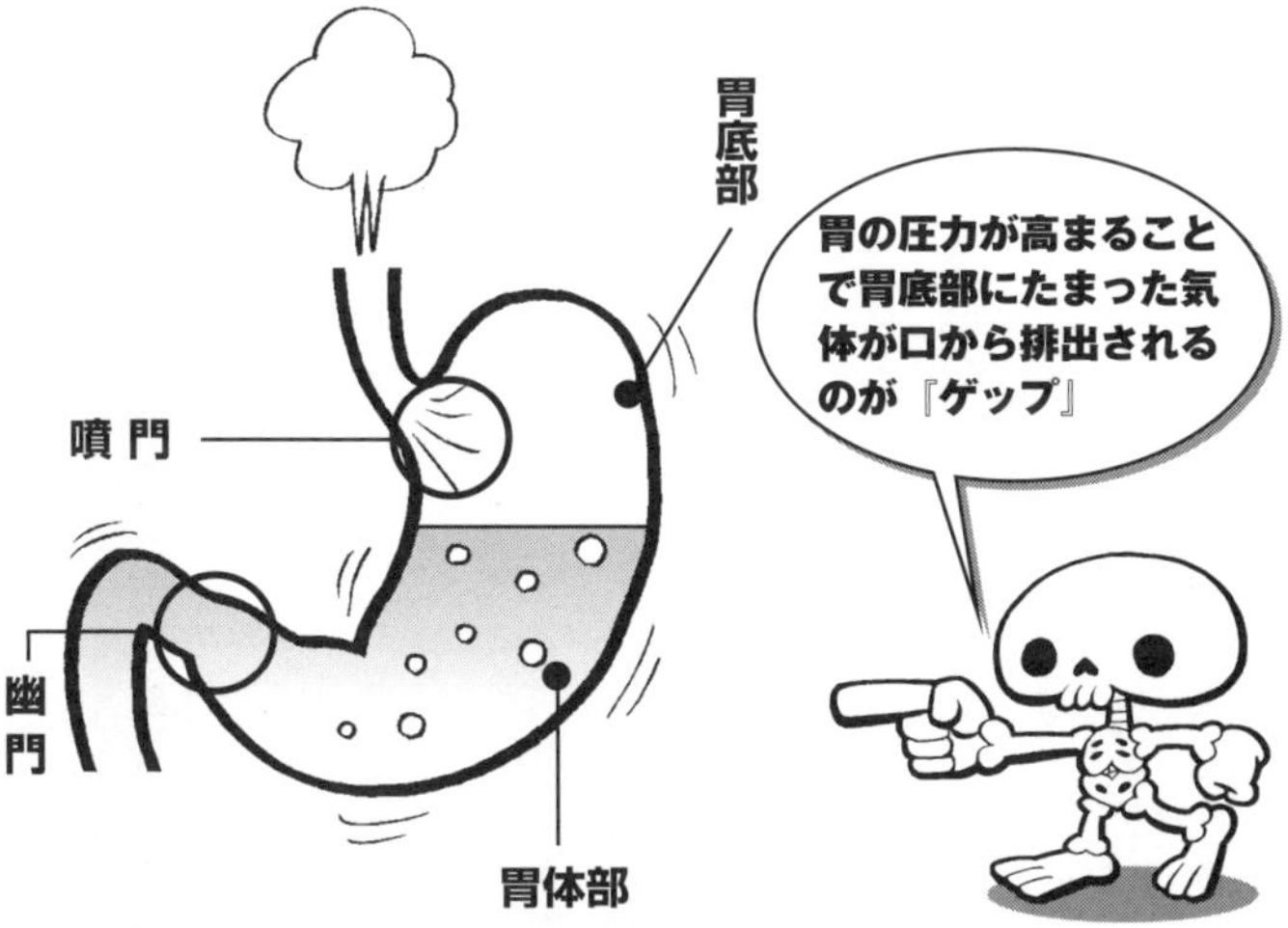

食後のゲップは満腹の合図!?

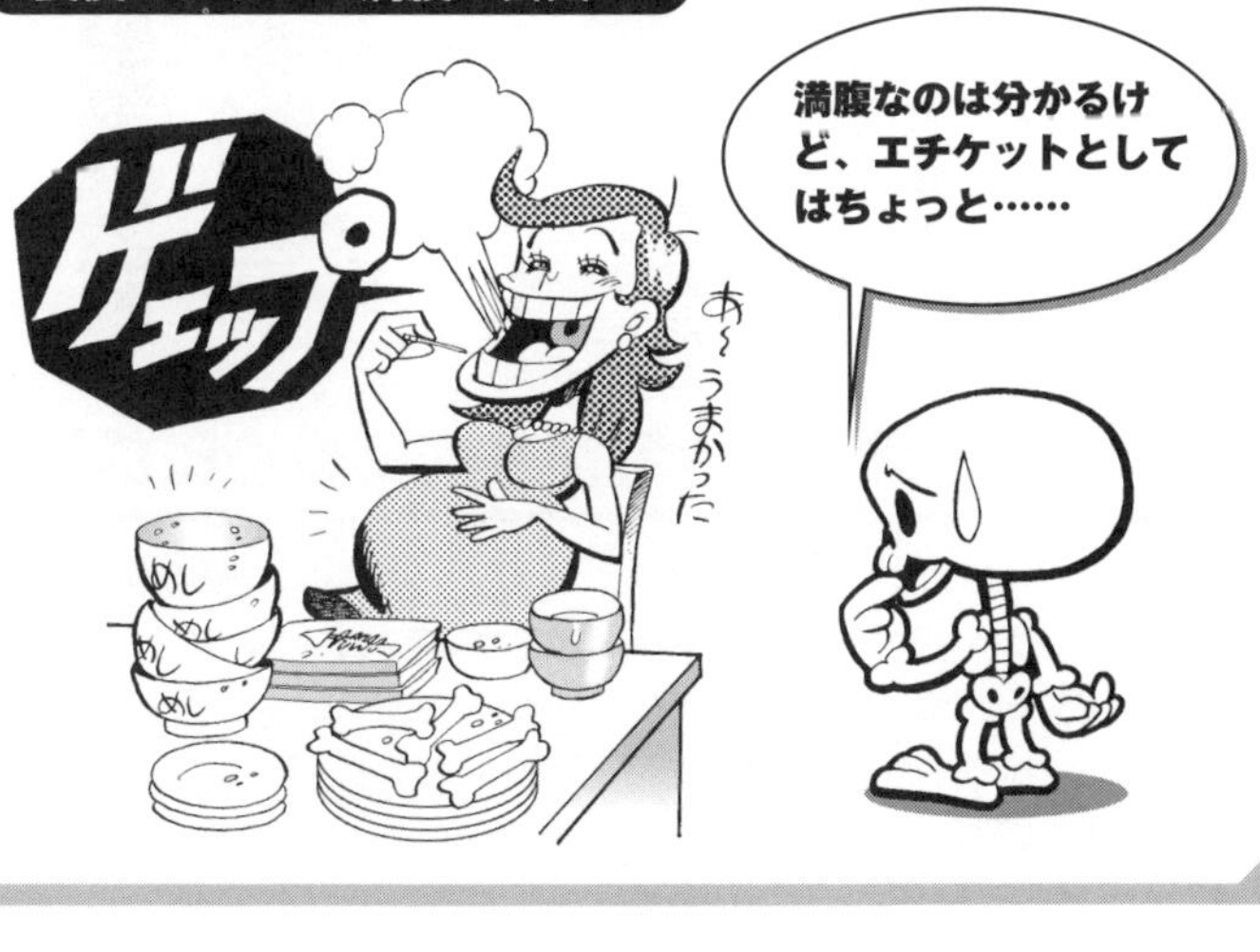
ゲェップ
あ～うまかった
めし
満腹なのは分かるけど、エチケットとしてはちょっと……

ストレスが胃に与える影響

胃潰瘍は自律神経と深い関係が……

悩みごとを抱えていたり、極度の緊張にさらされたりしたときに、胃の痛みに襲われたり胃の不快感に悩まされた人は少なくないはず。これは、胃が自律神経の影響を強く受けやすいためで、さらにその自律神経はメンタルなものに影響されやすいからなのです。

本来胃は、食物を消化すべき胃酸やペプシンなどと、胃壁を保護する粘液の絶妙なバランスによって機能しています。ところが、**ストレス**などの要因によってそのバランスがくずれると、**粘液のバリア**が足りなくなり、その部分の上皮が胃酸などによって消化され、傷ついてしまいます。これが、**胃潰瘍**《いかいよう》です。原因はストレスのほかに、薬やタバコ、アルコール、**ピロリ菌**感染などが挙げられます。

そして、原因がストレスであった場合は、前日まで元気だったのにとたんに胃潰瘍になってしまうことも。逆に、そのストレスから解放されたとたんに胃がバランスを取り戻し、みるみる胃壁が修復されるケースもあるようです。なお、要因のひとつであるアルコールは水と違い胃で吸収されるため、胃のコンディションに与える影響は大なのです。

ワンポイント豆知識 胃潰瘍や胃がんをまねくピロリ菌

40歳以上の日本人の70〜80%が感染していると言われる、胃潰瘍や胃がんの危険因子のひとつ「ヘリコバクター・ピロリ菌」。強い酸性の胃の中で、この細菌はなぜ生き延びられるのでしょう？　それはこの細菌が体内にもつ酵素からアルカリ性のアンモニアを作り出し、自分の回りの胃壁を中和させるからです。抗生物質を使った除去治療が有効とされ、保険適応です。

どうして胃潰瘍ができる？

胃液と胃壁のバランスが崩れると、胃液の酸に胃壁が溶かされてしまうことがあります。これが胃潰瘍です。

日常には胃潰瘍の元がいっぱい

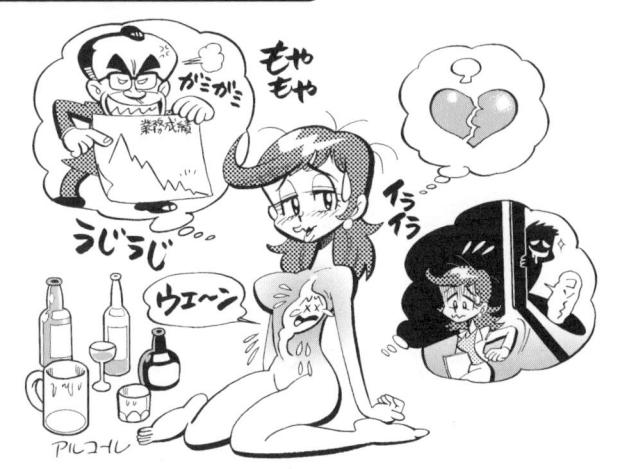

胃潰瘍は、原因を取り除けば一日で治ることも

胃酸に負けないピロリ菌

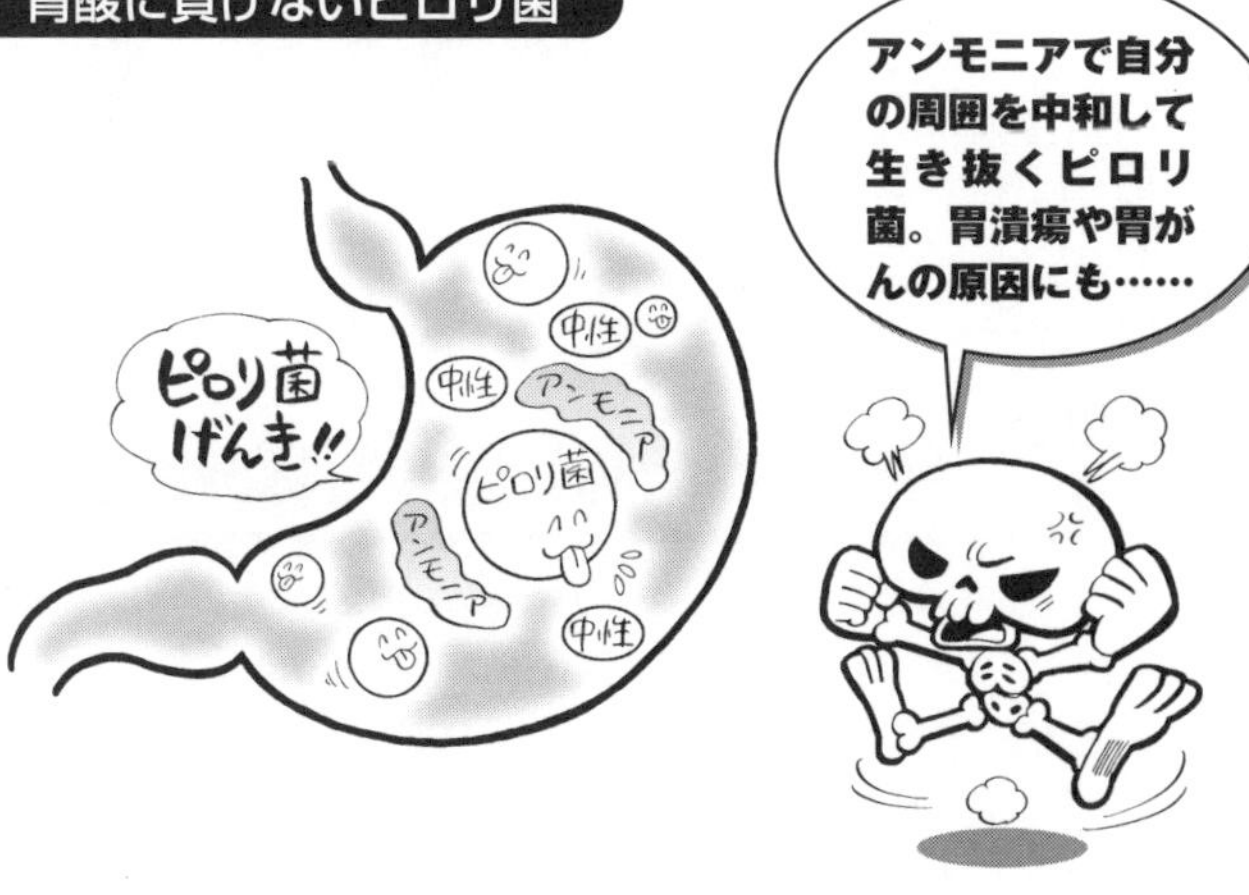
アンモニアで自分の周囲を中和して生き抜くピロリ菌。胃潰瘍や胃がんの原因にも……
ピロリ菌げんき!!
中性
中性
アンモニア
ピロリ菌
アンモニア
中性

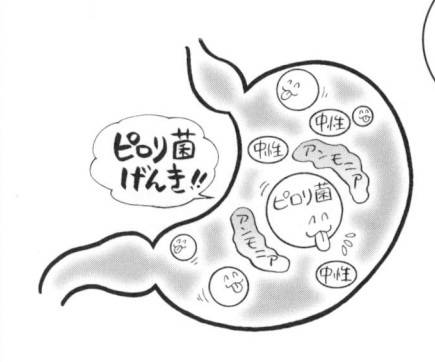

消化管の動きとはたらき

消化管は複雑な動きをする筋肉からできている

消化管の壁は、**平滑筋**《へいかつきん》と呼ばれる細長い筋肉でできています。これは収縮を繰り返す**不随意筋**《ふずいいきん》で、胃の運動も、この平滑筋が行なっています。平滑筋の収縮はとても穏やかなので、胃や腸の動きはゆっくりしているのが特徴です。

　それでは、平滑筋繊維でできている消化管の壁の構造を、さらに詳しく見てみましょう。消化管の壁——筋層は、外側を**縦走筋**《じゅうそうきん》、内側を**輪走筋**《りんそうきん》が取り巻く二重構造になっています。縦走筋は筋繊維が縦方向に収縮・弛緩する筋肉で、縮めば管の長さは短くなり、緩めば長くなります。縦走筋は、管の部分的な長さを変えることで中の食物を混ぜる運動を行なっており、これを**振り子運動**といいます。

　一方の輪走筋は、筋繊維が横方向、つまり輪っか状に組まれた筋肉で、この輪っかが小さくなったり大きくなったりすることで食べ物を移動させる役割を果たします。このような消化管の運動を、**蠕動運動**《ぜんどううんどう》といいます。

　また、この輪走筋が特に発達し、グッと縮むことのできる筋肉を**括約筋**《かつやくきん》といいます。肛門括約筋や尿道括約筋がその代表的な例といえるでしょう。

ワンポイント豆知識　内臓の筋肉も発達した部分は固い！

　胃から十二指腸《じゅうにしちょう》にかけての筋肉は、くびれの直前、つまり、胃の末端にあたる部分——幽門括約筋《ゆうもんかつやくきん》がとても固く、その後十二指腸に移動するところで急に柔らかくなっています。これは、胃の末端の幽門括約筋が、ほかの筋肉よりも発達しているため。

　内臓の筋肉も、腕や足の筋肉と同じで、発達している部分はより固くなるというわけです。

消化管の構造と運動

小腸や大腸などの消化管は、平滑筋という筋肉でできていて、その動きは脳の視床下部で制御されています。

消化管を構成する筋肉

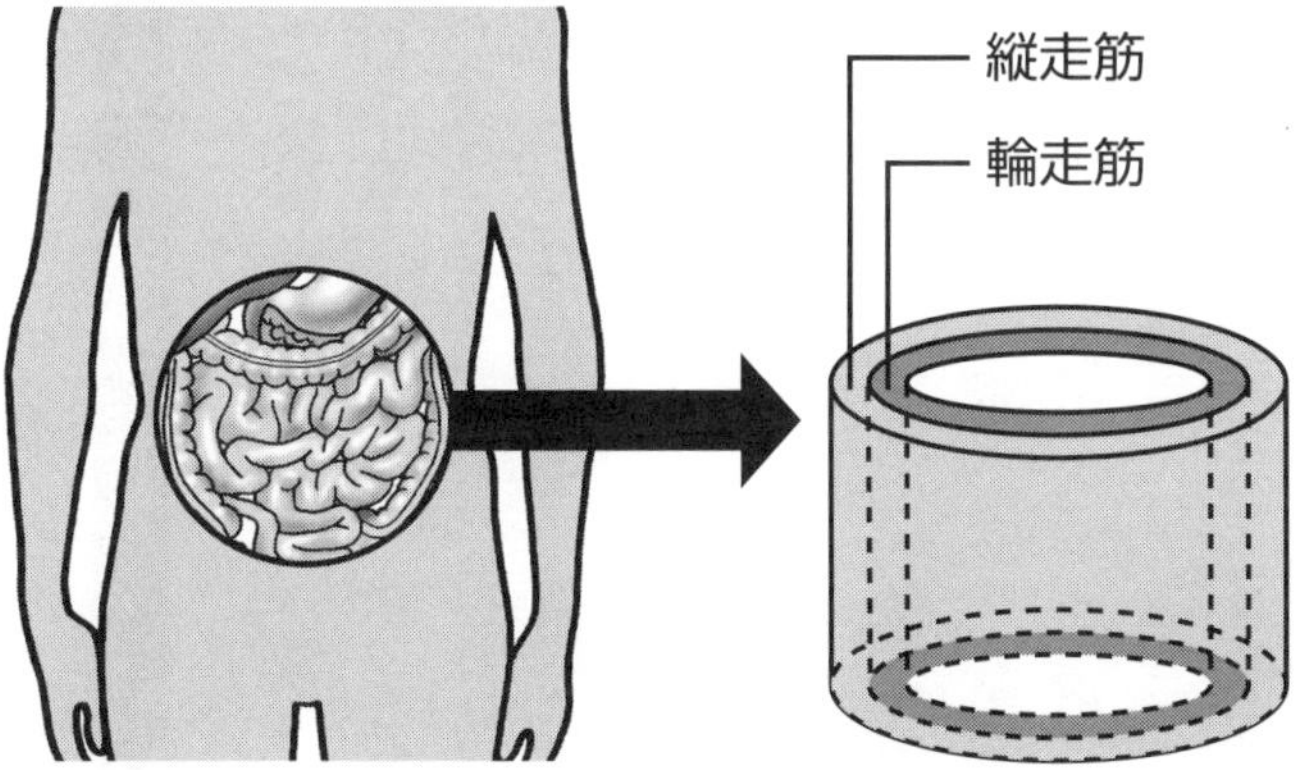
縦走筋
輪走筋

胃、小腸、大腸の筋層

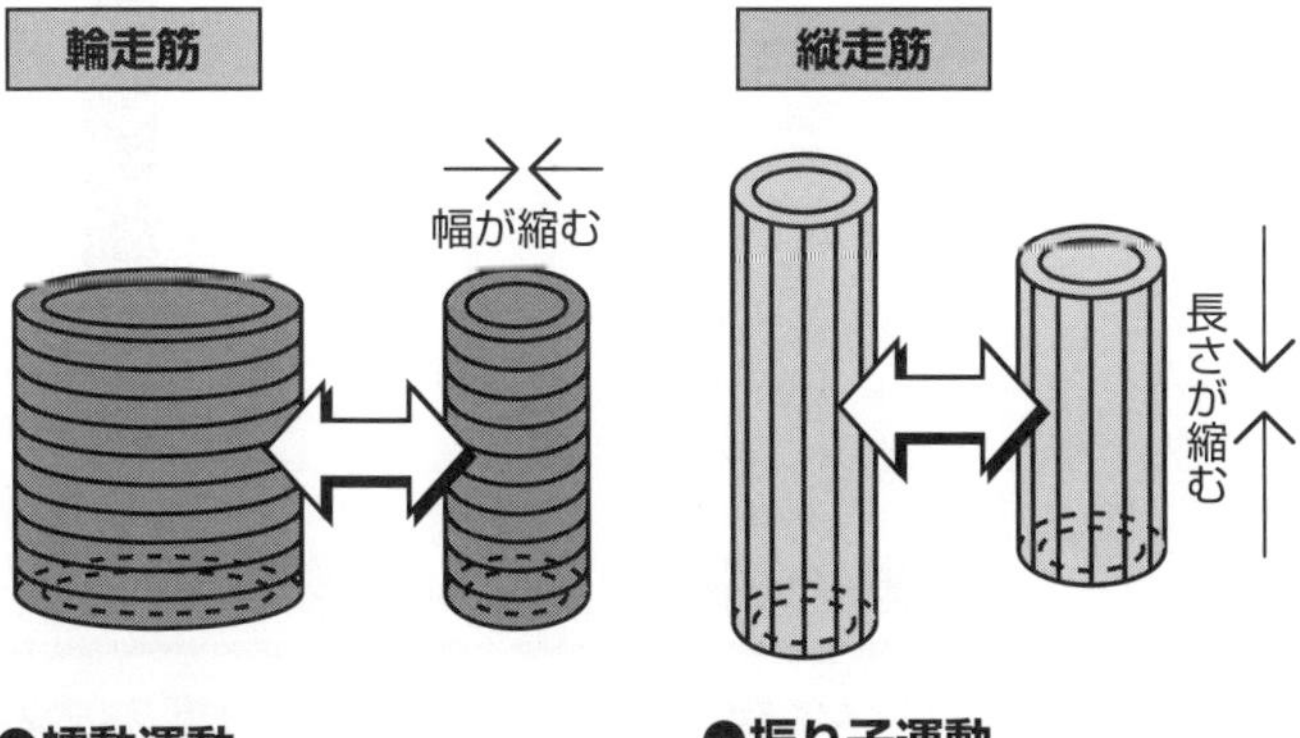
輪走筋
幅が縮む
縦走筋
長さが縮む

●蠕動運動
収縮して消化器の幅を変える運動。食べ物を運んでいく

●振り子運動
縦に収縮して腸の部分的な長さを変える運動。食べ物を混ぜる

もっとも長い消化管 ―小腸の構造―

小腸を構成する「十二指腸」「空腸」「回腸」

小腸は胃から続く**十二指腸**《じゅうにしちょう》、そして**空腸**《くうちょう》、**回腸**《かいちょう》からなる長い消化管で、消化と吸収の9割以上をまかなっています。十二指腸は、ホルモンの分泌により胆汁《たんじゅう》や膵液《すいえき》の分泌を促し、消化を進めます。空腸と回腸はほとんど同じ構造で、消化された栄養素を吸収するメイン舞台となりますが、後半部の回腸のほうがやや消化液（腸液《ちょうえき》）の量が多いようです。

小腸の消化管は、直径約４㎝で、体内においては筋肉の収縮により３ｍ前後ですが、伸ばしてみると6～７ｍにもなります。そしてその内壁には、無数のひだがあり、**絨毛**《じゅうもう》に覆われています。さらにその表面は、**絨毛上皮細胞**《じゅうもうじょうひさいぼう》に覆われており、腸絨毛の上皮は大部分を占める**吸収上皮細胞と少数の杯細胞により構成**されています。そしてさらにその表面には微絨毛がびっしりと存在します。このじつに細かい絨毛によって、消化された栄養分が吸収されるのです。

この絨毛のひとつひとつを広げていくと、小腸の表面積は約60坪にも及びます。これだけの広さと細やかな構造により、消化・分解された栄養素を体内にしっかり吸収することができるのです。

ワンポイント豆知識　小腸と免疫の深い関係

病原菌などの有害物質から体を守る免疫機能。この機能で重要なのが、リンパ球細胞であり、さらにその中にあるB細胞です。このB細胞は、病原菌やさまざまな毒素などの抗原《こうげん》と結びついて、体内に抗体《こうたい》をつくり出すのですが、この細胞の約7割が小腸に存在しているといわれています。このことから小腸は免疫機能にも大きな役割を果たしていると考えられます。

小腸の位置と部位

胃から続く小腸は、もっとも長い消化管で、へその裏側あたりに位置しています。

小腸の位置関係

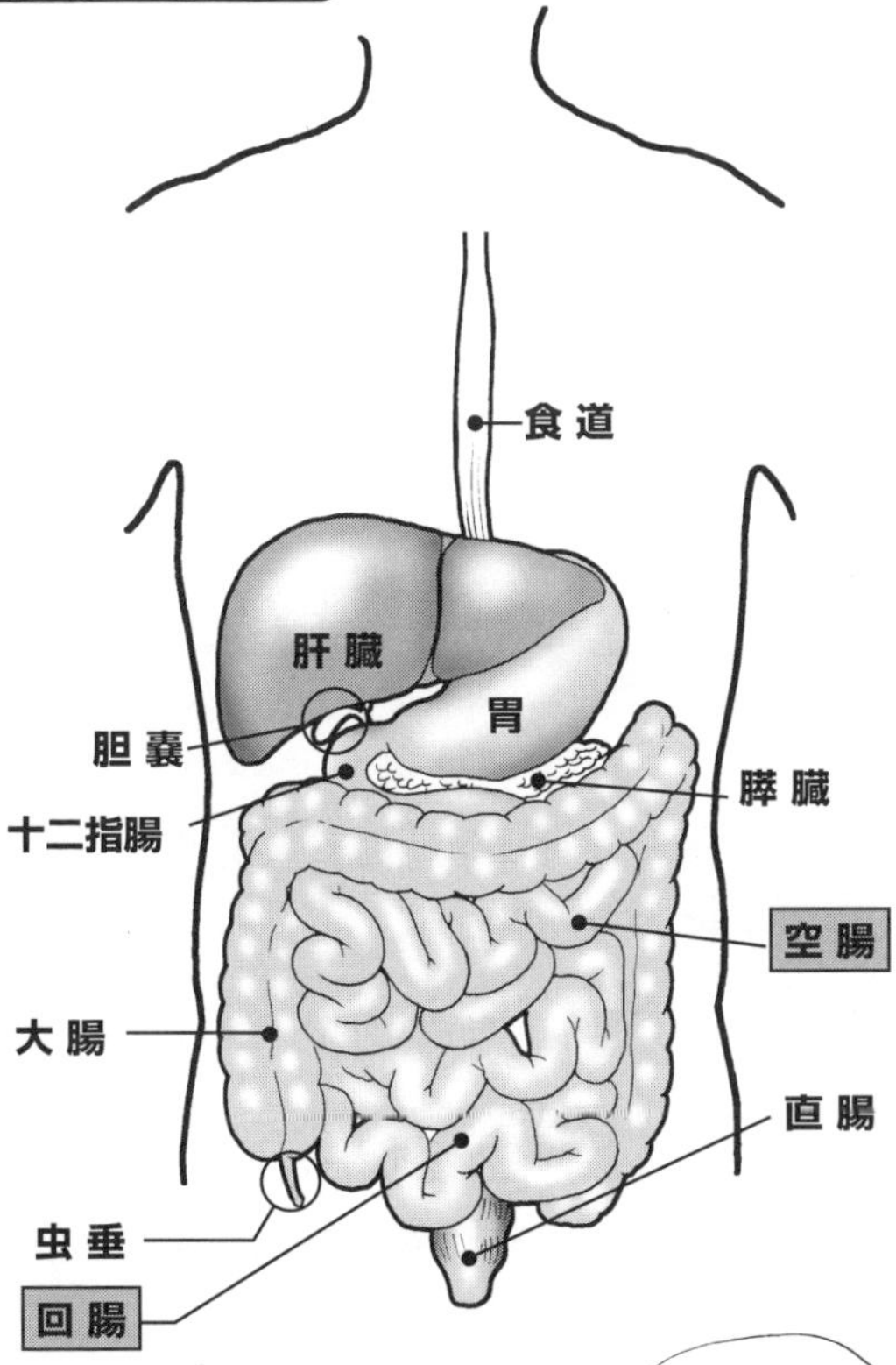

食物は小腸の長い道のりの中でさらに消化が進み、必要成分が吸収されます

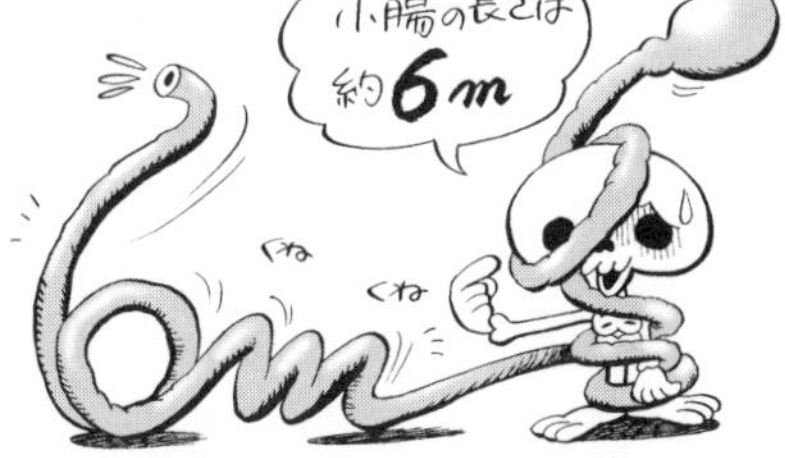

栄養吸収の主役 ―小腸のはたらき―

混ぜて・溶かして・吸い取って。栄養吸収の長い道のり

小腸は、胃で消化された食べ物を、さらに消化させ、栄養を吸収をする最初の器官です。この長い管を通る間に、食物は**消化酵素**の力で栄養分を分解され、消化吸収が可能なサイズにまで小さくなっていきます。

まず十二指腸《じゅうにしちょう》では、**消化管ホルモン**が分泌され、**胆嚢**《たんのう》と**膵臓**《すいぞう》にはたらきかけて**胆汁**《たんじゅう》と**膵液**《すいえき》の分泌を促します。この胆汁と膵液が、食物の消化を推し進め、吸収されやすい状態にします。また、膵臓から分泌されるアルカリ性の液により、食物は消化されながら酸性から弱アルカリ性となり、消化酵素のはたらきを活発化させます。小腸で分泌される消化酵素の代表は、**アミラーゼ**、**プロテアーゼ**、**リパーゼ**の3つです。栄養素は、**空腸**《くうちょう》、**回腸**《かいちょう》と進む中で、糖質はアミラーゼによってブドウ糖に、タンパク質はプロテアーゼによってアミノ酸に、脂肪はリパーゼによって脂肪酸《しぼうさん》へと分解され、小腸の**絨毛**《じゅうもう》に次々と吸収されていきます。

そして、ブドウ糖やアミノ酸は毛細血管を通って肝臓へ送られ、脂肪酸はリンパ管経由で静脈に送られ、それぞれ体全体へと運ばれていくのです。

ワンポイント豆知識　肥満の鍵を握る十二指腸

上記にあげたほかに、十二指腸からはGIP（消化管抑制ペプチド）というホルモンも出ています。最近の研究でこのGIPが肥満と深い関わりがあることが分かってきました。マウスを使った実験では、GIPを抑制したマウスは、脂肪の多い高カロリーな食事を与えても太らなかったというのです。この研究が進めば、いずれ肥満をコントロールできる日も来るかもしれません。

消化酵素と絨毛のはたらき

十二指腸、空調、回腸の3部分からなる小腸では、食物の消化・吸収の9割以上を担っています。

小腸では食物を細かく消化吸収

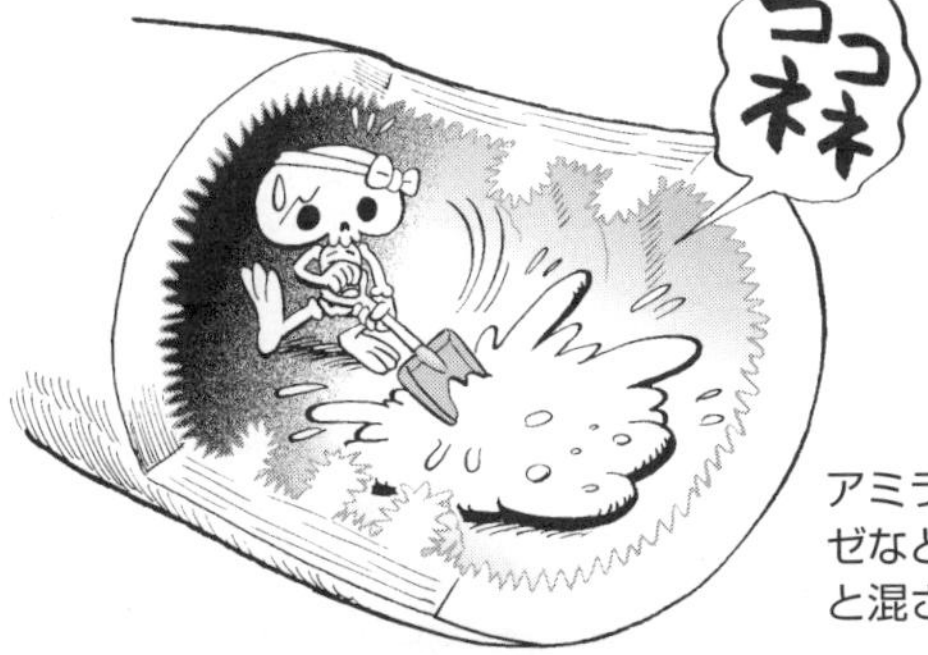
ココネネ

アミラーゼ、プロテアーゼなどの消化酵素が食物と混ざり、栄養分を分解

絨毛による栄養吸収のしくみ

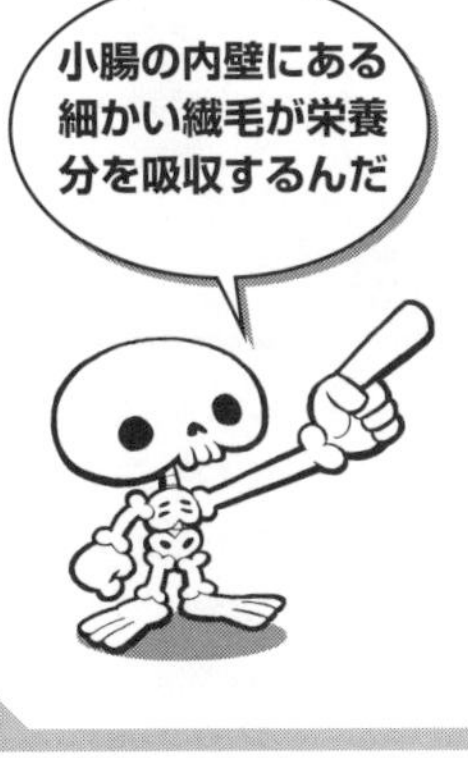
小腸の内壁にある細かい絨毛が栄養分を吸収するんだ

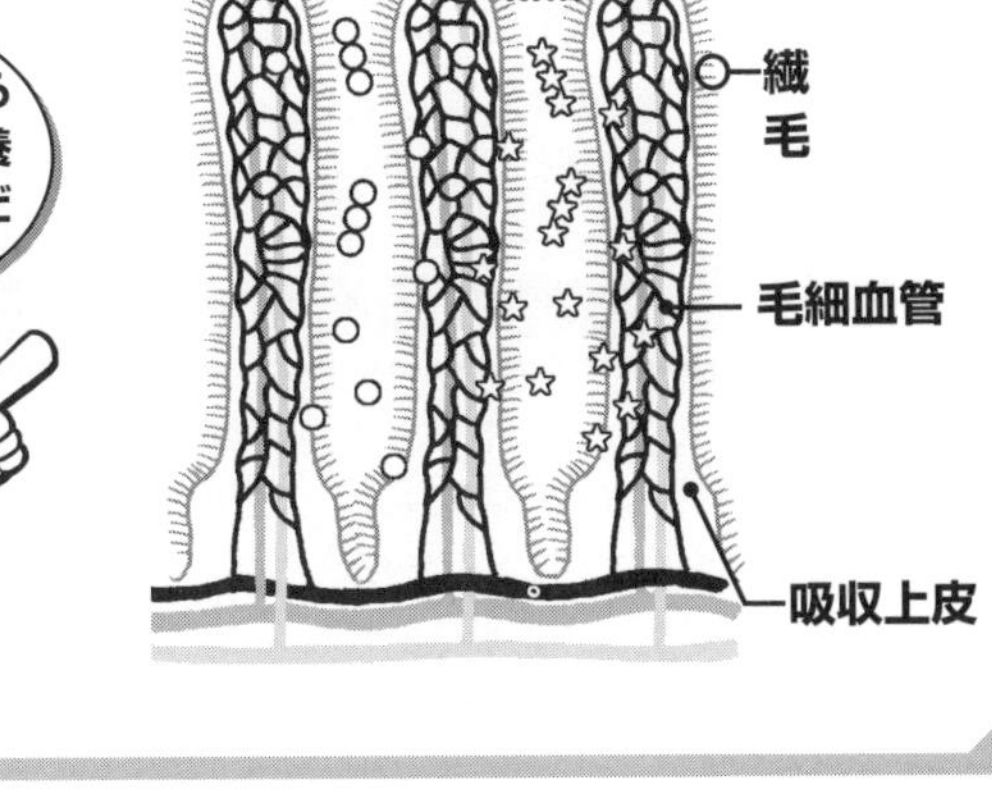

盲腸は切っても平気!?

盲腸はすでに退化した臓器。なくても人体に影響なし!?

盲腸《もうちょう》は長さ5～6㎝の袋状の器官。この先端にある5～7㎝程度の細長い付属器が**虫垂**《ちゅうすい》で、ここに炎症が起きる症状を**虫垂炎**（俗称＝盲腸）といいます。この虫垂炎に関して、よく「盲腸になったけれど、手術で切ってしまった」などという言葉を聞くことはありませんか？

一般的に、内臓の大半の部位は、炎症が起きたぐらいで簡単に切り取ったりはしません。薬や食事療法などで治すほうが、手術よりもリスクが少ないからです。にも関わらず虫垂炎の手術が比較的簡単に行なわれるのは、虫垂を含む盲腸が、消化器官としての役割を担っていないからといえるでしょう。

虫垂を含む盲腸は、草食動物や鳥などの場合、消化機能のある部位として、しっかり発達しています。ですが、人間の場合は形として残っているだけの、いわば退化した部分。このため、虫垂に炎症が起きた場合、切除しても内臓機能に影響がないといわれているのです。

ちなみに虫垂はリンパ組織が発達しており、最近では**免疫**《めんえき》**機能**と関連があるという説もありますが、実際にどんな役割があるのかはよく分かっていません。

ワンポイント豆知識　炎症の原因は腸内細菌？

虫垂炎の多くは、腸内細菌による感染といわれ、ウイルスによるものもあります。暴飲暴食やストレス、過労、風邪、便秘なども誘因といわれているので、健康管理には気をつけたいもの。早期には ①へその右下方1～2cm ②上前腸骨棘《じょうぜんちょうこつきょく》とへそを結ぶラインの右1／3ポイント ③左右の上前腸骨棘を結ぶ右1／3のポイントが痛むことが多いといわれています（左図参照）。

盲腸の機能は……？

人間の盲腸は消化吸収の機能がありません。したがって、切除しても、とくに問題がない臓器なのです。

盲腸＆虫垂の構造

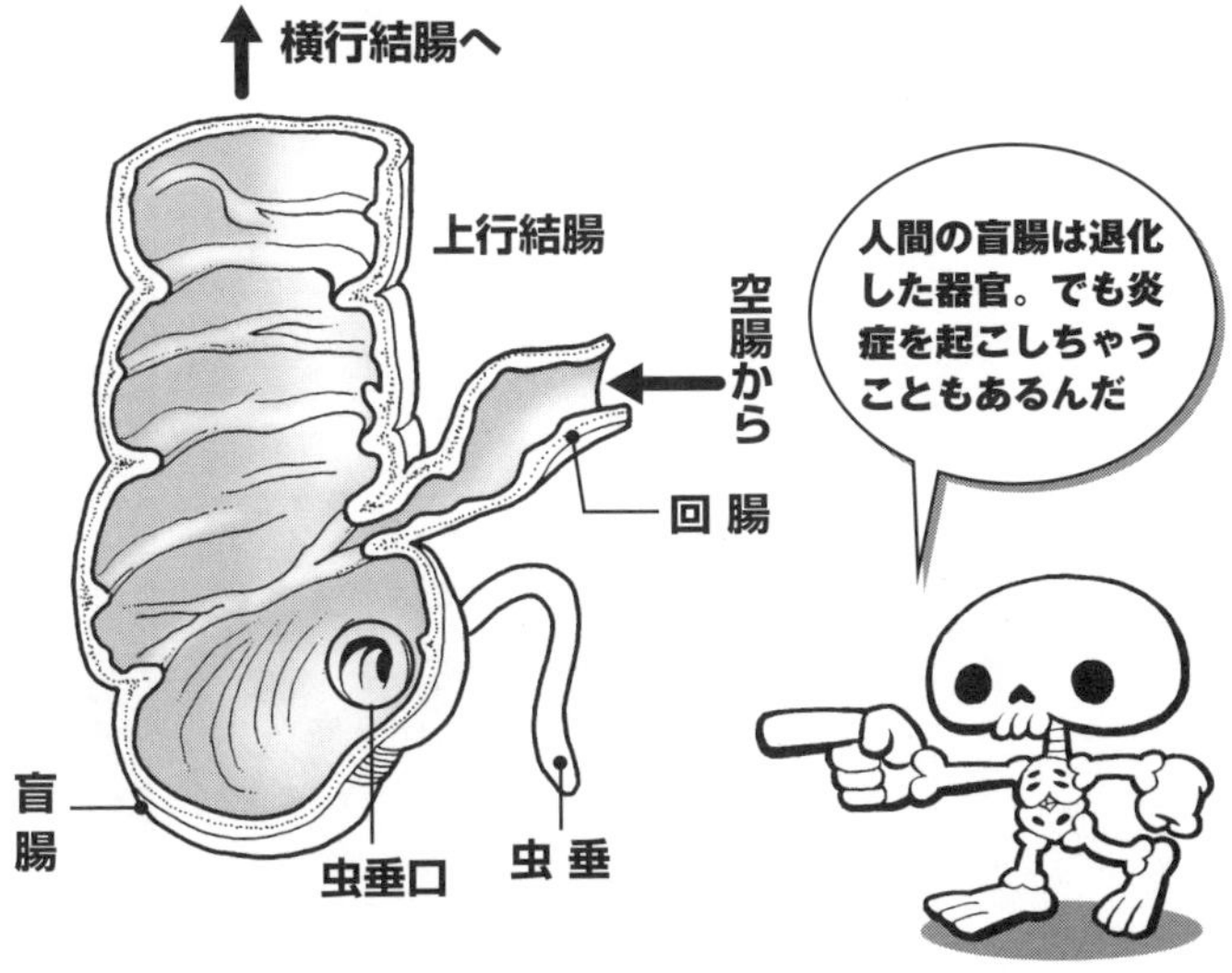
横行結腸へ
上行結腸
空腸から
回腸
盲腸
虫垂口
虫垂
人間の盲腸は退化した器官。でも炎症を起こしちゃうこともあるんだ

虫垂炎で早期に痛みやすい点

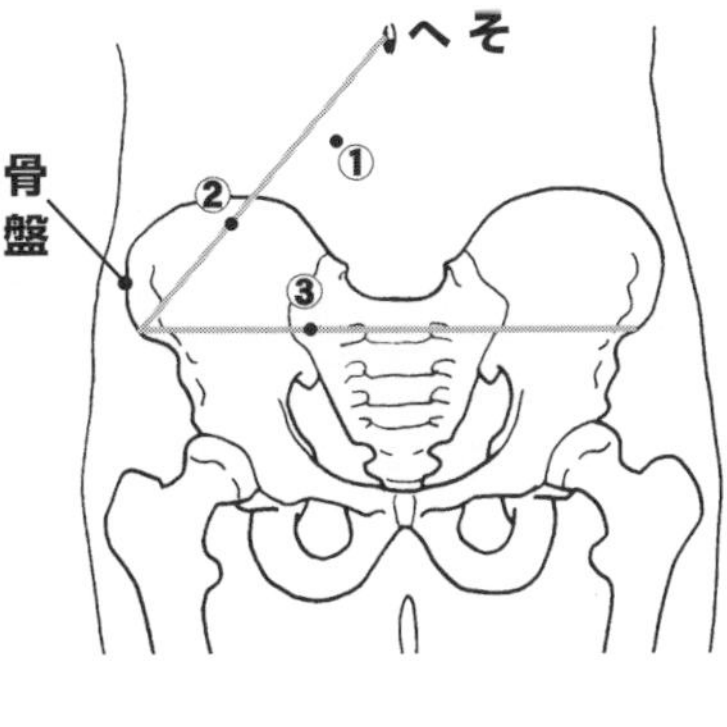
へそ
骨盤
①
②
③

①へその右下方1～2cmのポイント
②上前腸骨棘とへそを結ぶラインの右1／3のポイント
③左右の上前腸骨棘を結ぶ右1／3のポイント

肝臓は一大コンビナート

人体最大の臓器・肝臓は、再生も可能な化学処理工場

成人男性で約1200g、女性で1000gもある人体最大の臓器・**肝臓**は、とてもはたらき者。栄養分の分解や合成、解毒《げどく》、貯蔵、胆汁《たんじゅう》の生産など実に多種多様な機能を持っています。中でも重要なのが栄養分の化学処理。たとえば、人間のエネルギー源となる炭水化物は、そのままの状態では活用できないので、腸内で果糖などの単糖に分解後、肝臓でブドウ糖に化学処理されて活用できるようになるのです。このときに余ったブドウ糖を、**グリコーゲン**として貯蔵するのが肝臓の仕事のひとつです。

腸内で分解されたアミノ酸を、人間の体に合ったタンパク質に合成するのも肝臓。この際、有害なアンモニアが発生しますが、肝臓はこれを尿として体外に排出できるよう、尿素につくり変えます。

有害な物質はほかにも、薬や食品添加物などによって体に取り込まれますが、肝臓はこれらもアンモニア→尿素の過程と同様に毒性の少ない物質に変える**解毒機能**をもっているのです。

また古くなった赤血球を処理し、胆汁や新しい赤血球につくり変える作業も、人体の化学処理工場・肝臓が行ないます。

ワンポイント豆知識　肝臓は再生能力のある唯一の臓器！

肝臓は、たとえ手術で7割を除去しても、やがて元の大きさにまで戻るほどの驚異的な再生能力を持っています。ひとつしかない肝臓が生体移植可能なのもこのためといえるでしょう。ほかの臓器を差し置いて、なぜ肝臓だけが再生するのかは謎。肝細胞には核が2つあるものが多かったり、染色体の数が多いなど、ほかの細胞と違う特色が、再生能力のカギとなっているようです。

肝臓はいつも大忙し！

栄養分の化学処理や貯蔵から有害物質の解毒、消化液の製造まで、肝臓は多様な役割をこなすパワフルな臓器です。

肝臓の構造

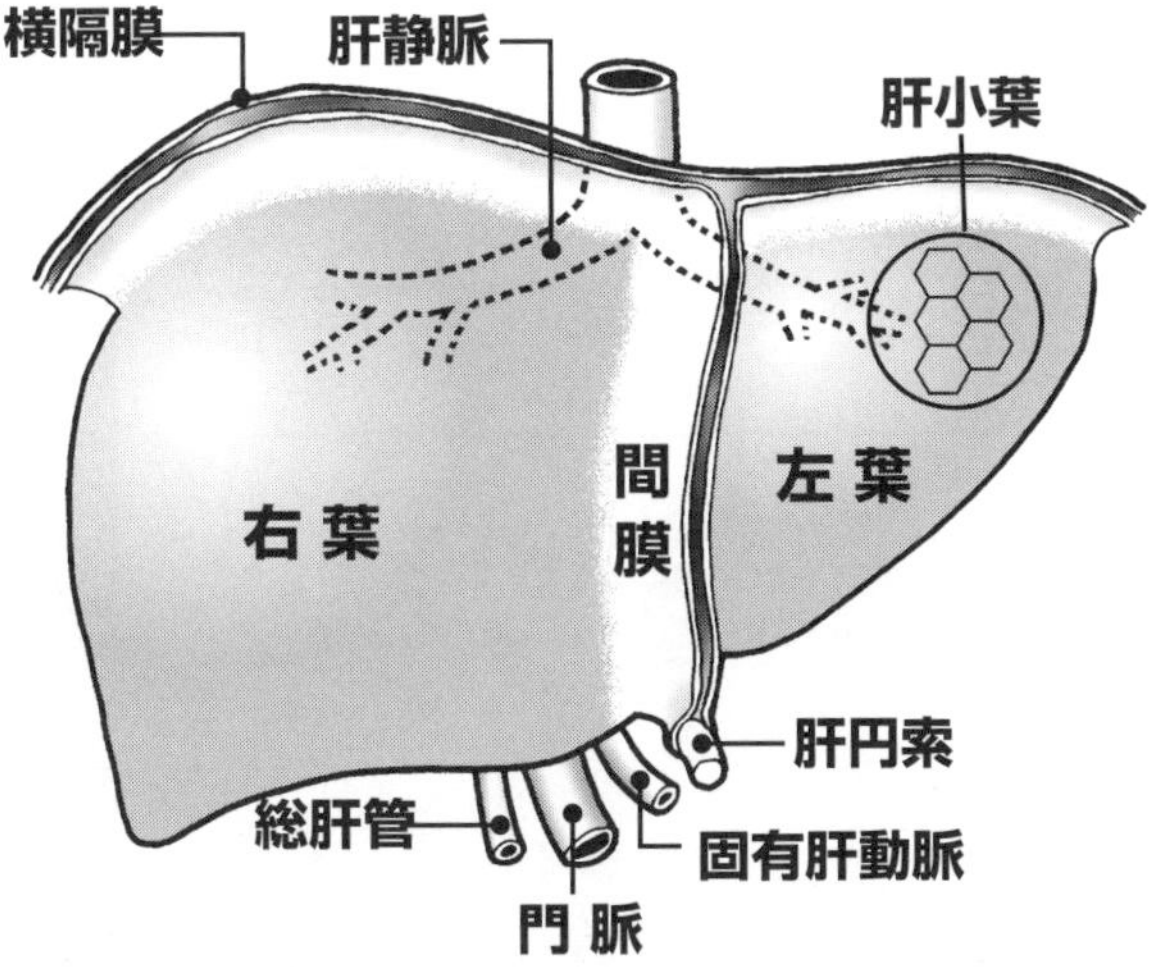

肝臓は、数十万個の肝細胞がまとまった肝小葉がつながって形づくられている。肝小葉ひとつの大きさは1～2平方ミリメートルほど

肝臓のおもなはたらき

胆汁の生産	腸内の消化・吸収を助ける胆汁をつくる
赤血球の分解	古くなった赤血球から胆汁の材料となるビリルビンをつくる
毒の処理	アルコールを分解したり、毒物を無害にして胆汁の材料にする
グリコーゲンの貯蔵	ブドウ糖をグリコーゲンとして蓄え、必要なときに糖に戻す
ビタミンの貯蔵	ビタミン類をはたらきやすい状態にして蓄える
栄養の送り出し	蓄えた栄養を体に送り出す

二日酔いのメカニズム

つらい悪酔い&二日酔いは、体内で合成される有害物質のしわざ

成人すれば誰しも一度は口にするアルコール。ですが、これも体にとっては有害物質で、肝臓の解毒《げどく》作用の対象です。胃や腸から肝臓に集まってきたアルコールは、酵素の力でいったん**アセトアルデヒド**という物質に分解されます。このアセトアルデヒドは、**ホルマリン**の一種で正真正銘の有毒物質。放ってはおけないので、肝臓はこれを別の酵素で酢酸《さくさん》に分解し、さらに二酸化炭素と水に変えて体外に排出できるようにします。

ただし、酒量が多かったり、ペースが速すぎたりすると、一度で処理できなかったアルコールやアセトアルデヒドが全身をかけ巡り「酔い」を引き起こします。中でも動悸《どうき》、吐き気、頭痛などの「悪酔い」はアセトアルデヒドの仕業。肝臓は何度も再処理を繰り返し、やがて完全に分解しますが、翌日になっても処理しきれなかったアセトアルデヒドが引き起こすのが、あの不快な**二日酔い**なのです。

人間のもつ酵素には個人差がありますが、ビール大瓶一本を分解するのに約3時間かかるといわれています。働き者の肝臓を労わるためにも、お酒は節度をもって、を心がけたいものですね。

ワンポイント豆知識　お酒に強い人と弱い人の違いは？

悪酔いの元・アセトアルデヒドを分解する酵素ALDH（アルデヒド脱水素《だっすいそ》酵素）。お酒に強いか弱いかは、このALDHをどの程度持っているかで決まります。生まれつきこの酵素を持っていない人もいて、こういう人は下戸《げこ》となります。欧米人に比べ日本人はこの酵素が少ないか、持っていないという人が多く、約半数がお酒に弱い、あるいは全然飲めないといわれています。

二日酔いはなぜおこる？

摂取したアルコールは、二酸化炭素と水に分解されます。
飲みすぎると、この分解が追いつかず、不快症状に！

アルコールは体内でどのように分解されるのか？

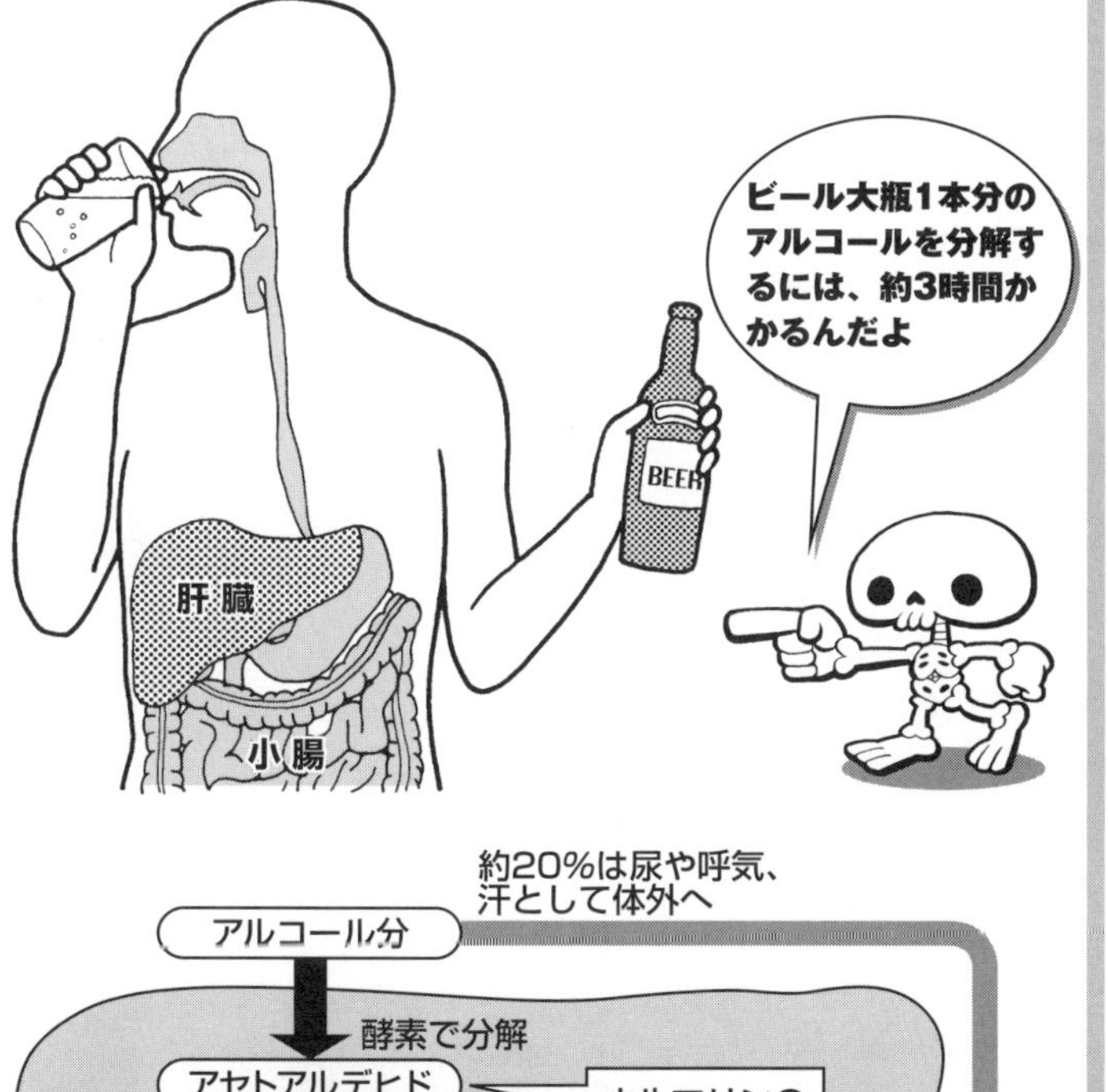
肝臓
小腸
BEER
ビール大瓶1本分のアルコールを分解するには、約3時間かかるんだよ

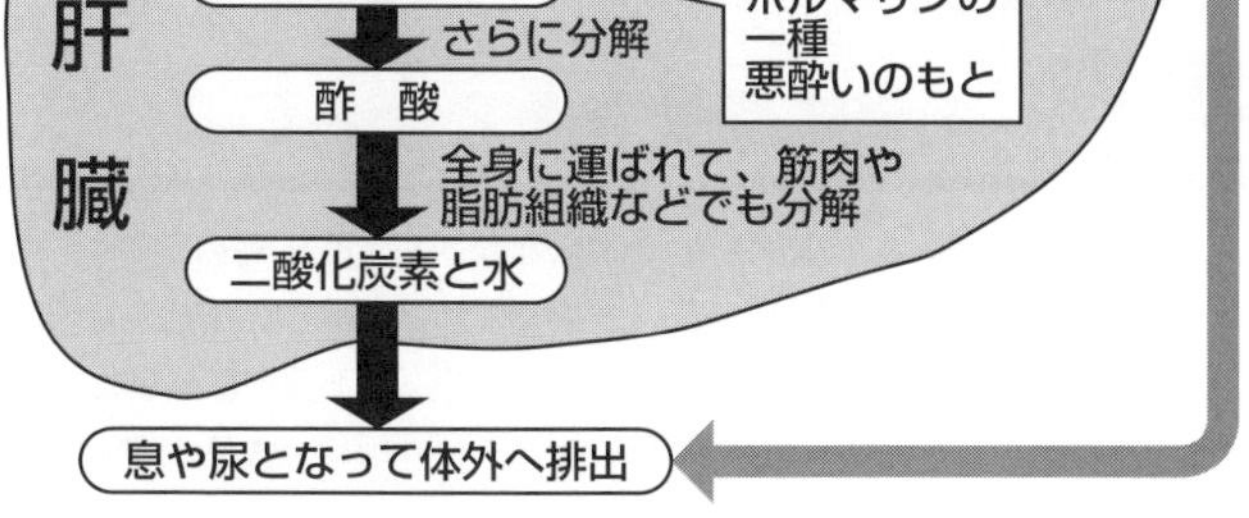
約20%は尿や呼気、汗として体外へ
アルコール分
酵素で分解
アセトアルデヒド
ホルマリンの一種
悪酔いのもと
さらに分解
酢　酸
全身に運ばれて、筋肉や脂肪組織などでも分解
二酸化炭素と水
肝臓
息や尿となって体外へ排出

コレステロールは本当に怖い!?

健康を蝕むコレステロール!? その正体には悪玉と善玉が!

脂質には多くの種類がありますが、まずは大きく3種類に分けることができます。**中性脂肪**と**リン脂質**、そして近年特に、健康との因果《いんが》関係が取り沙汰される**コレステロール**がそれです。

コレステロールは**動脈硬化**《どうみゃくこうか》の原因とされ、悪い面ばかりが強調されていますが、じつは**細胞膜**や**副腎皮質**《ふくじんひしつ》のホルモンの成分になったり、効率のいいエネルギー源であったりと、体にとっては大事な役割をもっており、一概に悪者とはいえません。実はコレステロールには善玉《ぜんだま》と悪玉《あくだま》の2種類に分かれます。

コレステロールが血液中を移動する際にはタンパク質と結合。このとき、**LDLコレステロール**と**HDLコレステロール**などに分かれます。このふたつのコレステロールはまったく逆の動きをします。

LDLコレステロールは、各細胞に配られるコレステロール、そしてHDLコレステロールは、末梢組織の余分なコレステロールを肝臓に運びます。つまり、各細胞に配られ動脈硬化を促進《そくしん》する悪玉がLDLコレステロール、逆に動脈硬化を防止する善玉がHDLコレステロールといえるでしょう。

ワンポイント豆知識　大半は細胞自身で合成

コレステロールは食べ物との因果関係が深いように思われていますが、じつはコレステロールのうち約8割は、なんと体内で細胞自身が合成したものなのです。合成はどの細胞でも行なわれますが、もっとも大量に合成するのが肝臓です。そして肝臓で合成されたコレステロールと食物から吸収されたコレステロールが、悪玉のLDLコレステロールになるといわれています。

悪玉の正体は？

肝臓でつくられたものと、食事で摂取したものがLDLコレステロール。これが動脈硬化の原因といわれています。

LDLコレステロール

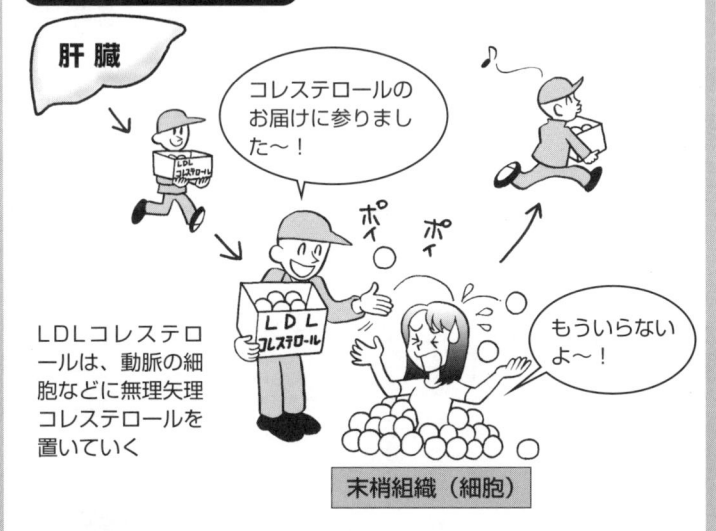

LDLコレステロールは、動脈の細胞などに無理矢理コレステロールを置いていく

HDLコレステロール

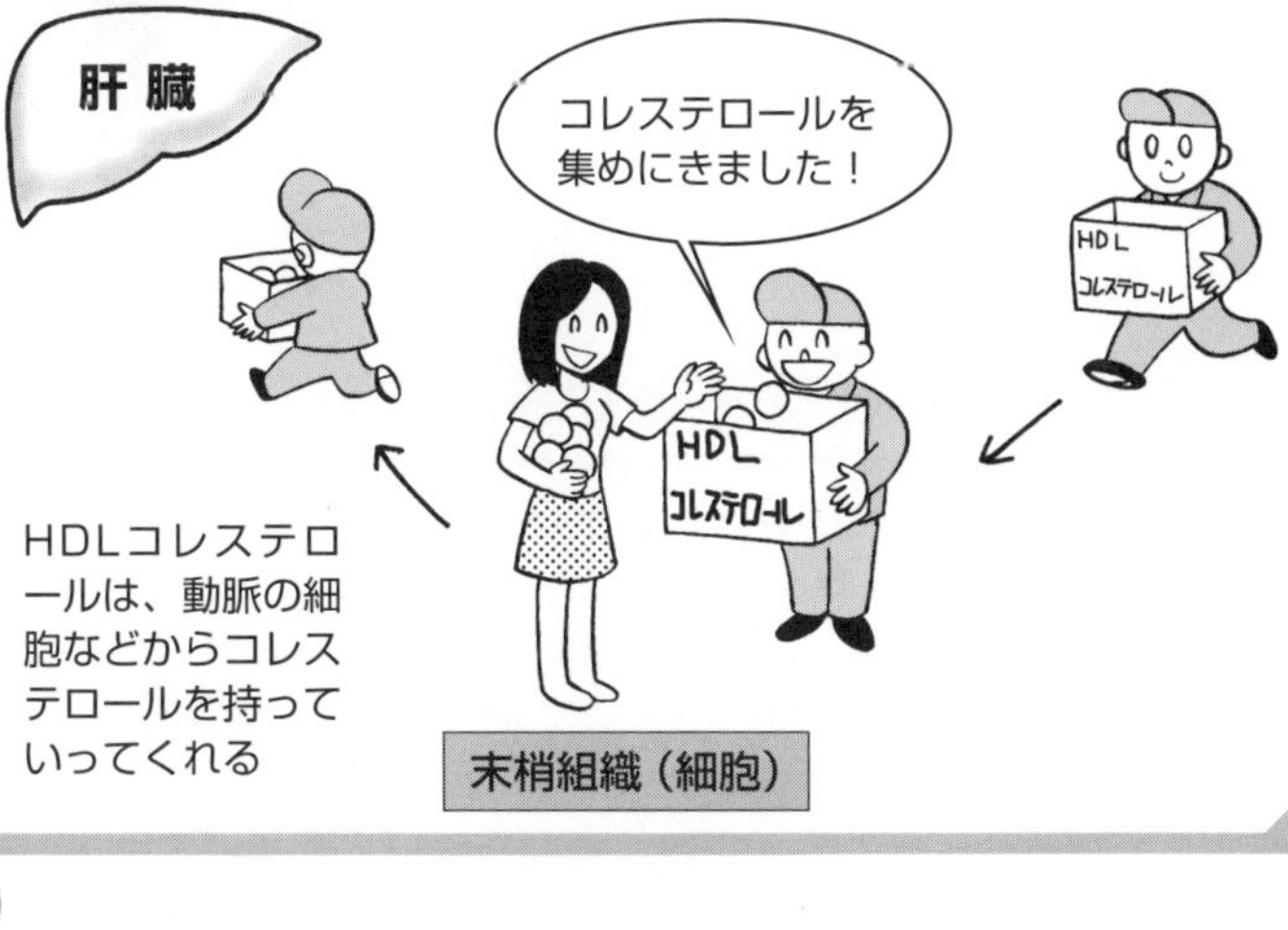
肝 臓
コレステロールを集めにきました！
HDL コレステロール
HDL コレステロール
末梢組織（細胞）

HDLコレステロールは、動脈の細胞などからコレステロールを持っていってくれる

意外に知られていない仕事人・膵臓

膵臓は強力な消化液と大事なホルモンをつくるはたらき者

胃の裏側にあるオタマジャクシのような形をした**膵臓**《すいぞう》には、大きくふたつのはたらきがあります。そのひとつが、腸での消化を助ける消化液・**膵液**の製造。膵液には、タンパク質、炭水化物、脂肪の三大栄養素を消化するさまざまな酵素が含まれており、**膵管**《すいかん》を通って十二指腸《じゅうにしちょう》に送り込まれるしくみになっています。また、膵液には重炭酸塩も含まれていますが、これは胃液で酸性になった食物を中性にするため。膵液の消化酵素は酸性でははたらかないため、このような工夫がなされているのです。

ところで膵臓には、**ランゲルハンス島**という特別な細胞の集合体が点在しています。ランゲルハンス島からは**インスリン**と**グルカゴン**といったホルモンが分泌されており、これが膵臓のもうひとつのはたらきにあたります。インスリンは血糖値が上がると分泌され、血液内のブドウ糖が全身の細胞に取り込まれるようはたらきかけるホルモンです。一方のグルカゴンは血糖値が下がりすぎた際、肝臓にブドウ糖をつくらせるホルモンで、このふたつのホルモンのおかげで、体内の血糖値が調整されているのです。

ワンポイント豆知識

膵臓は膵液で溶かされない？

膵液は三大栄養素を消化するとても強力な消化液。とすると、膵臓自身を溶かしてしまっても不思議はありませんが、実際に膵臓が溶けないのは、ほとんどの消化酵素が膵臓では活性化せず、十二指腸に送られてからはたらくからです。しかし、アルコールの過剰摂取や胆石などが原因で、膵液が膵臓内で活性化してしまうことも。これが急性膵炎というわけです。

膵臓でつくられる分泌物

膵臓では、三大栄養素を消化する強力な膵液と、血糖値の調整に欠かせない大切なホルモンの生成を担っています。

膵臓の構造

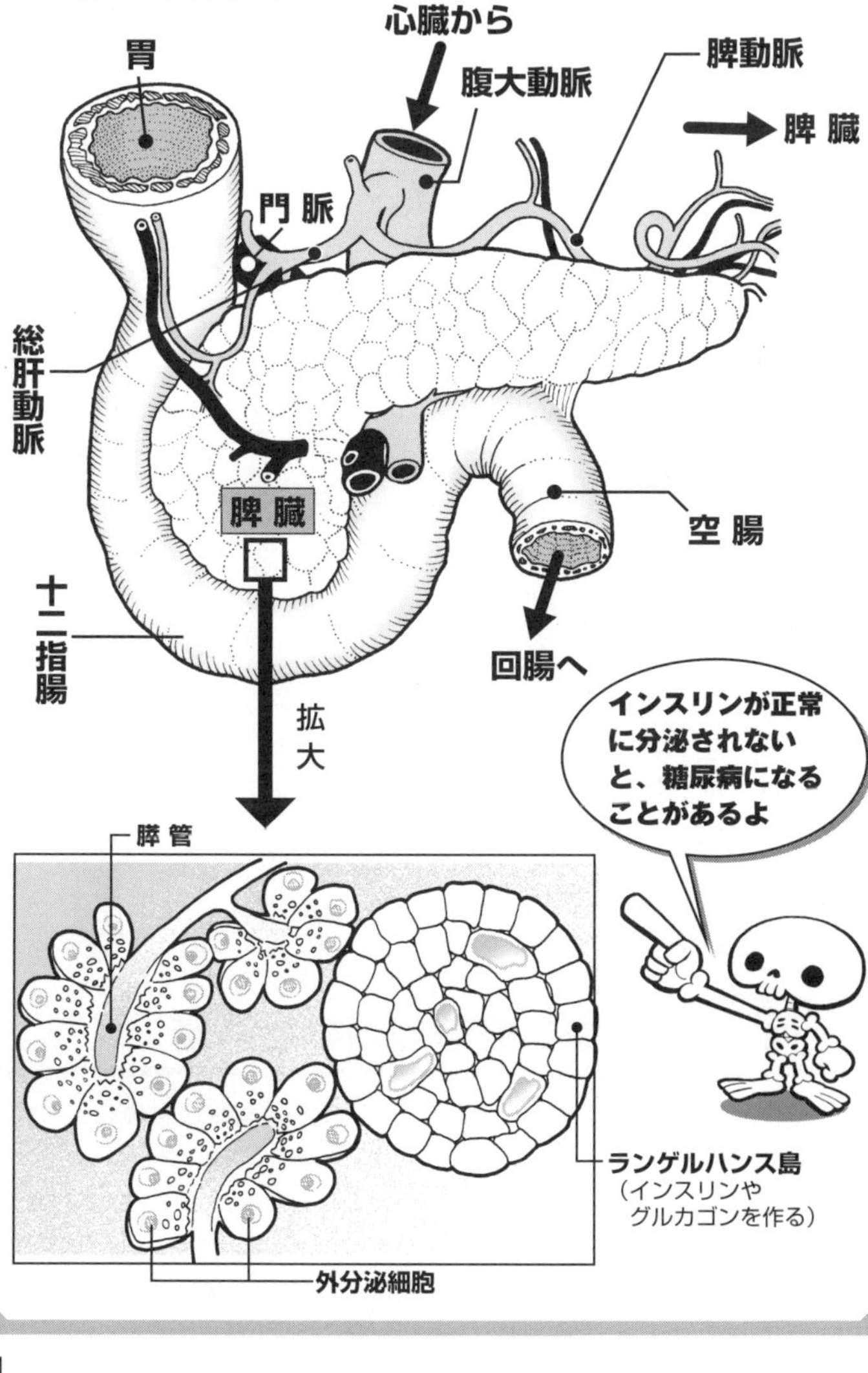
心臓から
胃
腹大動脈
脾動脈
脾 臓
門 脈
総肝動脈
脾 臓
空 腸
十二指腸
回腸へ
拡大
インスリンが正常に分泌されないと、糖尿病になることがあるよ
膵 管
ランゲルハンス島
（インスリンや
グルカゴンを作る）
外分泌細胞

貯蔵用臓器・胆嚢の試練

不要物を含んだ胆汁が、猛烈な痛みをともなう胆石の元凶

胆嚢《たんのう》は、肝臓と十二指腸《じゅうにしちょう》をつなぐ肝管の途中に位置する袋状の臓器。脂肪の消化吸収に欠かせない胆汁《たんじゅう》を一時的に貯蔵する場所です。胆汁は肝臓でつくられた後、肝管から胆嚢管を経て胆嚢へと運ばれ、その後胆嚢管から今度は胆管→十二指腸と運ばれ、役割をはたします。

胆汁の成分は**胆汁酸**、コレステロール、ビリルビン、リン脂質などですが、このうち消化吸収に関係するのは胆汁酸のみ。ほかは不要物として、体外に排出されるだけのものですが、これらの不要物が、じつは胆石の原因となるのです。

胆石には**コレステロール胆石**と**ビリルビン胆石**の2種類があり、日本人の胆石の約8割が前者。摂りすぎて胆汁に溶けきれないコレステロールが沈殿し積もって、やがて胆石になってしまうのです。

一方のビリルビン胆石は、胆汁の中のビリルビンが細菌や寄生虫などによってビリルビンカルシウムに変化し、それがやがて石化したものといわれています。

胆石は「**サイレントストーン**」と呼ばれ、自覚症状がない場合も多いのですが、暴飲暴食やストレスなどをきっかけに右上腹部に激しい痛みを起こすことも。

ワンポイント豆知識

開腹しない胆石の治療法

胆石が発見された場合、従来は開腹手術で胆嚢を摘出していましたが、最近ではお腹を大きく切らない以下のような治療法が確立されています。

①胆石溶解治療＝薬で石を溶かす方法。②体外衝撃波結石破砕法《はさいほう》＝体外から衝撃波を当てて胆石を砕く方法。③腹腔鏡《ふくくうきょう》下《か》胆嚢摘出術＝お腹に開けた小さな穴から腹腔鏡を挿入し、観察しながら電気メスで胆嚢を切り取る方法。

どうして胆石ができるの？

コレステロールやビリルビンなど、胆汁に含まれる廃棄物が時間をかけて石化したもの。これが胆石です。

胆嚢・胆管の構造

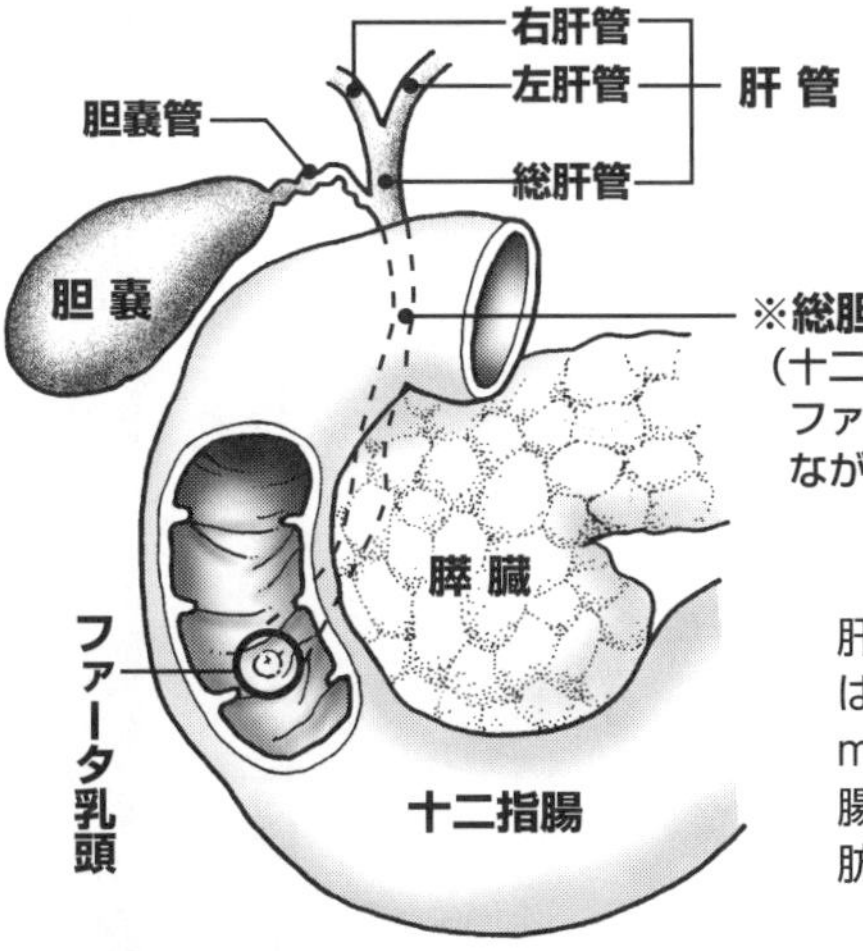
※総胆管
（十二指腸の裏側でファータ乳頭につながっている）

肝臓から分泌される胆汁は、成人で1日に約500mlほど。胆嚢から十二指腸に送られた胆汁は、脂肪の分解・吸収を助ける

胆石ができやすい部位

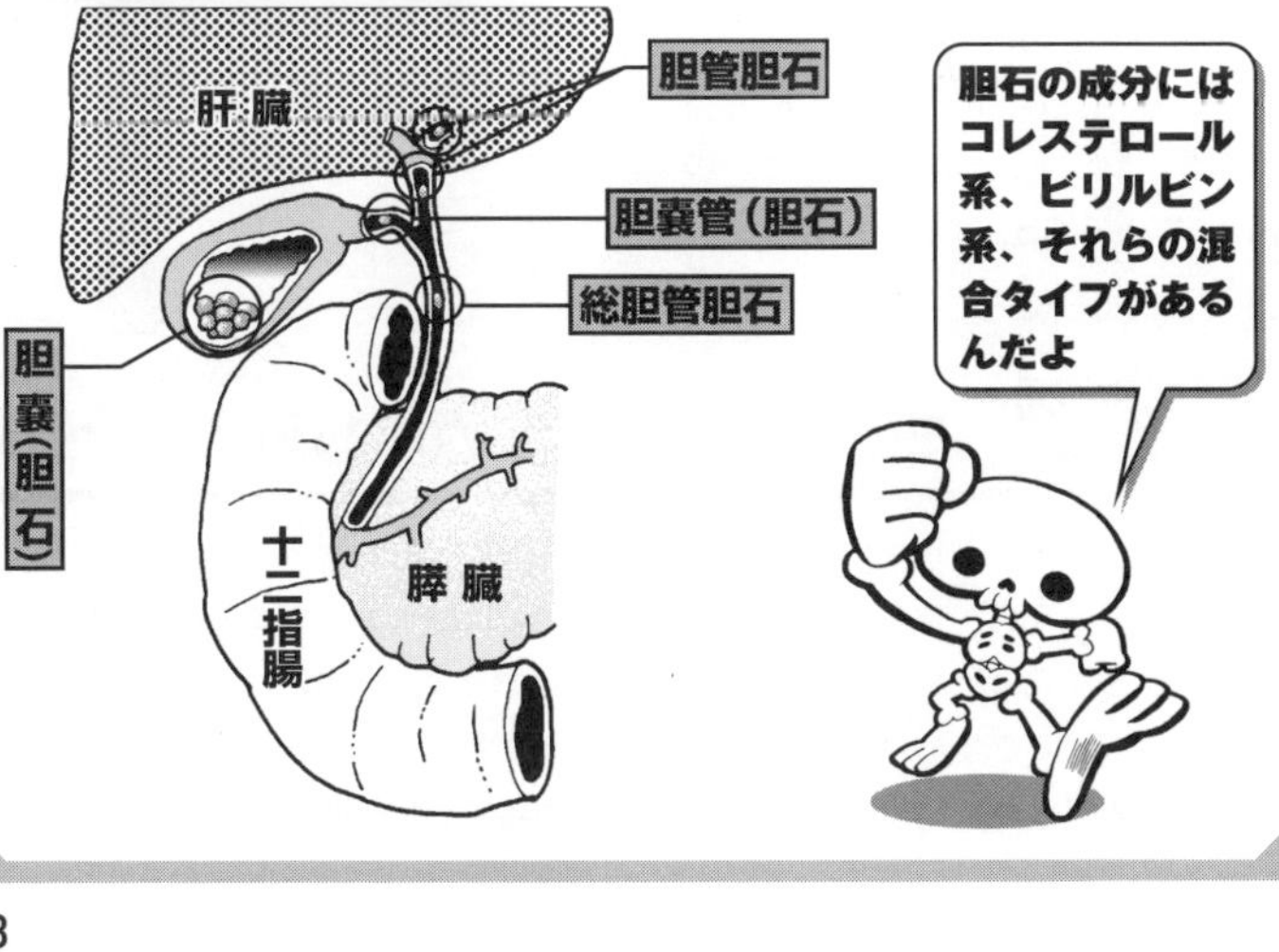

胆嚢管（胆石）
総胆管胆石

胆石の成分にはコレステロール系、ビリルビン系、それらの混合タイプがあるんだよ

便は大腸でかたちづくられる

水分吸収&便の形成が、人体最後の消化器官・大腸の仕事

大腸のおもな役割は、ズバリ、栄養分の残りカスの最終処理。小腸から送られてくるドロドロの消化物から水分を絞り取り、便を形づくります。

大腸の長さは、成人で約1.5mあり、大きく**盲腸**《もうちょう》、**結腸**《けっちょう》、**直腸**の3つの部分に分けられます。

小腸から直接つながる部分である盲腸は、動物によっては消化機能が発達している場合もありますが、人間の盲腸にはこれといった役割はありません。

大腸でもっとも仕事をするのは、盲腸の先にある結腸。ここは、その向きにより**上行結腸**《じょうこうけっちょう》、**横行結腸**《おうこうけっちょう》、**下行結腸**《かこうけっちょう》、**S字結腸**の4つの部分に分けられ、消化物は蠕動《ぜんどう》運動によって各部分を進んでいきます。結腸では、小腸で消化されなかった繊維質などの分解吸収をはじめ、ある程度の水分を吸収した後、ようやく食物はその最終形態=便になります。

大腸最後の部分にあたる直腸は、S字結腸と肛門を結ぶ長さ20㎝ほどの器官。結腸から運ばれてきた便は、ここに貯められます。直腸には消化・吸収などの機能はありません。いわば、便が排出されるまでの、一時置き場といえるでしょう。

ワンポイント豆知識 蛇腹状のくびれとふくらみで水分吸収

結腸は、つるんとした小腸とは違い、くびれとふくらみのある蛇腹《じゃばら》状が特徴。これは、ふくらみに内容物を貯め、蠕動運動が起きている最中に、消化物から水分を吸収しやすくするためです。

結腸の内側は粘膜に覆われており、ここには腸液を分泌する腸腺という組織があります。消化物は、この腸液があるおかげで、スムースに結腸内を通過することができるのです。

消化のラストをかざる大腸

口から入り、食道、胃、小腸と進んできた食物が、ここ大腸でいよいよ排出のための最終形態に。

大腸全体の構造

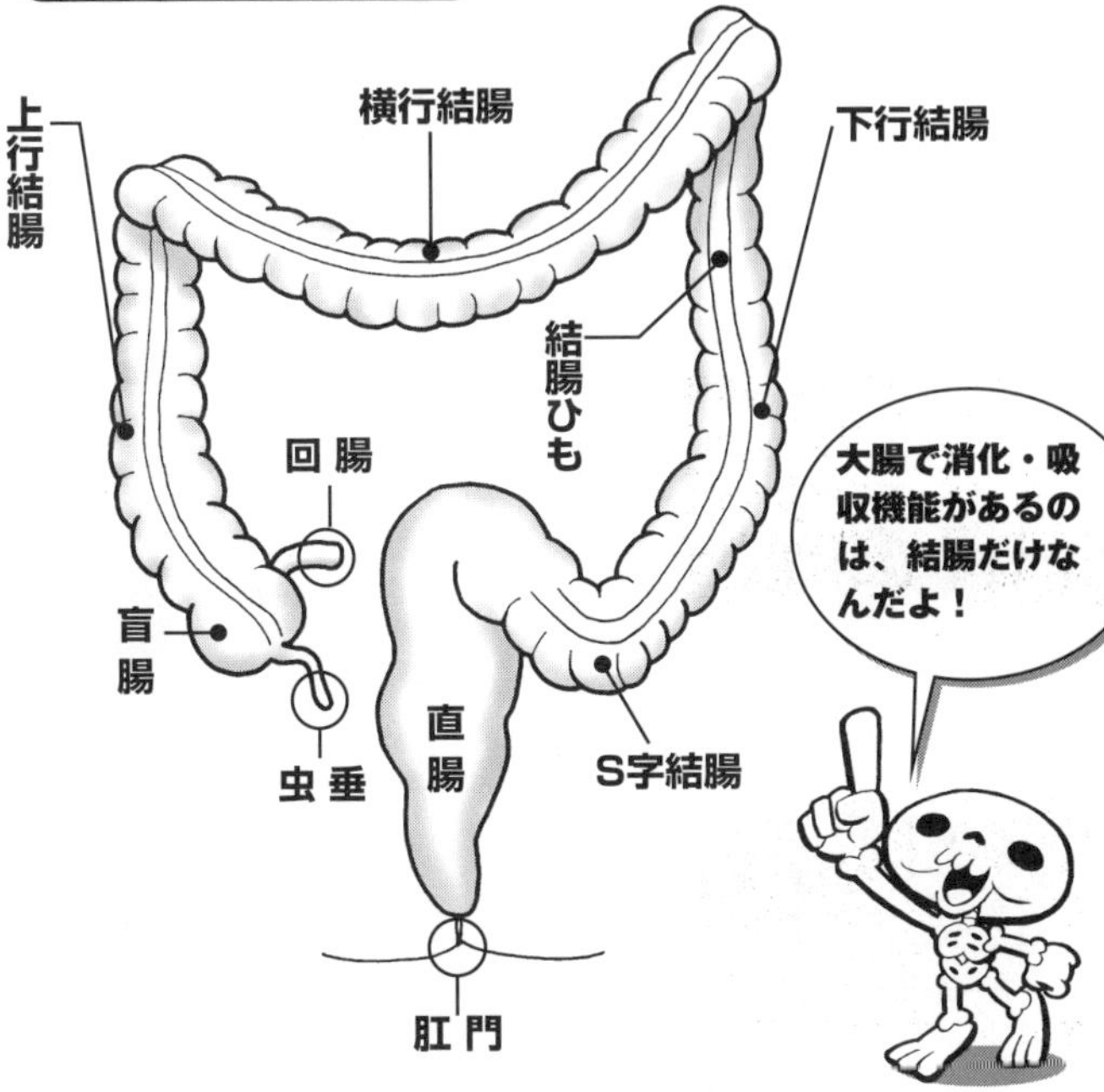
上行結腸
横行結腸
下行結腸
結腸ひも
回腸
盲腸
虫垂
直腸
S字結腸
肛門
大腸で消化・吸収機能があるのは、結腸だけなんだよ！

結腸の構造

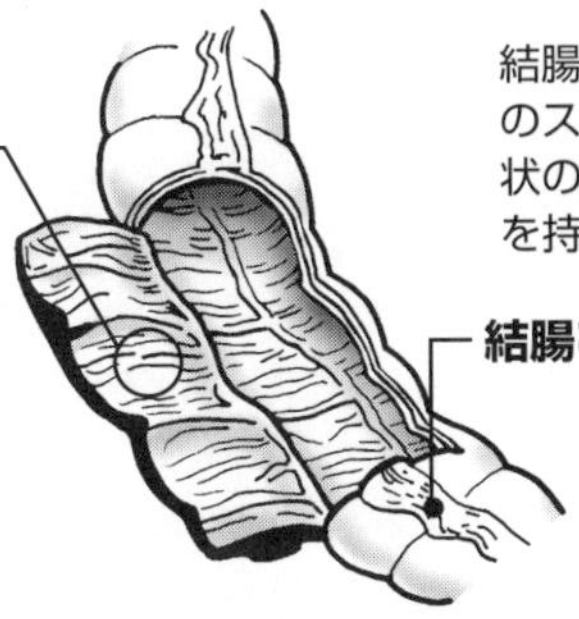
結腸半月ひだ
結腸ひも

結腸の外側についた3本のスジは結腸ひも。蛇腹状の結腸を保持する役目を持つ

腸の中は細菌でいっぱい!?

腸内細菌が腸内環境を左右。善玉菌と悪玉菌のバランスが大事

大腸の中には、**約1000種類、数にして100兆を超える腸内細菌**が存在しています。これらは、大腸に送り込まれた食物のカスを分解し、**発酵**させるはたらきを持っています。また、この腸内細菌は、その性質によって**悪玉菌**と**善玉菌**に分けられます。悪玉菌には**大腸菌**や**腸《ちょう》球菌《きゅうきん》**、**ウェルシュ菌**といったものがあり、それらが繁殖しすぎると、腸内で食物カスの腐敗が進んだり、おならや便が悪臭を放つ元となります。そればかりか、便秘や下痢、がんなどの原因にもなりかねません。一方、善玉菌の代表は**ビフィズス菌**などの**乳酸菌**で、腸の運動を促して便通をよくするほかに、腸内で乳酸や酢酸《さくさん》をつくり出しては悪玉菌の繁殖を抑える役割をはたします。また、免疫力を高めることでも知られています。この善玉菌が、悪玉菌よりやや優勢であるような状態が、腸にとってバランスのいい腸内環境状態と考えられています。

この悪玉菌と善玉菌のバランスは、抗生物質などの投薬や加齢などによって崩れてしまいますが、食物繊維やヨーグルトを摂取することで、善玉菌のはたらきを高めることができます。

ワンポイント豆知識　おならの正体は空気とガス

大腸に送り込まれた食物が、腸内細菌によって分解、発酵する際に発生するガスと、飲み込まれた空気、このふたつがおならの元になります。気になるにおいは、タンパク質を分解したときに発生するガスによるものです。特に、消化不良気味の際発生したガスは、悪臭が強くなります。逆にイモやマメなどの穀類を食べたときに発生するガスのにおいは、マイルドです。

善玉菌と悪玉菌

腸内環境は善玉菌の活躍によって保たれています。悪玉菌が増えると、腹痛や便秘などのトラブルにつながります。

悪玉菌が増えると…

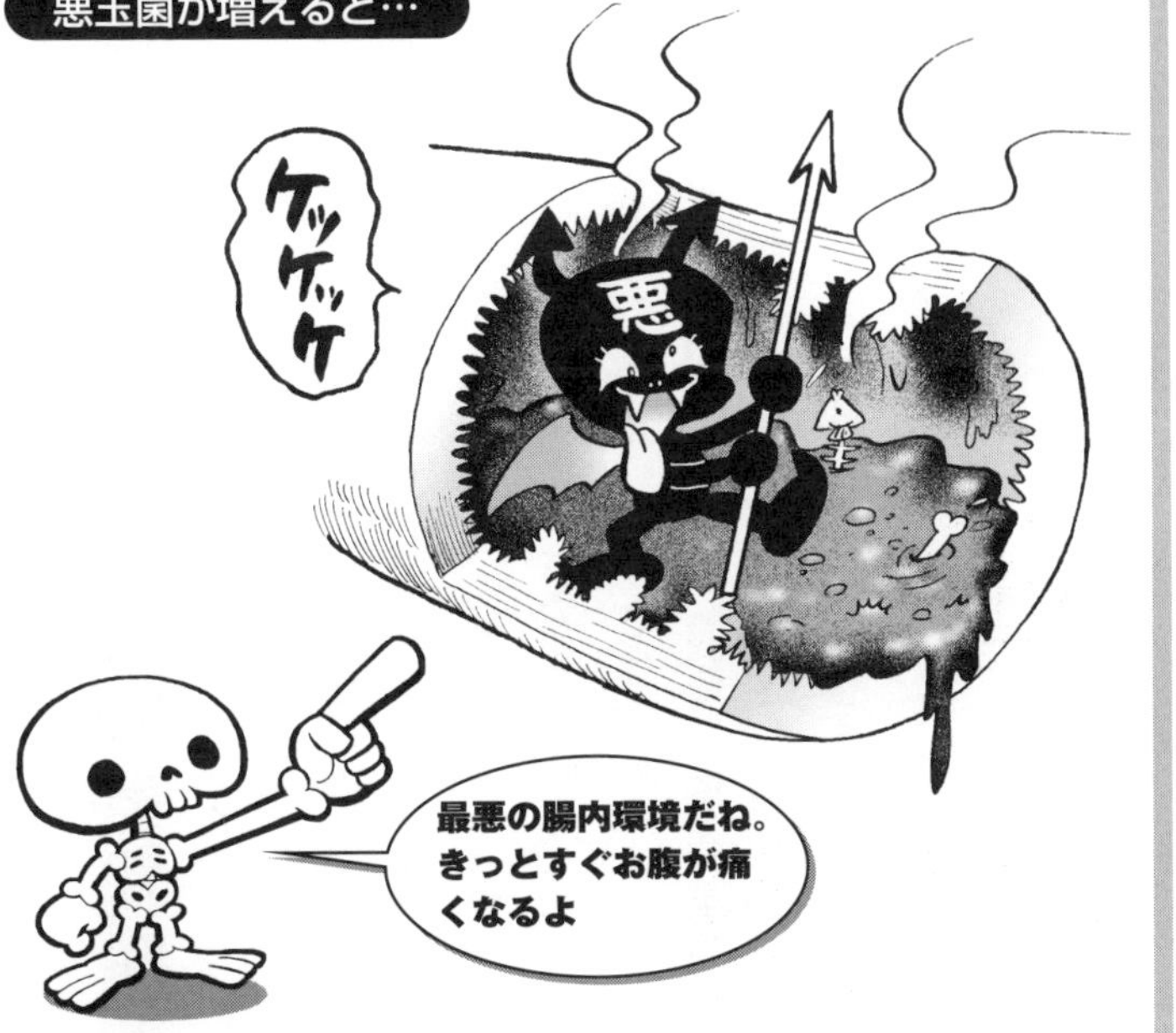
ケッケッケ
悪
最悪の腸内環境だね。きっとすぐお腹が痛くなるよ

善玉菌の活躍

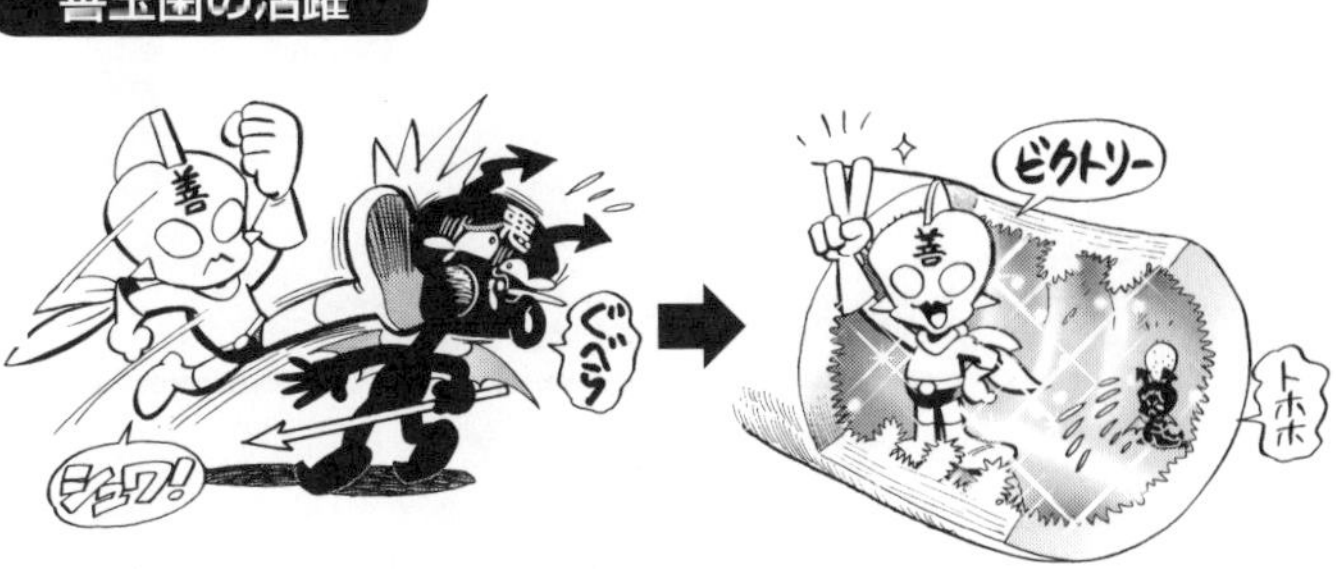

善玉菌の方が優勢になると、腸内環境はふたたび正常な状態に戻ります

体が必要とする栄養

体の半分以上は、水分からできているって本当!?

私たちの体は、どんな物質でつくられているのでしょうか? 体は口から摂取した食べ物を胃や腸で消化し、栄養を吸収しています。この栄養こそ、人体をつくっているものなのです。

肌を指でつつくと、柔らかいですよね。これは、体の**60~70%を水分が占めている**からです。水は命の源という言葉がありますが、まさにその通り。人は一日約2リットルの水分を必要としています。水分は体内で吸収され、体のあちこちで利用されているというわけです。

タンパク質は、人体をつくる最小物質である細胞をつくるのに欠かせないもの。そのほか、遺伝子や体を守る抗体などの主体でもあります。ちなみにタンパク質は英語で**プロテイン**といいます。この言葉から、連想するものがあるのではないでしょうか?

脂肪は、**生命活動のエネルギー源**として**皮膚下に蓄積**されます。**リン**や**カリウム**などの各種無機質《むきしつ》も、少量であってもなくてはならないものばかり。不足すると、貧血になったり、怪我をしたとき出血が止まらなくなったりなど、体に不調をきたします。

ワンポイント豆知識　人体を構成する元素は?

人体を構成する元素は、全部で29種。体の約99%は水素原子(H)、酸素(O)、窒素(N)でつくられているのです。「体の60%は水でできているのじゃないか?」という人もいるでしょう。水は化学式で書くとH_2O。水素と酸素でできています。という風に、タンパク質や脂肪などを分解すると、ほとんどが水素、酸素、炭素、窒素、リン、イオウといった元素になります。

人体の構成物質

人体は、半分以上水からできています。でも、人間の体は、水だけでは維持できないのです。

人体の構成

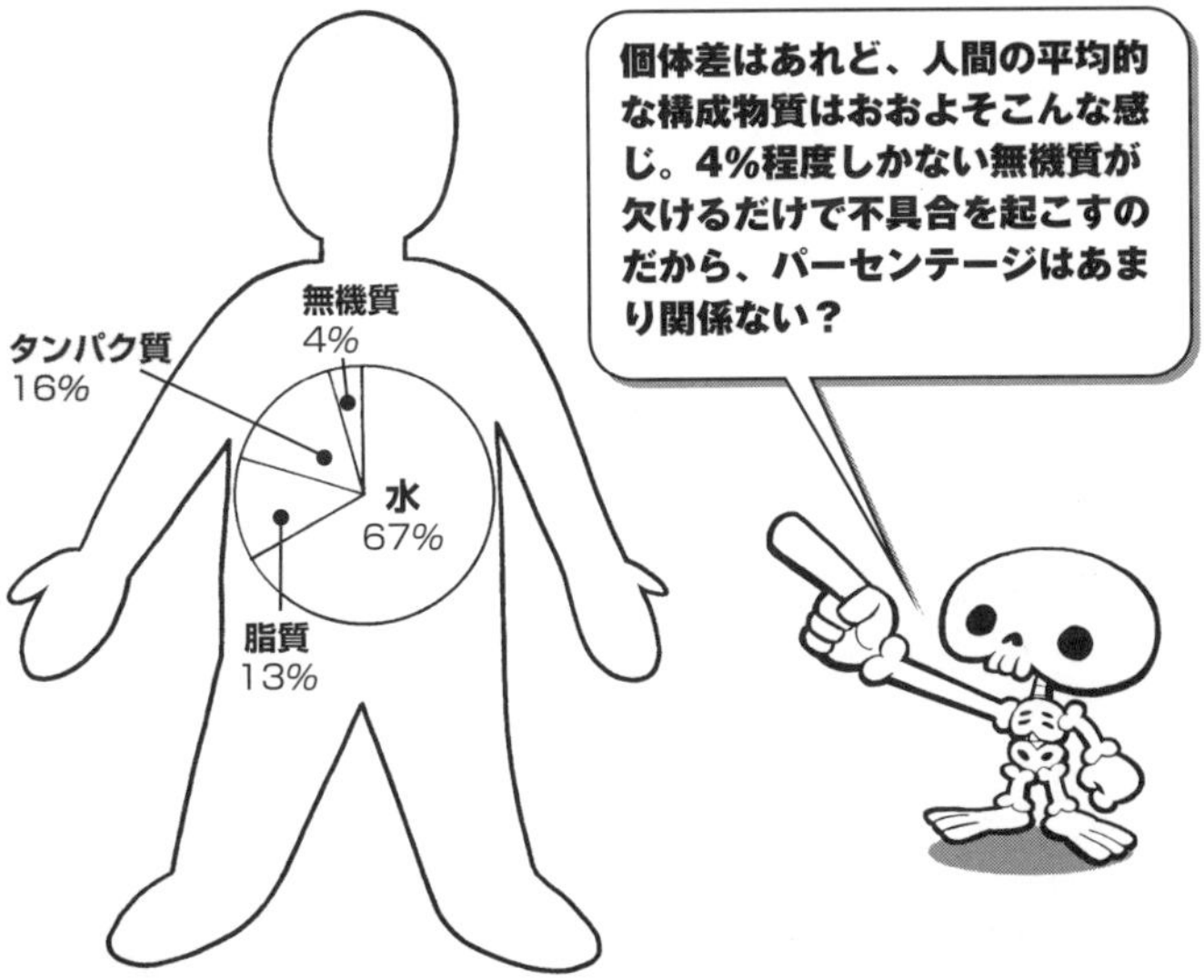
無機質
4%
タンパク質
16%
水
67%
脂質
13%
個体差はあれど、人間の平均的な構成物質はおおよそこんな感じ。4%程度しかない無機質が欠けるだけで不具合を起こすのだから、パーセンテージはあまり関係ない？

消化にかかる時間

摂取した食べ物が消化器を下っていく平均時間は右図の通り。食べ物が大腸を通過するのにかかる時間は20時間くらい。このため、一日一回の便通が理想的、というはなしになるのです

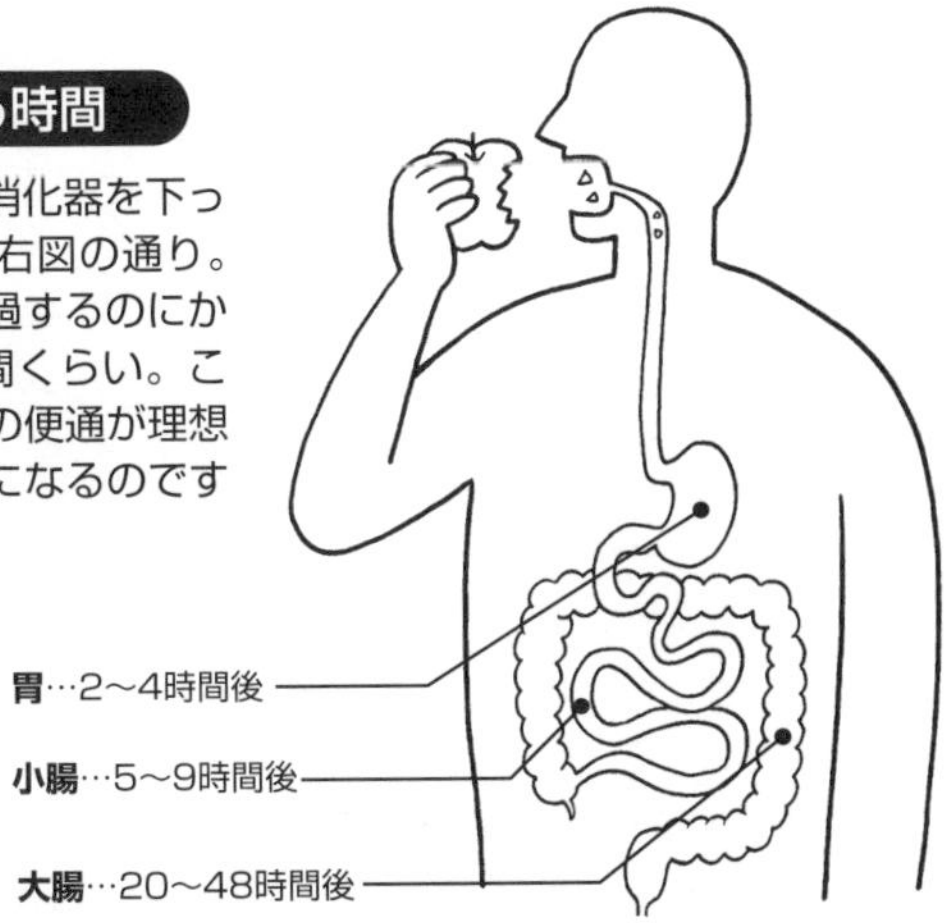
胃…2〜4時間後
小腸…5〜9時間後
大腸…20〜48時間後

尿をつくる腎臓

血液のろ過やホルモン分泌。腎臓は体内環境を保つ要

腎臓は、背骨をはさんで左右ひとつずつある、**そら豆**のような形をした臓器です。ここでは、**糸球体**《しきゅうたい》から**尿細管**までの造尿組織によって、血液中の余分な水分や老廃物、塩分などの**ろ過**が行なわれ、いらなくなったものは**尿**として**尿管**から**膀胱**に送られ、排出されます。この作用により、体の約60%をしめている体液は、成分を一定に保つことができているのです。そのほかにも、腎臓は**造血ホルモン**を分泌して骨髄に赤血球をつくるように促したり、血圧を調整するホルモンを分泌、ビタミンDをつくるなど、体内環境を保つための、大切な役割をいくつも担っています。

ここで、腎臓の構造としくみを見てみましょう。

腎臓は肋骨のうしろ、ほかの臓器より背中側に位置し、大きさは大体**その人の握りこぶしよりやや大きめ**で、外側は丈夫な被膜に被われています。腎臓の入り口は**腎門**《じんもん》といい、中心部につながった**腎動脈**からは、心臓が送り出している血液の約1／4の量が常に流しこまれています。そして腎臓内の**腎小体**《じんしょうたい》でろ過され、きれいになった血液は、**腎静脈**を通って大静脈へ、そしてふたたび心臓へと戻ります。一方、ろ過によってつくられた尿は**腎盂**《じんう》に集まり、尿管へと送られます。

もし腎臓の機能が低下してしまったら。不要な成分や老廃物が排泄されなくなり、さまざまな臓器が不調をきたしてしまいます。

血液をろ過して尿を精製

腎臓は左右合わせて300ｇほどの小さな臓器ですが、そこには心拍出量の1／4もの血液が流れ込んでいます。

腎臓の位置と構造（男性）

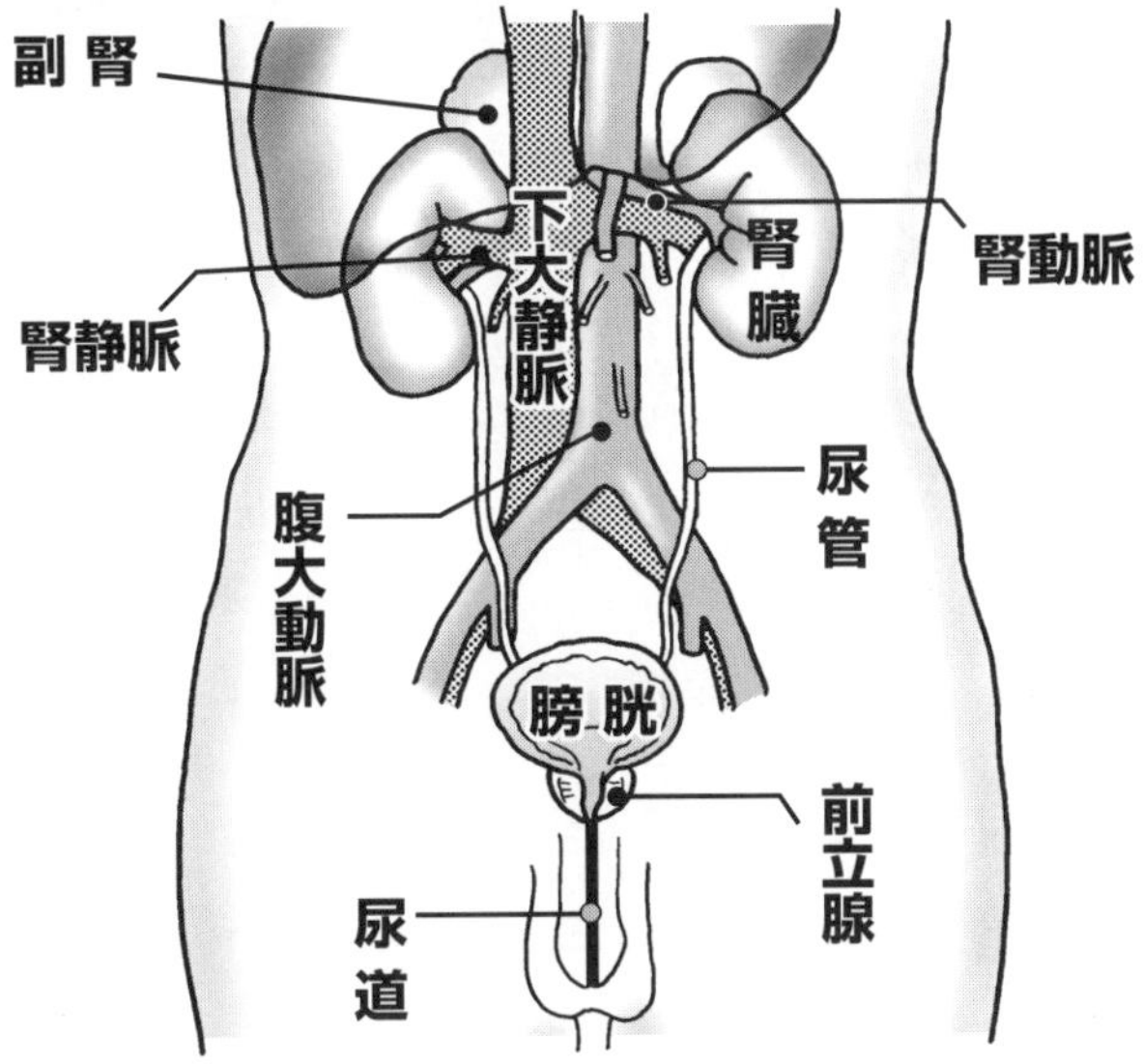
副腎
腎動脈
腎臓
下大静脈
腎静脈
尿管
腹大動脈
膀胱
前立腺
尿道

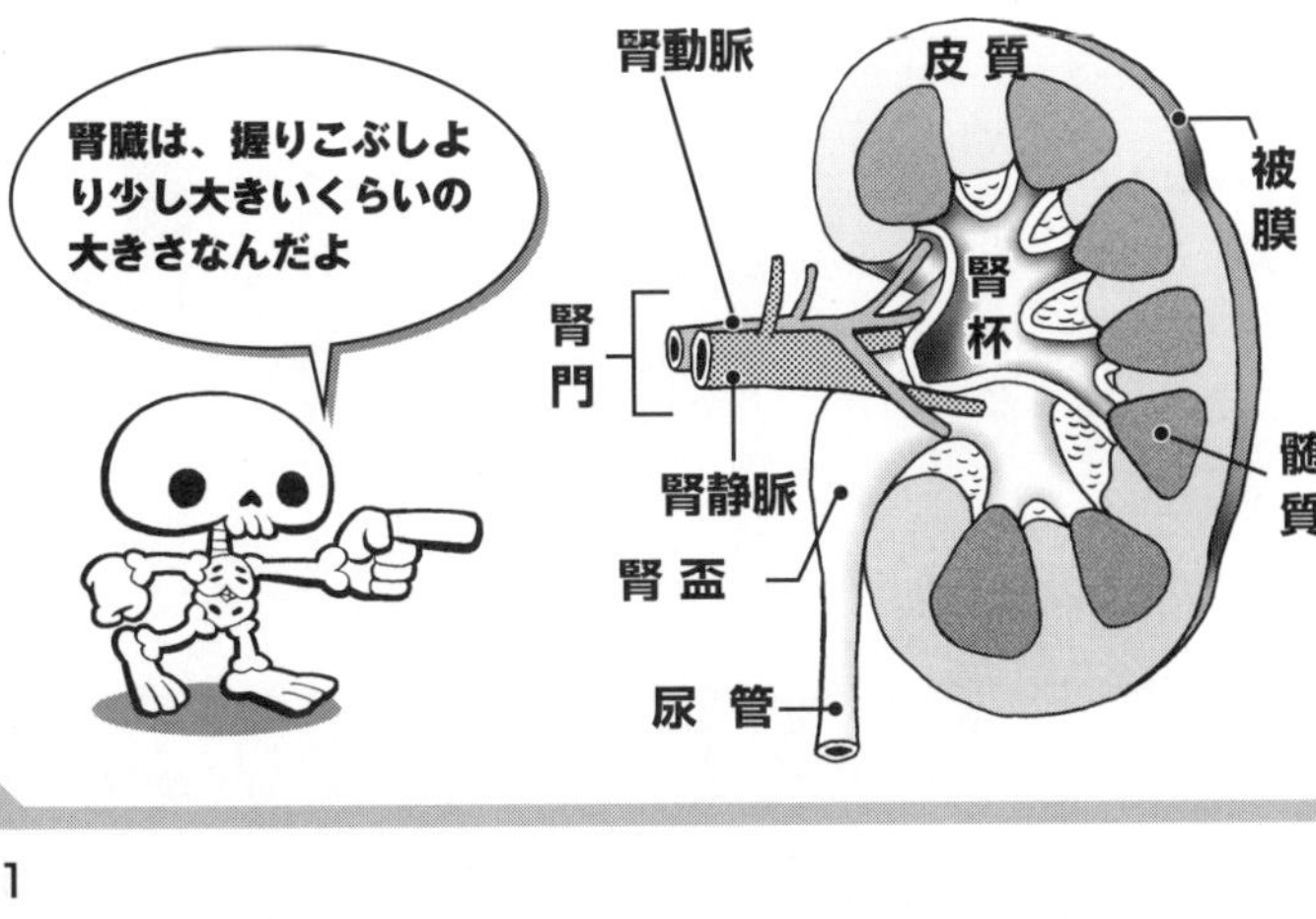
腎臓は、握りこぶしより少し大きいくらいの大きさなんだよ
腎動脈
皮質
被膜
腎杯
腎門
髄質
腎静脈
腎盂
尿管

尿は何からできている？

飲んでも平気？　尿の成分を分析してみよう！

尿の元となる**原尿**《げんにょう》の中にはブドウ糖やアミノ酸、塩分などさまざまな成分が含まれています。それが**尿細管**《にょうさいかん》**の再吸収**を受け、最終的に尿となって排出されるのは余分な水分や老廃物など、体内では再利用できないものや、有害物質などです。

尿の成分の約95％は水分で、**残りの５％は、固形成分**です。そしてこの固形成分の中身は、ほとんどがタンパク質の新陳代謝で使われた際に残った**尿素**《にょうそ》です。このほか、カリウムやアンモニア、マグネシウム、塩分やクレアチニン（筋肉を動かすエネルギー源の老廃物）、尿酸なども含まれています。また、極微量ではありますが、ビタミンやホルモン、酵素なども認められます。

もともと尿というのは、体内で製造され、ろ過された血液のカスであり、そういった視点から見ると飲尿は可能でしょう。しかし、体外から取り入れてしまった薬物や毒物、金属の一種なども腎臓でろ過され、有害物質として尿に混じって排出されることがあり、やはり飲まない方が賢明ではないでしょうか。

また、タンパク質や糖、赤血球、白血球、細菌などの普段尿中にはない成分が認められる場合、腎臓の病気や糖尿病、肝機能障害、心不全、血液凝固異常、尿路結石《にょうろけっせき》などの病気が疑われます。このように、尿の成分を調べることで、病気を発見する手がかりになります。

尿で排出されるもの

尿は、血液をろ過したカスなど、体内でいらなくなった老廃物が水分とともに排出されたものです。

お味はいかが？

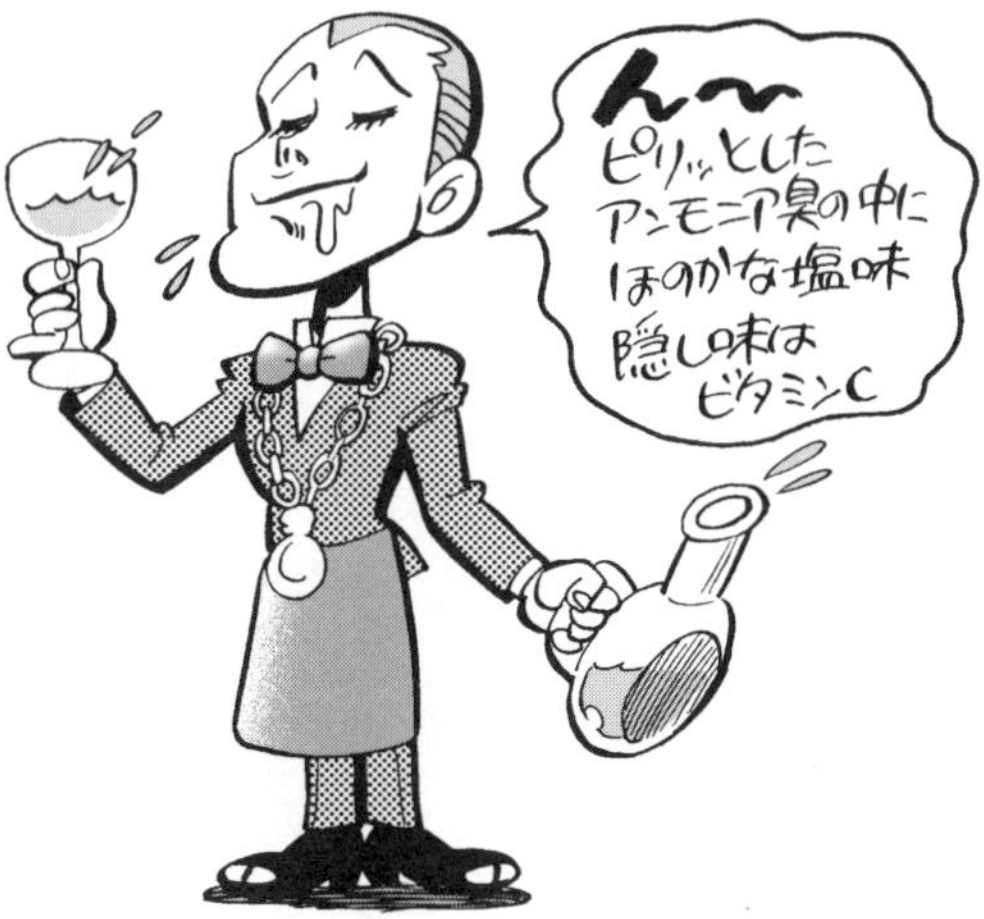
ん〜
ピリッとした
アンモニア臭の中に
ほのかな塩味
隠し味は
ビタミンC

尿の成分

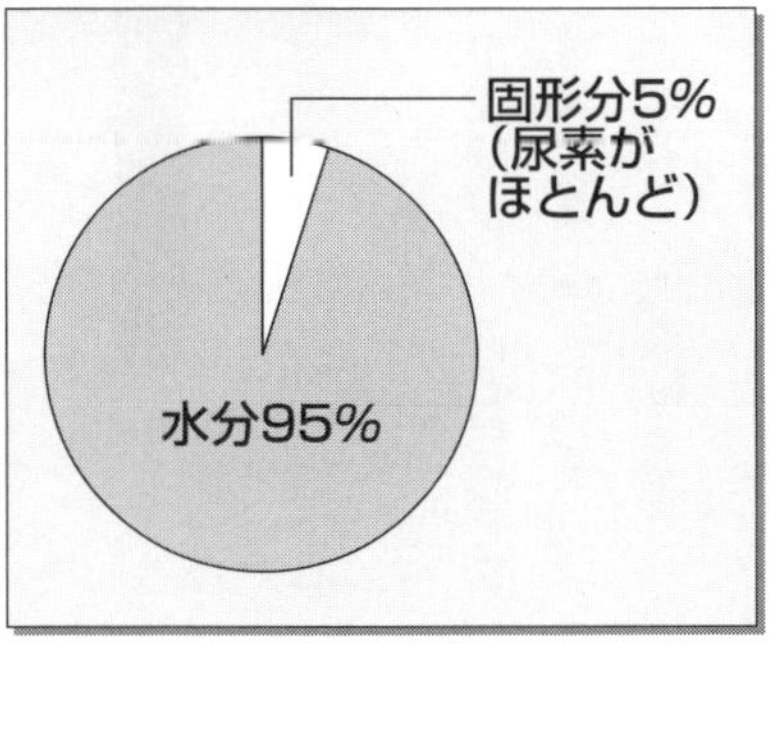

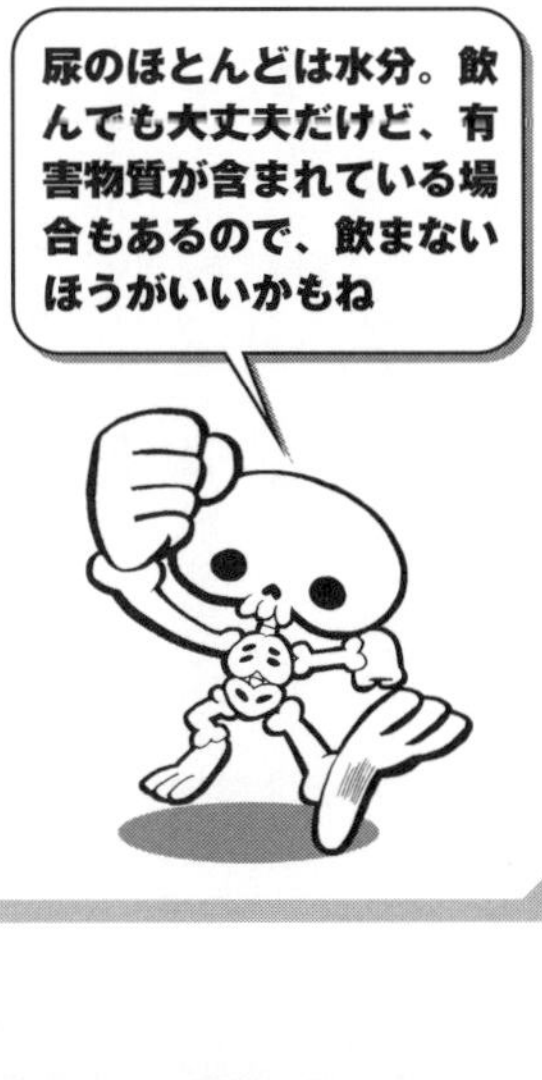
尿のほとんどは水分。飲んでも大丈夫だけど、有害物質が含まれている場合もあるので、飲まないほうがいいかもね

ネフロンのろ過機能

血液のろ過と必要成分の再吸収。ネフロンは高性能な選別器

尿は腎臓で血液をろ過してつくられるわけですが、どのようなしくみになっているのでしょうか。

腎臓の内部には、**糸球体**《しきゅうたい》と呼ばれる**毛細血管**の束があります。その糸球体は**ボーマン嚢**《のう》と呼ばれる袋のようなものに囲まれています。この糸球体とボーマン嚢が一組になったものを、**腎小体**《じんしょうたい》といい、これに続く**尿細管**までの部分をひとつの単位として**ネフロン**といいます。ネフロンは左右の腎臓に、あわせて**約200万個**あります。集まってきた血液は、糸球体でろ過され、**原尿**がつくられます。原尿内の**アミノ酸**や**ブドウ糖**などの有用な物質を尿細管で再吸収し、残りが尿となります。つねに稼動しているネフロンは全体の6%〜10%程度で、一部のネフロンの機能が損なわれても、残りのネフロンで補うことができます。生体間の腎移植が可能なのも、このためです。

しかし、重い**腎炎**《じんえん》や**腎不全**《じんふぜん》などでネフロンがほとんど機能しなくなると、血液はろ過されなくなり、老廃物が血液にたまってしまいます。重症化すると、**尿毒症**をひきおこし命の危険に。そこで、登場するのが**人工透析**です。一般的な方法は、血液をとり出し、透析器によってろ過してふたたび体内に戻す**血液透析**ですが、腹膜を利用して老廃物や余分な水分を取り除く**CAPD（腹膜透析）**という方法もあります。しかし、いずれもろ過以外のネフロンの機能を代行することはできません。

ネフロンでろ過される尿

ネフロンは、腎臓に送られた血液をろ過して、有用成分を摂り入れ、不要な成分を尿として排出します。

ネフロンの構造としくみ

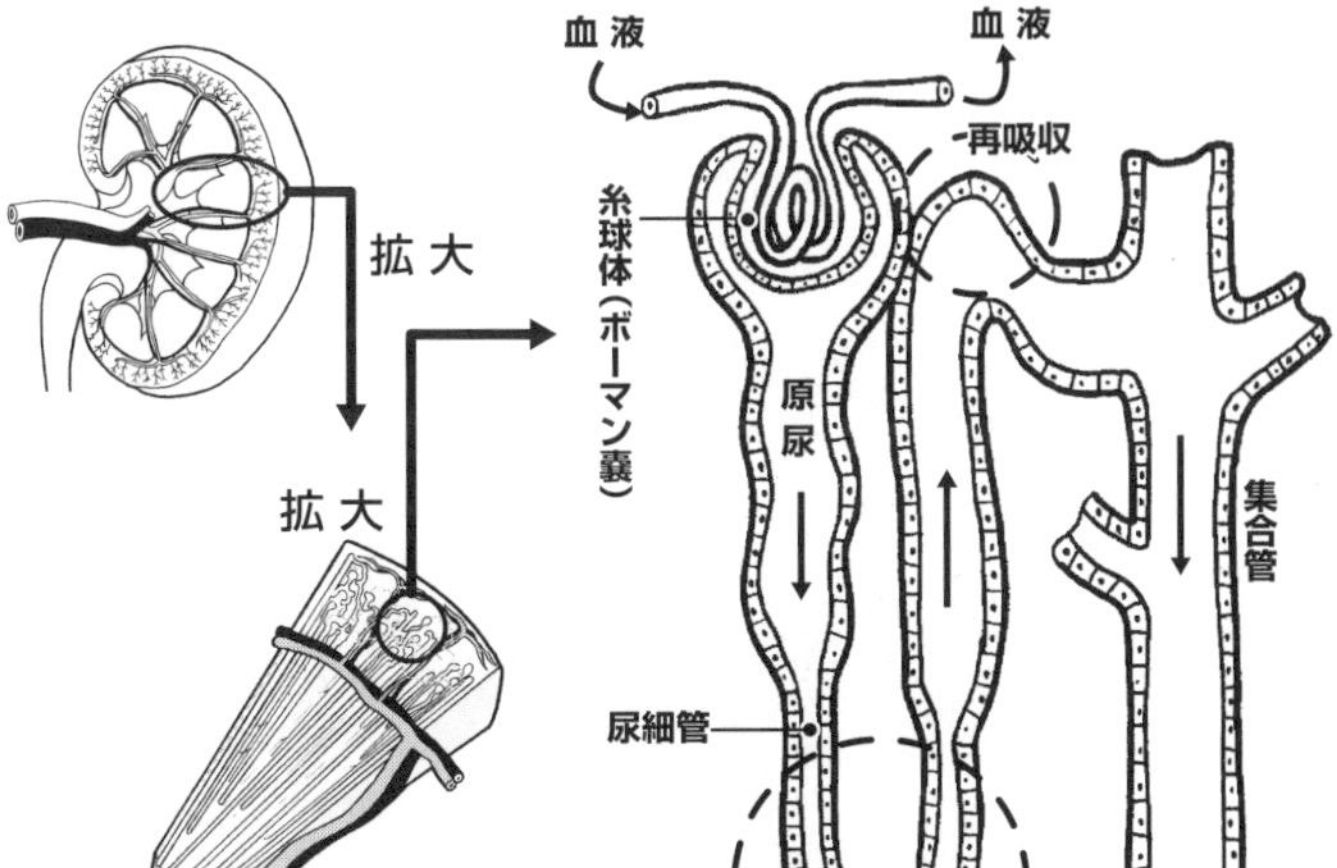
血液
血液
再吸収
糸球体（ボーマン嚢）
拡大
拡大
原尿
集合管
尿細管
再吸収

ネフロンとは、糸球体と尿細管を合わせたもの

人工透析のしくみ

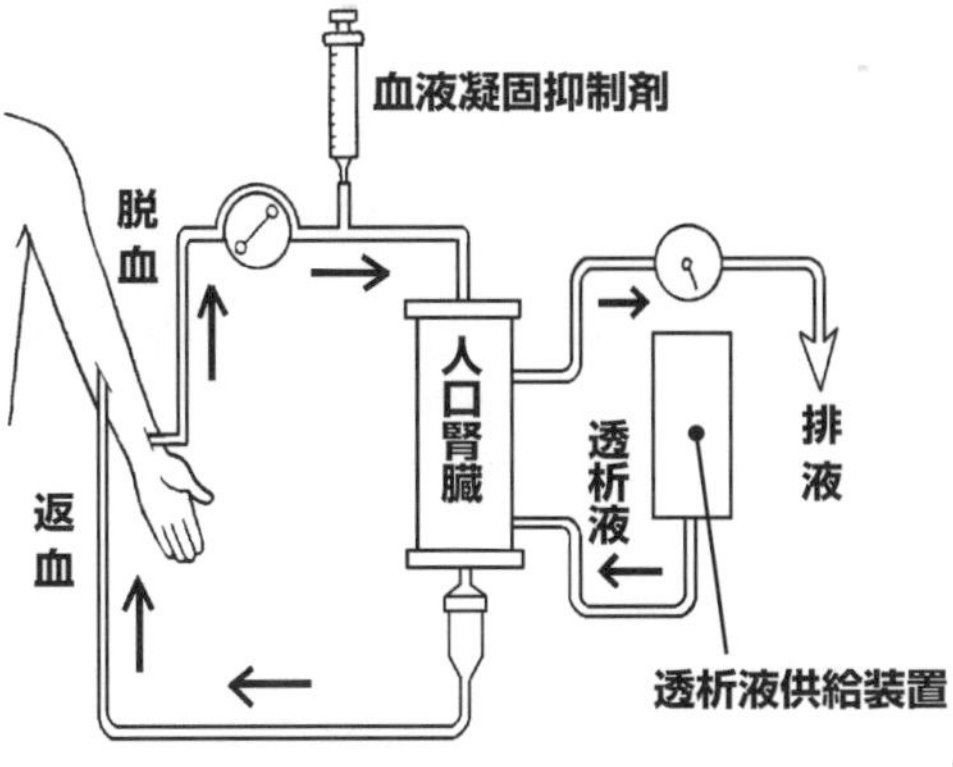
血液凝固抑制剤
脱血
返血
人口腎臓
透析液
排液
透析液供給装置

人工腎臓を使って、体内を巡る血液をいったん体外へ出し、血液中にたまった代謝物、有害物質を除去。再度体に戻すというもの

一日に排出される尿の量

多すぎても少なすぎても×。正常な尿量を把握しよう

腎臓に集まってきた血液が、ネフロンでろ過されて、尿の元となる原尿がつくられるわけですが、一日につくられる原尿の量は、150～160リットルにも及びます。この原尿は、尿細管で必要な成分を再吸収され、**最終的に尿となり体外に排出される時は1.5リットル**ほどになります。

では、尿の量はどんな時に増えたり減ったりするのでしょうか？　単純に水分を多く摂取すれば尿量も増えます。しかし、尿量が極端に多く、やたらのどが渇くなどの症状がある場合は、糖尿病などの病気が疑われます。逆に尿量が少ない場合。水分摂取が少なかったり、汗を大量にかいた後などに尿量は減りますが、腎不全のような腎臓のトラブルによってろ過機能が低下しても減ってしまいます。

一日の尿量が急に大きく増減したら要注意。速やかに専門医の診察を受けたほうがいいでしょう。また、そこまで深刻でないにしろ腎臓が弱っているときに塩分を取りすぎると、血液のろ過がおいつかず、行き場を失った塩分や水分は血管にもどされ、体のむくみとなり、尿量も減ってしまいます。

ワンポイント豆知識　一回の尿量はどのぐらい？

膀胱《ぼうこう》に約200～300mlの尿が貯まると、その情報は神経を通じて脳に伝えられ、今度は脳から尿意《にょうい》を感じるよう指令が出ます。あとはトイレに行くまで、自分の意志で尿道の括約筋《かつやくきん》を閉め排尿をがまんするわけですが、膀胱のキャパは約800mlが限界。それ以上は貯められません。また、排尿をがまんし過ぎると膀胱炎の原因にも。トイレをがまんするのは禁物です。

一日に必要な尿量

原尿は150リットル前後ですが、尿管で有用成分の再吸収が行なわれるため、排出量は1.5リットルほどになります。

150リットルが1.5リットルで排出。

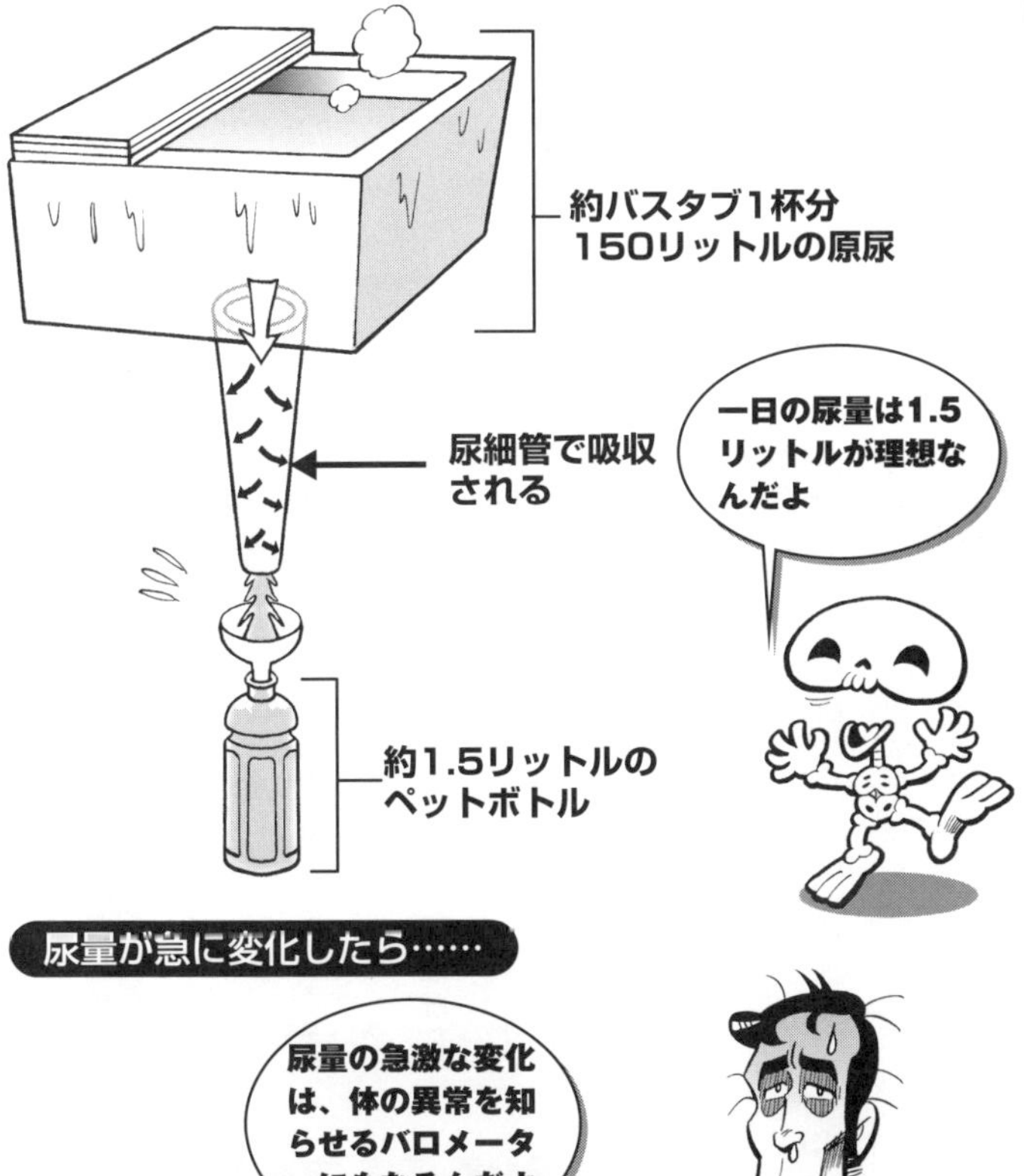

尿量が急に変化したら……

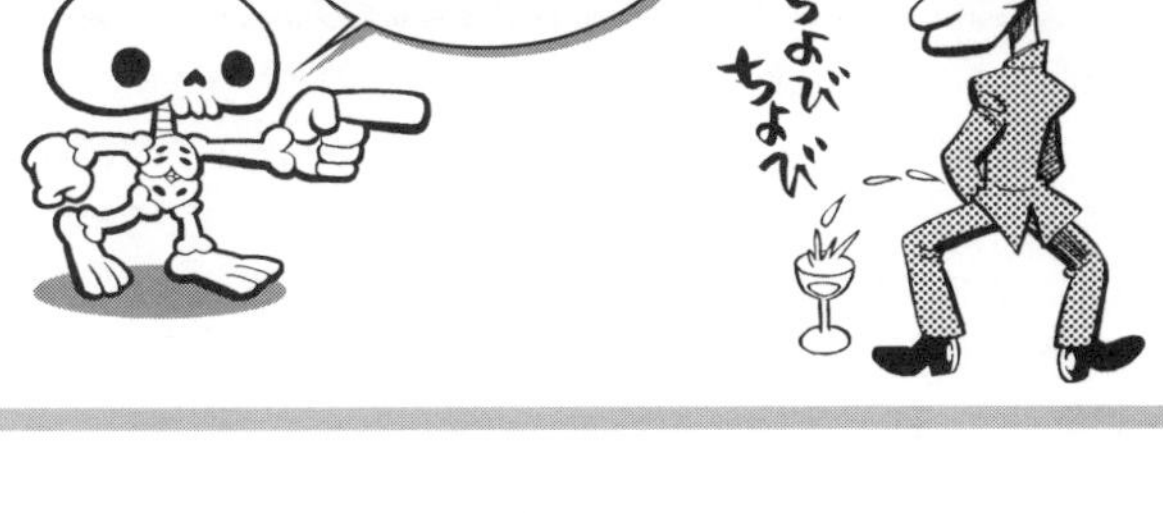
尿量の急激な変化
は、体の異常を知
らせるバロメータ
ーにもなるんだよ
ちょびちょび
ちょびちょび

尿の色で分かること

尿の色は健康のバロメーター。血尿が出るのはなぜ？

健康な体から排泄される尿は透明で、色は淡い黄色もしくは黄褐色をしており、その色の異常によってからだの不調をいち早く知ることもできます。

尿が無色に近い場合は、水分のとりすぎで尿量が多いため、もしくは尿の濃縮が不能となる**尿崩症**《にょうほうしょう》が考えられます。逆に色が濃い場合は、大量に汗をかいた後など水分不足が考えられますが、暗褐色となると、**ウロビリノーゲン**（肝臓から胆汁内に排出されたビリルビンが腸内細菌に分解された成分）が多く含まれており、肝臓疾患や熱性疾病が疑われます。

白濁している尿には、膿や大量の白血球が混じっていることが多く、**腎盂炎**《じんうえん》、**膀胱炎**、**尿道炎**、**前立腺炎**などの心配が。

次に尿が赤い場合。これは赤血球が尿細管で再吸収されきれずに尿中に漏れ出したため起こるもので、血尿と呼ばれています。原因は、腎臓の病気や結石などの尿路《にょうろ》の病気が考えられます。また、一口に血尿といっても、赤血球の量が少なければ肉眼では分からないことも多く、また単純に疲れすぎて起こることもあれば、がんのような病気の場合もあるため、病院で診療を受けたほうが安心です。

ワンポイント豆知識　アワが立ちすぎる尿も要注意

普段、尿は、排尿の際に多少アワ立つことはよくあります。しかし、非常にアワ立ちがよく、細かいアワがなかなか消えない時は要注意。尿の中に、糖やタンパク質が多く混じっている可能性が考えられるからです。これらは、糖尿病や腎臓病のサインであることも多々あるため、早めに診察を受け、きちんと検査してもらったほうが賢明といえるでしょう。

尿の色で健康度を推測

尿は血液をろ過したものです。その中に血が混ざっているということは、ろ過機能に問題があると推測できます。

尿の色で健康度が分かる!?

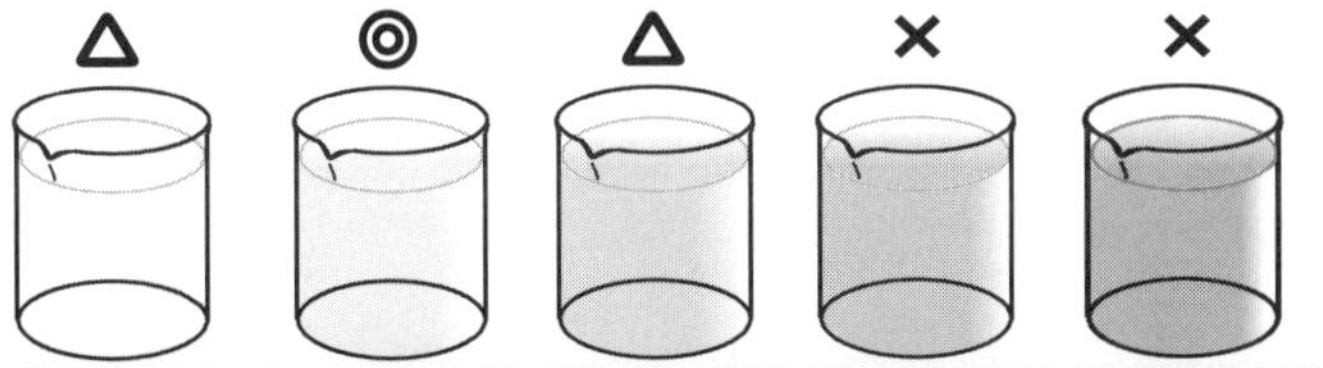

透 明	うすい黄色	濃い黄色	暗褐色	赤 色
水分のとりすぎor尿崩症!?	**GOOD!**	水分不足or腎臓疾患!?	肝臓疾患!?熱性疾患!?	結石？腫瘍？疲れすぎ？

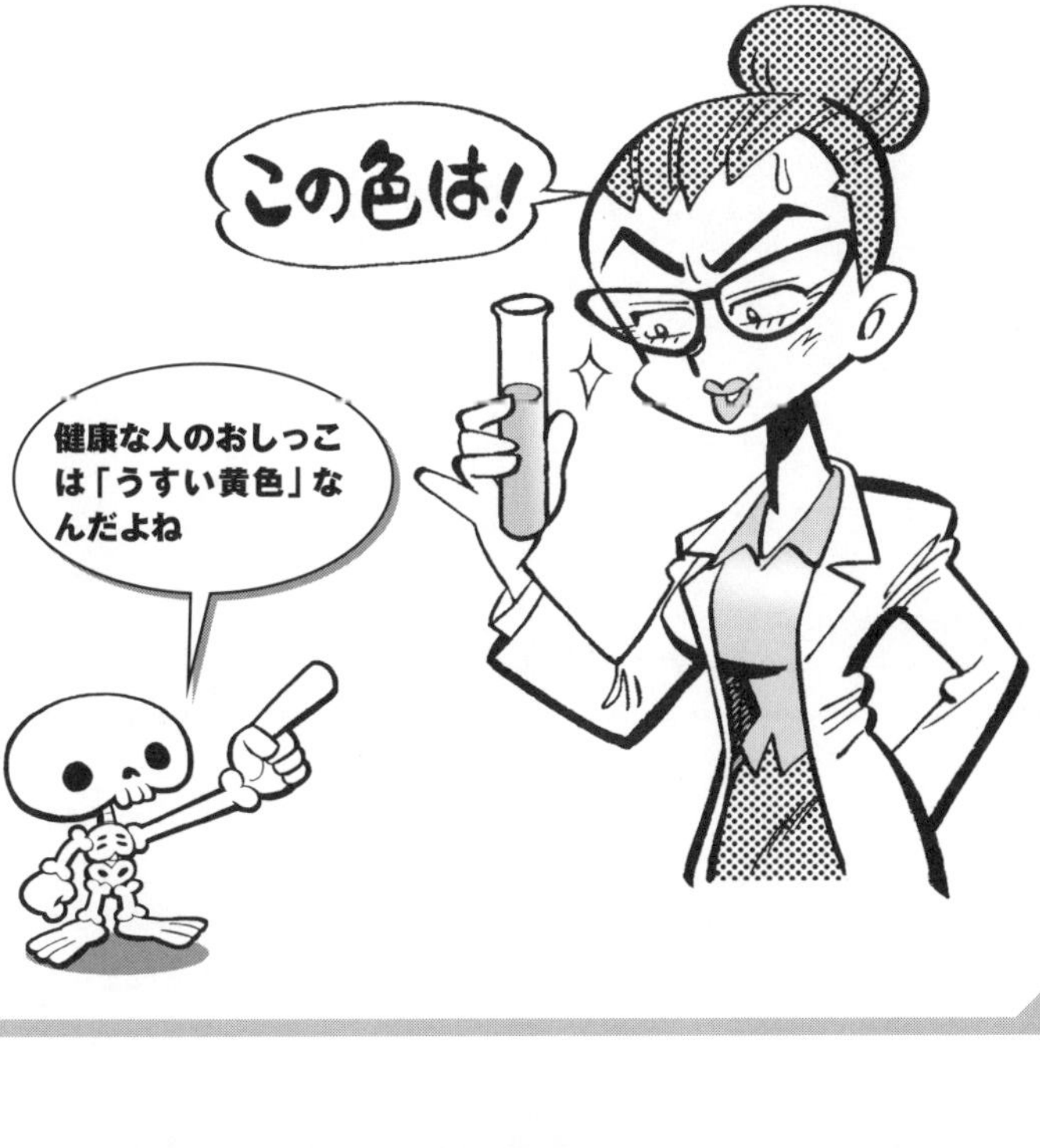
この色は!
健康な人のおしっこは「うすい黄色」なんだよね

女性は膀胱炎にかかりやすい!?

尿路の長さやつくりの違いが女性を膀胱炎で苦しませる原因

膀胱《ぼうこう》は、尿を一時的に貯めておく、いわば人体の貯水池。腎臓でつくられた尿は、尿管を通って膀胱に送られます。膀胱に尿が200〜300㎖ほど貯まると、トイレに行きたいという尿意が感じられるようになり、通常健康な成人で一日5〜8回ほどの排尿があります。

ところで、尿意が頻繁《ひんぱん》になり、少ししか出ないのに、残尿感があってまたすぐトイレへ行きたくなるという症状に悩まされた人もいるでしょう。これが**膀胱炎**と呼ばれる病気で、圧倒的に女性に多く、女性の5人に一人は膀胱炎を経験したことがあるともいわれています。膀胱炎は膀胱に進入した細菌が繁殖《はんしょく》して炎症を起こすもので、女性に多いのは、尿道が男性よりも短く、細菌が進入しやすいのが原因です。そして、膀胱炎の原因菌としてもっとも多いのは**大腸菌**です。これは、女性の尿道口が男性と比べて肛門に近いのが一因とされています。

もともと膀胱には細菌に対する免疫《めんえき》がありますが、トイレを長時間我慢すると菌が繁殖しやすくなります。トイレを我慢しすぎない、尿道口を清潔に保つなどが膀胱炎の予防になるでしょう。

ワンポイント豆知識　トイレを我慢できる限界は？

膀胱に尿が貯まり尿意を感じても、自分の意志でコントロールできる尿道外括約筋《がいかつやくきん》を閉めておくことで、トイレを我慢することができます。もしこの筋肉がなければ、尿意を感じたとたんに排尿という、とんでもないことになってしまうでしょう。が、尿道外括約筋にも限界が。個人差もありますが、意志の力で我慢できる限界は、600〜800mlというところでしょう。

尿道の長さと膀胱炎

女性が膀胱炎になりやすいのは、男性よりも尿道が短いので、膀胱に細菌が進入しやすいためだといわれています。

膀胱の構造

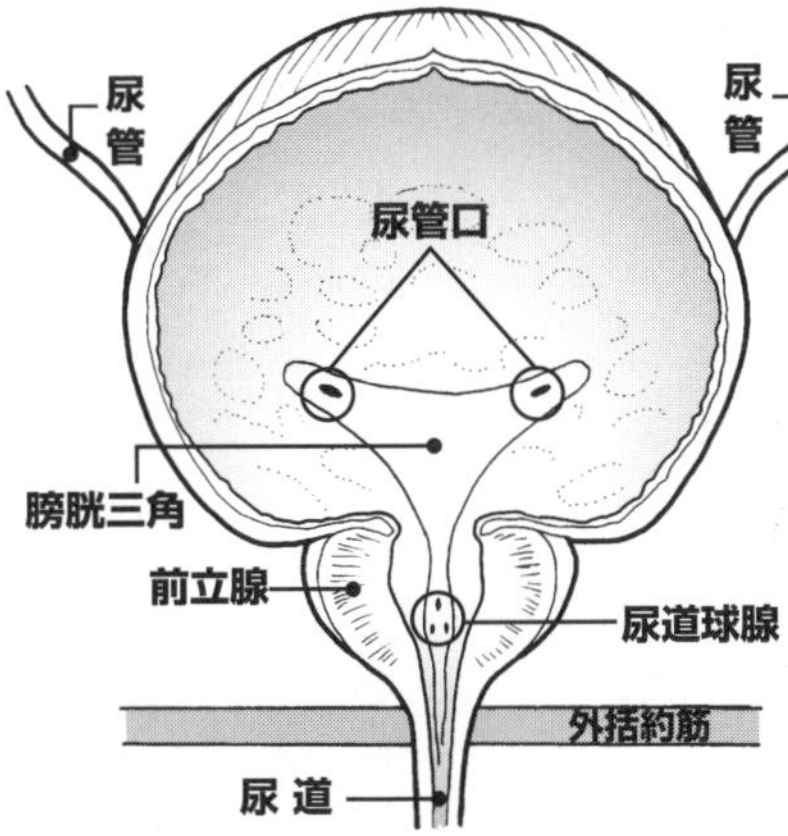

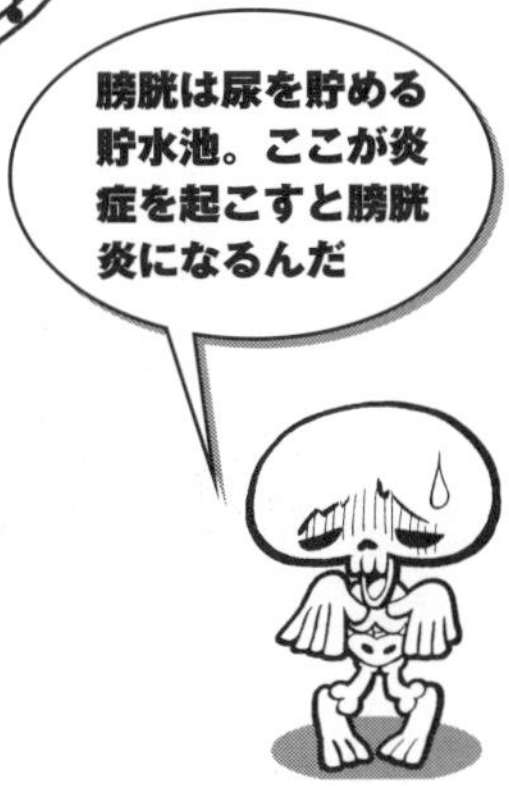
膀胱は尿を貯める貯水池。ここが炎症を起こすと膀胱炎になるんだ

男性と女性の尿管の違い

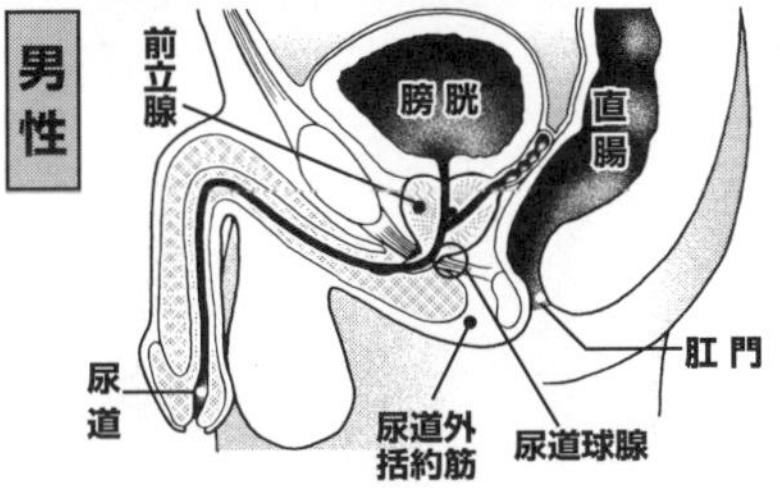

男性の尿道は約16～20cm。側面から見るとS字状に曲がっている

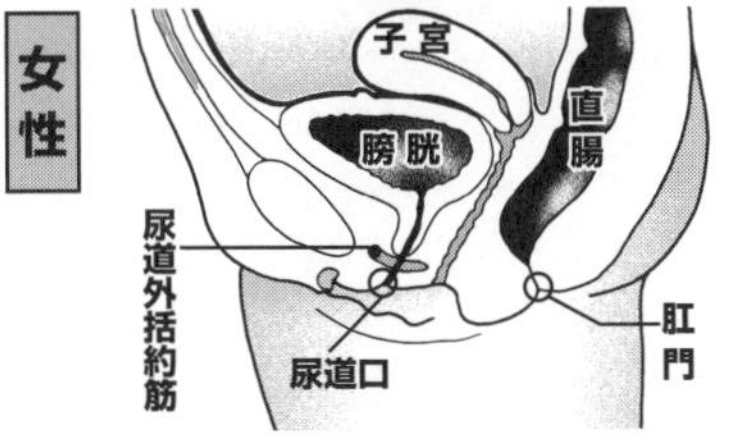

女性の尿道は長さ4～5cm。まっすぐで幅が広くシンプルなつくり

どうして便はあの色なのか

便の色は消化液・胆汁の色素と密接につながっている

ところで、便の色は、なぜあの色なのでしょうか？　これは、**胆汁《たんじゅう》**の成分のひとつである**ビリルビン**と関わりがあります。ビリルビンはもともと、老化して崩壊した赤血球の色素からつくられています。肝臓でつくられ胆嚢《たんのう》に送られてきた胆汁は黄色をしていますが、これは胆汁色素とも呼ばれるビリルビンの色。ビリルビンは便とともに排泄されるので、便があの独特の色になるというわけ。

このようにビリルビンは、通常、胆汁の一成分として腸に入るものですが、肝機能に異常があったり、胆石をはじめとする胆嚢、胆管のトラブルがあると、胆汁に混じらず血液中に入ることがあります。この場合ビリルビンは尿に混じって排出されることになるため、尿の色が非常に濃い黄色や褐色になります。一方、便には色素であるビリルビンが混じらないため、白っぽい色になることがあるようです。また、血液中にビリルビンが増えると、肌や白目の色までが黄色くなる**「黄疸《おうだん》」**の原因にもなります。

老廃物ともいえるビリルビンですが、肝臓や胆嚢の不調を報せる手段として、意外な役立ち方をしているのです。

ワンポイント豆知識　胆嚢で濃縮される胆汁

胆嚢は、肝臓から送られてきた胆汁を保存する以外にも大事な作業があります。それが、胆汁の濃縮加工。できたての胆汁は90%以上が水分と、じつに水っぽいので、これを10倍前後に濃縮するという機能が、胆嚢にはあるのです。肝臓から送られたばかりの胆汁は黄色っぽい色ですが、胆嚢で濃縮された後は、黒緑っぽい濃い色になり、これが十二指腸《じゅうにしちょう》に送られます。

便の色と健康状態

老化した赤血球からつくられるビリルビンが便の色を左右。正常に機能しないと、尿や肌の色にも異状があらわれます。

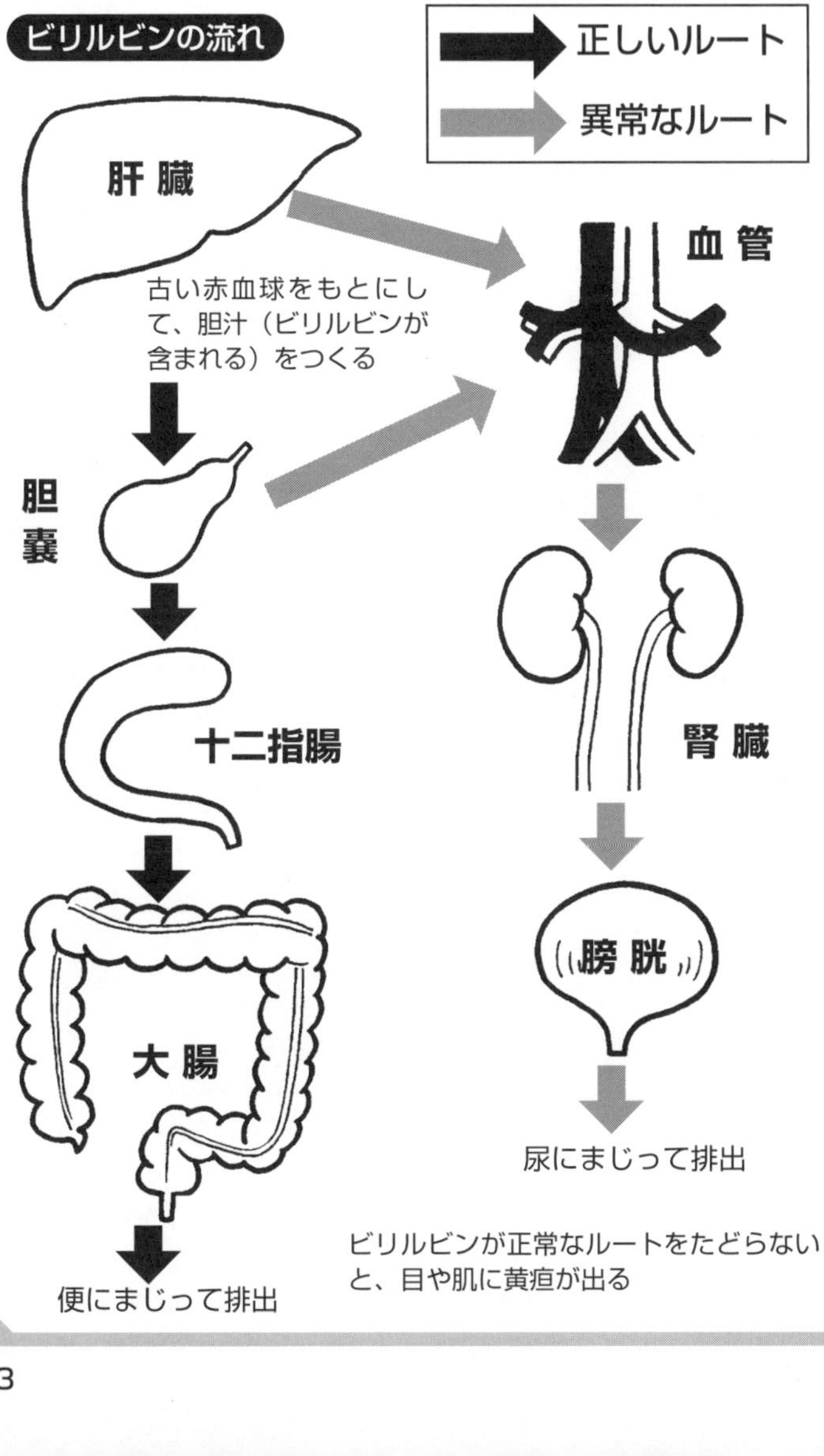
ビリルビンの流れ
正しいルート
異常なルート
肝臓
古い赤血球をもとにして、胆汁（ビリルビンが含まれる）をつくる
胆嚢
十二指腸
大腸
便にまじって排出
血管
腎臓
膀胱
尿にまじって排出
ビリルビンが正常なルートをたどらないと、目や肌に黄疸が出る

下痢と便秘は原因が違う

肛門と排便の関係。ストレスや体調に過敏な便通事情

消化管の最終地点にあたる**肛門**は、直腸に貯められた便を排泄する器官。**肛門括約筋**《かつやくきん》によって普段は閉じていますが、直腸に便が貯まると、その刺激が大脳に伝わり、肛門括約筋に開くよう命令を下します。これで便意が生じるわけです。

便は水分が多い**下痢**となることがあります。これは腸内で水分が吸収されなかったり、消化物が短時間で大腸を通過したために起こるもので、急性の場合は暴飲暴食、冷たいものや消化の悪いものの摂りすぎなどが原因。発熱や腹痛がある場合はウイルスや細菌感染が疑われます。慢性の場合は**過敏性腸症候群**《かびんせいちょうしょうこうぐん》や潰瘍《かいよう》性大腸炎などの病気も考えられます。

一方、便が出にくくなる**便秘**は、女性に多い便通異常。慢性的な場合、便意を繰り返し我慢することで、脳に伝わる刺激が弱くなることが原因と考えられます。ほかにも過敏性腸症候群や食物繊維の少ない食事、環境の変化、ストレスなどが関わる場合も。まれに、大腸や直腸のがん、腸の癒着《ゆちゃく》など重大な病気が原因となっている場合もあるので、便に血が混じったり、激しい腹痛を伴う場合などは、速やかに受診するのが望ましいでしょう。

ワンポイント豆知識　排便を我慢できるのはどうして？

肛門の括約筋には、内肛門括約筋と外肛門括約筋の2種類があります。このうち内肛門括約筋は、便意とともに緩む不随意筋《ふずいいきん》。人の意志ではどうにもなりません。一方の外肛門括約筋は意志の力で閉じることのできる筋肉。このため人は、トイレまで排便を我慢できるのです。ちなみに睡眠中に便を排泄しないのは、大脳から外肛門括約筋に閉鎖命令が出ているためです。

排便トラブル・下痢と便秘

下痢は消化吸収作業のトラブルが、便秘は我慢し過ぎによる脳への刺激の弱体化がおもな原因とされています。

肛門の構造

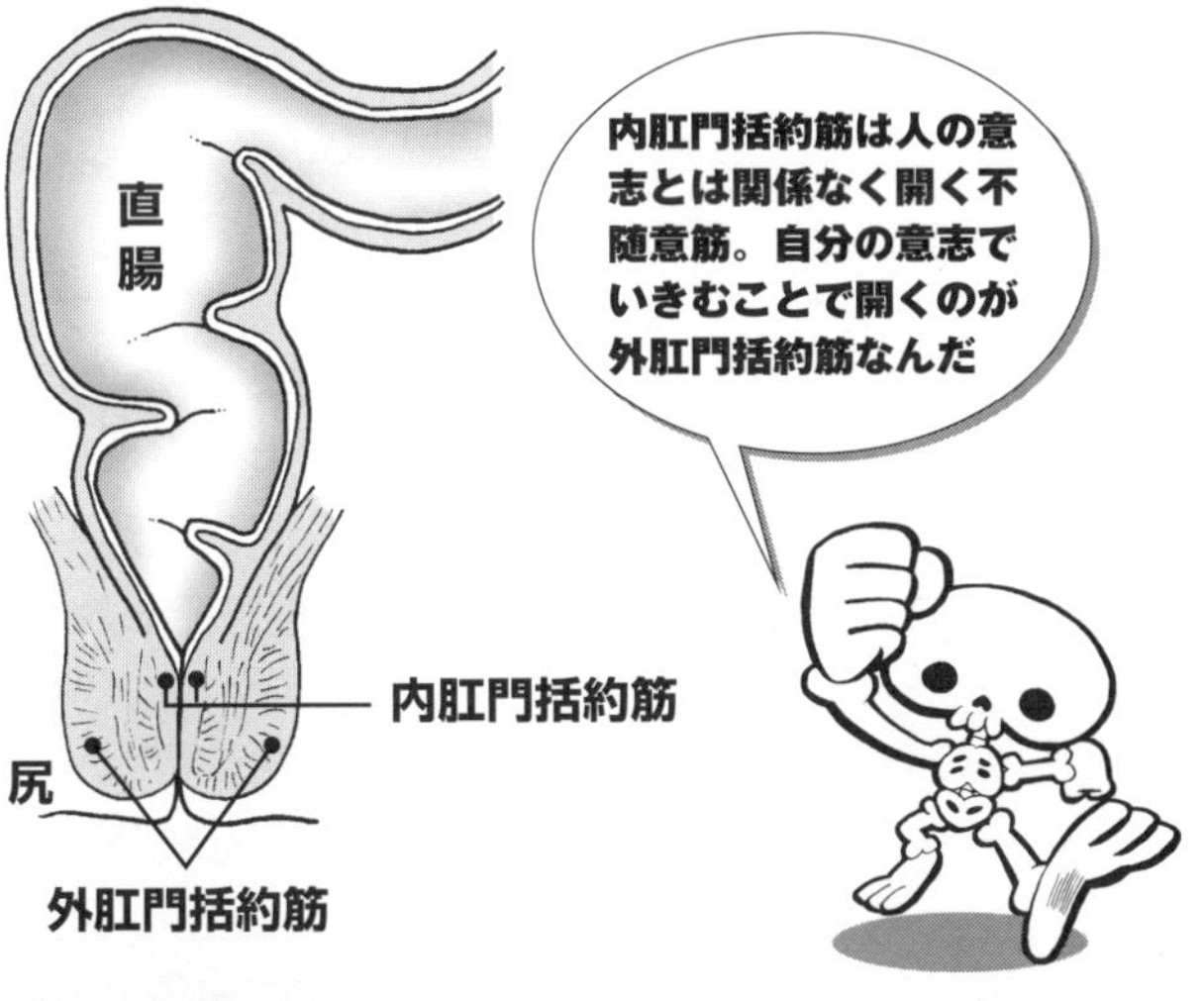
直腸
内肛門括約筋
尻
外肛門括約筋
内肛門括約筋は人の意志とは関係なく開く不随意筋。自分の意志でいきむことで開くのが外肛門括約筋なんだ

排便が起こるしくみ

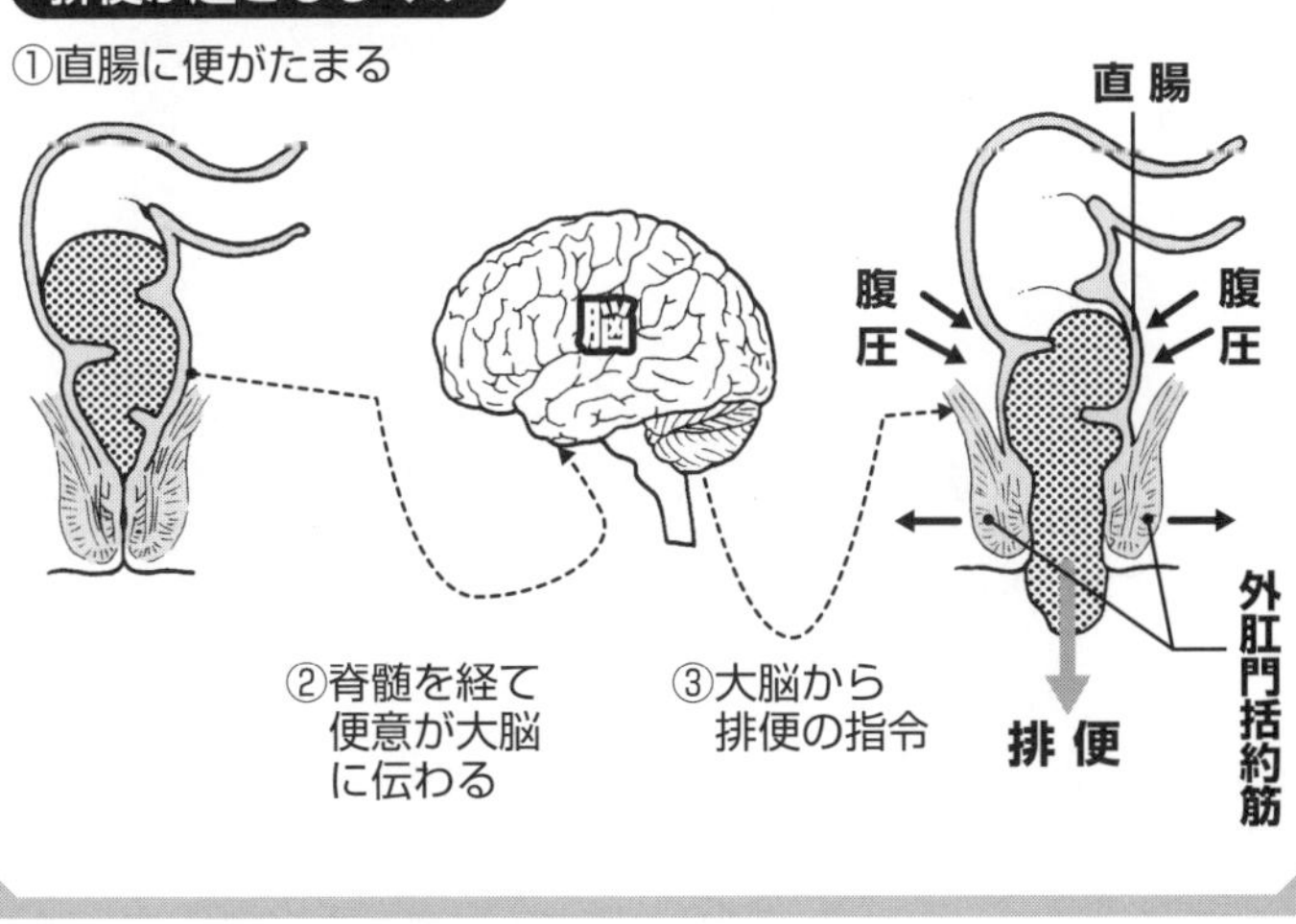
①直腸に便がたまる
脳
直腸
腹圧
腹圧
外肛門括約筋
排便
②脊髄を経て便意が大脳に伝わる
③大脳から排便の指令

ポッキンの

知ってビックリ！人体の話　その1

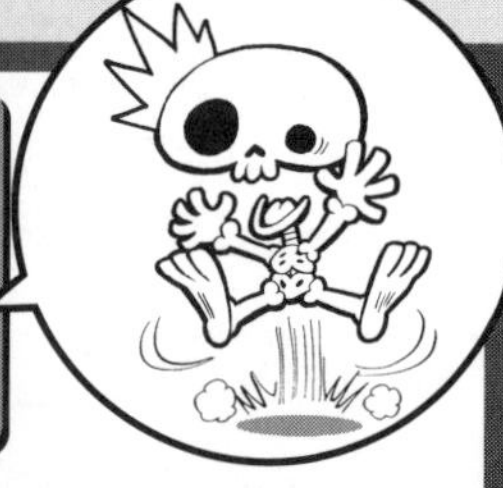

過ぎたるは及ばざるがごとしは、栄養も同じ

「カルシウム不足は怒りっぽくなりやすい」「亜鉛不足は味覚障害が起こす」など、必要な栄養素が不足すると、いろいろな障害が生じることは、最近ではよく知られるようになってきました。そのため、各種サプリメントを活用する人も多いようですが、その摂取量には注意しましょう。「体にいいものだから、いくら摂っても大丈夫」というのは誤り。摂りすぎと若干不足気味を比べれば、まだ不足するほうがいいという説もあるほどです。

人間も動物の一種です。野生で生きる動物の生活を考えてみてください。満足な食事を摂ることのできないことは頻繁に生じても、過剰なほど摂取できるケースはめったにないはずです。つまり、動物の体は欠乏に対する耐性は強くても、過剰摂取に対する耐性は弱いのです。必要以上の栄養の摂取は、それだけ分解したり排出したりする器官に、過度な負担をかける場合が多いのです。

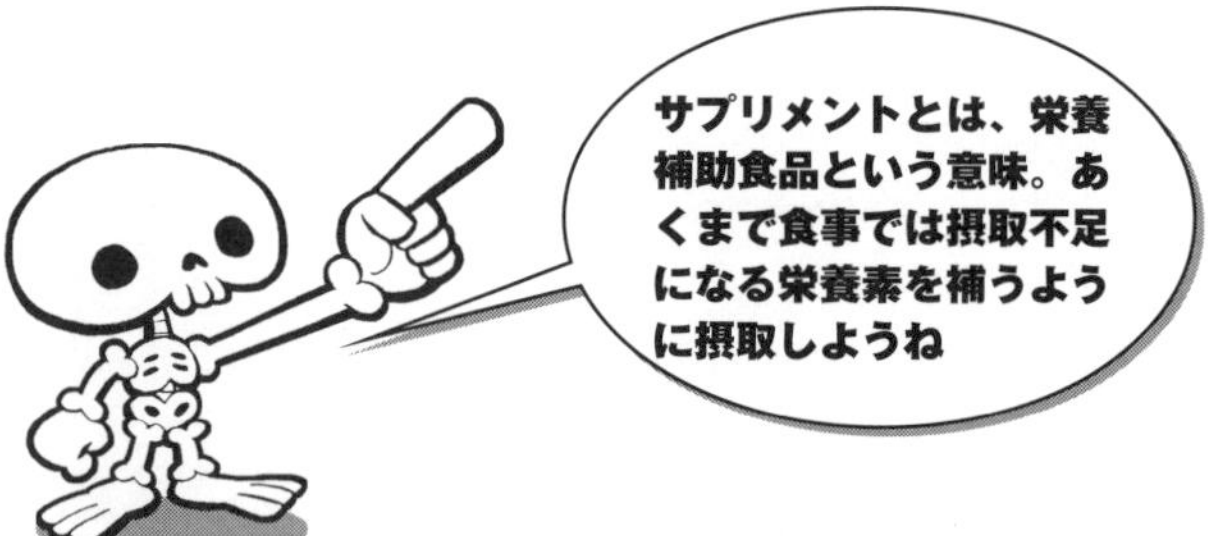
サプリメントとは、栄養補助食品という意味。あくまで食事では摂取不足になる栄養素を補うように摂取しようね

第2章

脳・内分泌器のしくみ

- ◆大脳
- ◆小脳
- ◆間脳
- ◆中脳
- ◆橋
- ◆延髄
- ◆脊髄
- ◆視床下部
- ◆脳下垂体
- ◆甲状腺
- ◆副甲状腺
- ◆副腎
- ◆膵臓
- ◆卵巣
- ◆精巣

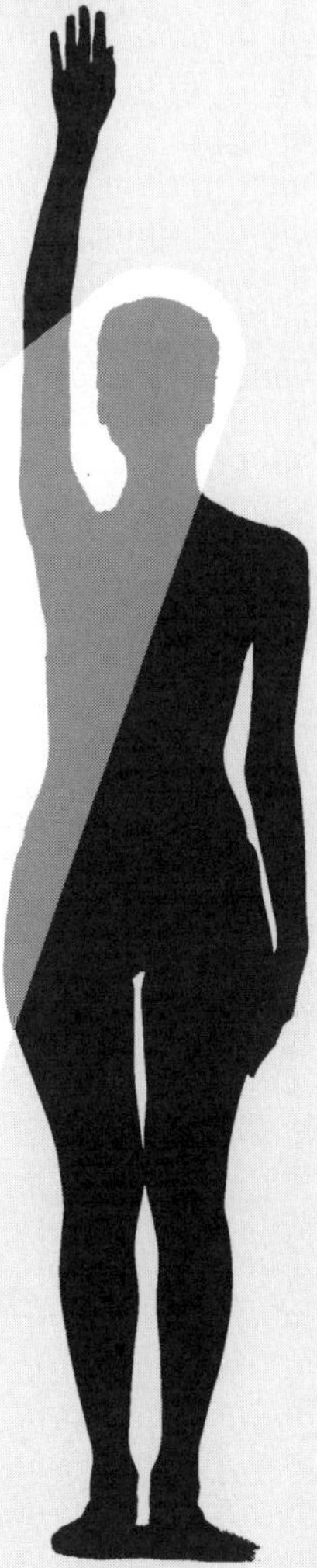

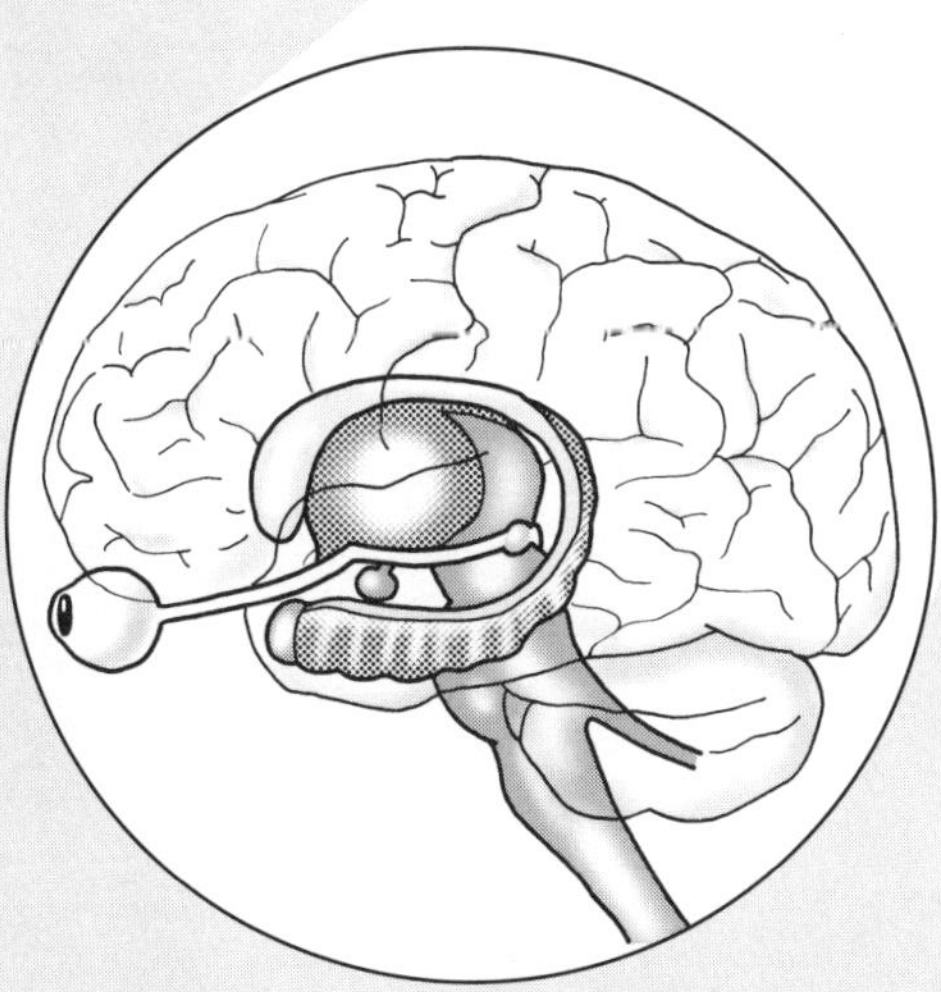

脳・内分泌器とは？

人体のコントロールセンターの役割をはたす脳と、成長や代謝の機能を私たちの体にはたらきかける、ホルモンを分泌する内分泌器は、体の中でもっとも重要な部位といえるでしょう。

脳は神経を通じて体中からの情報を集め、瞬時に判断し、指令を出します。その指令もまた神経によって体へ伝えられます。私たちが日常おこなう行動のほとんどは、意識・無意識に関わらず脳が指示を出しているのです。

あなたが物を触ったとき、「冷たい」「やわらかい」「重い」などと感じたさまざまな情報は、末梢神経を通して中枢神経の脊髄へ情報が伝わり、さらにそこから脳へと伝達されます。

脳は、部位によって役割が分かれており、大まかにいうと思考や判断、記憶などの人間特有の高度な知能行動をおこなっているのは大脳、運動やバランス調節の機能は小脳が司どっています。脳幹は呼吸や心拍などの生命活動をコントロールしたり、人間の本能的な部分の役割、また一部のホルモンの分泌や、他臓器から分泌されるホルモンの調整機能の役割もここで担っています。

内分泌器から分泌されるホルモンにはさまざまな種類があり、それぞれ特定の器官にしか作用せず、分泌される量もごくわずかですが、私たちの体をスムーズに動かすための潤滑油のようなはたらきをしており、生命維持には不可欠なものです。

脳から内分泌器への指示

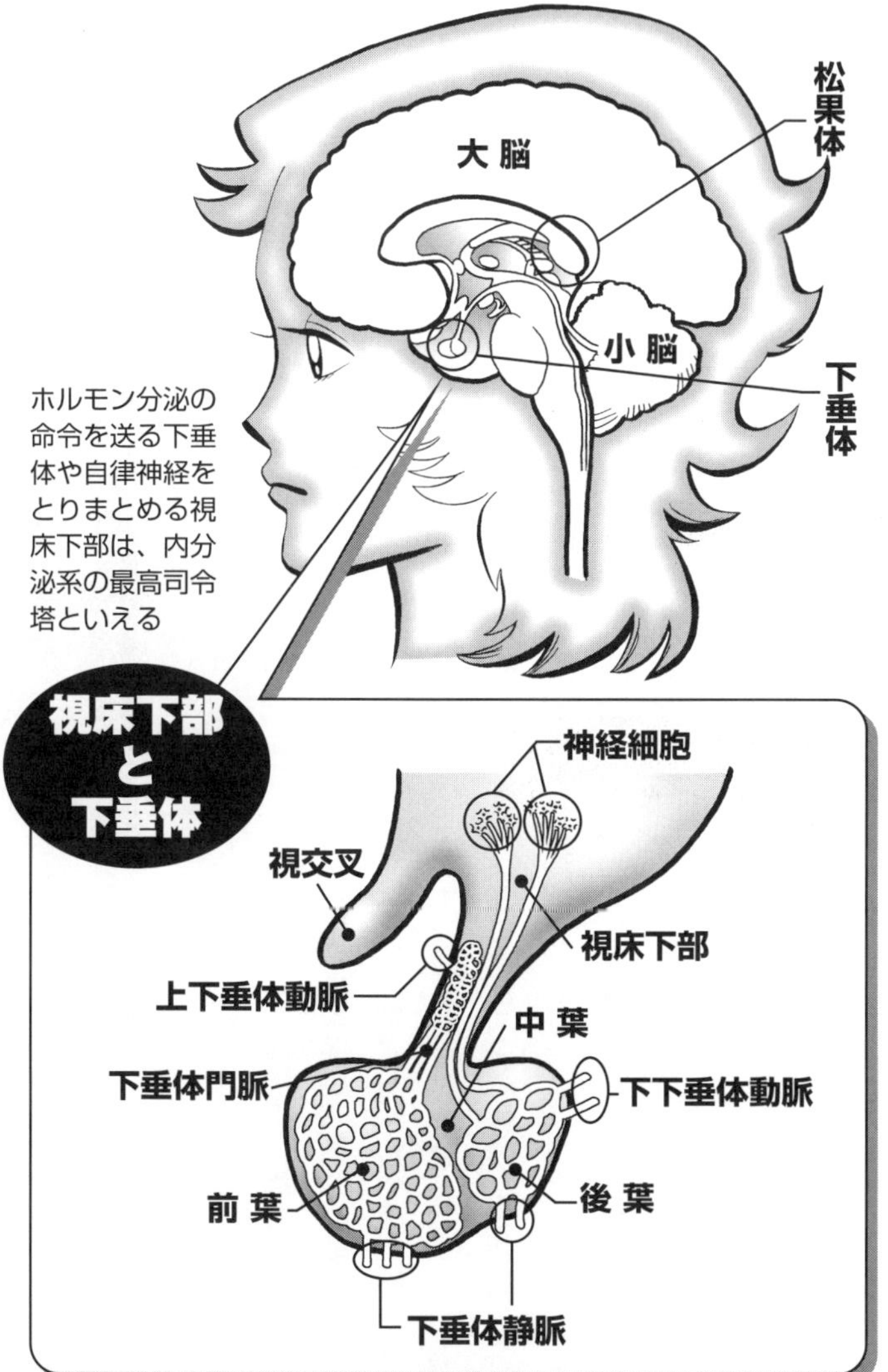
大脳
松果体
小脳
下垂体
ホルモン分泌の命令を送る下垂体や自律神経をとりまとめる視床下部は、内分泌系の最高司令塔といえる
視床下部と下垂体
神経細胞
視交叉
視床下部
上下垂体動脈
中葉
下垂体門脈
下下垂体動脈
前葉
後葉
下垂体静脈

人間である証明をもつ脳

複雑な感情や思考を司る脳は、代替不可能な大切な器官

脳は、人間の体の中でもっとも重要な器官といっていいでしょう。脳は人間の感じるあらゆる情報を処理し、さらに全身に指令を出す司令塔の役割をしています。また人間の脳は、ほかの動物よりも高度に発達しているので、自分の感じた情報や行動を、記憶や経験として覚えるという機能、そしてそれを元に思考するという機能に優れています。豊かな感情も、ほかの動物には見られない、人間独特のものといえるでしょう。

すなわち、脳だけは何らかの障害が起きた場合、ほかの臓器のように、ただ単に移植や機械で代替することは、生命の維持という点では意味があっても、人格の存続という点では、意味のないものとなってしまうのです。コンピュータのように、脳のもつすべての情報をダウンロードしなおすことが可能ならば、移植や代替の機械も意味があるのでしょうが、そんなことはSFの小説や映画の世界の中だけでのこと。現実の世界では、実際には脳がどのように思考を行なっているのかも判明していないのが実情です。

あなたの脳は、ほかの誰とも違う、あなたらしさを形成している場所です。近年、医療技術の発達によって、「**脳死**」のケースが増加しています。宗教的、人道的な面でまだ多くの問題を残していますが、「脳死を人の死」とするのも、脳の機能に対する考え方が根本となっているのです。

複合体としての脳

生命維持や情感など、活動によって担当する器官が異なり、各器官が集まったものを「脳」と呼んでいます。

心と体の動きを司る脳

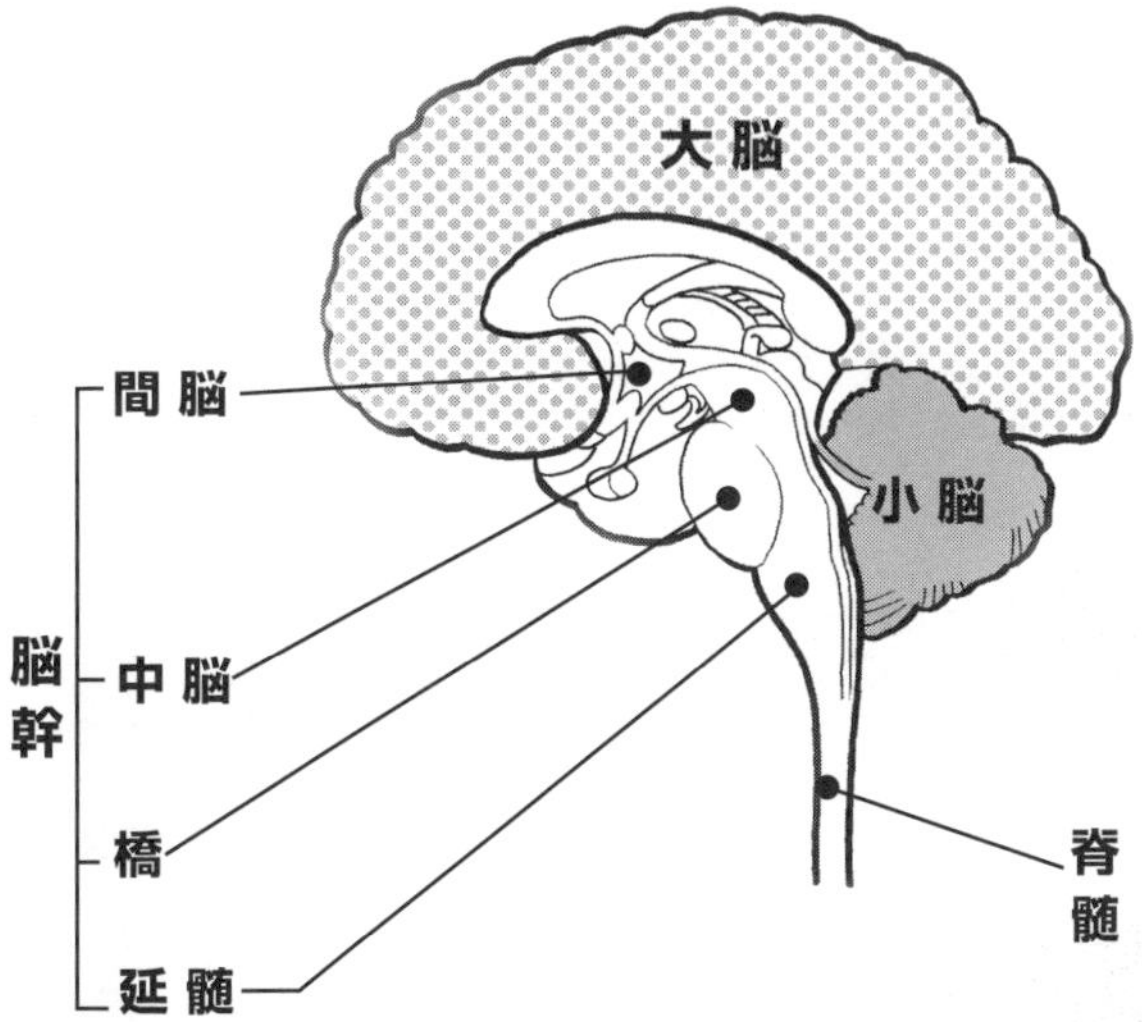

脳の分類

- 大脳
- 小脳
- 脳幹
  - 間脳
    - 視床
    - 視床下部
  - 中脳
  - 橋
  - 延髄

取り替え不可能！
ボクが一番大切な
器官なのだ!!
王
1

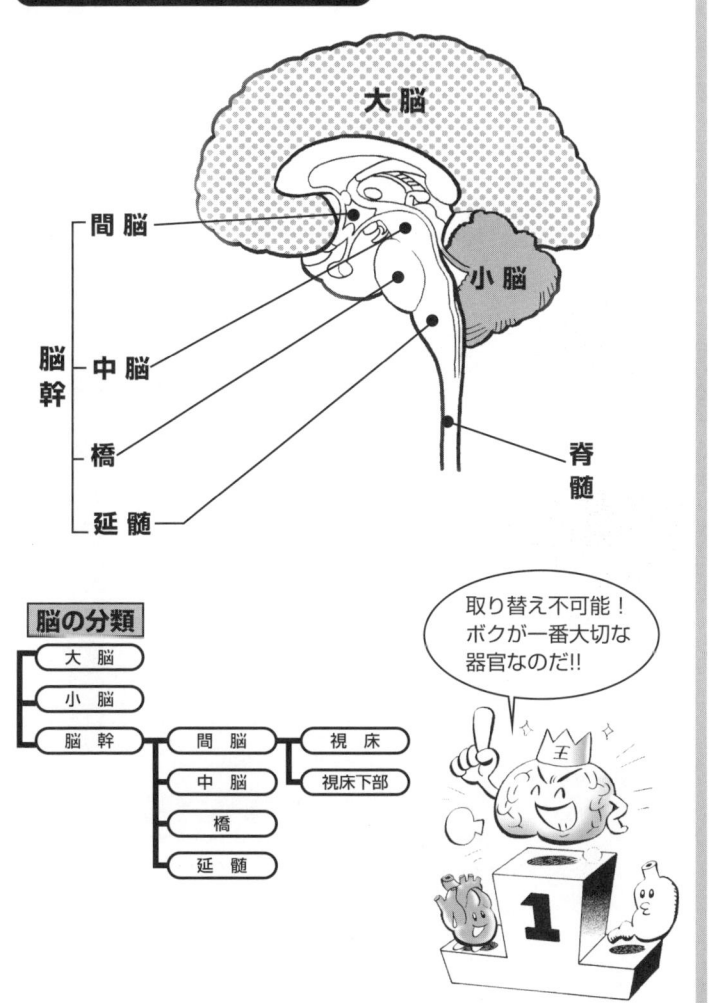

脳を包む3つの膜

壊れやすい脳を守るのは、3つの膜とタプタプ髄液

　脳の柔らかさは、よく豆腐のようだといわれます。実際、脳は豆腐並に柔らかく、ちょっとした衝撃で豆腐のように壊れてしまいます。脳は大事な生命コントロール器官。壊れてしまったら大変です。

　そこで、脳をさまざまなダメージから守るため、頭蓋骨の内側には3つの膜が存在します。脳をピッタリ覆う**脳軟膜**、その外側には**脳クモ膜**があり、その間にある**クモ膜下腔**という空間には**脳脊**《のうせき》**髄液**《ずいえき》**（髄液）**が満たされています。この膜と髄液が、脳を振動から守っているのです。さらに、脳クモ膜の上には、厚くて固い**脳硬膜**があり、この膜は頭蓋骨の内側に貼りついています。

　脳は約1500gの重さがあります。もし、豆腐にこれだけの重さを加えたら、豆腐は崩れてしまいます。脳も、自分の重さに耐えかねて崩れてしまうことでしょう。もちろん、そんなことになっては大変！　そこで、また膜と髄液の登場です。脳は髄液に浮いていることで浮力を得て、体内ではなんと500g程度の重さになっているのです。

　これなら、自分の重さで脳が壊れてしまうこともありませんね。

ワンポイント豆知識　場所も原因も異なる脳内の出血

　脳の3つの膜では、その内外で出血の可能性があり、原因も異なります。クモ膜下出血は、おもに動脈瘤の破裂によって脳軟膜とクモ膜の間に起こります。硬膜とクモ膜の間に起こる硬膜下出血は、尻もちなどの軽い衝撃でできた静脈性出血がおもな原因で、乳幼児・年配者に多いものです。外部からの強い衝撃による硬膜外動脈からの出血などでできるのが硬膜外出血です。

頭蓋骨の中の構造

頭蓋骨の中の脳を、体の横側からスパっと切って断面から見てみると、頭蓋骨と脳の間に空間があるのが分かります。

3層からなる脳の膜

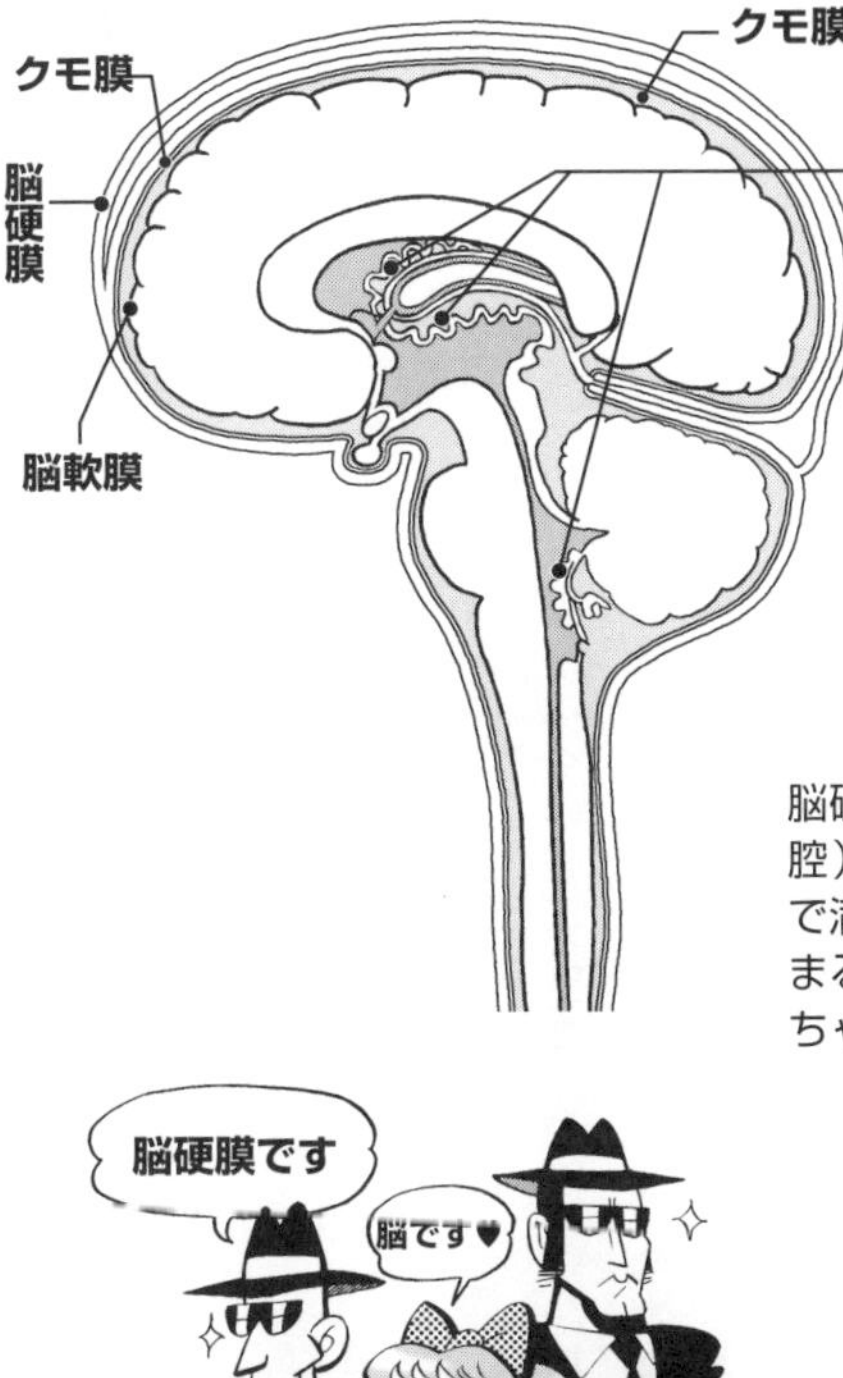
クモ膜下腔
脈絡嚢
ここから脳脊髄液を分泌

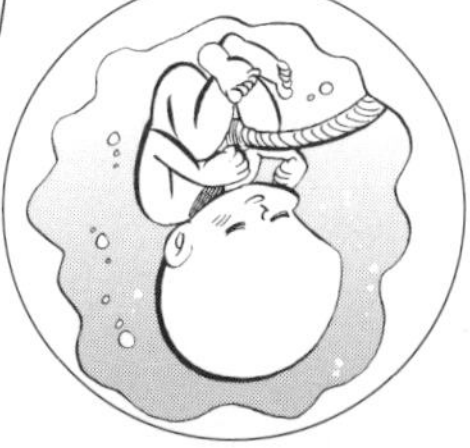

脳硬膜とクモ膜の間（クモ下腔）には、脳脊髄液（髄液）で満たされている。
まるで、羊水の中で浮かぶ赤ちゃんのよう！

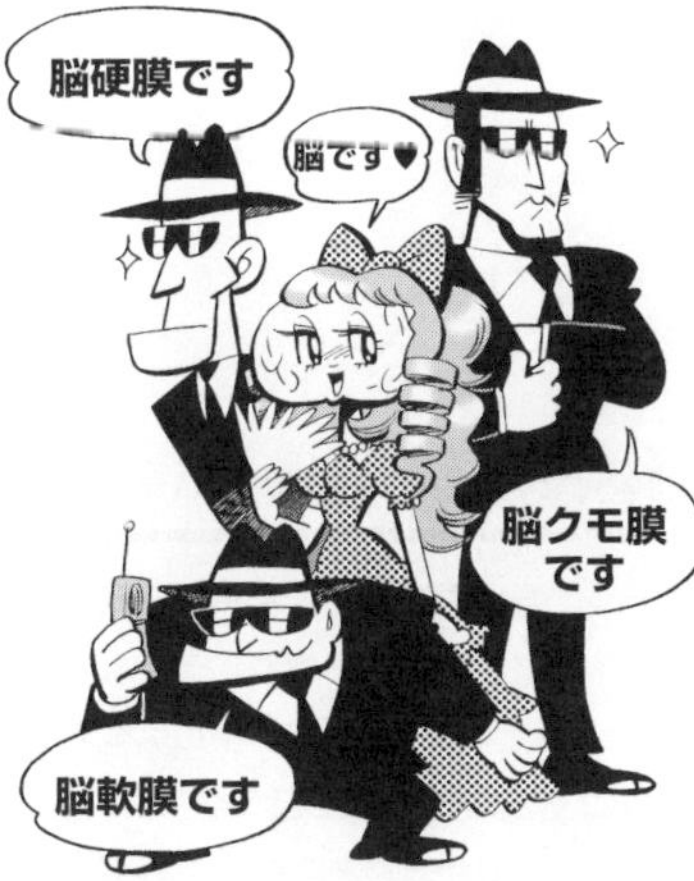

脳硬膜、脳軟膜、脳クモ膜は、デリケートな脳を守るボディガード的な存在

脳内で出される巧みなパス

知能活動は脳内の各専門領域で処理された一連の活動による賜物

脳全体の8割を占める大脳は、細かなしわが刻まれています。そのしわを伸ばして広げると、新聞紙一枚分の大きさに相当します。それが、私たちの頭のなかに丸まった状態で入っているのです。

大脳は左右ふたつの**大脳半球**から構成されています。さらに大脳半球は、**前頭葉**、**頭頂葉**、**側頭葉**、**後頭葉**の4つの**大脳葉**に分かれます。また、大脳の表面には灰白質の**大脳皮質**《だいのうひしつ》と呼ばれる部分があり、思考など人間特有の高度な知能活動が行なわれています。

大脳皮質はそれぞれの場所が異なる機能を担当しています。たとえば、あなたが人の話を聞き、それに返答するとします。まず、耳から聞いたことは言語の理解を司る**聴覚性言語中枢**《ちょうかくせいげんごちゅうすう》に情報が集まります。それを吟味、判断し、今度は前頭葉にある**運動性言語中枢**に送られます。運動性言語中枢では、相手の発言に対して感じた脳内の思考を、言語・文章に変換します。

最後に、前頭葉の運動野から脳内でつくられた言葉を発するように指令が下され、発言するのです。この一連の作業を脳は瞬時に行なっているのです。

ワンポイント豆知識

本当に'柔らかい'脳

盲目の人は、目が見えないのだから視覚野ははたらかないのでは？　と思いますよね。そこで生まれつき盲目の人の脳を調べると、ちゃんと視覚野ははたらいているのです。なんと、視覚野は本来の機能を失った代わりに、聴覚などの別の機能に使われていたのです。このように、脳には柔軟性に富んだ側面を持っていることが最近になって分かってきました。

大脳の機能とその担当領域

大脳は、表面にある溝によって前頭葉、頭頂葉、側頭葉、後頭葉に分けられ、それぞれ異なるはたらきを持ちます。

大脳の呼び名

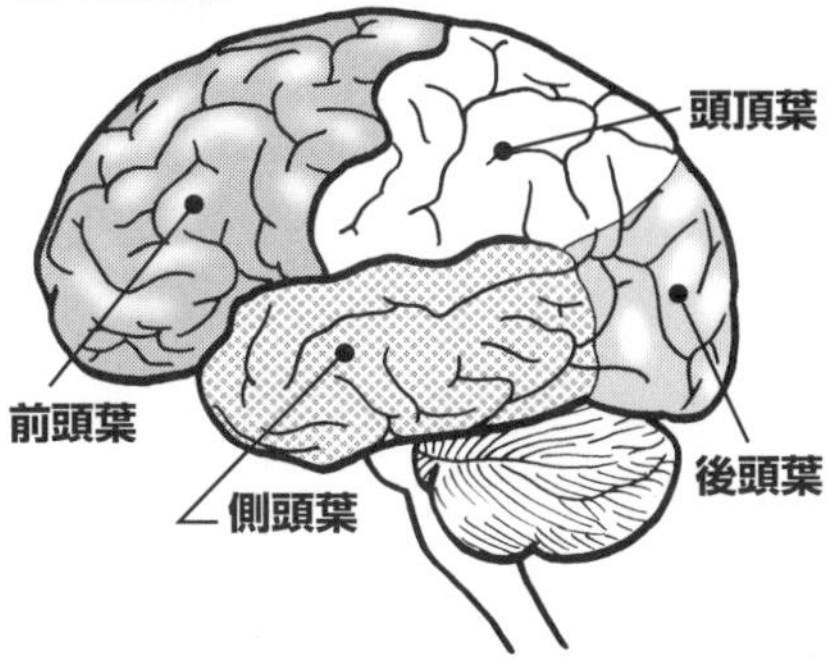
頭頂葉
前頭葉
後頭葉
側頭葉

脳内の機能地図

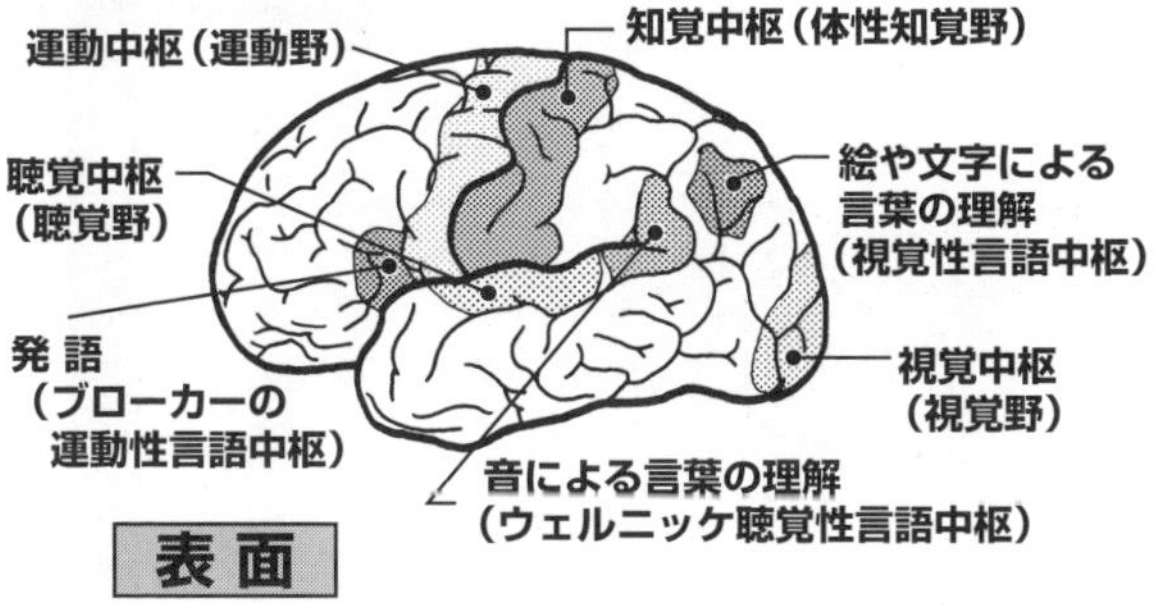
運動中枢（運動野）
知覚中枢（体性知覚野）
聴覚中枢
（聴覚野）
絵や文字による
言葉の理解
（視覚性言語中枢）
発 語
（ブローカーの
運動性言語中枢）
視覚中枢
（視覚野）
音による言葉の理解
（ウェルニッケ聴覚性言語中枢）
表 面

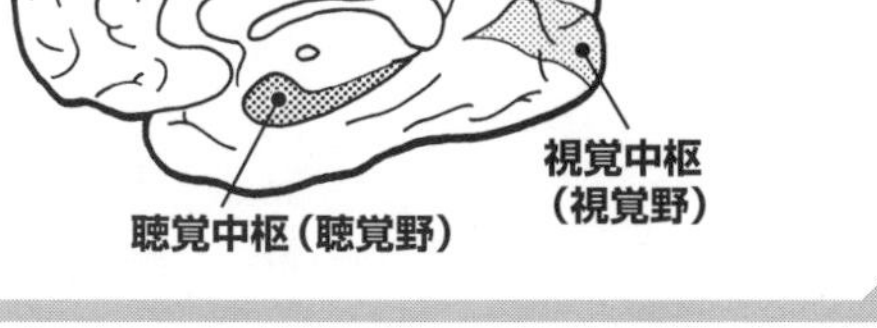
運動中枢（運動野）
知覚中枢（体性知覚野）
視覚中枢
（視覚野）
聴覚中枢（聴覚野）

特定のはたらきをもつ部分が傷つくと、喋られなくなったり目が見えなくなる

内 側

天才と秀才の共同作業

脳の左側で論理的思考を、右側で直感的思考を担当

左右ふたつに分かれた右脳と左脳は、それぞれ担う役割も分かれています。そのふたつの半球の情報の橋渡し役を担うのが、真ん中を通る**脳梁**《のうりょう》という部分です。脳梁によって、右脳と左脳は相互に連絡をとりあい、指令を出しています。この脳梁の部分は、**男性よりも女性のほうが太い**といわれています。それでは、右脳と左脳にはどんな違いがあるのでしょうか?

右脳は直感や創造力などの、いわゆる感覚的な能力や、図形や音楽の認識、また全体を見極める能力などを担う役割をしています。つまり、**右脳は情報をイメージとしてとらえ短期間で並列的に処理する**ことができる、いわば天才肌タイプの脳のようです。

一方**左脳は、計算や言語、時間の観念など、論理的な能力**を司ります。右脳に対して、左脳は情報を言語的にとらえるのです。直列的でコツコツと時間をかけて情報の処理をするため、こちらは秀才肌タイプといえそうです。

左右の脳は対照的ですが、右脳でイメージしたことを左脳が言語化する、というように共同で作業が行なわれています。

ワンポイント豆知識　漢字は右脳派!?

言語の認識や理解は左脳が司っていることは述べましたが、日本人は外国人に比べて、少し違ったところがあるようです。

ひらがなやカタカナが通常どおり左脳で処理されるのに対し、漢字は右脳がはたらくそうです。なぜかというと、漢字はまず「画」として認識されるとか。絵の処理は右脳担当ですから、右脳がはたらくというわけです。

左半球と右半球の役割

脳内で行なう処理作業は左半球と右半球で分担したのち、最終的に統合され、人間の活動を進めています。

左半球と右半球の役割分担

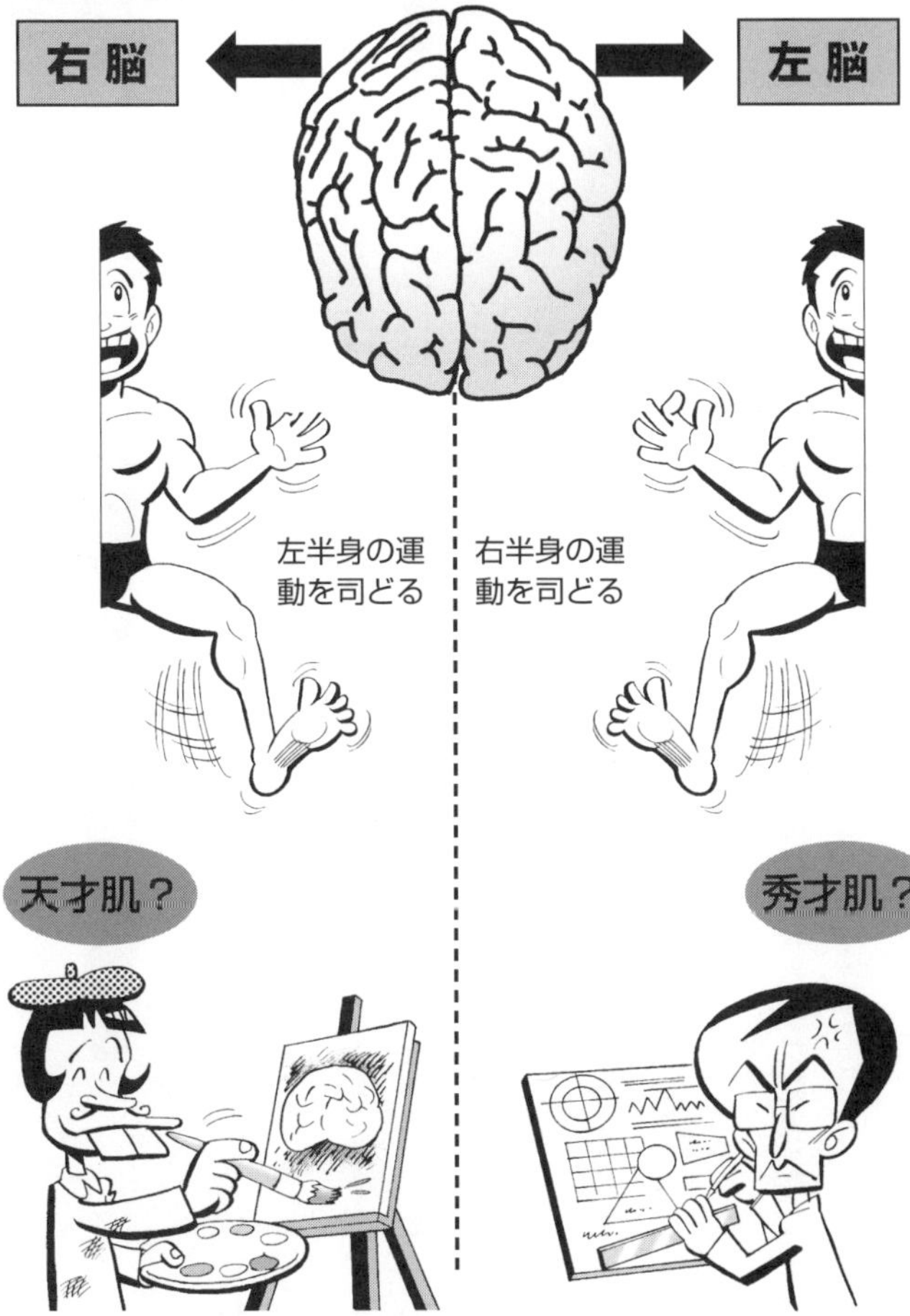
右脳
左脳
左半身の運動を司どる
右半身の運動を司どる
天才肌？
秀才肌？

「右脳は図形や音楽など感覚的な能力に秀でていて、左脳は計算や言語など理論的な能力に秀でている」といわれている

運動機能の舵をとる小脳

運動機能の調整を担い、精密な運動を可能にする神経細胞の塊

小脳は脳全体の10％程度と、大脳に比べるとかなり小さめですが、**人間の体運動や生命維持に関わるはたらき**をしている、重要な部位です。そして、大きさは小さくとも、小脳の中には、神経細胞がびっしりと集まり、その数は約1000億個。この数は大脳皮質の140億個と比べてもはるかに多く、全身の神経細胞の半分以上に相当します。すなわち、それだけの神経細胞が小脳に集中していることとなるのです。

小脳は**全身の運動と深い関わりを持つ器官**で、大脳から運動指令を受けると、複雑な骨格筋のバランスをとってスムーズに動作ができるよう体に指令を出す役割をします。

また、よく「体で覚える」といいますが、これは**手続き記憶**といわれるものです。技能的な動作は繰り返し行なわれることで、意識しなくても自然と行なうことができるようになり、なおかつ一度習得した技能はなかなか忘れません。たとえば、自転車にしばらく乗っていなくても、少し走ればすぐに慣れて、ちゃんと走行できるようになります。じつはこれは小脳が運動学習のはたらきも持っているからなのです。

さらに、小脳は**体のバランス感覚も司ってい**ます。立ったり歩いたりできるのは、三半規管で感じとった平衡感覚の情報を元に、小脳がバランスを保ってくれているのです。

小脳の位置と役割

小脳は、筋収縮を制御することで複雑な運動を可能にする以外、高次認知機能に関与しているといわれています。

大脳と小脳の位置関係

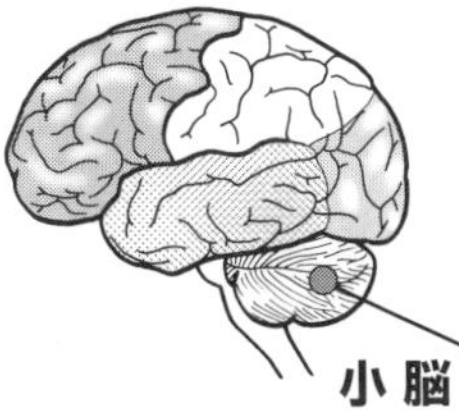

小脳は、大脳の下にくっつくような形で存在している

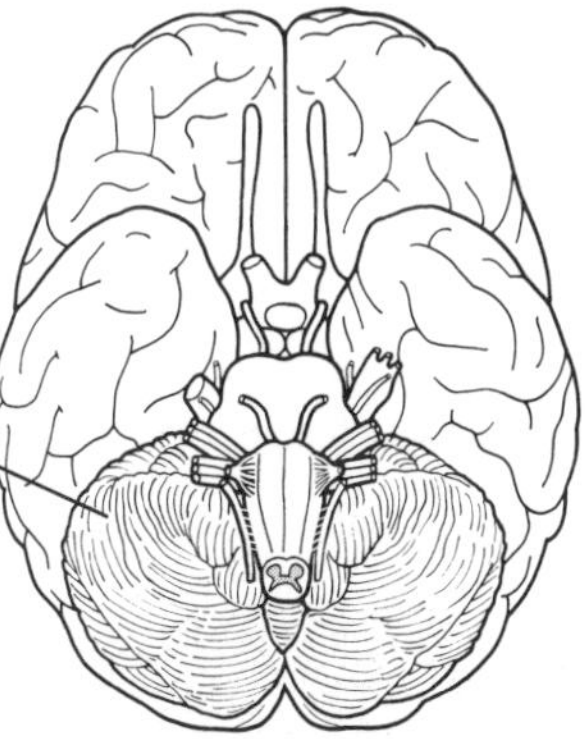

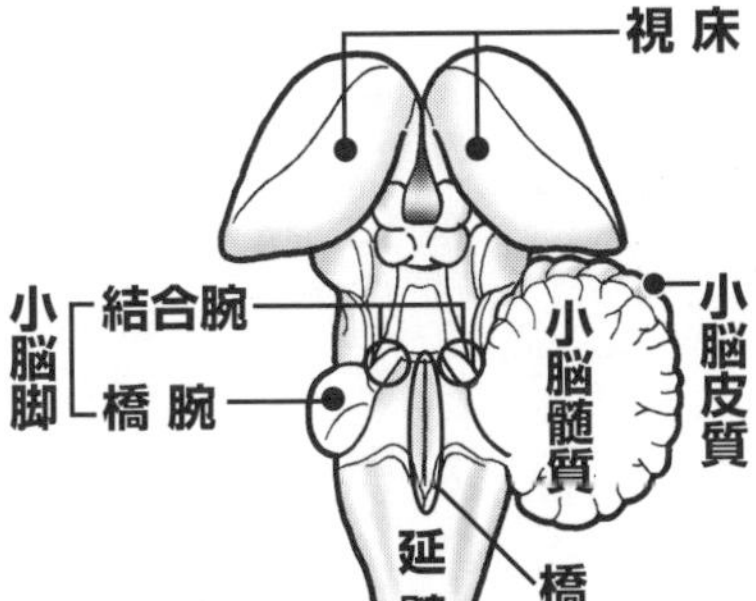

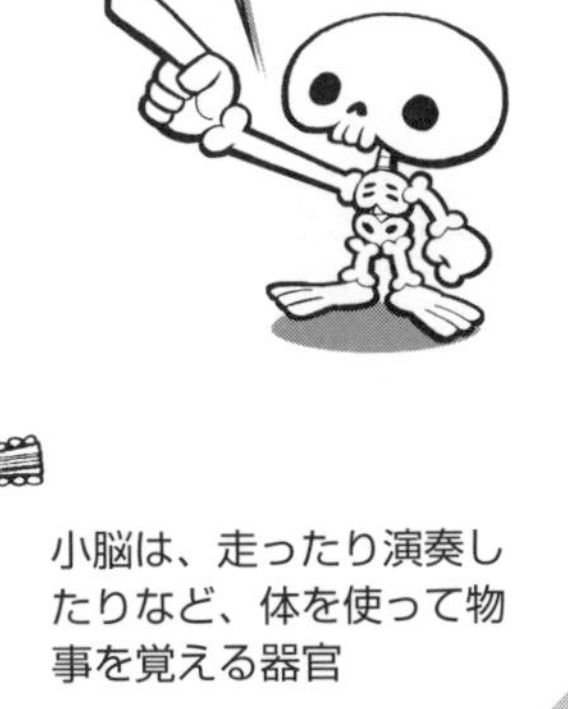
小脳も大脳と同じく皮脂と髄質に分かれているんだ

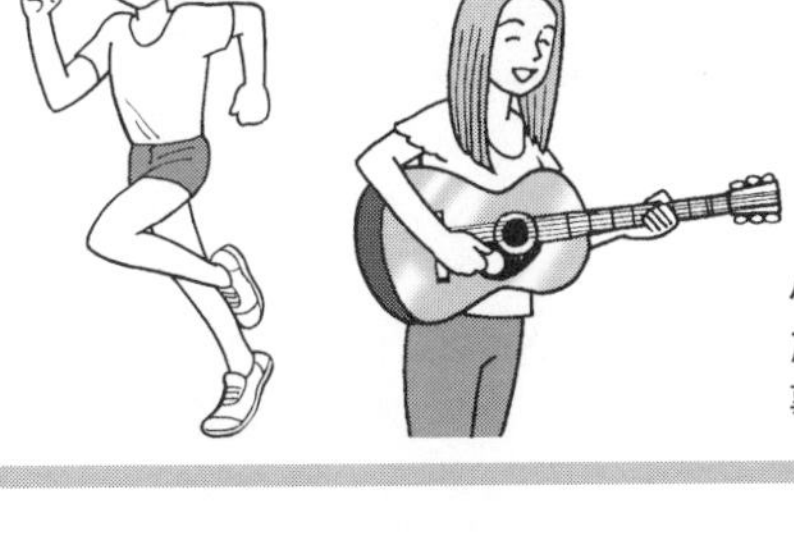

小脳は、走ったり演奏したりなど、体を使って物事を覚える器官

脳幹が人体をコントロール

眠らない脳「脳幹」が体をいつも自動運転している

脳幹《のうかん》は、脳の中で大脳と小脳を除いた残りの部分のことです。脊椎動物が誕生したころからある部分で、**生命維持のはたらきをおもに受け持っています。**

脳幹は間脳、中脳、橋《きょう》、延髄《えんずい》という4つの部分でできています。さらに間脳は感覚神経の最後の中継核である視床と、自律神経の調節中枢である視床下部に分かれます。中脳は脳の各部をつなぐ神経繊維の集まりで、眼に関する調節と姿勢保持などの中枢です。橋は情報の伝達路。延髄は呼吸と心臓や血管のはたらきの中枢があり、咀嚼《そしゃく》や発音にも関係します。

人が眠っているときには、脳も休んでいます。しかし、その中で脳幹の大部分は**24時間ひと時も休むことなくはたらき続けているのです。**これは、脳幹が呼吸や心臓の動き、体温調節という人が生きていくために欠かせない部分を担当しているからです。たとえば脳幹は、血液中の二酸化炭素濃度を常にチェックして、呼吸をコントロールしています。この感受性が鈍くなってしまうと、呼吸しにくくなってしまうことさえあります。そのほか、嘔吐、咳、嚥下なども脳幹がコントロールしています。

ワンポイント豆知識　体内に超小型の精密時計が

人間の体には24時間をほぼ正確に計れる時計が組み込まれています。これは、視床下部にある視交叉上核《しこうさじょうかく》のこと。直径わずか1mmと超小型ながら高性能な体内時計なのです。

この時計は、朝太陽の光を感じることでリセットする機能が組み込まれ、誤差を減らすようになっています。現代人の生活では、このリセット不足で朝起きられないことになるとか。

脳幹が受け持つ役目

床や視床下部、橋や中脳、延髄と、脳幹の中でも担当する調節部位はさまざまです。

脳幹のしくみ

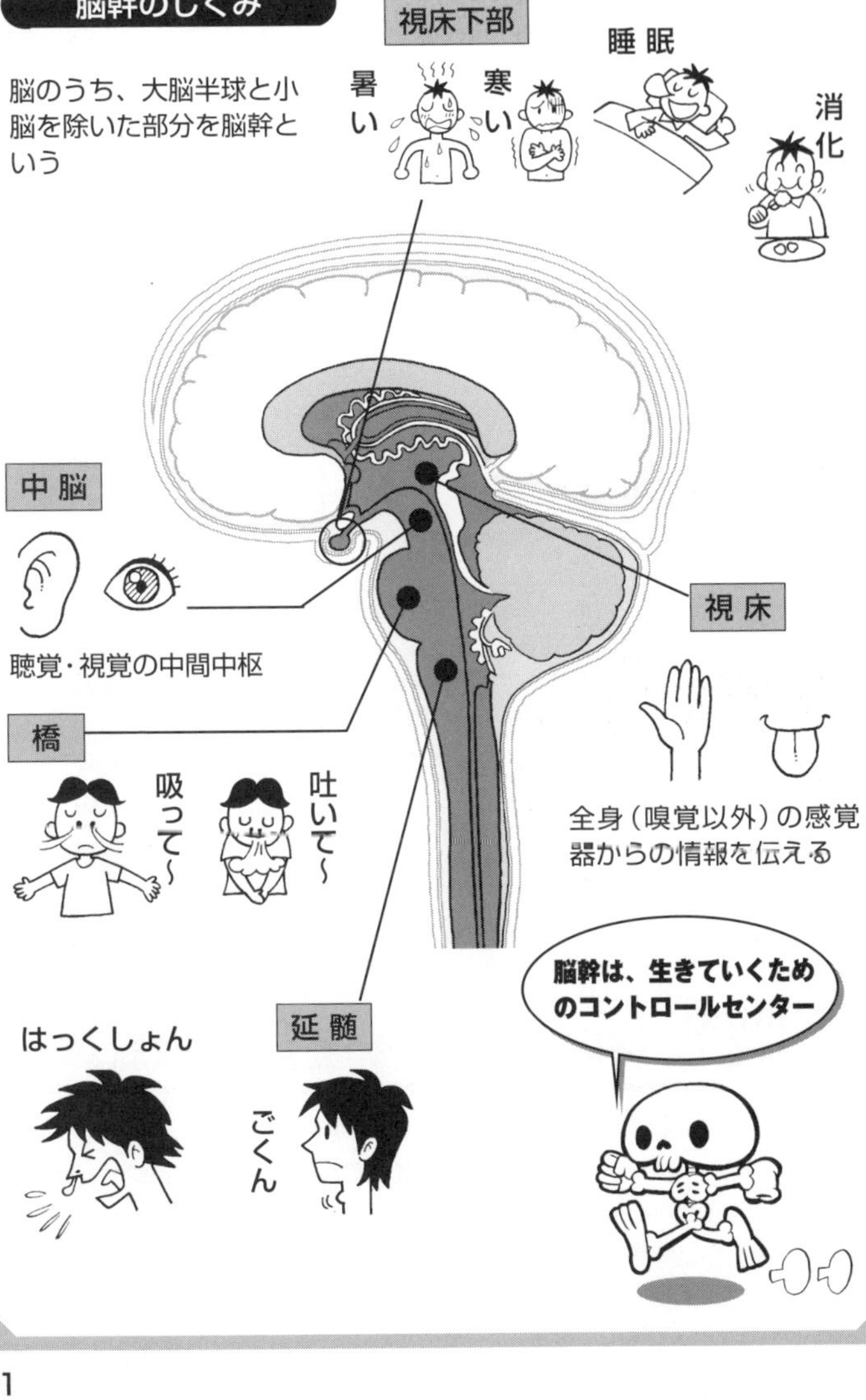
視床下部
暑い
寒い
睡眠
消化
脳のうち、大脳半球と小脳を除いた部分を脳幹という
中脳
聴覚・視覚の中間中枢
視床
橋
吸って～
吐いて～
全身（嗅覚以外）の感覚器からの情報を伝える
脳幹は、生きていくためのコントロールセンター
延髄
はっくしょん
ごくん

記憶と脳の関係は

脳のあちこちにしまわれる、さまざまな記憶

人間の記憶には、長期間覚えているものと比較的短期間しか覚えていないものがあります。

長期記憶はその内容により、脳の異なる場所に格納されていきます。たとえば自転車の乗り方のような**手順記憶**は、小脳を中心に中枢神経すべてで記憶されます。よく「体で覚える」という記憶はこの手順記憶で、何年経っても覚えている記憶です。同様に自分の体験した**エピソード記憶**は海馬《かいば》に、勉強した内容など**意味記憶**は前頭葉や海馬、側頭葉などに格納されます。

短期記憶は、一時的に覚えておく記憶で、すぐに忘れてしまう記憶といってもいいでしょう。短期記憶は海馬に保存され、何度も体験したり重要度が高くなると長期記憶へと変化していきます。短期記憶の中でも一分程度とごく短期のものは、健忘症になって記憶に障害が出た人でも覚えておくことができます。

日常生活では、短期記憶よりもさらに短い間だけ記憶する**ワーキングメモリー**が多用されます。このワーキングメモリーは、買い物でつり銭の暗算など、瞬時に忘れてかまわないことに使われます。

ワンポイント豆知識　一度にいくつまで覚えられる？

長期記憶では、ものおぼえのいい人と悪い人の差がありますが、短期記憶ではそれほど差がないことが分かっています。特に電話番号をその場で覚えるといったワーキングメモリーの容量は、だいたいどの人も7つ前後なのです。アメリカの心理学者ジョージ・ミラーの発見したこのしくみは「マジックナンバー7」という名で知られています。

記憶される場所はどこ？

記憶は長期記憶と短期記憶それぞれが脳内の別の場所に、また記憶の種類によっても違う場所に記録されます。

記憶する場所

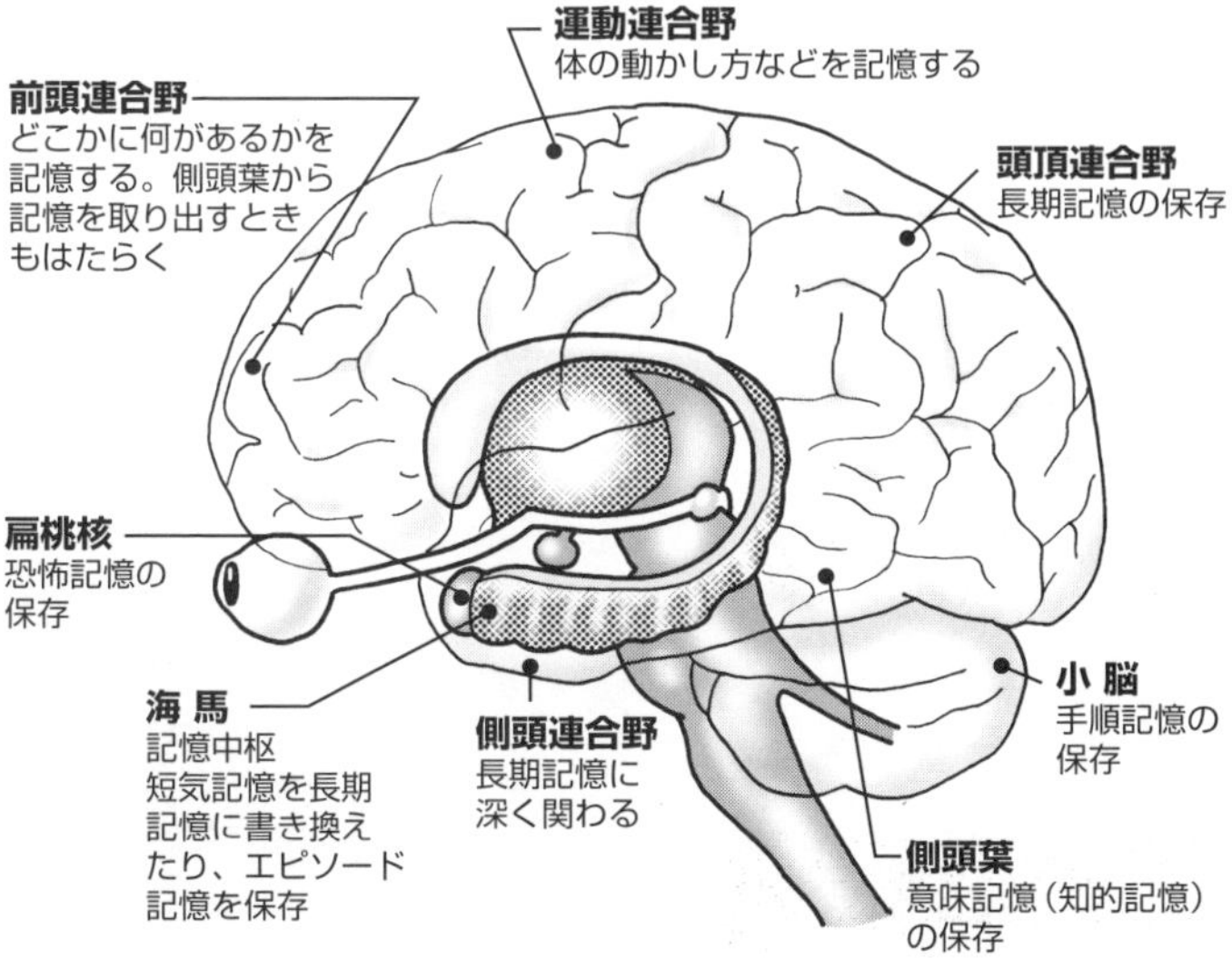
運動連合野
体の動かし方などを記憶する
前頭連合野
どこかに何があるかを記憶する。側頭葉から記憶を取り出すときもはたらく
頭頂連合野
長期記憶の保存
扁桃核
恐怖記憶の保存
海 馬
記憶中枢
短気記憶を長期記憶に書き換えたり、エピソード記憶を保存
側頭連合野
長期記憶に深く関わる
小 脳
手順記憶の保存
側頭葉
意味記憶（知的記憶）の保存

ワーキングメモリー			数秒だけ一時的に覚えておく記憶。すぐに消去される
短期記憶			短時間だけ覚えておく記憶。必要に応じて長期記憶に移される
長期記憶	**陳述記憶**	**エピソード記憶**	自分自身が体験したことに関する記憶
		意味記憶	言葉の意味など一般的知識としての記憶
	非陳述記憶	**手順記憶**	自転車の乗り方など、いわゆる体で覚える記憶
		情動記憶	恐怖や嫌悪感など、情動的な記憶

脳の死＝人の死？

植物人間と脳死の違いを、あなたは混同していませんか？

通常の人間の死では、まず心臓が止まり血液の循環が途絶え、酸素が運ばれなくなるために脳が機能を停止します。ところがまれに、脳が先に死んで、心臓が後で停止することがあります。通常は、脳が死ぬと心臓も死にますが、人工呼吸器を使って酸素を供給すると、心臓を生かし続けることができます。**この脳が死んでから、心臓が死ぬまでの間が脳死**と呼ばれる状態です。脳死状態は、数日から長いときには数週間になります。

脳死には、脳が全部死んだ状態の**全脳死**と、脳幹が死んだ状態の**脳幹死**があります。日本を始めとする多くの国では全脳死を脳死としていますが、脳幹は生命維持を司る場所であり、ここが死ぬと自力で生命維持ができなくなるため、脳幹だけでも脳死とする国もあります。近年、脳死が大きな問題になっているのは、心臓移植をすれば助かる可能性の人がいるからです。一度止まった心臓は、移植しても動かないので、「生きた心臓を持つ死体」が必要です。そのため、脳死を人の死として定義しなければならないのです。

混同されがちですが、植物人間状態は脳幹死とは逆に、大脳など脳幹以外の脳の部分が死んだ状態です。そのため、意識はありませんが自分で呼吸していますし、胃に直接食物を送り込むことで消化もできます。また痛みを感じ、外部からのさまざまな刺激に、人間的な反応を返します。

脳の死と人体機能の停止

脳死と植物人間は、脳の機能停止部位で区別することができます。

植物人間とは？

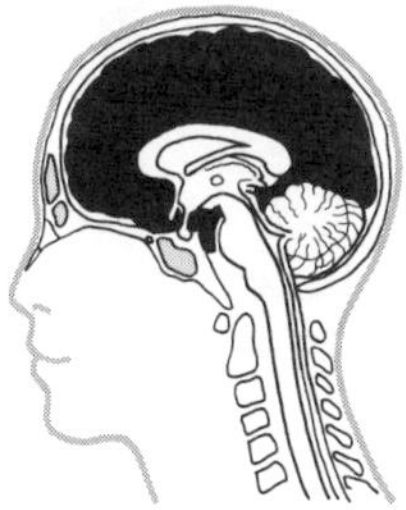

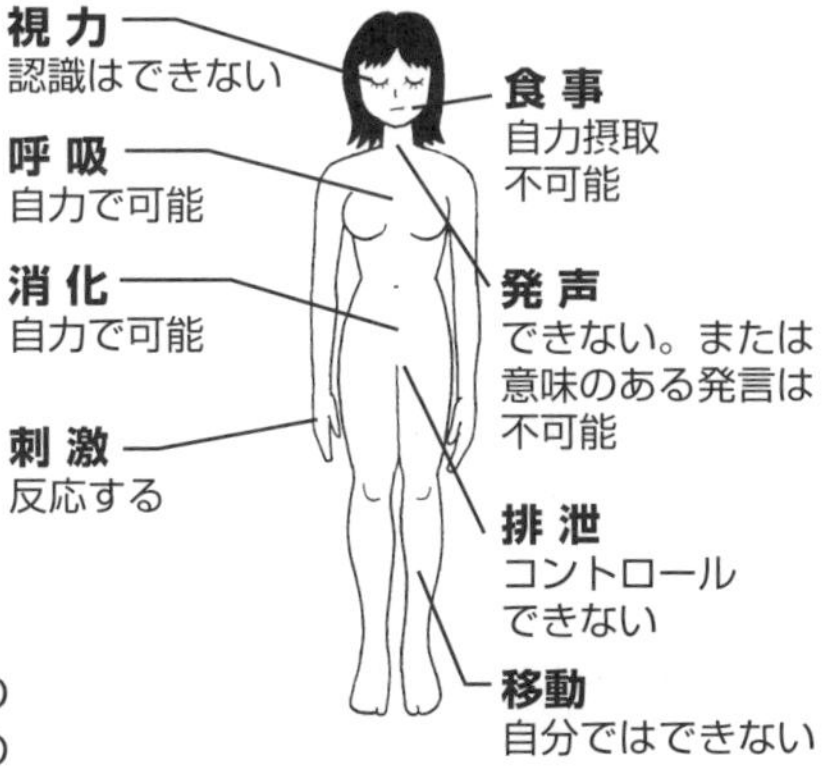
視 力
認識はできない
呼 吸
自力で可能
消 化
自力で可能
刺 激
反応する
食 事
自力摂取
不可能
発 声
できない。または
意味のある発言は
不可能
排 泄
コントロール
できない
移動
自分ではできない

大脳など、脳幹以外の脳の機能を失った『大脳死』のこと

脳死とは？

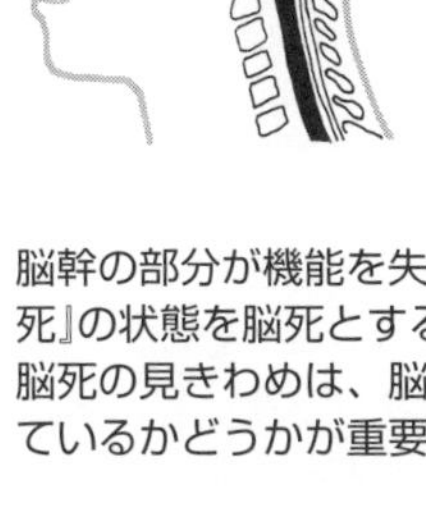

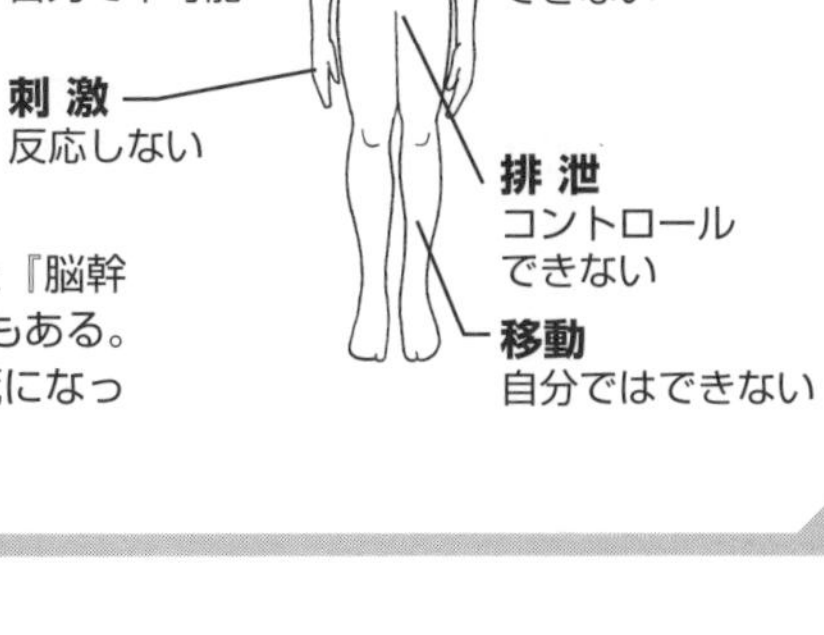
視 力
認識はできない
呼 吸
呼吸器が必要
消 化
自力で不可能
刺 激
反応しない
食 事
自力摂取
不可能
発 声
できない
排 泄
コントロール
できない
移動
自分ではできない

脳幹の部分が機能を失った『脳幹死』の状態を脳死とする国もある。脳死の見きわめは、脳幹死になっているかどうかが重要

神経の伝達方法は？

電気信号と科学信号、情報を脳へ伝えるふたつのしくみ

　人間の体の情報は、神経組織を使って伝えられます。この神経組織が集まって情報システムをつくったものが神経系で、脳と脊髄からなる中枢神経系と、脳や脊髄から全身に伸びている末梢神経系のふたつに分かれています。末梢神経系は、脳と体のそのほかの部分をつなぎ、また神経同士でもつながる全身に広がった神経のネットワークで、その神経細胞の数は1000億以上にもなります。

　神経組織で中心となる細胞が神経細胞です。神経細胞はほかの細胞とは異なり、細胞体の外に**神経繊維という突起を持っています**。この神経繊維が集まって電気コードのようになったものが神経で、ここでは情報の伝達に電気信号が使われています。

　神経細胞の結合部分は、シナプスと呼ばれますが、直接つながっているわけではなく**20〜30nm《ナノメートル》の隙間が開いています**。nmは10万分の1mmですから、本当に小さな隙間です。ここでの情報の伝達は、神経伝達物質と呼ばれる化学物質によって行なわれます。化学物質を受け取った神経細胞は、ふたたび電気信号に置き換えて情報を伝えていきます。

ワンポイント豆知識　まさに電気コード

　神経を電気信号が進む速さは、一定ではありません。遅いものでは秒速50cm程度ですが、早いものだと秒速120mにもなります。

　神経細胞をつなぐ神経繊維を軸索《じくさく》といいますが、この軸索が太いほど電気信号の速度が上がります。また、電気コードと同じように、髄鞬《ずいけん》という組織で軸索が覆われている場合は、漏電がなく速度が上がるといわれています。

束になって形づくられる神経

神経は、神経細胞から伸びた神経繊維が集まって構成され、太い神経では細い神経がさらに束になった状態にあります。

神経の構造

末梢神経などは、神経線維の束が神経周膜によって包まれ、坐骨神経などの太い神経は、それらの神経繊維束がさらに神経上膜で包まれている

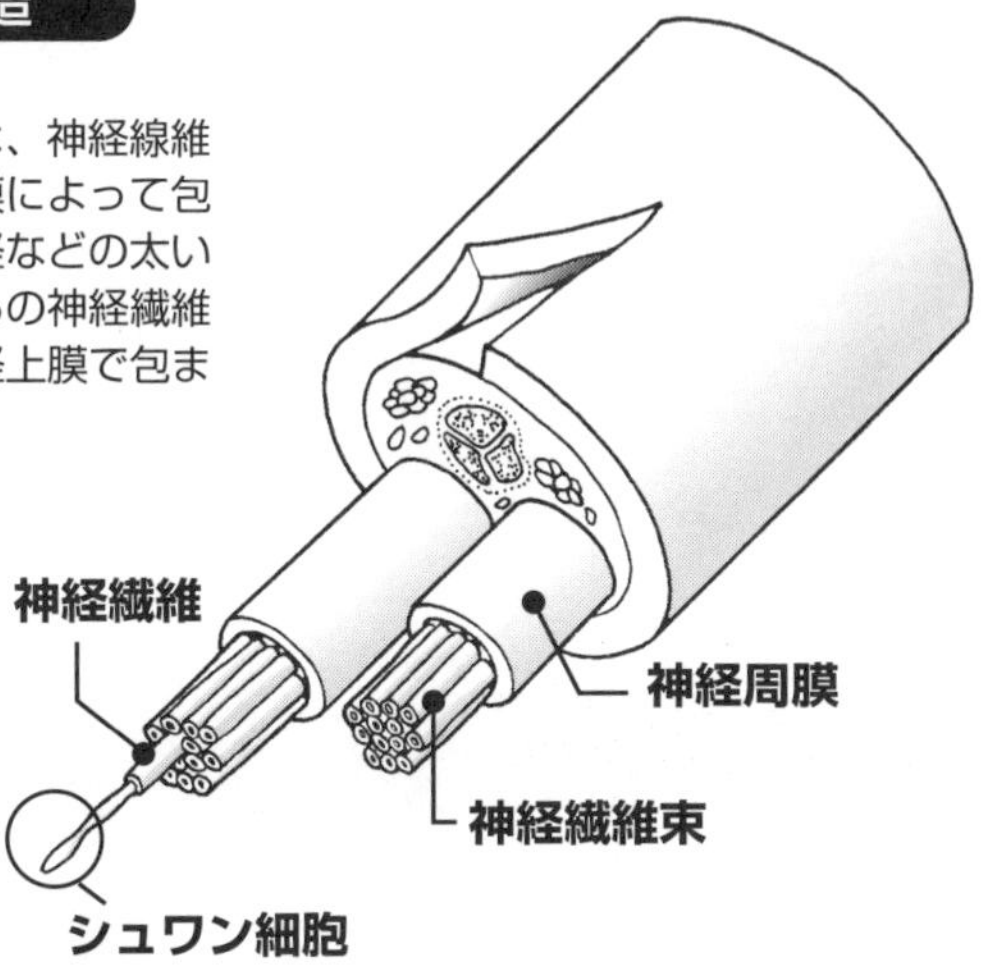
神経繊維
神経周膜
神経繊維束
シュワン細胞

神経細胞

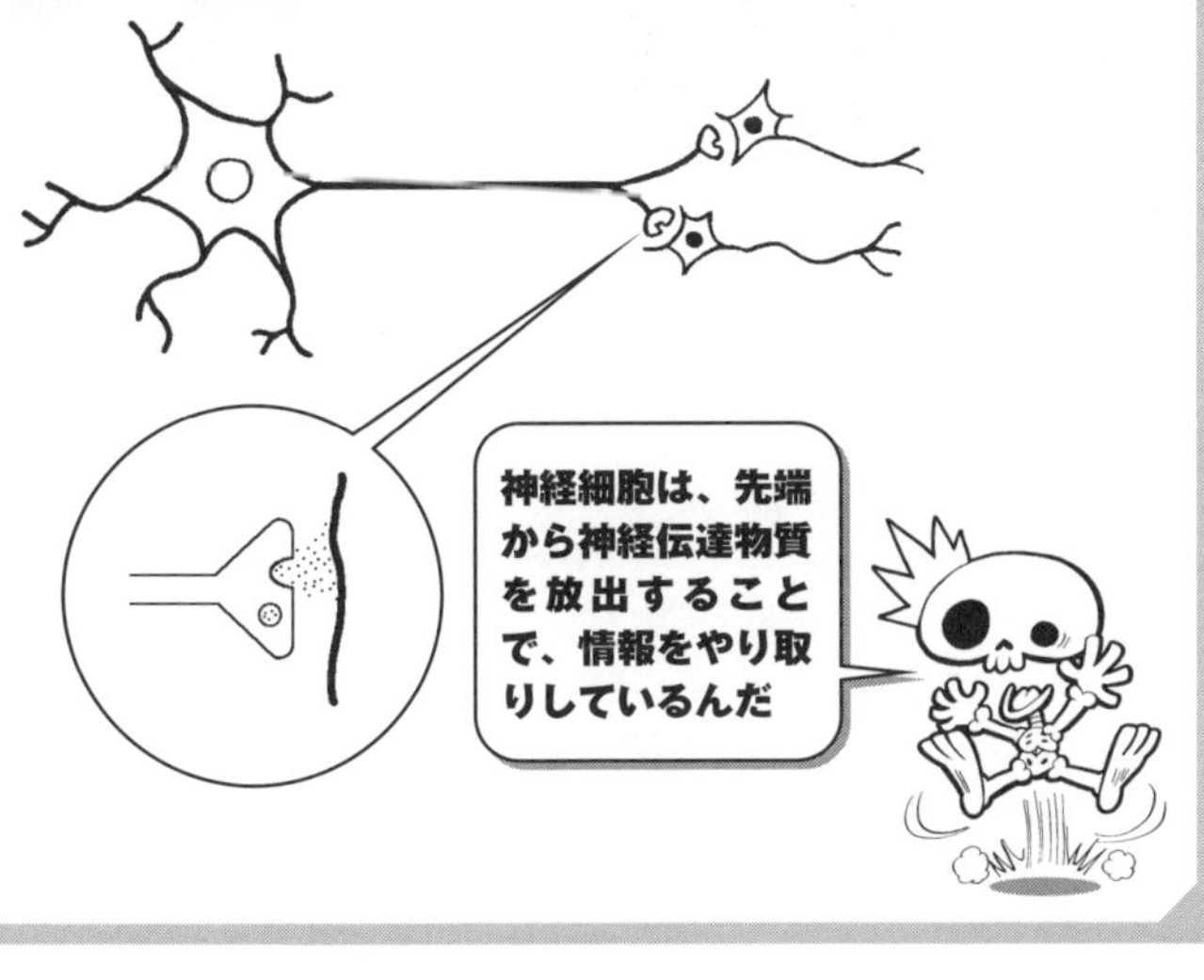
神経細胞は、先端から神経伝達物質を放出することで、情報をやり取りしているんだ

中枢神経はどこにある？

中枢神経は人体のコントロールセンター

中枢神経は**脳**と**脊髄**《せきずい》を合わせたもので、**末梢神経**からの情報を受け取り、それに応じた対応を返す、**人体のコントロールセンター**です。決まった部分が決まった神経の信号を受け取ります。

脊髄は、首の部分（頚椎《けいつい》）から腰の部分（腰椎《ようつい》）に向けて延びた神経線維の束で、椎骨《ついこつ》と椎骨の間を通って**31対**の脊髄神経がそれぞれ、**前後2本ずつ**の短い枝に分かれて延びていきます。

運動神経は脊髄の前側、**感覚神経**は後ろを通っています。運動神経は脳と脊髄からの命令を体の各部分、特に骨格筋へと伝えます。また、感覚神経は全身の皮膚の感覚情報や筋肉からの情報を脳へ伝えています。つまり、脳から全身へと、全身から脳への情報は、それぞれ専用の回線でつながれているわけです。

脊髄も脳と同じように、**灰白質**《かいはくしつ》と**白**《はく》**質**《しつ》でつくられた傷つきやすい組織です。そのため、一番外側を脊柱骨（背骨）で被い、その内側を**硬膜**、**クモ膜**、**軟膜**という三重構造の髄膜で守っています。また、クモ膜の内部には、**髄液**が満たされていて、外側からのショックを吸収できるようになっています。

ワンポイント豆知識　脊髄の損傷

事故や病気が原因で脊髄を損傷してしまうと、体に麻痺が残ります。脊髄の損傷した部分が上になればなるほど麻痺する範囲は広範囲になり、損傷した部分以下の脊髄につながる神経の範囲は麻痺をしてしまいます。

脊髄が完全に切れたわけではなく、部分的に脊髄を損傷した場合は、損傷した部分を通って脳と連絡をとっていた部分に麻痺がおこります。

脳から延びる連絡網

中枢神経は、神経の幹線道路。どこから体のどの部分へ枝分かれするかが明確に決まっています。

すべては対になっている

神経は、すべて対になって存在している

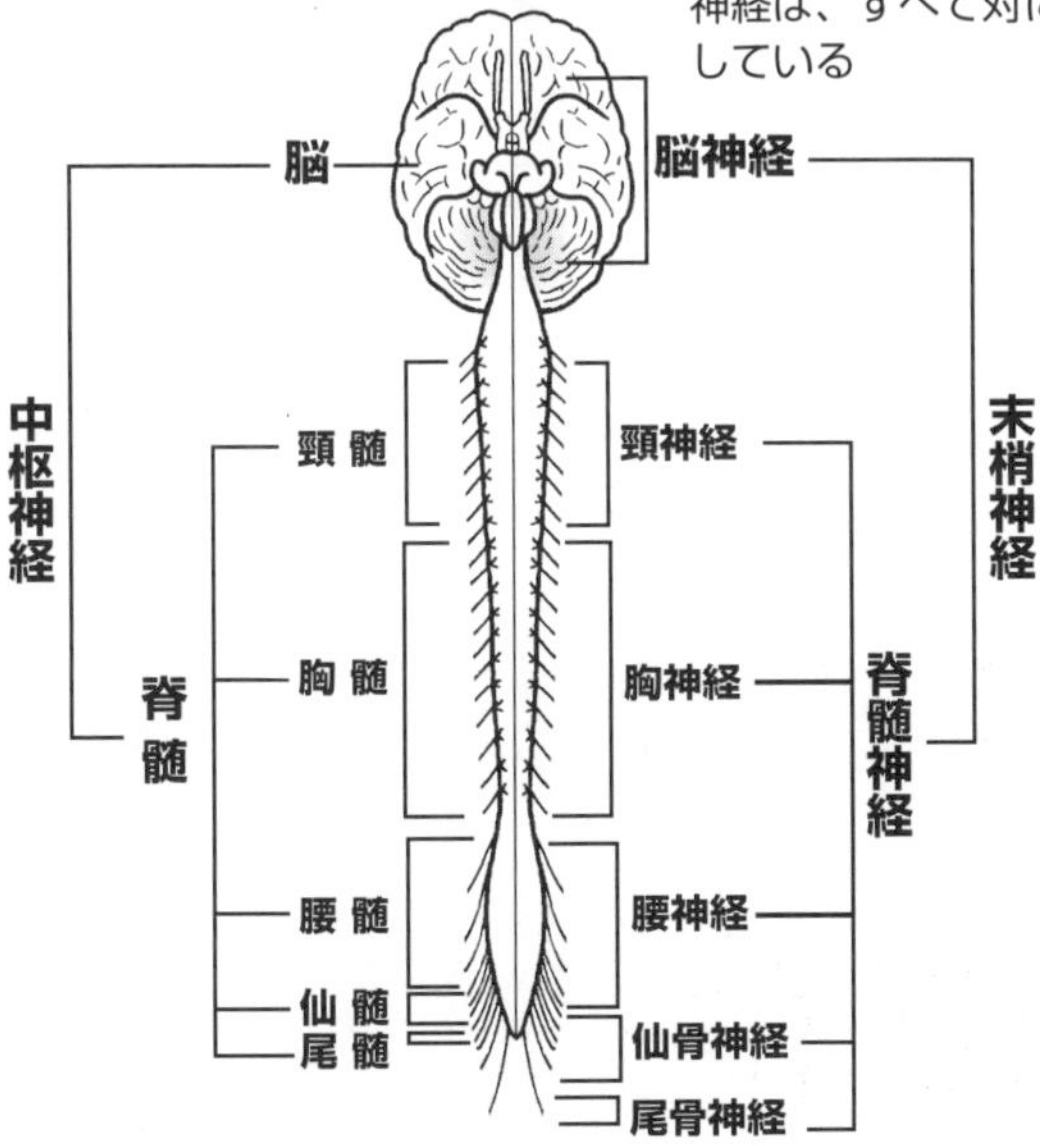
脳
脳神経
中枢神経
末梢神経
頸髄
胸髄
腰髄
仙髄
尾髄
脊髄
頸神経
胸神経
腰神経
仙骨神経
尾骨神経
脊髄神経

脊髄の中は…

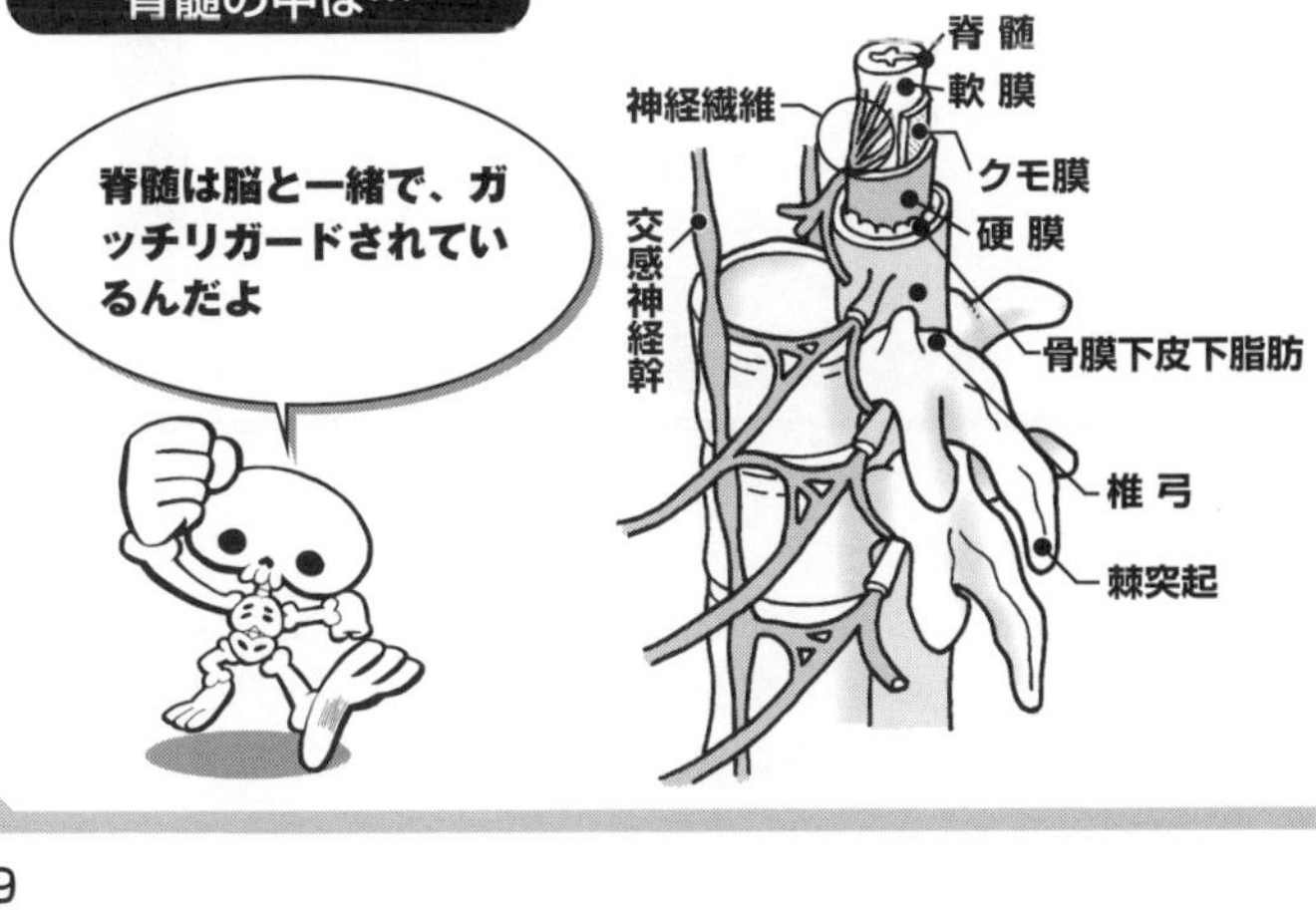
脊髄は脳と一緒で、ガッチリガードされているんだよ
脊髄
軟膜
神経繊維
クモ膜
硬膜
交感神経幹
骨膜下皮下脂肪
椎弓
棘突起

脳から直接出る脳神経

感覚器官や臓器のはたらきをコントロールする12対

　感覚や運動に関係する末梢神経の多くは脊《せき》髄《ずい》から延びていますが、一部は脳に直接つながっています。この脳から直接出る**12対の末梢神経を脳神経**と呼び、脊髄からの脊髄神経と区別しています。脊髄神経は感覚神経と運動神経が明確に分かれていますが、脳神経の中には信号を受容器から脳に伝えることと、脳からの信号を各部に伝える両方のはたらきをするものもあります。

　脳神経は**左右対称に1対ずつ特定の区域を支配**します。そのため脳神経には、それぞれに固有の名称がつけられています。また、この固有名称とは別に、神経が脳とつながっている部位によって、番号でも呼ばれます。この番号は頭側から背側の順になるようにつけられ、通常脳神経の番号はローマ数字で表わします。脳神経は人だけでなく、ほ乳類全般や、爬虫類、鳥類などでも同じように備わっています。脳から出る神経には、**終神経や鋤《じょ》鼻《び》神《しん》経《けい》**など、12対の脳神経には含まれないものも存在します。また、逆に、嗅神経と視神経は、厳密にいえば中枢神経の延長ですが、歴史的に末梢神経に含められています。

ワンポイント豆知識

目は1/3をひとりじめ

　12対ある脳神経のうち、眼球に関するものだけで4つを使っています。ひとつは眼球からの視覚情報を脳に伝える視神経。そして、残りは眼球の動きをコントロールする動眼神経、滑車神経、外転神経で、眼球を上下左右、および対角線方向に動かしています。

　目以外に、これほど神経が使われている部位はなく、目が以下に重要な感覚器官かが分かります。

脳の底から伸びる神経

脳神経は、脳の基底部分から直接伸びていく神経です。左右に同じ脳神経が用意されています。

神経が司るはたらき

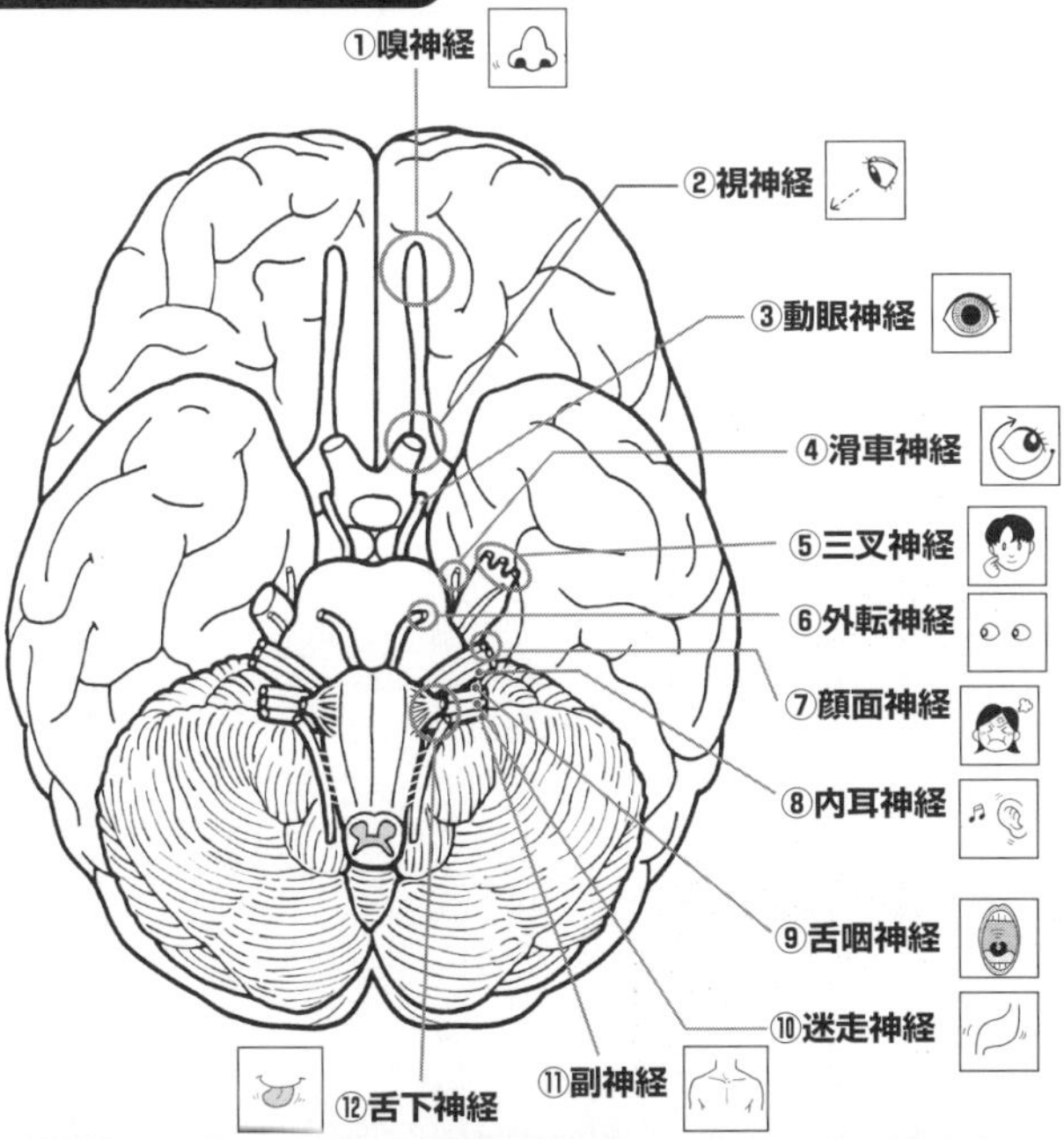
①嗅神経
②視神経
③動眼神経
④滑車神経
⑤三叉神経
⑥外転神経
⑦顔面神経
⑧内耳神経
⑨舌咽神経
⑩迷走神経
⑪副神経
⑫舌下神経

	神経名	おもなはたらき
①Ⅰ脳神経	嗅神経	嗅覚情報を伝達
②Ⅱ脳神経	視神経	視覚情報を伝達
③Ⅲ脳神経	動眼神経	瞳孔の大きさの調整を支配
④Ⅳ脳神経	滑車神経	眼球の動きを支配
⑤Ⅴ脳神経	三叉神経	顔面の感覚や下顎のはたらきを支配
⑥Ⅵ脳神経	外転神経	眼球を側方に向ける運動を支配
⑦Ⅶ脳神経	顔面神経	顔面の筋肉のはたらきと、舌の前方3分の2の味覚を支配
⑧Ⅷ脳神経	内耳神経	聴覚と平衡感覚を支配
⑨Ⅸ脳神経	舌咽神経	咽頭の運動や感覚と、舌の後方3分の1の味覚を支配
⑩Ⅹ脳神経	迷走神経	咽頭・喉頭・臓器の動きやはたらきを支配
⑪Ⅺ脳神経	副神経	首や肩の動きを支配
⑫Ⅻ脳神経	舌下神経	舌の運動を支配

網の目のように走る末梢神経

体中の情報伝達をする3つのネットワーク

末梢神経は全身にはりめぐらされた神経のネットワークで、**体性神経系**と**自律神経系**（P.104参照）があります。

体性神経系は、**自分でコントロールできる筋肉（運動神経）や皮膚にある感覚受容器（感覚神経）**を、脳や脊髄《せきずい》につなぐ神経からなっています。運動神経は、脳から出された動作の指示を、全身に伝えます。運動神経は、神経細胞が束になって脳からの指示を伝えます。この束の直径は青年期までは太くなり続け、それにより情報の伝達速度も上がっていきます。その後、歳をとるとともに、次第にこの束は細くなり、反応速度も鈍くなっていきます。

皮膚にある感覚受容器は、神経線維の末端が体の中と周囲にある情報をとらえるために変化したものです。感覚受容器がとらえた刺激は電気信号となり、大脳皮質の感覚中枢に伝えられます。

とっさの危険を回避するためのシステムとして、**反射**というものがあります。これは、末梢神経から伝えられた危機を、脊髄や延髄で回避するための指示を出すしくみです。熱いものに触って、手を引っ込めるなどがこれにあたります。

ワンポイント豆知識　こむら返りは情報間違い

普段は必要な筋肉に伸びたり縮んだりする微妙な調整の信号が送られていますが、ひとつの筋肉だけに信号が行きっぱなしになり、その筋肉だけが強く収縮し続けることがあります。寝ているときや激しい運動の最中に、急にふくらはぎがつって身動きできないほどの痛みが走る……。これが「こむら返り」です。つまり、動かす筋肉情報のまちがいだったのです。

電線とバトン

神経線維のはたらきは電線と同じで、その構造も似ています。また科学信号は、物質によるバトンリレーのようです。

神経線維のはたらき

太陽
皮膚が暑いと感じた情報は、神経を通じて脳に送られていく
30℃
脳
脳は、体温を下げるために発汗して熱を逃がしたり、うちわで扇いで風を送ったりするように、それぞれの神経系に命令を伝える
命令
うちわ

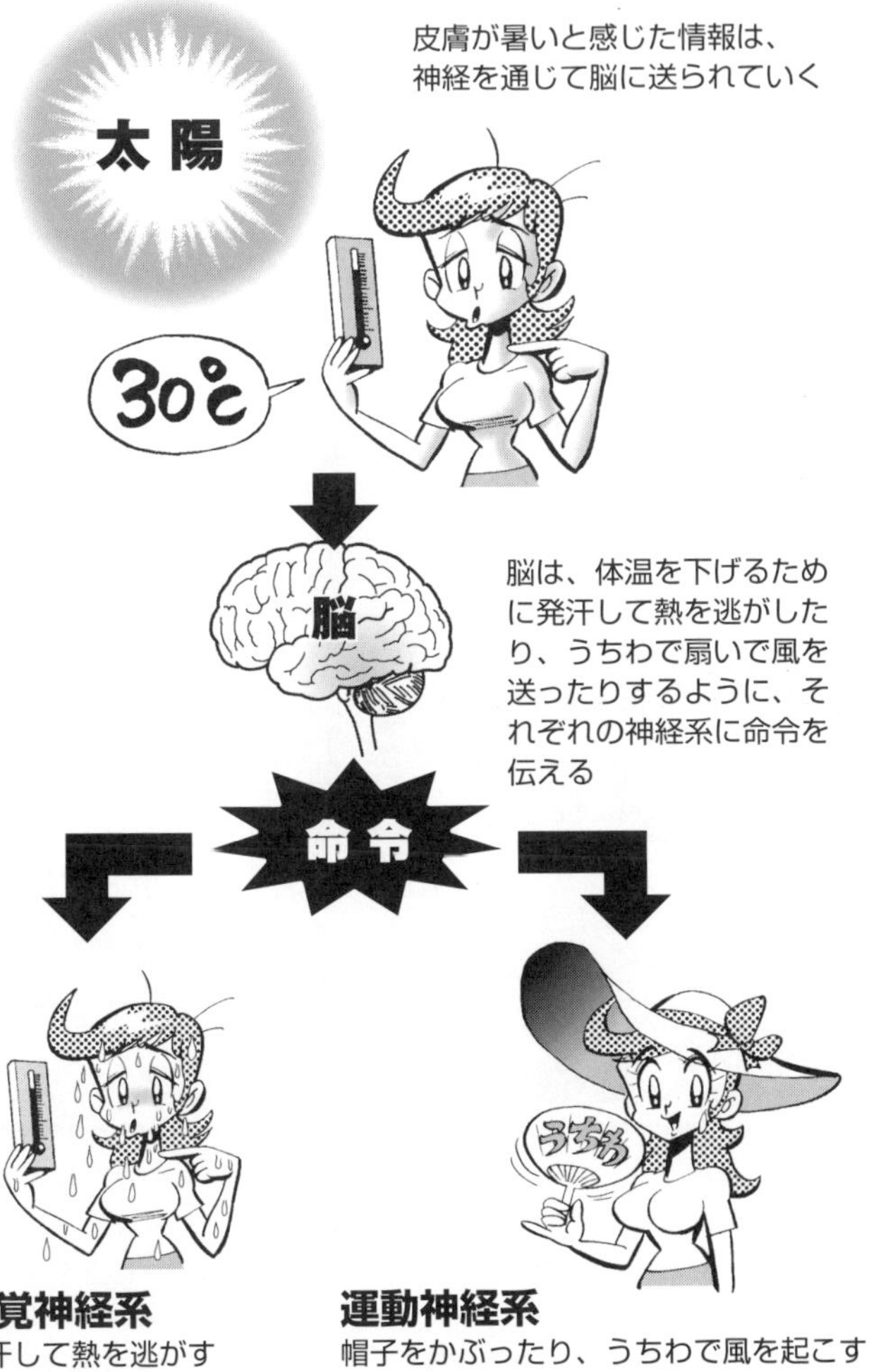
知覚神経系
発汗して熱を逃がす

運動神経系
帽子をかぶったり、うちわで風を起こす

自分でコントロールできない自律神経

逆のはたらきをするふたつの神経が体のバランスを整える

人間は手足を自由に動かすことはできても、心臓や胃を意識的に動かすことはできません。このように、脳からの指令とは別に、内臓や内分泌腺、外分泌腺、血管、汗腺などを、意識しなくてもはたらかせる命令系統が**自律神経**です。自律神経は、**生命維持に欠かせない器官をコントロールする役目**を持ち、自分の意志でコントロールすることはできません。

自律神経には、**交感神経と副交感神経**というふたつがあり、たがいに相反する命令を体の各器官に対して出しています。**交感神経からはアドレナリンやノルアドレナリン、副交感神経からはアセチルコリンという神経伝達物質が放出**され、臓器に命令が伝えられます。たとえば人は緊張すると心臓の鼓動が早まります。これは交感神経の緊張が高い状態で、すぐに体が運動できるように準備しているからです。もともと、動物の緊張状態に置かれると、次に逃げたり戦ったりと、何らかの行動をすぐに取る必要があったため、体の準備を行なうのです。逆にリラックスしたり、休んでいるときには副交感神経がはたらきます。副交感神経は、食欲や睡眠、消化管の運動を調節します。

ワンポイント豆知識 自律神経失調症

よく耳にする言葉ですが、じつは自律神経失調症は病名ではありません。生活リズムの乱れやストレスなどの原因で、交感神経と副交感神経のはたらきが悪くなり、体のバランス調整がうまくいかなくなった状況をいうのです。自覚症状があるのに検査をしても異常がみつからないときに自律神経失調症とされることも多く、ほかの病気を見逃さないように注意が必要です。

それぞれ対応する2系統

自律神経系は、交感神経・副交感神経それぞれが同じ臓器をコントロールしています。

対のはたらき

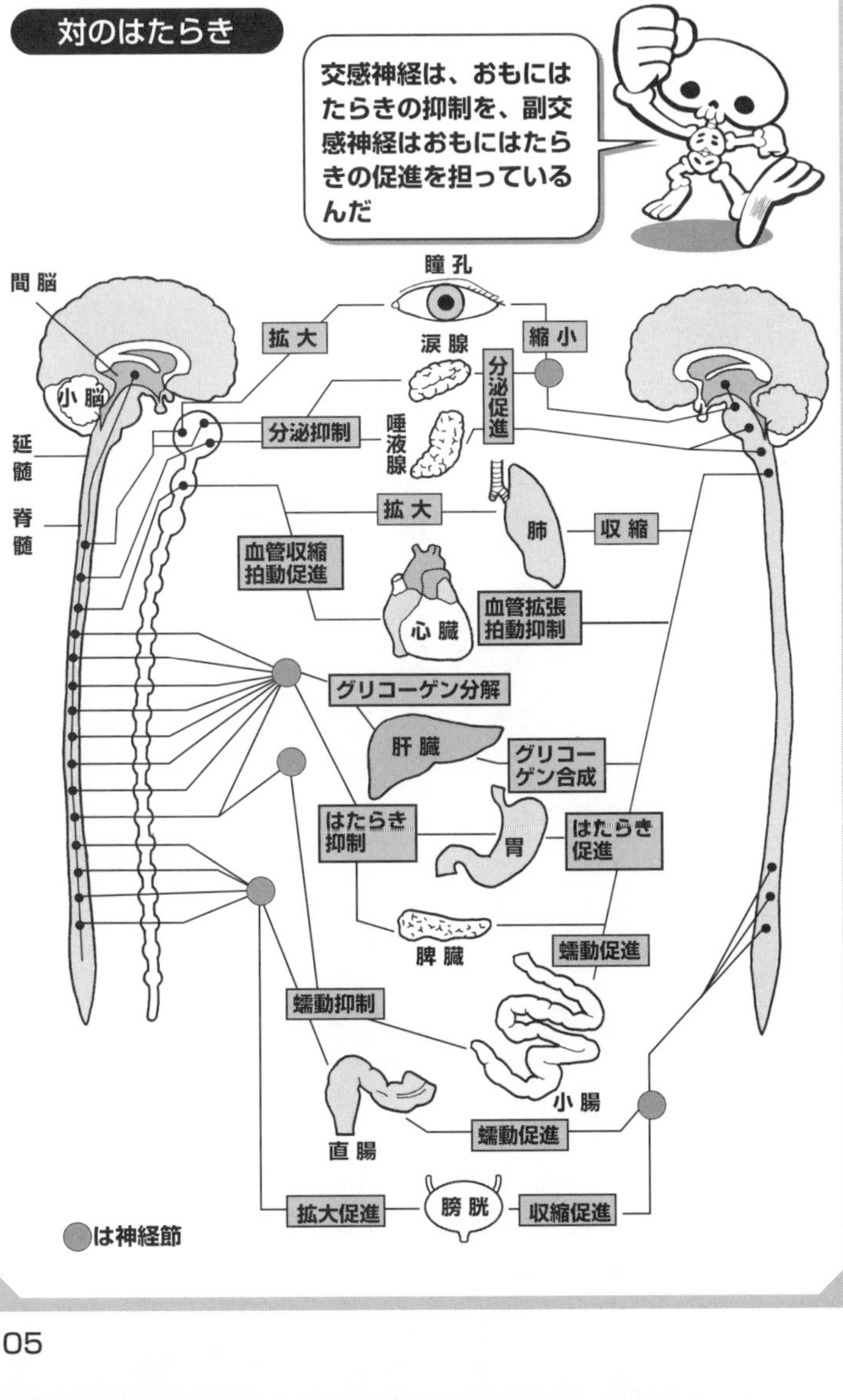
交感神経は、おもにはたらきの抑制を、副交感神経はおもにはたらきの促進を担っているんだ
間脳
小脳
延髄
脊髄
瞳孔
拡大
縮小
涙腺
分泌促進
分泌抑制
唾液腺
拡大
肺
収縮
血管収縮
拍動促進
心臓
血管拡張
拍動抑制
グリコーゲン分解
肝臓
グリコーゲン合成
はたらき抑制
胃
はたらき促進
膵臓
蠕動促進
蠕動抑制
小腸
直腸
蠕動促進
拡大促進
膀胱
収縮促進
●は神経節

反射はとっさの危機回避手段

脳が判断していたのでは間に合わない場合の自動回避機能

熱いものに触ったり、トゲが刺さったときなど、思わず手をひっこめてしまうことがあります。このときの反応のスピードは普段とは大違い。熱いとか痛いという情報は、脊髄《せきずい》を通り視床《ししょう》から大脳皮質まで伝わって、熱さや痛みを感じます。それから、手をひっこめるように命令を出していたのでは、危険から身を避けることができないため、こういうときには熱さや痛みを感じる前に反応できるようになっているのです。これが**反射**と呼ばれる反応で、この場合は脊髄に情報が来た段階で手をひっこめる命令が出されているのです。脊髄で反応する反射を、**脊髄反射**といい、このように手や足をひっこめる反射を**屈折反射**《くっせつはんしゃ》といいます。

脊髄反射には、屈折反射とは逆に筋肉を伸ばす**伸張反射**《しんちょうはんしゃ》というものもあります。代表的な伸張反射には、膝をハンマーで叩いたときに足が動く膝蓋腱の腱反射があります。

このほかにも、強い光を浴びて瞳孔が縮む**対光反射**や、何かが顔にぶつかりそうになったときに目を閉じて眼球を守る**瞬目反射**《しゅんもくはんしゃ》など、体を守るための反射がいくつも用意されています。

ワンポイント豆知識　無条件反射と条件反射

脊髄反射や瞬目反射など、もともと人間の体に備わっている反射を無条件反射といいます。すっぱいものを口にしたときに、唾液が分泌されるのは無条件反射ですが、これが繰り返されることで、すっぱいものを見ただけで唾液が分泌されるようになります。このように、一定の条件が繰り返されることにより起きる反射を条件反射といいます。

普段と違うショートカット

反射は、情報の伝達系統の途中から折り返す、まさに反射的な反応です。

反射のしくみ

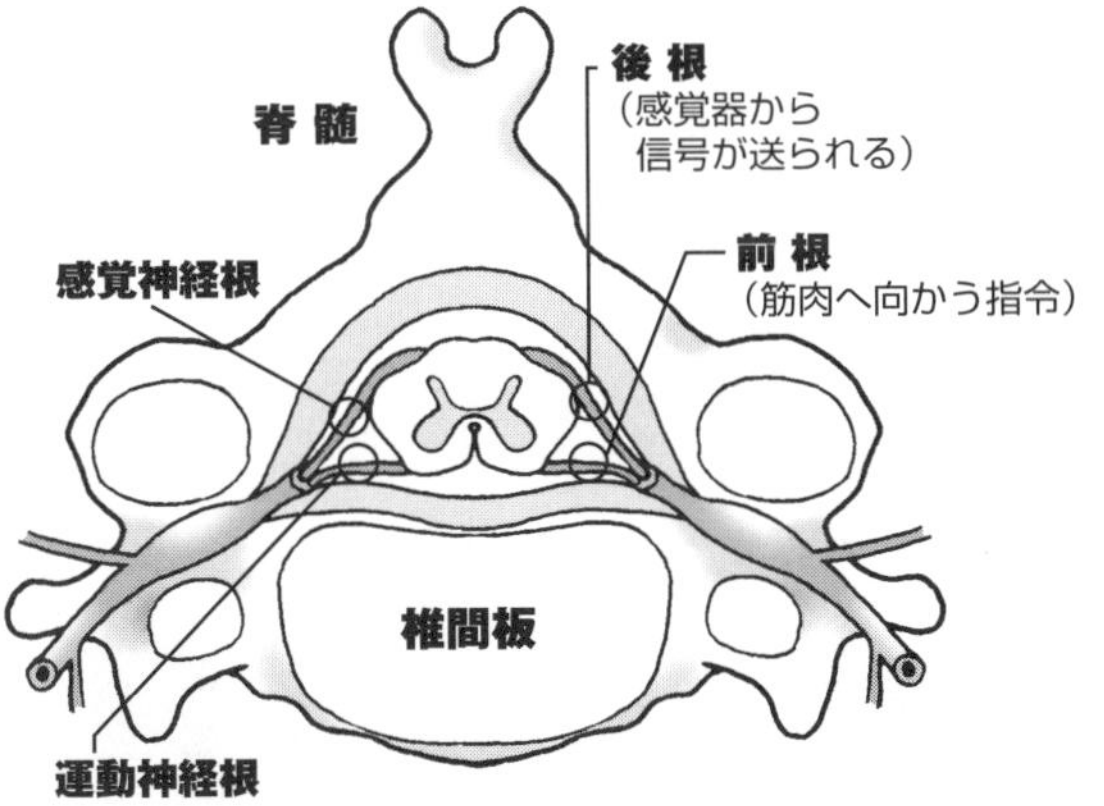
脊髄
後根
（感覚器から
信号が送られる）
感覚神経根
前根
（筋肉へ向かう指令）
椎間板
運動神経根

通常

感覚神経→脊髄→脳→脊髄→運動神経

反射

感覚神経→脊髄→運動神経

反射の種類と動き

屈折反射

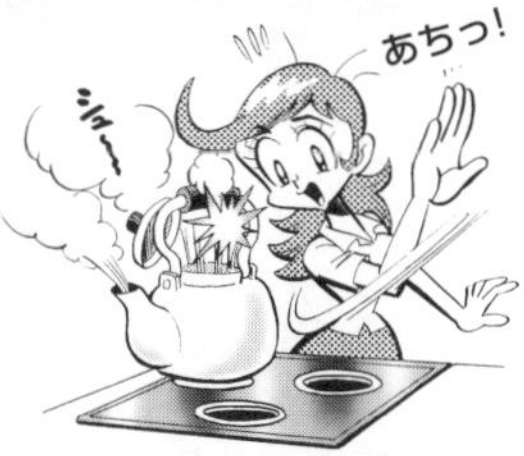
あちっ!

条件反射

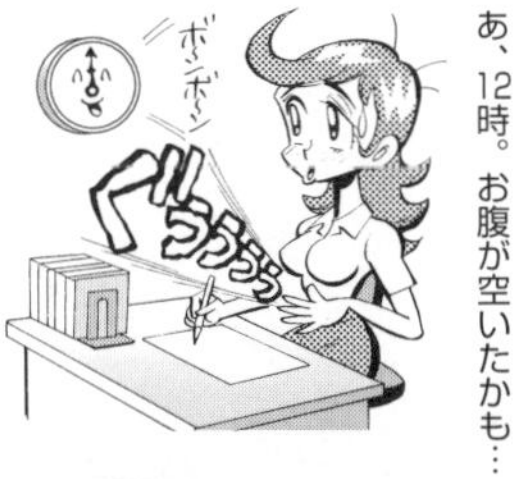
あ、12時。お腹が空いたかも…

伸長反射

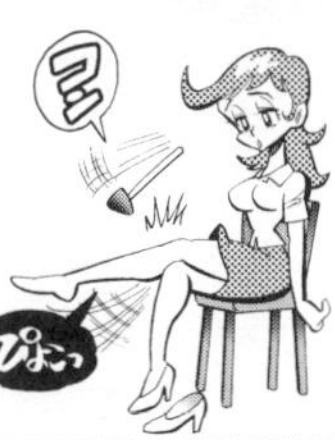
ぴよこっ

対光反射

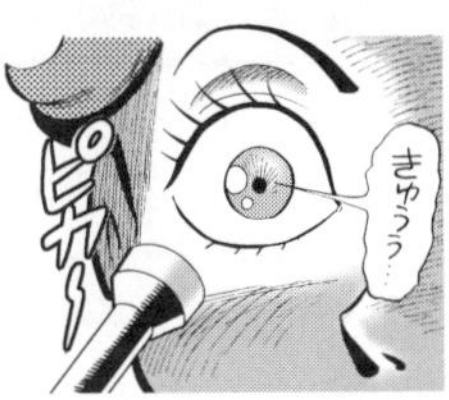
きゅうう…

ホルモンは体の中でつくられる

自律神経系とともに体を調節するホルモン

人の体は、自律神経系と**内分泌系（ホルモン）**によるふたつの調整機構をもっています。このふたつは呼吸、循環、消化、代謝、分泌など臓器の機能調節に関わり、両者を併せて神経体液性調節とも呼ばれます。この調節機構により、外部や体内の環境変化に対して一定の幅の中で、常に同じようになる＝**恒常性（ホメオスタシス）**を保っているのです。

ホルモンは体内の内分泌腺などの、ある決まった器官から合成・分泌される化学物質です。ホルモンは体液（血液）を通して体内を循環し、ほかの部分（標的器官）に影響を与え、特定の器官のはたらきを調節するための情報を伝達します。

ホルモンは、**細胞の表面にあるホルモン受容体**で受け取られ、結合すると、標的器官が特定の作用を起こすように情報を伝達します。自律神経系の情報伝達速度にはかないませんが、持続性が特徴です。また非常に微量で作用し、強いはたらきがあるため、必要なときに出され、一定に保たれるようになっています。特定の部位でのみ機能するホルモンと、全身の細胞など広範囲に影響を与えるホルモンがあります。

ワンポイント豆知識　飲酒でトイレが近くなるのも

お酒を飲んだとき、トイレに行きたくなるのもホルモンのはたらきです。アルコールがバソプレッシンというホルモンの分泌を抑えてしまうからです。バソプレッシンは、体内の水分量が不足したときに分泌され、尿の量を減らすホルモン。そのため、体は体内に水分が過剰にあると勘違いしてせっせと尿をつくり始めてしまいます。お酒を飲むときは、水分補給を忘れずに。

人体はフィードバック機能つき

体のはたらきを一定に保とうとする人間に備わった機能。
そのひとつがホルモンのはたらきです。

ホメオスタシスとホルモンの関係

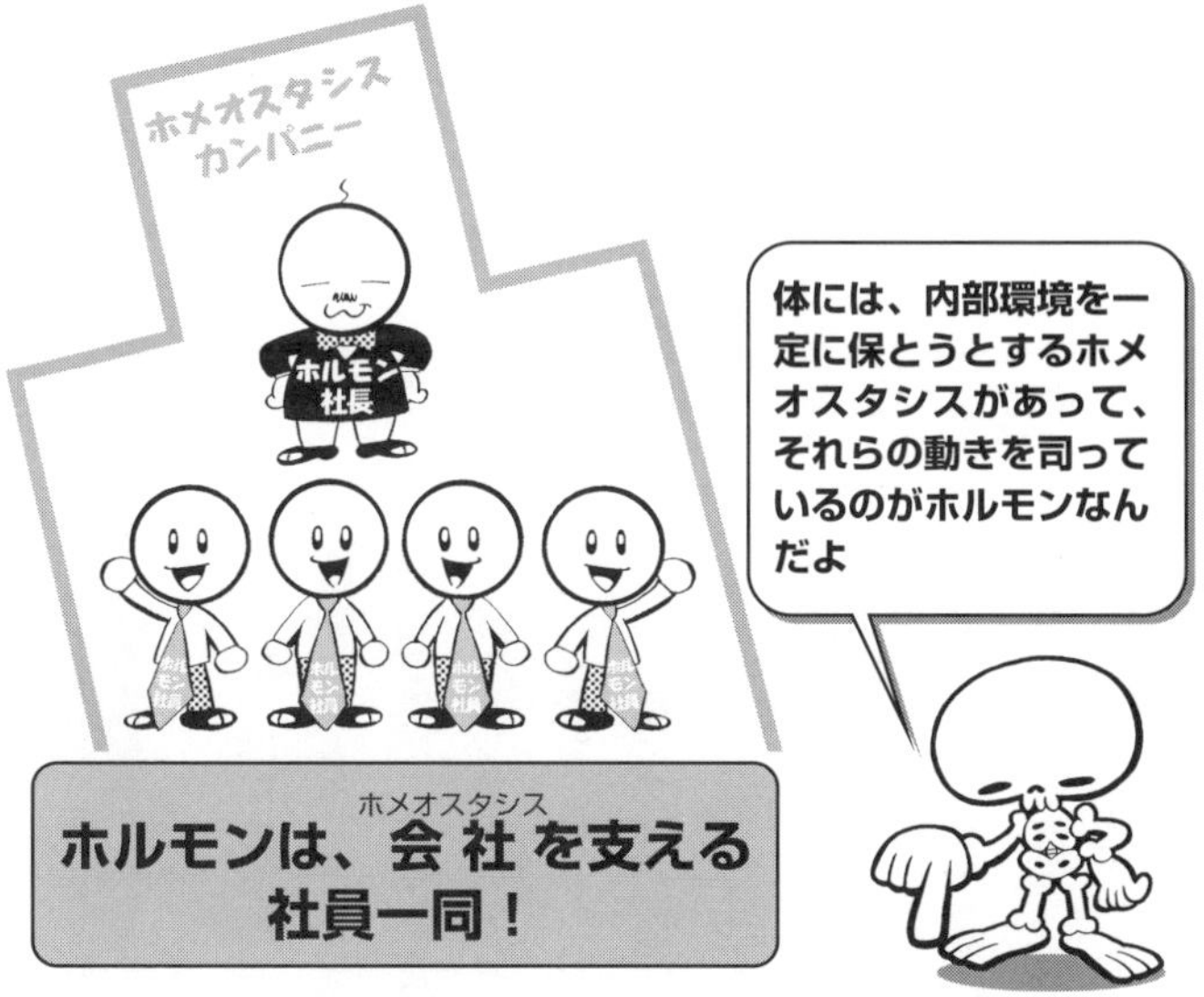
ホメオスタシスカンパニー
ホルモン社長
体には、内部環境を一定に保とうとするホメオスタシスがあって、それらの動きを司っているのがホルモンなんだよ
ホルモンは、会社《ホメオスタシス》を支える社員一同!

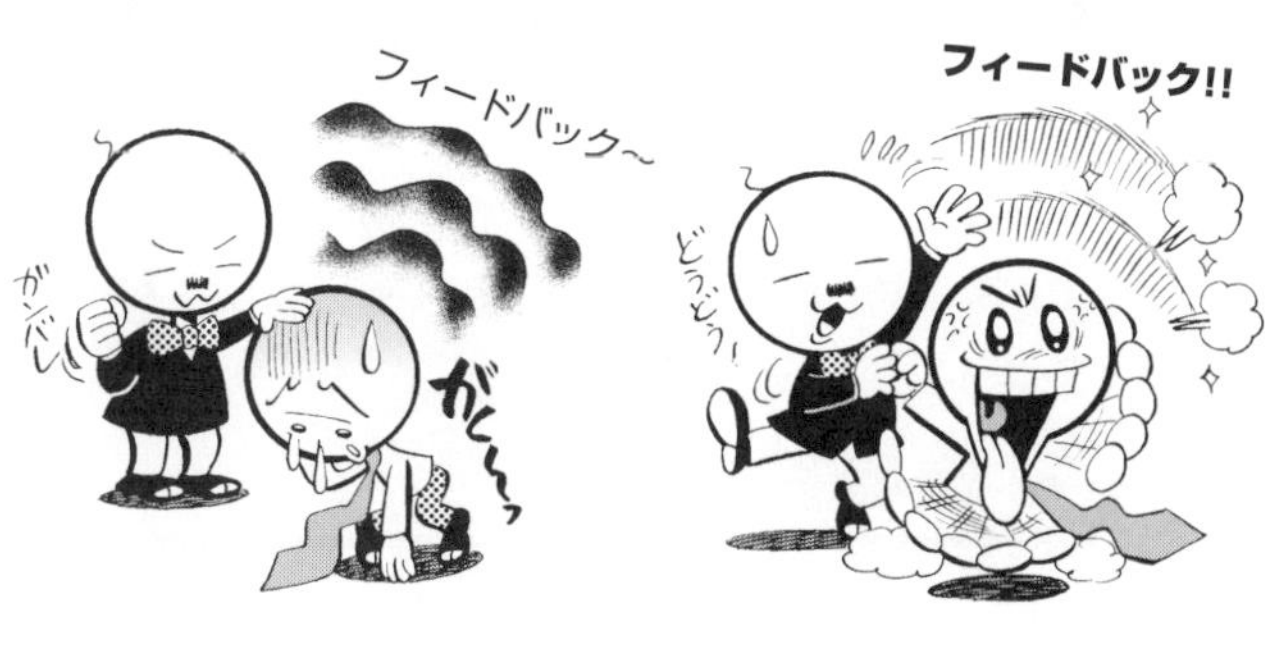

社員に元気がない（ホルモンの分泌が少ない）ときは励まし、逆に元気がありすぎるとき（分泌過多）は落ちつかせる。このようなシステムをフィードバックという

ホルモンがつくられる場所は

実は体中のあちこちから分泌される、いろいろなホルモンたち

ホルモンをつくり出す内分泌系のおもな器官には、視床下部、脳下垂体、松果《しょうか》体《たい》、甲状腺、副甲状腺、胸腺、副腎《ふくじん》、膵臓《すいぞう》、精巣（男性）、卵巣（女性）などがあり、それぞれ**ひとつから複数の特定のホルモンをつくります**。また女性では妊娠中に胎盤が内分泌腺としてもはたらきます。中でも**脳下垂体**は、いくつもの部位で、異なった数多くのホルモンをつくっていることで知られ、代表的な内分泌器官です。副腎皮質刺激ホルモン、甲状腺刺激ホルモン、生殖腺刺激ホルモン、黄体形成ホルモン、濾胞《ろほう》刺激ホルモンといった、**ほかのホルモンを分泌する器官をコントロールするホルモンを多く分泌する**ことも特徴です。

ホルモンやホルモン様物質のすべてが内分泌系からつくられるわけではありません。たとえば、腎臓では血圧を制御するレニンというホルモンを、骨髄が赤血球をつくるように刺激するエリスロポエチンというホルモンをつくっています。また消化器官でも消化を調節するホルモンや膵臓では血糖コントロールに関係するホルモンなど、さまざまなホルモンがつくられています。

ワンポイント豆知識　寝る子は育つ！

成長ホルモンはその名のとおり骨を伸ばし、筋肉をつくり、体の成長を促す役割のホルモンです。脳の視床下部でつくられ、いつでも分泌されているわけではなく、運動した後や睡眠中に分泌されます。夜寝た後30分ほどでノンレム睡眠に移行してから3時間程度にもっとも多く分泌されるといわれます。昔からいわれる「寝る子は育つ」には根拠があったのですね。

おもなホルモン分泌場所

ホルモンは体中のあちこちにある内分泌器から分泌されています。ここでおもなものを見てみましょう。

人体を調整するしくみ

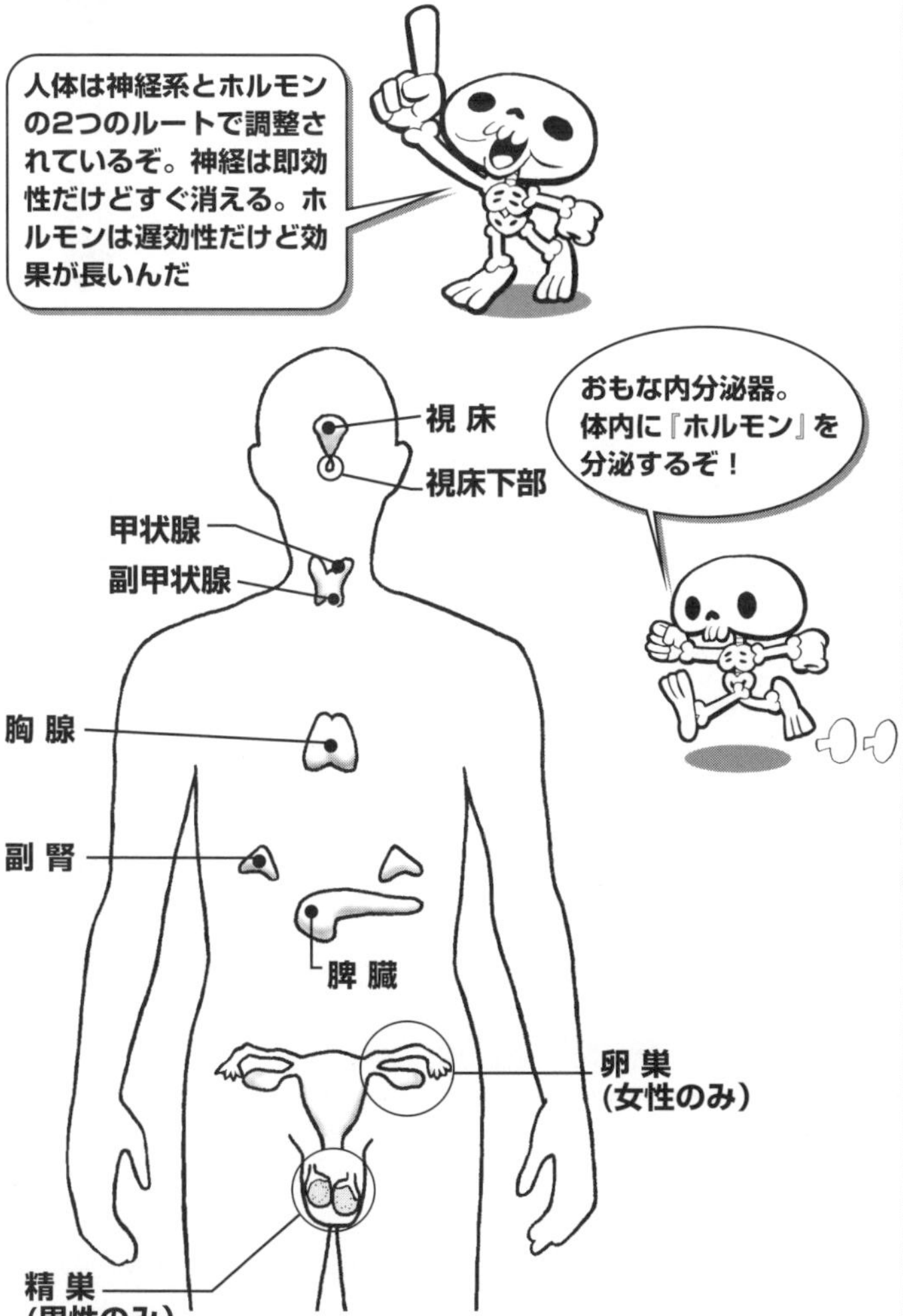
人体は神経系とホルモンの2つのルートで調整されているぞ。神経は即効性だけどすぐ消える。ホルモンは遅効性だけど効果が長いんだ
おもな内分泌器。体内に『ホルモン』を分泌するぞ！
視 床
視床下部
甲状腺
副甲状腺
胸 腺
副 腎
膵 臓
卵 巣
(女性のみ)
精 巣
(男性のみ)

脳内で50以上の物質が活躍中

脳内物質は、感情もコントロールしているって本当？

人間の精神状態や健康状態には、脳内分泌物質が深く関わっているといわれています。この脳内物質は、もともと神経伝達物質として、情報を伝えるためのものです。現在**50種類以上の神経伝達物質**が確認されていますが、そのはたらきが比較的分かっているのは約20種ほど。自律神経のはたらきと連動して分泌されるものもありますし、快感をもたらす麻薬のような脳内物質もあります。

感情を伝達する物質ですが、逆にその**物質が伝達されることにより感情が変化する**ということがあります。アドレナリン、ノルアドレナリン、ドーパミンなどは交感神経に関連のある脳内物質で、ストレスを受けると分泌される興奮性の感情ホルモンです。逆にアセチルコリン、セロトニン、β・エンドルフィンなどは副交感神経と関連のある脳内物質で、リラックス状態にあるときに分泌され、興奮抑制の作用があります。

脳内分泌物質は、感情の状態によって分泌が左右されています。そのため緊張状態でも、楽観的になりリラックス状態を条件付けることにより、緊張をほぐす物質分泌を行なうことも可能なのです。

ワンポイント豆知識　恋する女性は美しい？

恋愛中の相手が綺麗に見えるというのにも、実は脳内物質が関わっています。恋人に会ったときに脳内にフェニルエチルアミンという物質が分泌され、これが快感を与えてくれるのです。また、恋愛中の女性は女性ホルモンをたくさん分泌することも知られています。この中でもプロラクチンが肌に張りを与え、髪につやを持たせるため、客観的にも美しく見えるのです。

脳内物質の役目

脳内物質は、脳の中で情報を伝えるための物質です。そのはたらきが何かが、次々に発見されています。

脳内物質による感情の変化

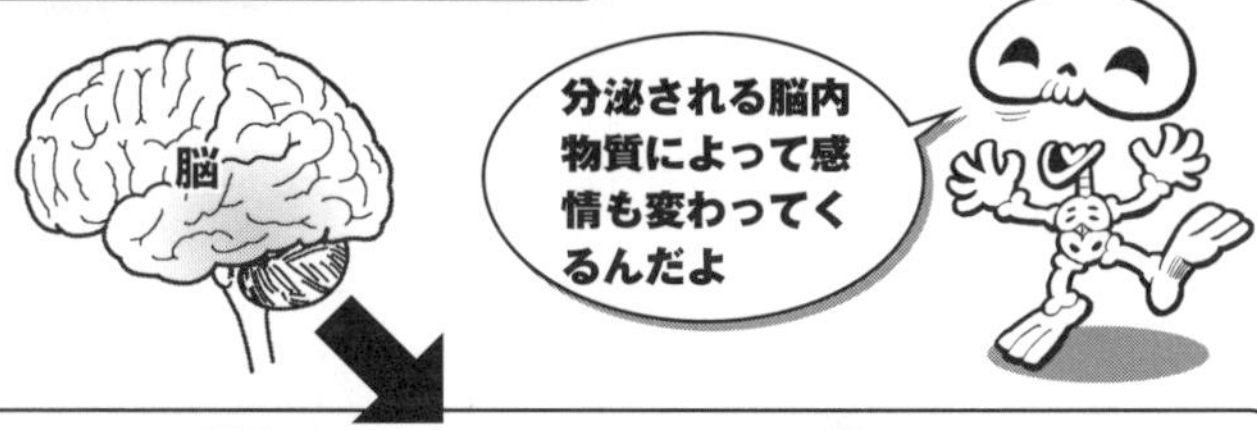

分泌される脳内物質によって感情も変わってくるんだよ

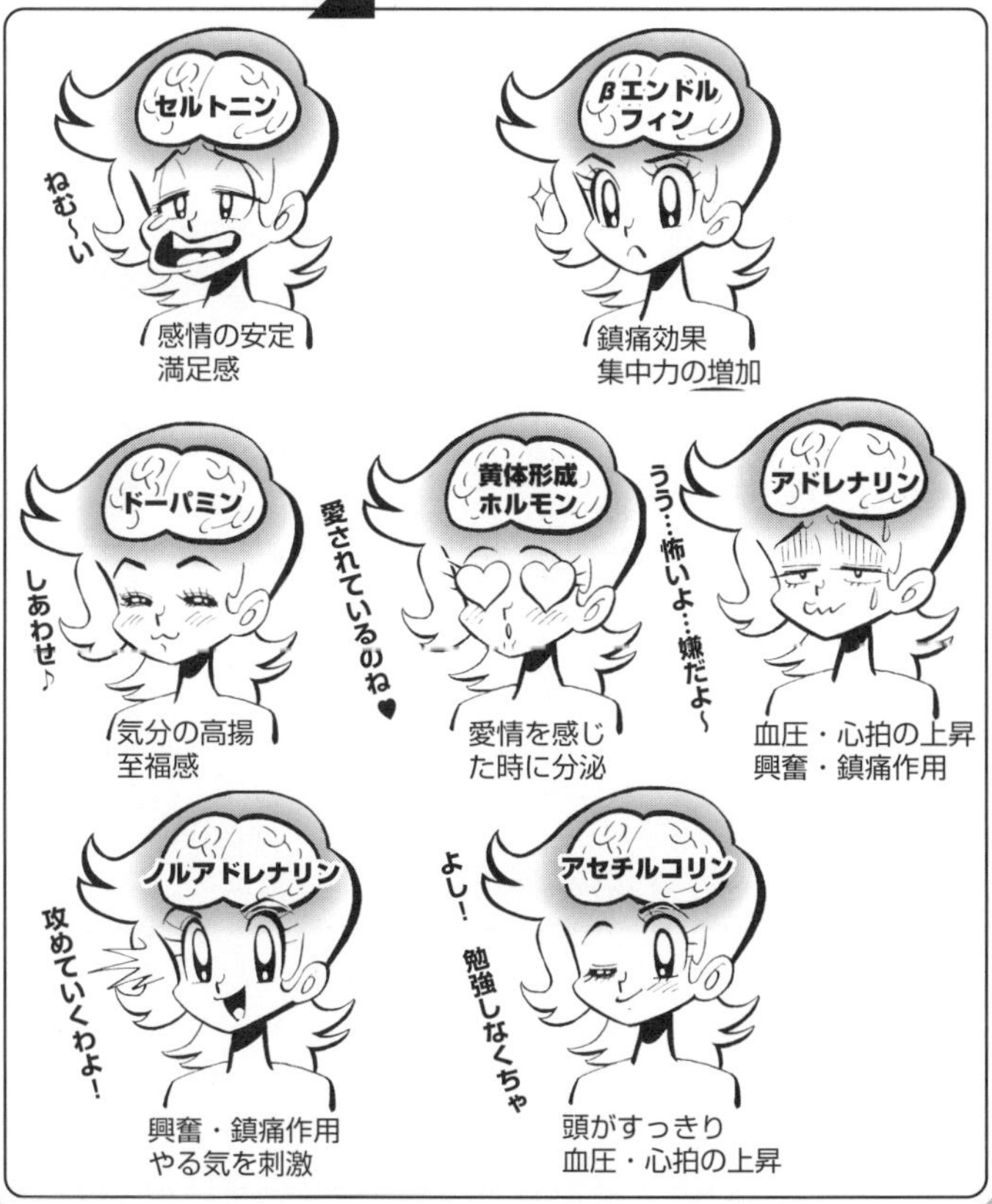
セルトニン
ねむ〜い
感情の安定
満足感
βエンドルフィン
鎮痛効果
集中力の増加
ドーパミン
しあわせ♪
気分の高揚
至福感
黄体形成ホルモン
愛されているのね♥
愛情を感じた時に分泌
アドレナリン
うう…怖いよ…嫌だよ〜
血圧・心拍の上昇
興奮・鎮痛作用
ノルアドレナリン
攻めていくわよ!
興奮・鎮痛作用
やる気を刺激
アセチルコリン
よし! 勉強しなくちゃ
頭がすっきり
血圧・心拍の上昇

ホルモンをコントロールする下垂体

実は男女を分けるホルモンにも関与しています

脳下垂体は、エンドウマメ大の大きさの内分泌腺です。ほかの多くの内分泌腺のはたらきを制御しているため、**内分泌中枢**とも呼ばれます。下垂体は前葉と後葉に分かれ、後葉は視床下部によってコントロールされています。

さまざまなホルモンをつくり出す下垂体ですが、すべてを常につくっているわけではありません。数時間単位でつくられるものもあれば、一日周期のものや、女性の生殖機能を制御する黄体形成ホルモンと卵胞刺激ホルモンのように、月経周期で変化するものなどさまざまです。

脳下垂体は、人の性にも大きく関わっています。**性腺刺激ホルモンが精巣や卵巣を刺激し、男性ホルモンや女性ホルモンの分泌を促します。**赤ちゃんでも男の子の場合、妊娠8週目くらいから精巣がつくられ、ここから分泌される男性ホルモンにより妊娠10週目めぐらいには男性器がつくられます。

また女の子の場合でも、妊娠11週目ぐらいに卵巣がつくられ、女性ホルモンが分泌され20週目ぐらいには女性器がつくられます。また思春期になると、二次性徴が始まります。

ワンポイント豆知識 男女の脳の決まりかた

胎児の脳はそのまま育つと女性の脳になります。男性の場合、妊娠中のある時期に男性ホルモンが脳にはたらきかけ、男性の脳がつくられます。何らかの理由で、このはたらきがないと、体は男性でも脳だけ女性の脳を持つことになってしまいます。

女性の場合も、母親の血液中に多量の男性ホルモンがあった場合などは、脳が男性化することがあります。

ホルモンの司令塔

下垂体から出されるホルモンは、直接体の各部にはたらきかけるものだけではありません。

下垂体がコントロールするもの

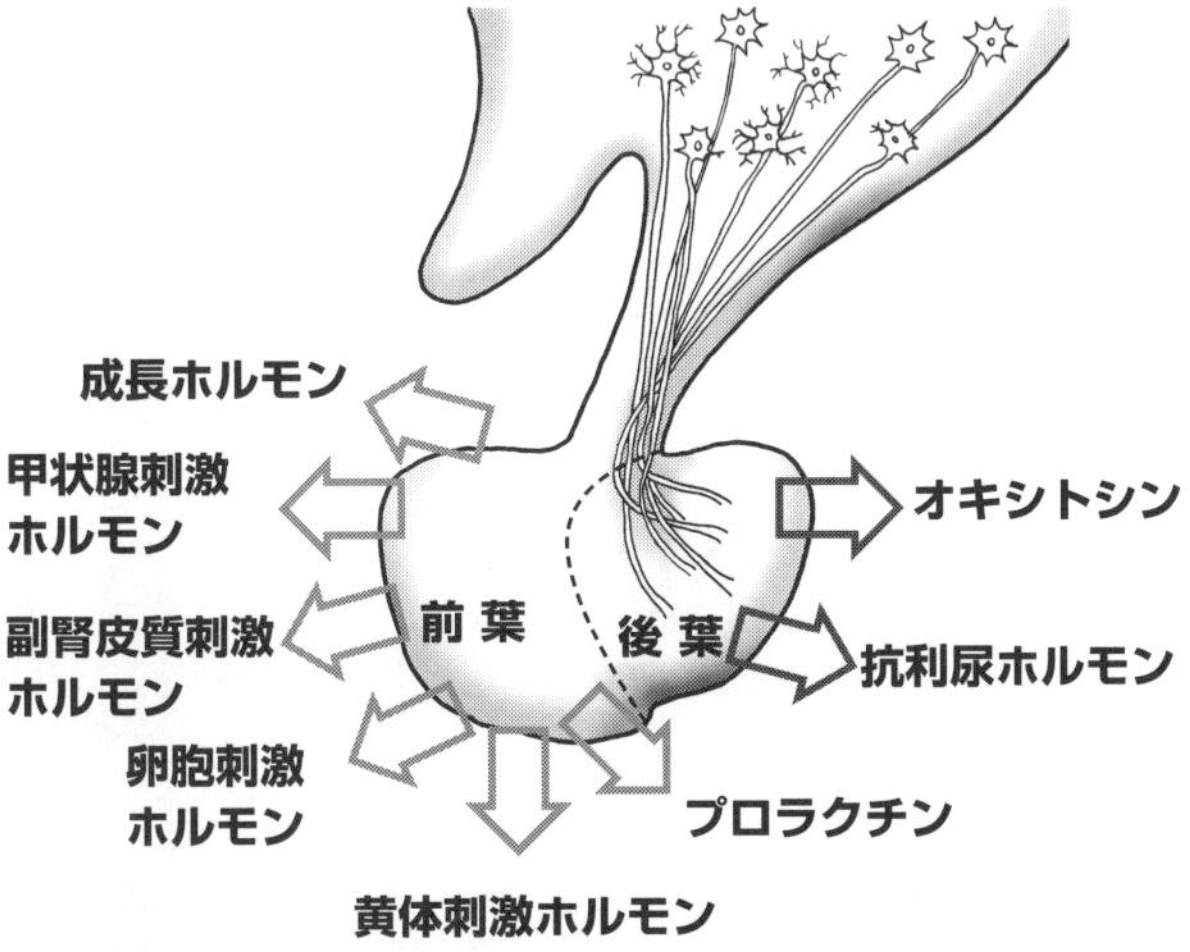

	ホルモン	おもなはたらき
下垂体前葉	副腎皮質刺激ホルモン	副腎皮質に副腎皮質ホルモンを分泌させる
	甲状腺刺激ホルモン	甲状腺に甲状腺ホルモンを分泌させる
	成長ホルモン	骨や筋肉を成長させる
	プロラクチン	乳腺に作用し、乳汁分泌を促進させる
	性腺刺激ホルモン（黄体形成ホルモンと卵胞刺激ホルモン）	（男性）精巣での精子成長を促進させる。精巣に作用して男性ホルモンを分泌させる（女性）卵細胞の成長を促進させる。女性ホルモンを分泌させる。排卵など女性の性周期を決定する
下垂体後葉	抗利尿ホルモン	尿の量を押さえる
	オキシトシン	出産時に子宮を収縮させる。出産後、乳腺に作用し母乳を出させる

ストレスが体に悪い理由は

ストレスに過剰反応する副腎のはたらきに注意

副腎《ふくじん》は、**数多くのホルモンを分泌する内分泌器**です。腎臓の隣にあることから、この名が付けられましたが腎臓と直接の関係はありません。副腎は大きく2層になっていて、**外側を副腎皮質、内側を副腎髄質**《ずいしつ》と呼びます。副腎皮質からステロイドホルモンが多種分泌され、まとめて**副腎皮質ホルモン**と呼ばれています。副腎皮質ホルモンは、糖の蓄積と利用を制御するもの、体内の電解質のバランスを調節するもの、性ホルモンの3つに大別することができます。

副腎髄質からは、アドレナリンやノルアドレナリン（P.113参照）が分泌され、**体のストレス反応などの調節**を行なっています。人間の体は、ストレスを受けると古来よりの「戦うか逃げるか」という選択に備えます。そのため、副腎髄質からのアドレナリンの分泌による血糖値上昇、呼吸数増加などを引き起こし、同時に交感神経の興奮による心拍数の増加、血圧上昇などが始まります。そのため、ストレスが続くと心身へかなりの負担になります。ストレスの際に副腎でつくられるホルモンは、ビタミンCを多く消費するのでビタミン不足にもなります。

ワンポイント豆知識　ストレスの正体

脳下垂体から生成される副腎皮質刺激ホルモンの分泌を促すような刺激を「ストレッサー」と呼びます。ストレッサーに対して、体が防御しようとする反応が「ストレス」なのです。

ストレス状態が続くと、血管などが直接痛めつけられるだけでなく、交感神経の興奮が副交感神経の興奮につながり、消化器官への負担も増えることになります。

ホルモン分泌と密接関係

ホルモンの分泌は、自律神経のはたらきと密接に連動しています。ここでは副腎を例に紹介しましょう。

2層に分かれた副腎

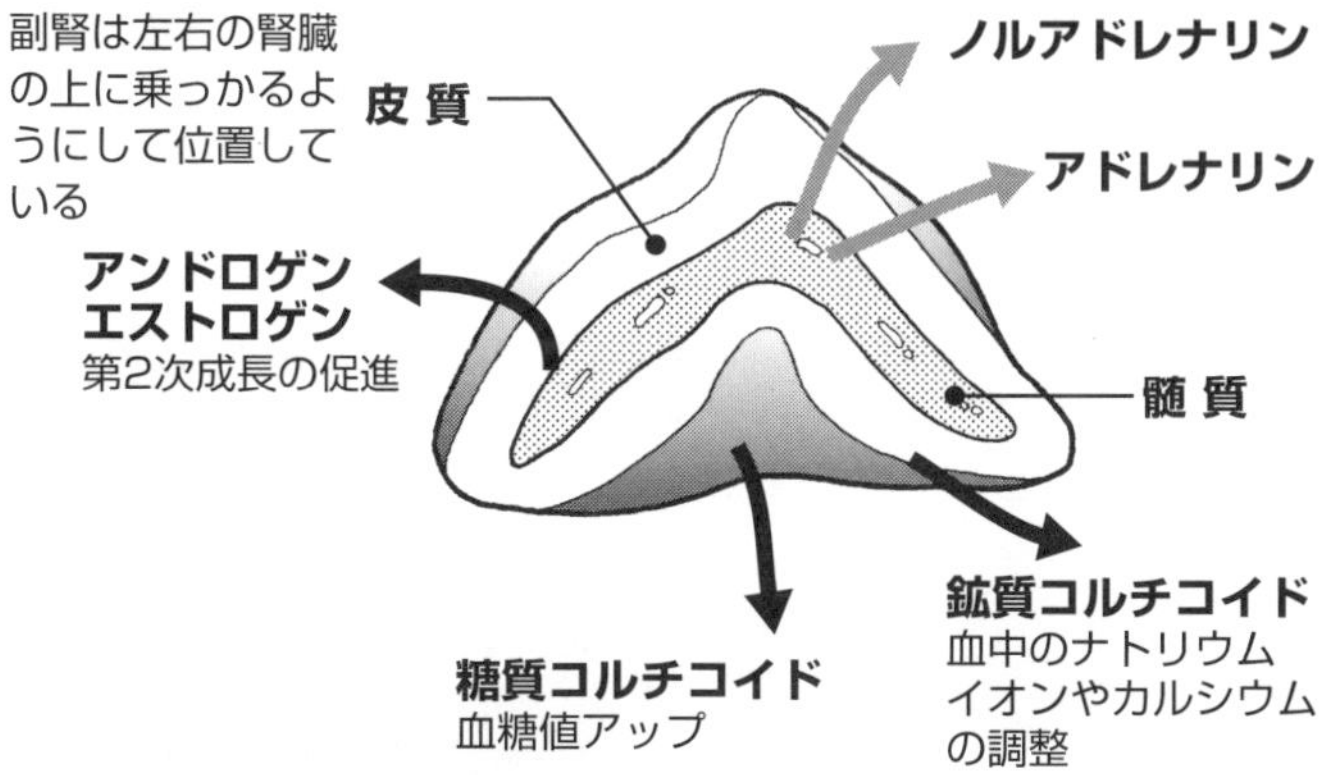
副腎は左右の腎臓の上に乗っかるようにして位置している
皮質
ノルアドレナリン
アドレナリン
アンドロゲン
エストロゲン
第2次成長の促進
髄質
糖質コルチコイド
血糖値アップ
鉱質コルチコイド
血中のナトリウムイオンやカルシウムの調整

ストレスを感じたら

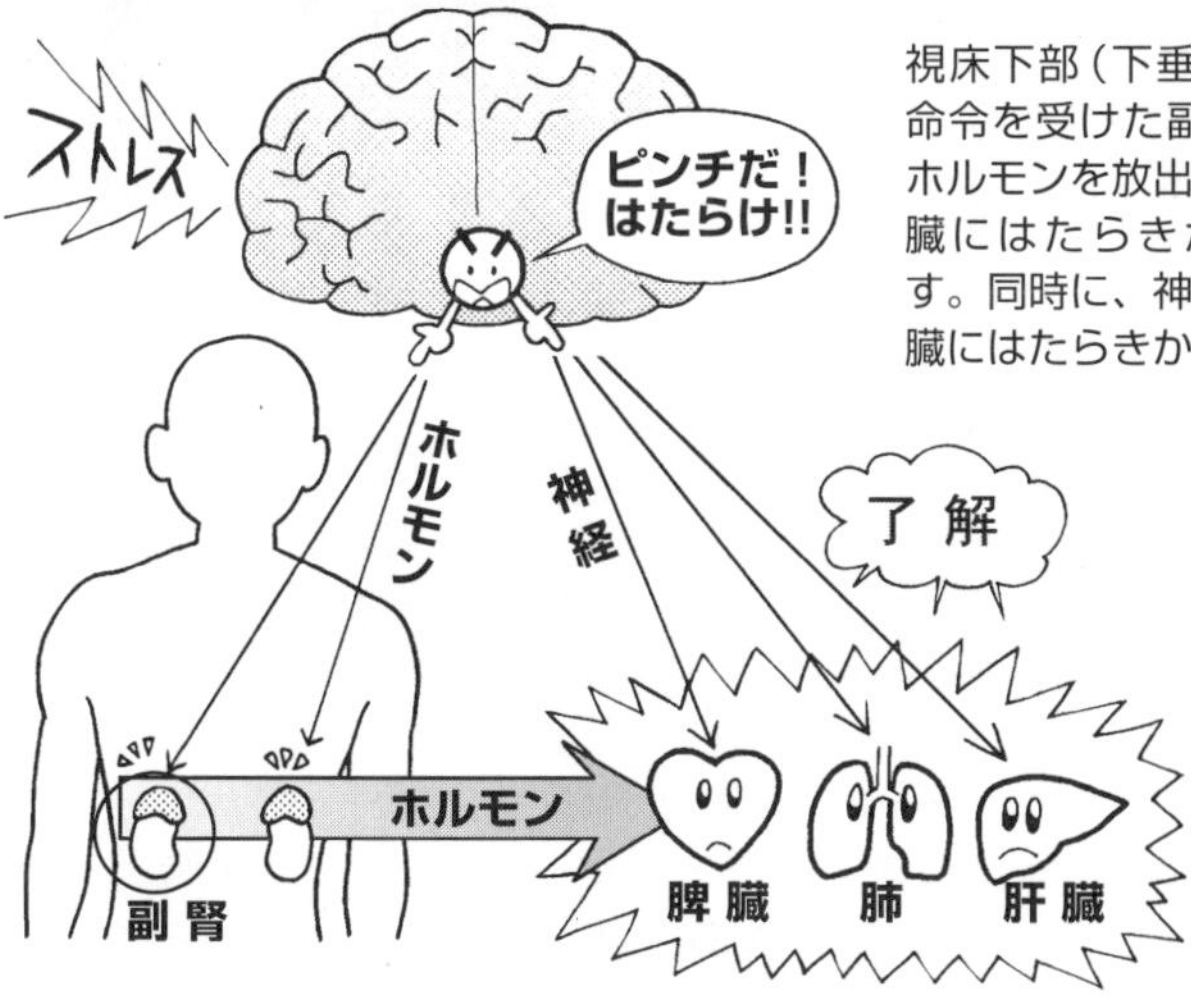
ストレス
ピンチだ！
はたらけ!!
ホルモン
神経
了解
ホルモン
副腎
脾臓
肺
肝臓

視床下部（下垂体）の命令を受けた副腎は、ホルモンを放出し、内臓にはたらきかけます。同時に、神経も内臓にはたらきかけます

膵臓に用意されたふたつの組織

血糖値をコントロールする3つのホルモンを分泌

膵《すい》臓《ぞう》は2種類の組織で構成されている臓器です。ひとつは消化酵素を産生するための組織で、もうひとつはホルモンを産生する島のように膵臓内に浮いた組織です。島のような組織は、**ランゲルハンス島**と呼ばれます。

ランゲルハンス島の数は、20万～200万個といわれています。このランゲルハンス島を構成する細胞は、A細胞、B細胞、D細胞などに分けられます。**A細胞はグルカゴン、B細胞はインスリン、D細胞はソマトスタチンをそれぞれ分泌**します。グルカゴンは**血糖を上昇させるはたらき**があり、インスリンは**血糖を低下させるはたらきが**、そしてソマトスタチンはグルカゴンとインスリンの分泌を抑制するはたらきがあります。

誰もが一度は名前を聞いたことがあるインスリンは、糖が血液中に入ると、膵臓が刺激されて産生されます。インスリンは糖を細胞に取りこみ、取りこまれた糖はエネルギーに変換され、すぐに消費されるか、必要なときまで蓄えられます。また、インスリンには不要なブドウ糖を中性脂肪に変えたり、筋肉でタンパク質を合成するはたらきもあります。

ワンポイント豆知識

グルカゴンのはたらきは？

インスリンと比べて、知名度の低いグルカゴン。こちらもインスリン同様に、血糖値の定常化に重要なホルモンです。血糖値が下がり脳が必要とするブドウ糖が不足すると、グルカゴンが分泌されます。グルカゴンは、肝臓に備蓄しているグリコーゲンをブドウ糖に分解し放出させて、脳細胞の要求を満たします。また、脂肪細胞に対して、脂肪を血中に放出する指示を出します。

ランゲルハンス島の違い

膵臓の中に浮いた島のような組織・ランゲルハンス島の細胞は、そのはたらきによって区別されます。

ランゲルス島のはたらき

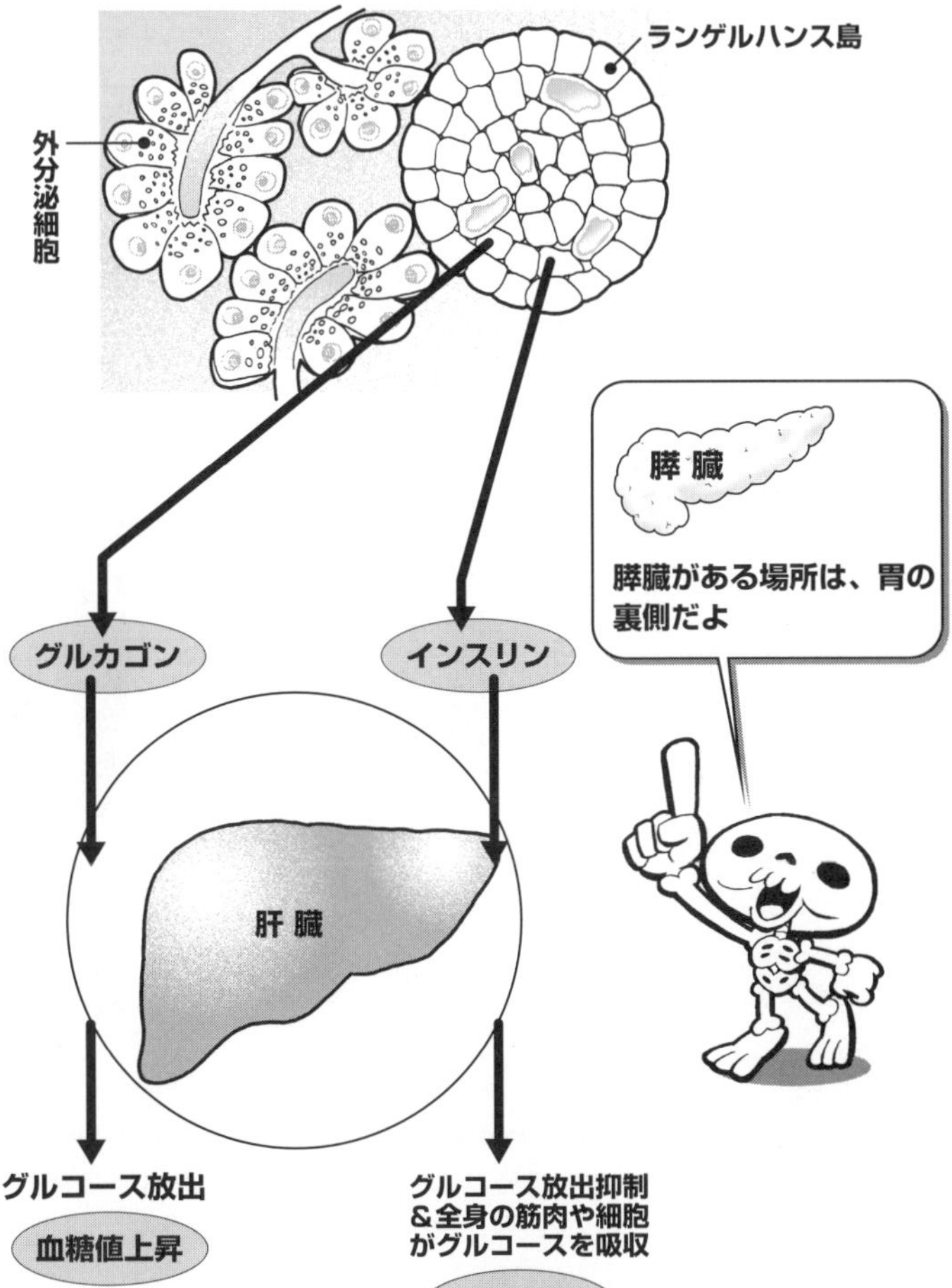
外分泌細胞
ランゲルハンス島
膵臓
膵臓がある場所は、胃の裏側だよ
グルカゴン
インスリン
肝臓
グルコース放出
血糖値上昇
グルコース放出抑制
&全身の筋肉や細胞
がグルコースを吸収
血糖値下降

触って分かる大きな組織・甲状腺

体内でのエネルギー生産を活発にする甲状腺ホルモン

甲状腺は直径約5㎝ほどの器官で、**内分泌器官としては最大の臓器**です。のどぼとけの下方にあり、ふたつの部分に分かれて中央で結合した、蝶ネクタイのような形をしています。

甲状腺のおもな役目は、ヨードを原料として甲状腺ホルモンを分泌することです。**甲状腺ホルモン**は新陳代謝を活発にし、体のほとんどの組織を刺激してタンパク質をつくらせることができます。また細胞が使う酸素量を増やすことによって、代謝を高めることができます。

甲状腺ホルモンは、心拍数、呼吸数、カロリーの燃焼率、皮膚の修復、成長、発熱、受胎力、消化など多くの生命活動に影響する重要なホルモンです。そのほかに甲状腺では、血中のカルシウム濃度を下げるカルシトニンというホルモンを分泌しています。

甲状腺の後ろには副甲状腺があり、甲状腺の右葉と左葉の上下にそれぞれ1個ずつ、合計4個あります。副甲状腺は米粒大で、血中のカルシウム濃度を上げる**副甲状腺ホルモン**を分泌しています。副甲状腺ホルモンは、骨の形成とカルシウムやリンの排泄も制御しています。

ワンポイント豆知識　原発事故とヨード

テロ対策が進むアメリカでは、連邦政府がヨウ化カリウムの錠剤を配布して話題になりました。これは、原発事故などで、放射性のヨードが大気中に多量に放出されることが知られており、甲状腺がこの放射性ヨードを取り込んでしまうリスクに対応するため。あらかじめ錠剤で、甲状腺の許容量いっぱいにヨードを取っておけば、放射性ヨードを吸収せずにすむとか。

甲状腺は大事な組織

甲状腺から出されるホルモンが過剰でも不足しても、人体に影響がでてきます。

甲状腺の位置

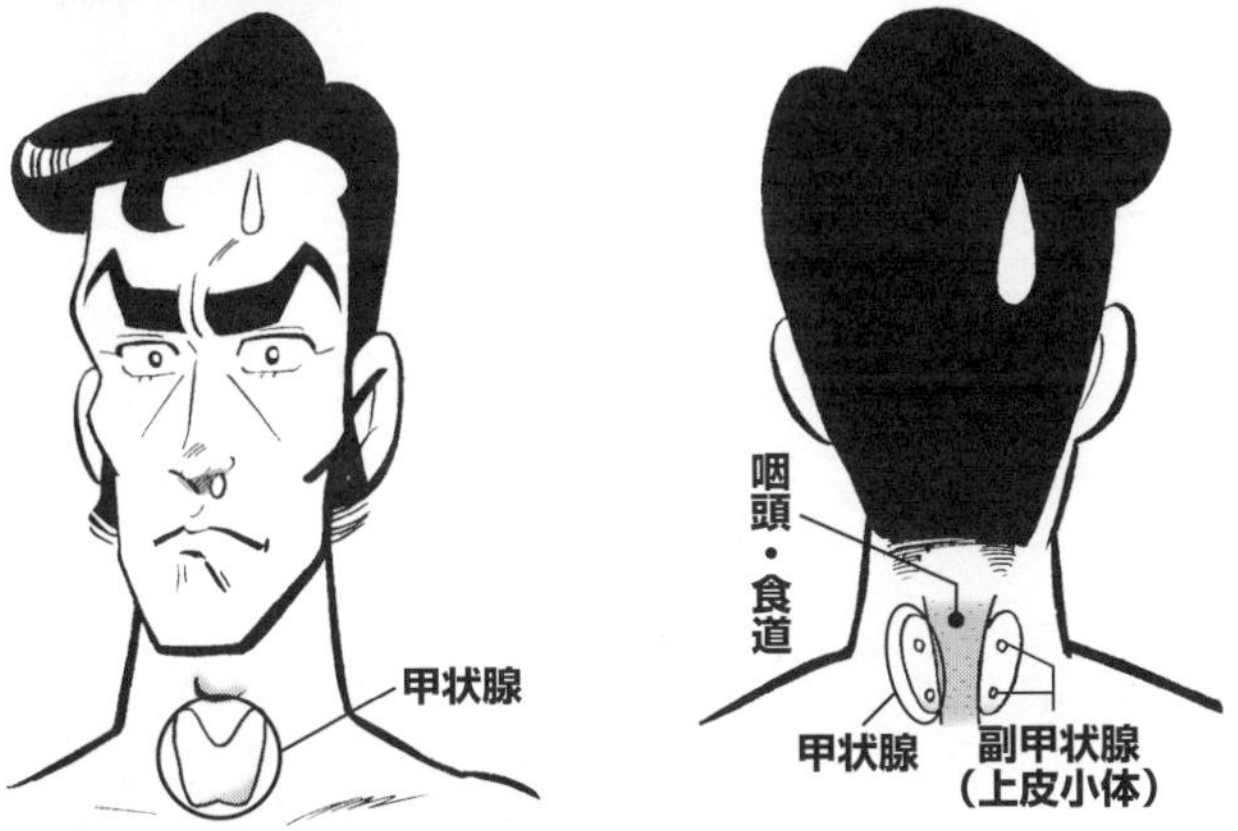

甲状腺ホルモンの分泌

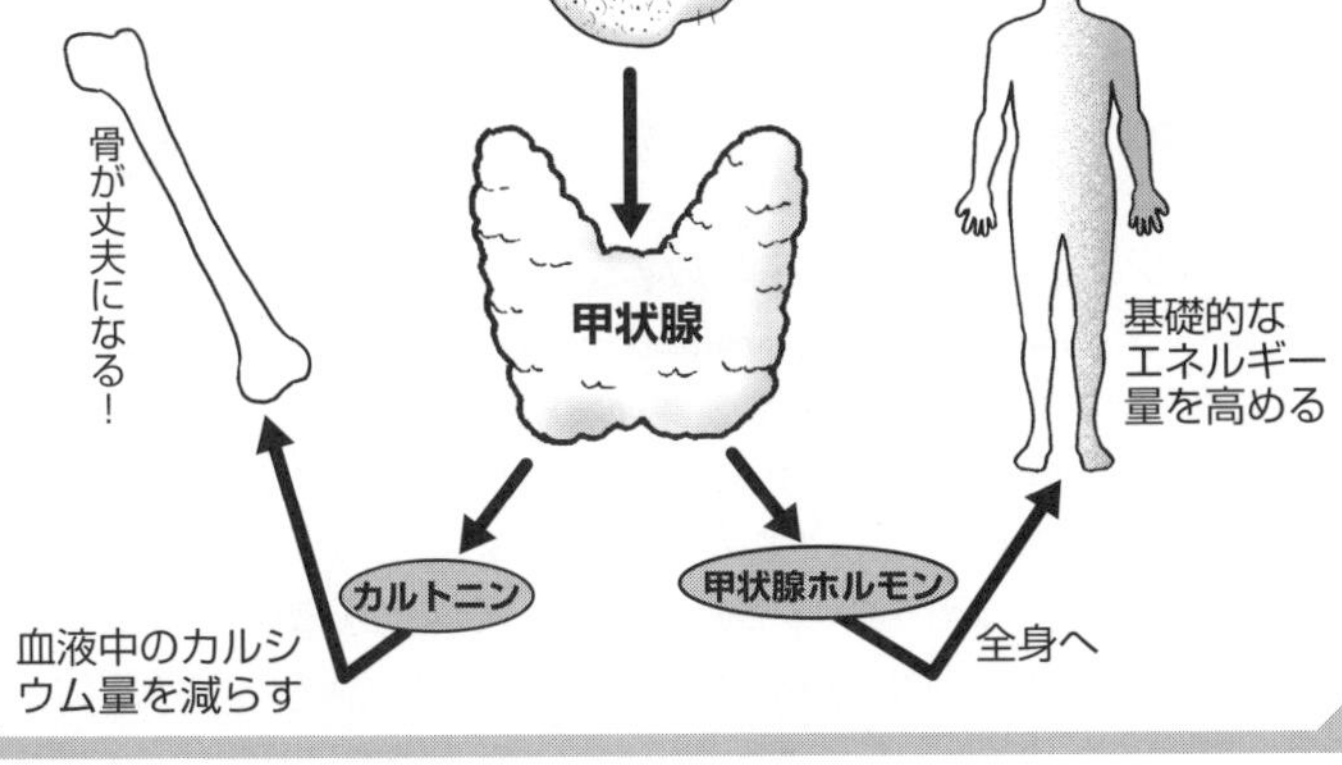
脳・視床下部
多すぎた場合は
負のフィードバック

胃に出るのに外分泌？

違いは、血液に少量を直接出すか、分泌器官から器官へ出すか

さまざまな内分泌機能を紹介してきましたが、逆に外分泌機能もあります。内分泌と外分泌の違いは、その分泌元と分泌先にあります。

外分泌と内分泌の両機能を備える膵《すい》臓《ぞう》を例に説明しましょう。膵臓は、**ランゲルハンス島**でできた**インスリン**と**グルカゴン**などのホルモンを毛細血管中に分泌します。このように内分泌とは、分泌細胞から直接血液中にホルモンを分泌する機能のことです。内分泌器官としてはほかに、**脳下垂体**、**甲状腺**、**肝臓**、**卵巣**などがあります。また、分泌されるホルモンは、ごく少量で体内活動に大きな効果をもたらします。

一方、外分泌とは、分泌器の分泌物を**導管を通じて体外や消化管に分泌**すること。膵臓は外分泌機能として、消化液である**膵液**《すいえき》を**膵管**《すいかん》から**十二指腸**《じゅうにしちょう》へ分泌する機能をもちます。この膵管のように導管を備えていることが、外分泌機能の特徴です。外分泌腺としては、汗を出す**汗腺**、膵臓と同じく**消化液**を出す消化腺をもつ肝臓や胃、唾液を出す**唾液腺**などがあります。

ワンポイント豆知識　汗で体温を調節

ホルモンや酵素などの分泌、免疫系の動きが活発になる36度前後に体温を保つのが、汗腺の役割のひとつです。

しかし体温は、同じ恒温動物《こうおんどうぶつ》でも異なり、ニュージーランド人の平均体温は37度、ウサギは38～39.5度ほどです。また最近、乳幼児期に冷房のある生活に慣れたため、体温調節機能が発達しない児童（体温が35度未満あるいは37度以上）が増えているそうです。

いろいろな外分泌腺

代表的な外分泌腺というと消化腺と汗腺。しくみも機能も異なりますが、導管から分泌される同じ特徴を持ちます。

消化腺は体「内」でも「外」分泌

口内に出る唾液、胃から出る胃液、肝臓の胆汁、小腸から出る腸液など、消化器系に出される消化液はすべて外分泌液

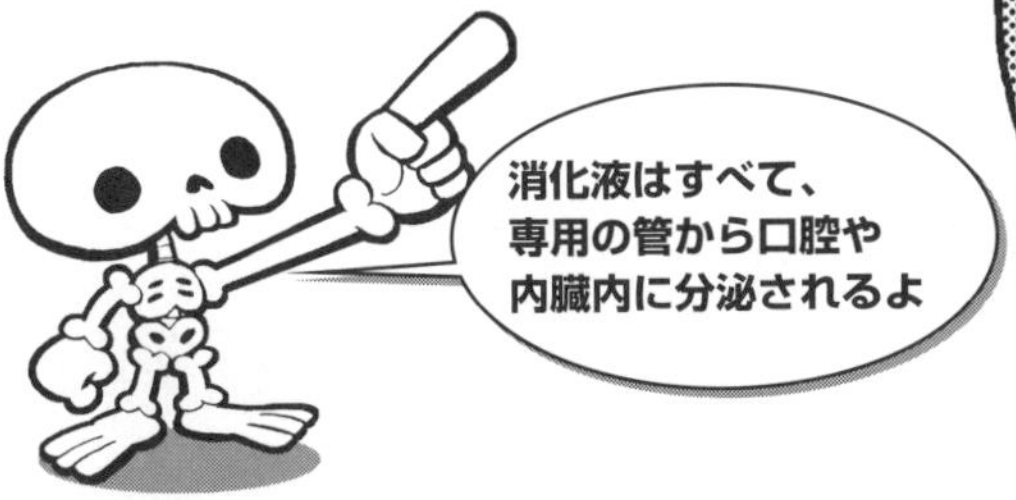
消化液はすべて、
専用の管から口腔や
内臓内に分泌されるよ

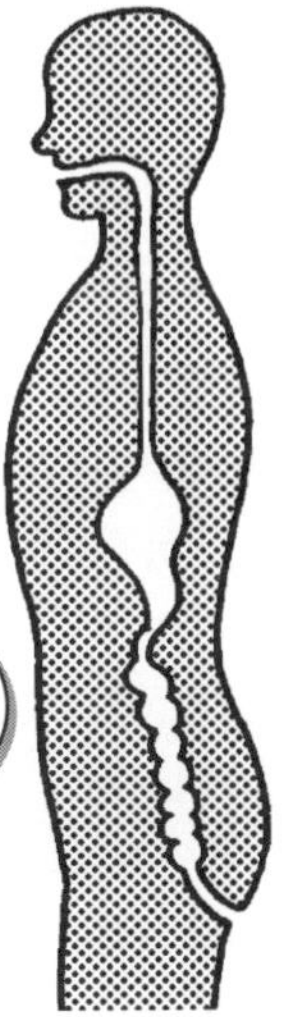

暑いときと寒いときの汗腺の動き

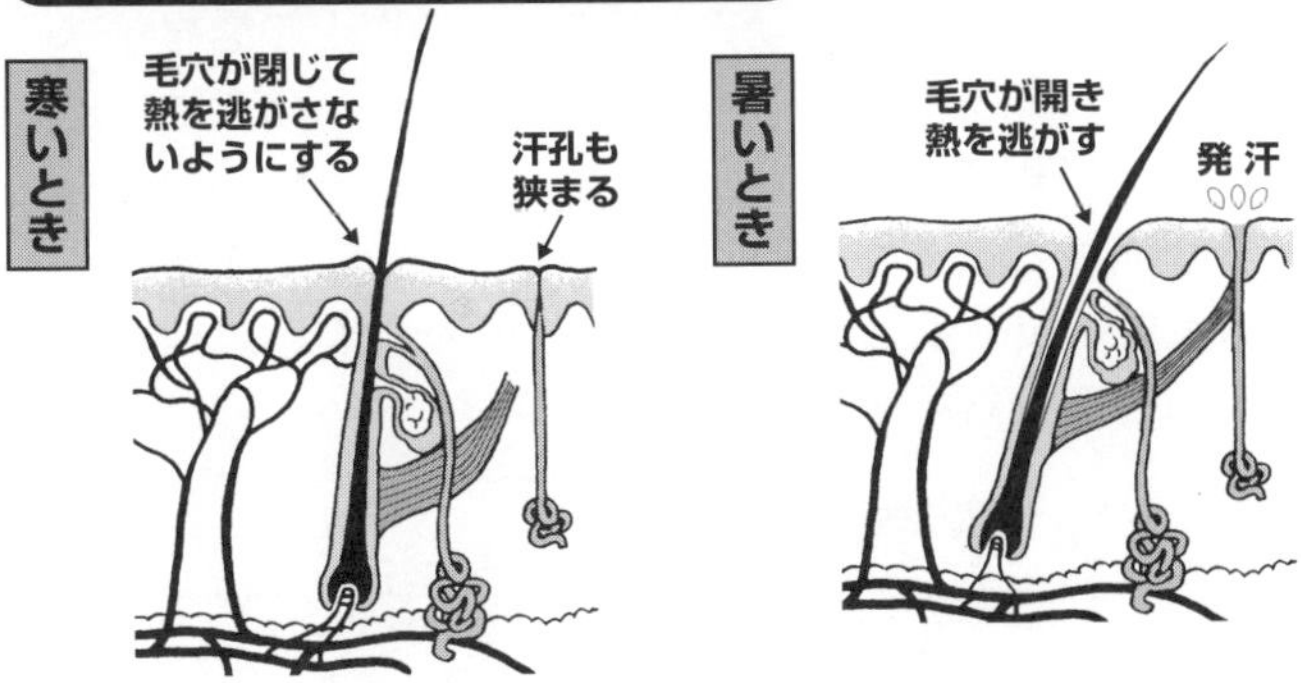
寒いとき
毛穴が閉じて
熱を逃がさな
いようにする
汗孔も
狭まる
暑いとき
毛穴が開き
熱を逃がす
発汗

温度センサーの役目も持つ肌が外気温の変化を感じとると、その情報を受けとった脳の視床下部が指令を出し、汗腺や毛穴を温度によって伸縮させます

ポッキンの

知ってビックリ！人体の話 その2

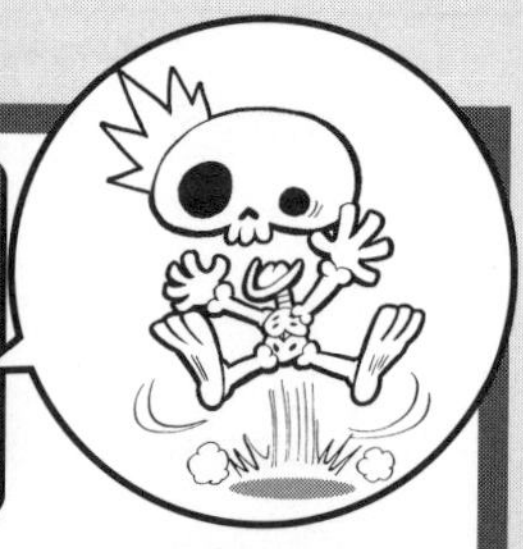

脳は3Dで記憶する!?

人間の脳は、何を行なうときにどの部分を使うのか、ということくらいまでは大まかにわかってきていますが、実際にどういう細胞がどのようにはたらいて、記憶したり思考したりしているのか、というシステムまではまだ解明されていないのが実情です。現在いろいろな仮説が立てられていますが、その中でひとつおもしろいものを紹介しましょう。

これは最近の3D、すなわち立体映像の作成技術から考えられた説で、3D映像を作る際、最低でも3つ以上の光源が必要となります。だから、人間も物を考えたり、覚えたりする際に、立体映像の形で覚えることができることから、同じように脳の神経内の3つ以上の信号がはたらいて、記憶や思考の作業を行なっているのではないか、という説です。脳のしくみは、現在、人体の中でも最大の神秘といえるものです。けれども、もしかすると3D映像の技術の発達が、その謎の扉を開く、思わぬカギになってくれるかもしれませんね。

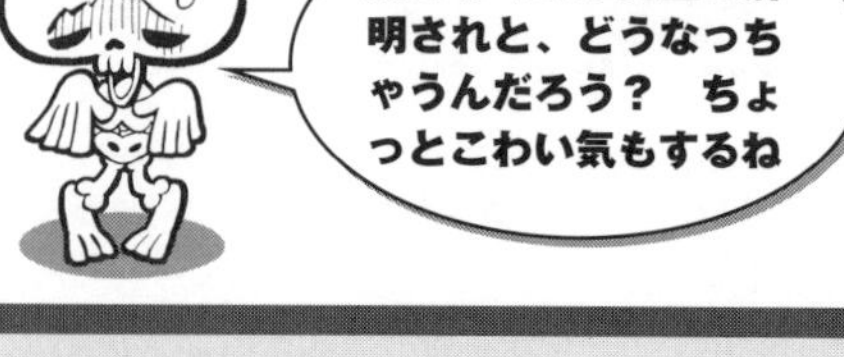
脳のしくみが完全に解明されと、どうなっちゃうんだろう？　ちょっとこわい気もするね

第3章

呼吸器・循環器・免疫のしくみ

◆鼻
◆のど
◆気管
◆肺
◆心臓
◆血液
◆脈管

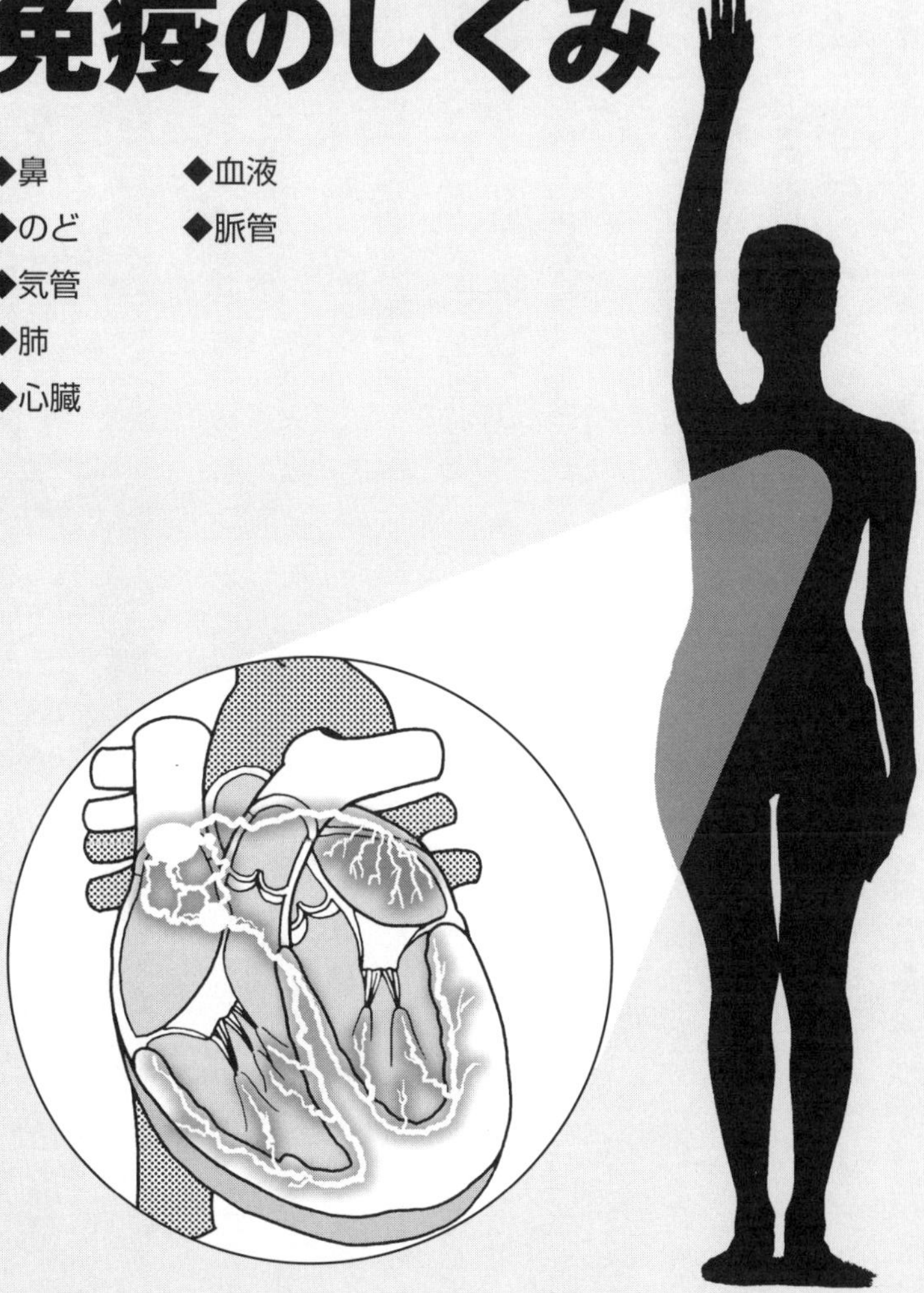

呼吸器・循環器・免疫とは？

私たち人間は呼吸をすることによって酸素を体内に取り入れていますが、その酸素は呼吸器によって取り入れられ、循環器で体に酸素を行き渡らせます。またそれだけでなく、栄養分や水分の運搬や、体内でいらなくなった老廃物を排出のための器官に集めるのも循環器の役目です。さらに、侵入してきたウイルスや細菌などの病原体から体を守る、免疫の役割も担っています。

酸素は鼻から入ると、そこでほこりなどの異物を取り除き、加湿してから気管を通って肺に送られます。肺では無数にある毛細血管から酸素が血液中に取り入れられ、心臓がポンプの役割を、血管が運搬路となり血液は体中を駆け巡ります。血液が受け取った酸素と栄養素は筋肉などに運ばれ、そこで結びつき燃焼された後の燃えかすを血液がふたたび受け取ります。一回りして二酸化炭素や老廃物を含んだ血液は心臓に戻り、また肺へと送られ浄化し、心臓へ向かうのです。役目が終わって寿命を迎えた血液は脾臓で処理されます。

酸素の交換や栄養を運搬するのはおもに血液中の赤血球で、血液の中にはほかに、体に害を及ぼすウイルスや細菌を退治する白血球や、破れた血管をふさぎ、出血を最低限にとどめてくれる血小板なども含まれています。

呼吸器や循環器は、24時間休むことなくこれらの作業を行なっている、かなりのはたらき者です。

呼吸と循環

呼吸と血液の循環は、ひとつの流れを形づくるといってもいいほどに密接な関係にあります

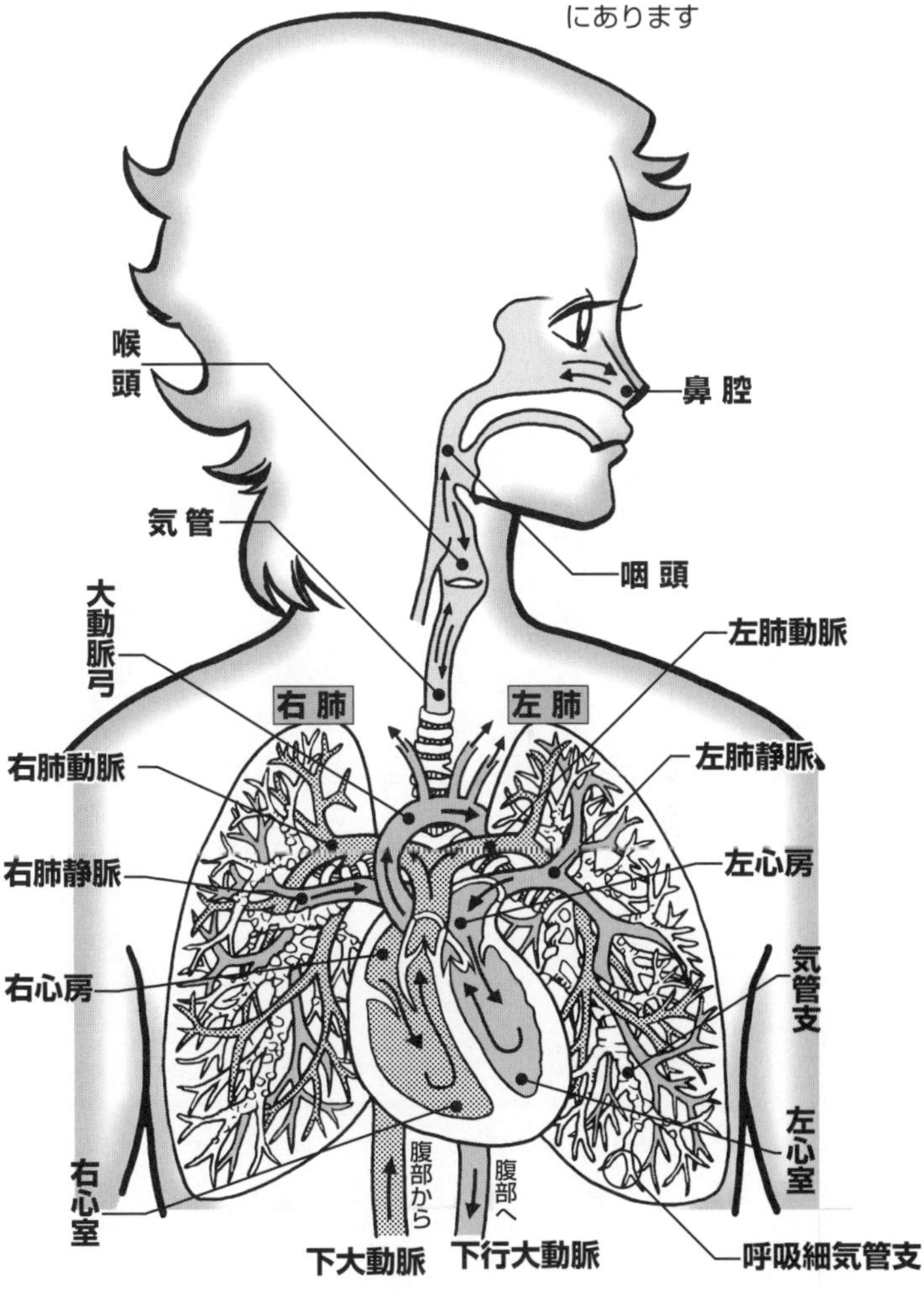
喉頭
鼻腔
気管
咽頭
大動脈弓
左肺動脈
右肺
左肺
右肺動脈
左肺静脈
右肺静脈
左心房
右心房
気管支
左心室
右心室
腹部から
腹部へ
下大動脈
下行大動脈
呼吸細気管支

鼻は肺に優しい空気清浄機

空気の浄化、加温・加湿、異物の排出を施してから肺へ

鼻は、においをかいだり、呼吸時の空気の通り道の役目を果たす、大切な器官です。また、鼻があることによって、**声を美しく響かせる**効果もあります。それでは、鼻の内部はどういう構造になっているのでしょうか？ そして、鼻から入った空気はどのように体内に取り入れられるのでしょうか？

一般的にいわれる鼻の穴は**外鼻孔《がいびこう》**といい、その内部は**鼻腔《びくう》**と呼ばれています。鼻腔は粘液で覆われており、多くの血管が集まっています。鼻が傷つきやすく、出血しやすいのは、このためなのです。

また、鼻腔は中央にある**鼻中隔《びちゅうかく》**という板で左右に分かれ、さらに上・中・下の**鼻甲介《びこうかい》**というヒダによって、**上鼻道《じょうびどう》**、**中鼻道《ちゅうびどう》**、**下鼻道《かびどう》**の3つに分かれています。

鼻から入った空気は、渦を巻きながら鼻孔を抜けます。そのとき、大きなほこりや異物は**鼻毛**によって取り除かれ、上鼻道に入ります。さらに細かい細菌などは粘膜に吸着され、**鼻水**となって下鼻道から外に排出されるのです。ろ過された空気は粘膜によって湿気を帯び、温められてから肺に入り、肺から出た空気は中鼻道を通って外に出ていきます。

ワンポイント豆知識　鼻の穴がふたつなワケ

母親のお腹の中にいる胎児の鼻の穴は、左右ひとつずつ顔の両端にあります。鼻の穴はそれぞれ耳や目とつながっており、それが成長していくにつれ、顔の中心に寄ってくるため、鼻はひとつなのに穴はふたつということになるのです。さらに機能的にも優れていて、鼻の穴は左右同時ではなく何時間かおきに交代制ではたらき、使うエネルギーを抑えています。

周辺器官と鼻の構造

浄化作用を持つことからも分かるように、呼吸器官の主役は鼻です。また、ふたつある鼻の穴は交代制ではたらいています。

顔の断面図

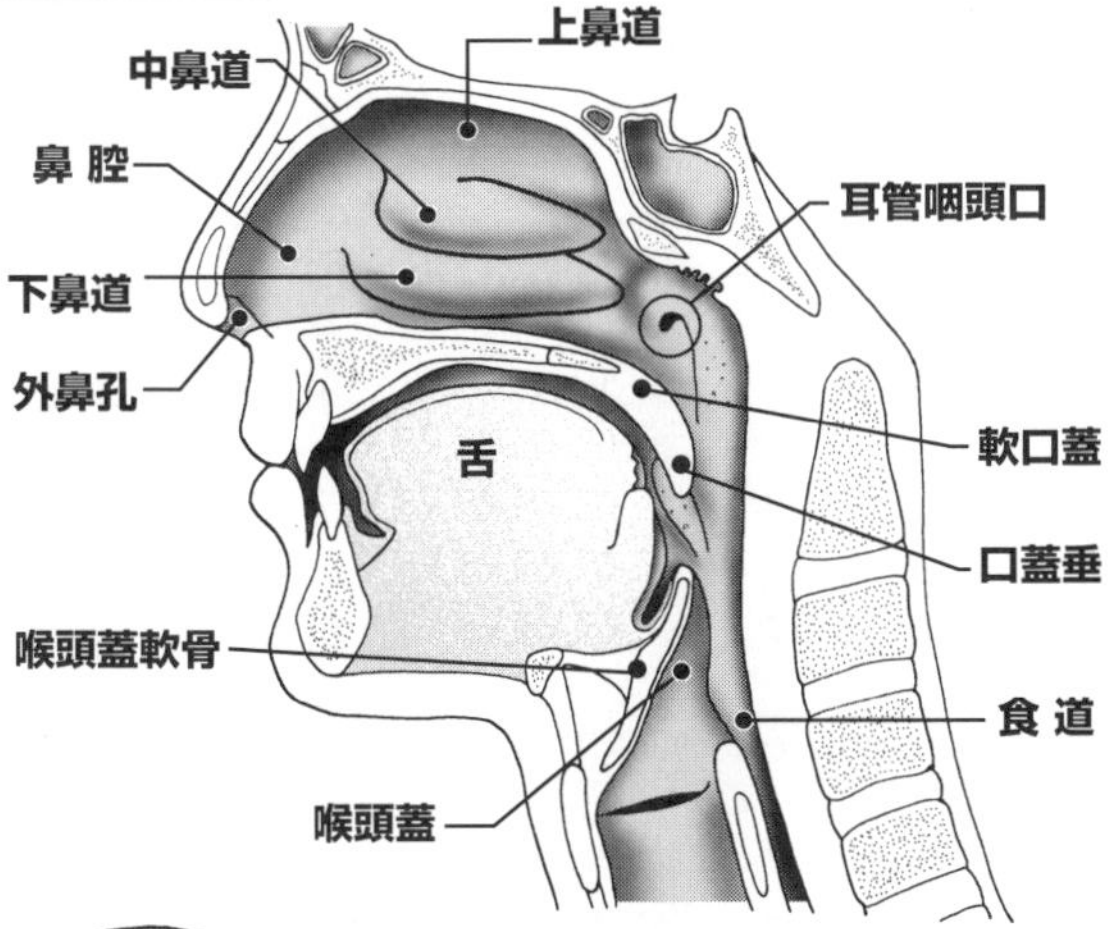

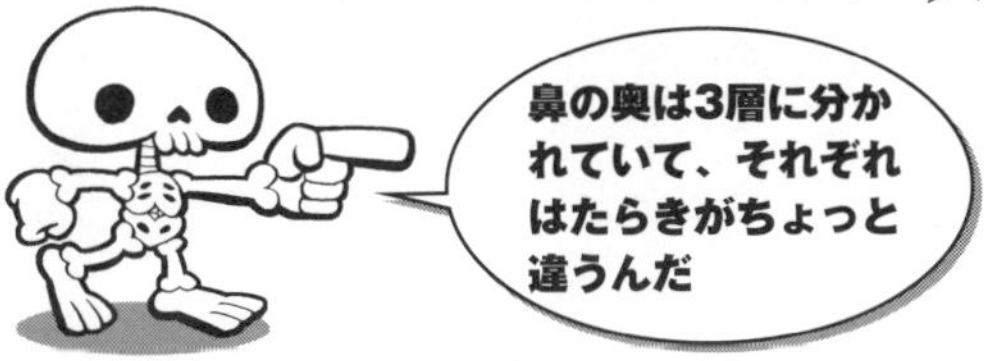
鼻の奥は3層に分かれていて、それぞれはたらきがちょっと違うんだ

下鼻道

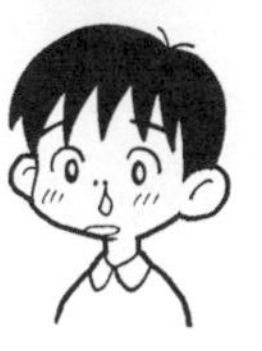

鼻水を出して異物を放出

中鼻道

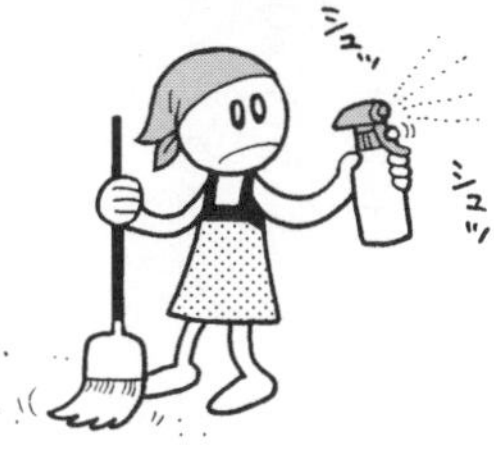

吸い込んだ空気を加湿＆ちりの除去

下鼻道

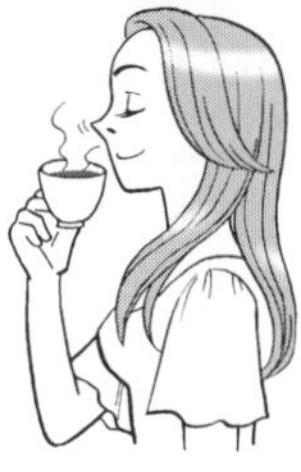

においの感知

のどは仕分け作業員

奥にあるふたを使って食べ物と空気を振り分ける

空気と食べ物。人間にとって、非常に大切なこのふたつを、完璧に、それも無意識のうちに振り分けてくれるのが**のど**です。のどとは、口の奥から食道と気管に通じている、**咽頭**《いんとう》と**喉頭**《こうとう》というふたつの部分のことを指します。

咽頭は上・中・下の3つからなり、それぞれ別のはたらきをしています。**上咽頭**は鼻の奥の部分で、吸った空気は上咽頭を通って喉頭や気管へと送られます。**中咽頭**は口を大きく開けると見える部分で、空気と食べ物の両方の通り道になっているほか、食べ物を飲み込む動作（嚥下《えんげ》）や、言葉を話すときに発音を助ける役割をしています。さらに、中咽頭には上あごの奥にある**軟口蓋**《なんこうがい》という筋肉で構成された部分があり、呼吸時には弛緩して気道を確保し、食べ物を飲み込むときは、鼻へ食べ物が逆流しないようにのどの後ろをふさぎます。これと似たはたらきを担うのが食道の入り口にある**喉頭蓋**《こうとうがい》で、食べ物が通るときには気管の入り口をふさいで、食べ物が気管に入らないようにし、呼吸時には上に上がって、気道を確保します。

下咽頭は中咽頭のさらに下の食道の入り口の部分で、喉頭のすぐ裏側にあります。また、食べ物は下咽頭を通って食道へと送られます。

喉頭は、咽頭の下に位置し、いわゆる「**のどぼとけ**」といわれる部分で、食道と気管が分かれる所、そして声帯がある部分でもあります。

のどの奥にある機構

のどの奥にある咽頭には、気管と食道というふたつの通り道に空気と食物を振り分けるふたと、声を出す声帯があります。

鼻とのどは合流している

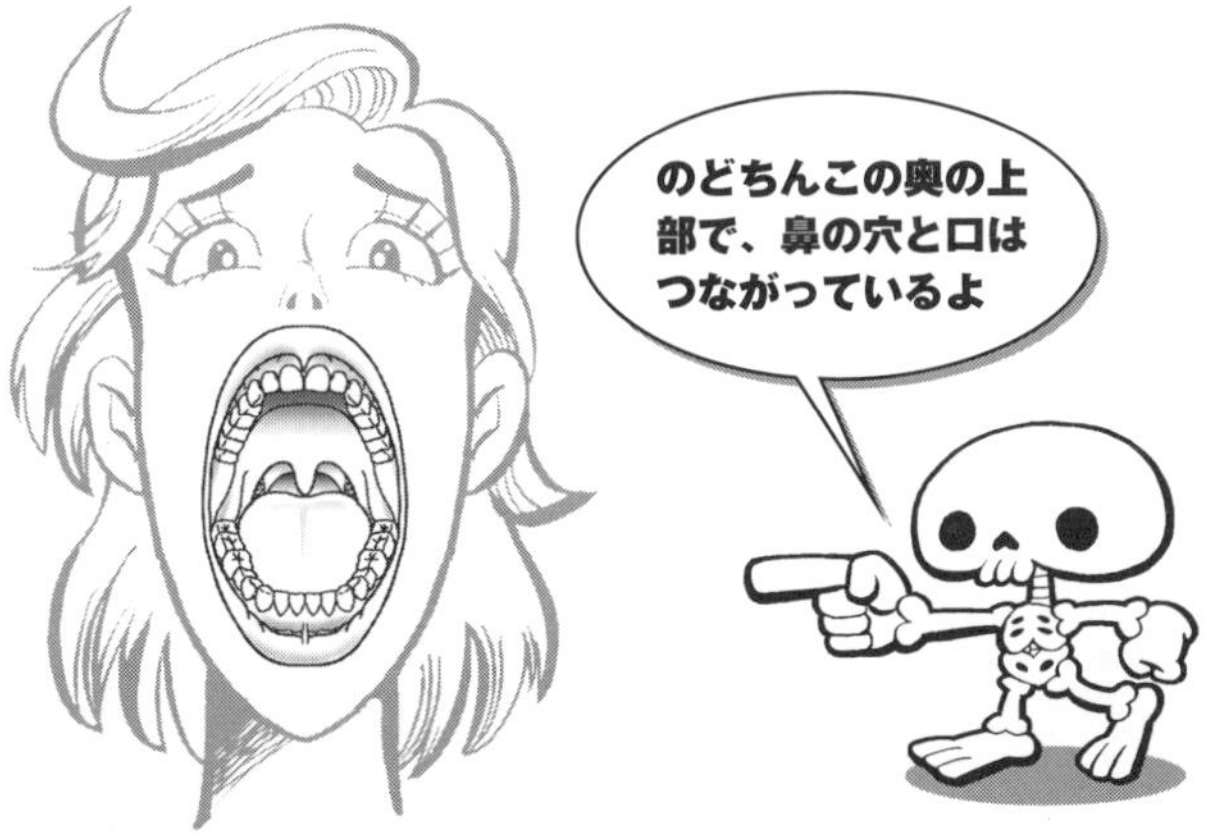
のどちんこの奥の上部で、鼻の穴と口はつながっているよ

線路のように切り替える通り道

呼吸時

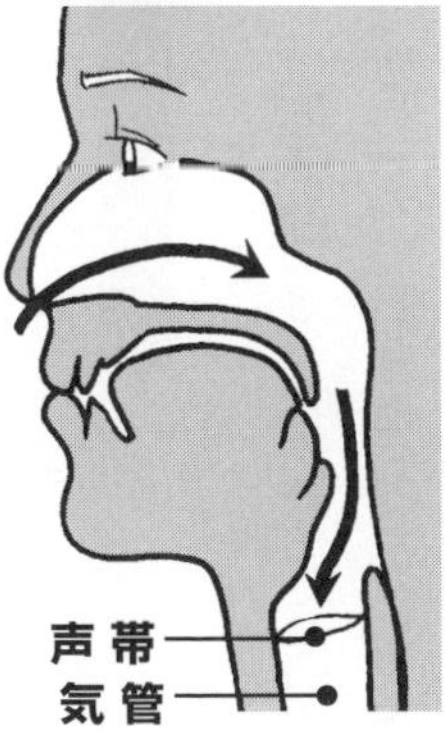

軟口蓋が下がって舌にくっつき、気管への通りを確保する

食事時

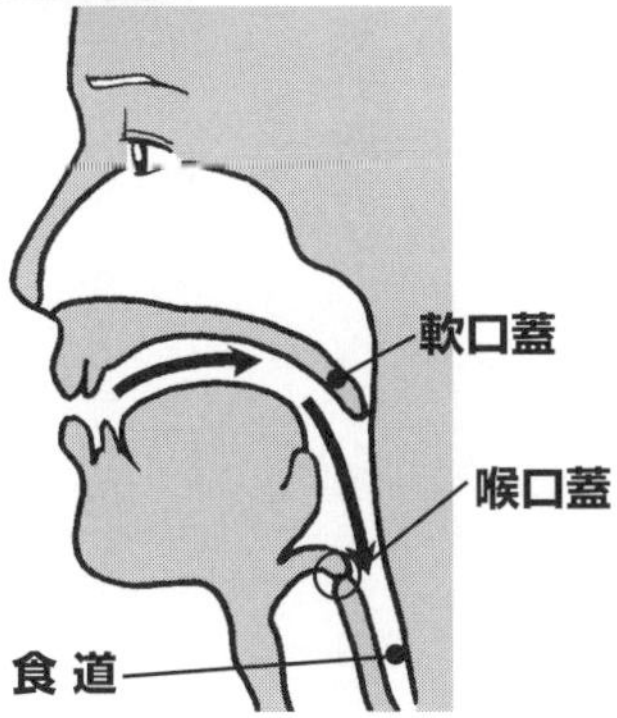

食物を飲み込むと、軟口蓋が鼻腔への、喉頭蓋が気管への道を塞ぐ

空気の通り道、気管＆気管支

空気の通り道はいつも三叉路。効率よく運びます

口や鼻から入った空気は、咽頭《いんとう》を経て**気管**へと流れます。気管は肺へ向かう空気の通り道で、**肺門**と呼ばれる肺の入り口で左主気管支と右主気管支へと枝分かれします。肺の中でこれら**気管支**は分岐を繰り返しどんどん細くなって、17〜19度めの分岐で肺胞へとたどり着きます。分岐を繰り返すうちに、主気管支は終末細気管支、呼吸細気管支と名前を変えます。これは、細くなるだけで、名前は変わりますが同じ気管支。より空気を取りこむしくみなのです。

　個体差はありますが、気管の長さは10㎝前後で、気管支へと枝分かれします。気管支は、左右で長さが異なります。左のほうが長いのは、左の胸に心臓があるから。肺も左のほうが小さめです。また、気管が気管支に枝分かれするときのように、気管支が枝分かれするときは、**必ずふたつに分岐**します。一度により多くの空気を肺に渡そうと4つや5つに分かれることは絶対にないのです。不思議ですね。ちなみに、気管も気管支も筋肉でできた管で、その周辺をまるでジャバラのホースのように間をあけた軟骨が支えています。

　気管や気管支の内側は、粘膜下組織と粘膜上皮に分かれ、上皮は線毛と呼ばれる細かい粘膜突起に覆われています。空気とともに気管に入ってきた異物は、この線毛が絡めとり、くしゃみやせきによって排出します。

咽喉から胸へと伸びる太い管

のどぼとけのあたりから肺の中まで続き、空気の通り道となるのが気管と気管支です。

体の中の外観図

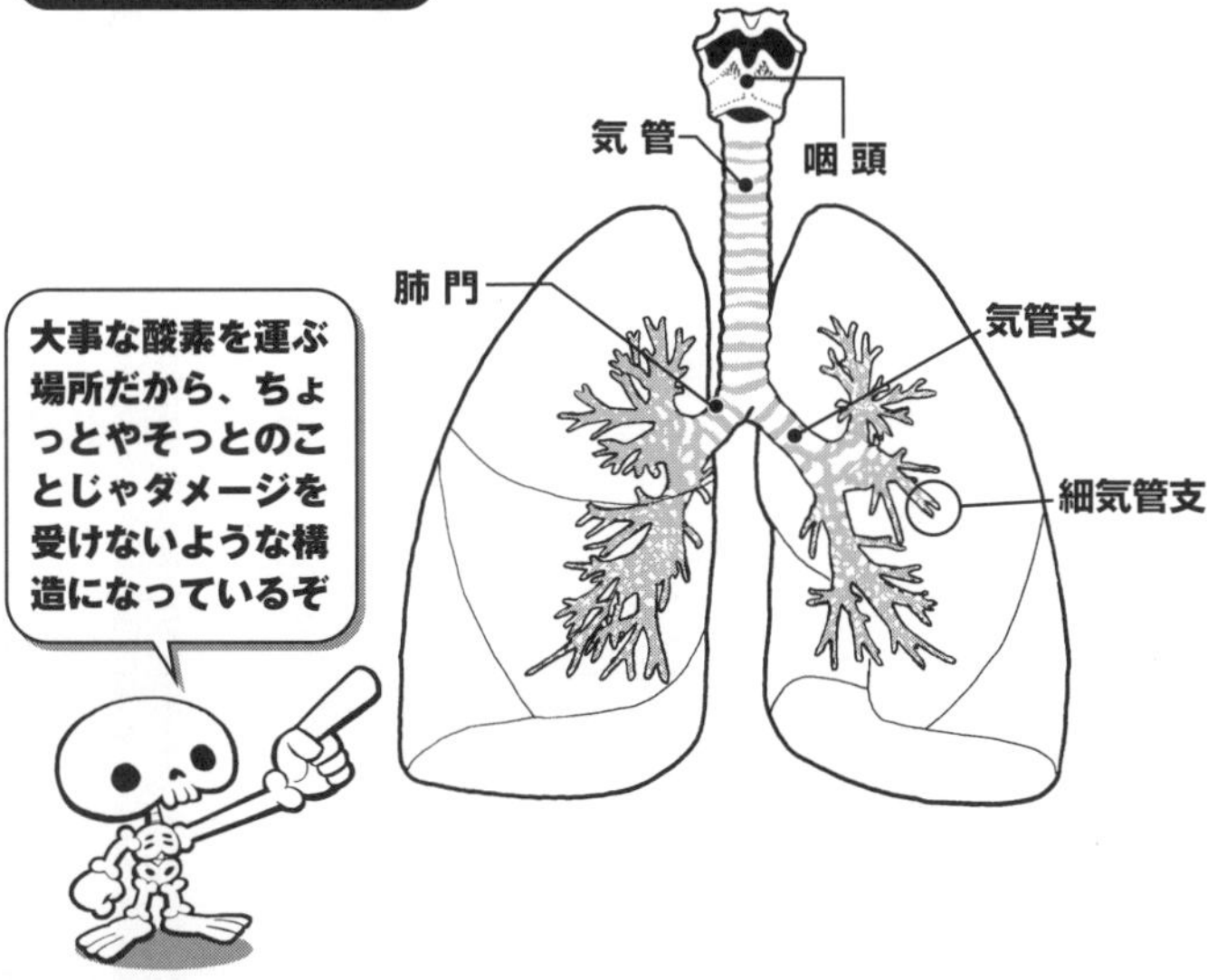
気管
咽頭
肺門
気管支
細気管支
大事な酸素を運ぶ場所だから、ちょっとやそっとのことじゃダメージを受けないような構造になっているぞ

気管・気管支の構造

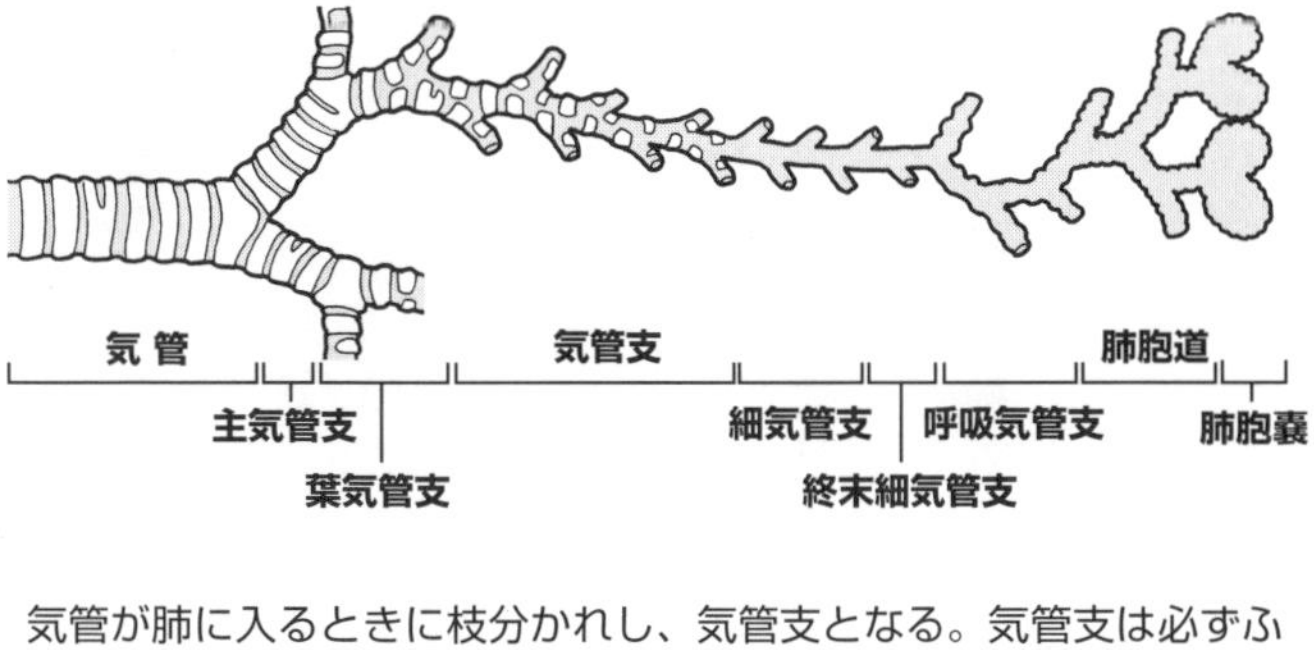
気管
気管支
肺胞道
主気管支
細気管支
呼吸気管支
肺胞嚢
葉気管支
終末細気管支

気管が肺に入るときに枝分かれし、気管支となる。気管支は必ずふたつに分かれ、最後に肺胞へとたどり着く

心臓や大動脈と同じVIP待遇

胸椎や肋骨からつくられたフェンスに守られている肺

人間の内臓の中で、もっとも大きな割合を占めるのが肺です。通常の成人男性で、肺は安静時の1回の呼吸で約500㎖、深呼吸時で約1500㎖もの空気を入れることができ、血液のクリーナーのような役割をしています。

肺は**胸郭**《きょうかく》という脊椎、肋骨、胸骨に囲まれた部分の中に収まっており、表面は胸膜によって覆われています。そして、肺と**胸壁**の間には**胸膜腔**という隙間があります。その中には、大気よりも少し低い圧力の**胸膜液**という液体が入っていて、肺は胸壁に沿って、伸び縮みできるのです。

肺は左右が対になっていますが、通常、心臓が左の肺の近くにあるため、左肺のほうがやや小さく、形や構成も少し違います。

右肺は**上葉**、**中葉**、**下葉**の3つの部分に分かれているのに対し、左肺には中葉がなく、上葉と下葉のふたつから構成されています。また、肺には筋肉がまったくありません。肺自体は袋の集まりのようなもので、自分で収縮することはないのです。肺の収縮は、周りの肋骨筋や横隔膜などのはたらきによって行なわれています。

気管から左右に分かれた気管支は、**気管**、**主気管支**、**葉気管支**と先にいくにつれてふたつに枝分かれし、だんだん細くなっていきます。そして、その先端には、スポンジ状のぶどうの房のような**肺胞**が無数についています。

呼吸の専門器官、肺

平静時や休眠時のように意識せずとも、脳幹にある呼吸中枢によって約15回／分の呼吸運動が行なわれています。

肺の全体図

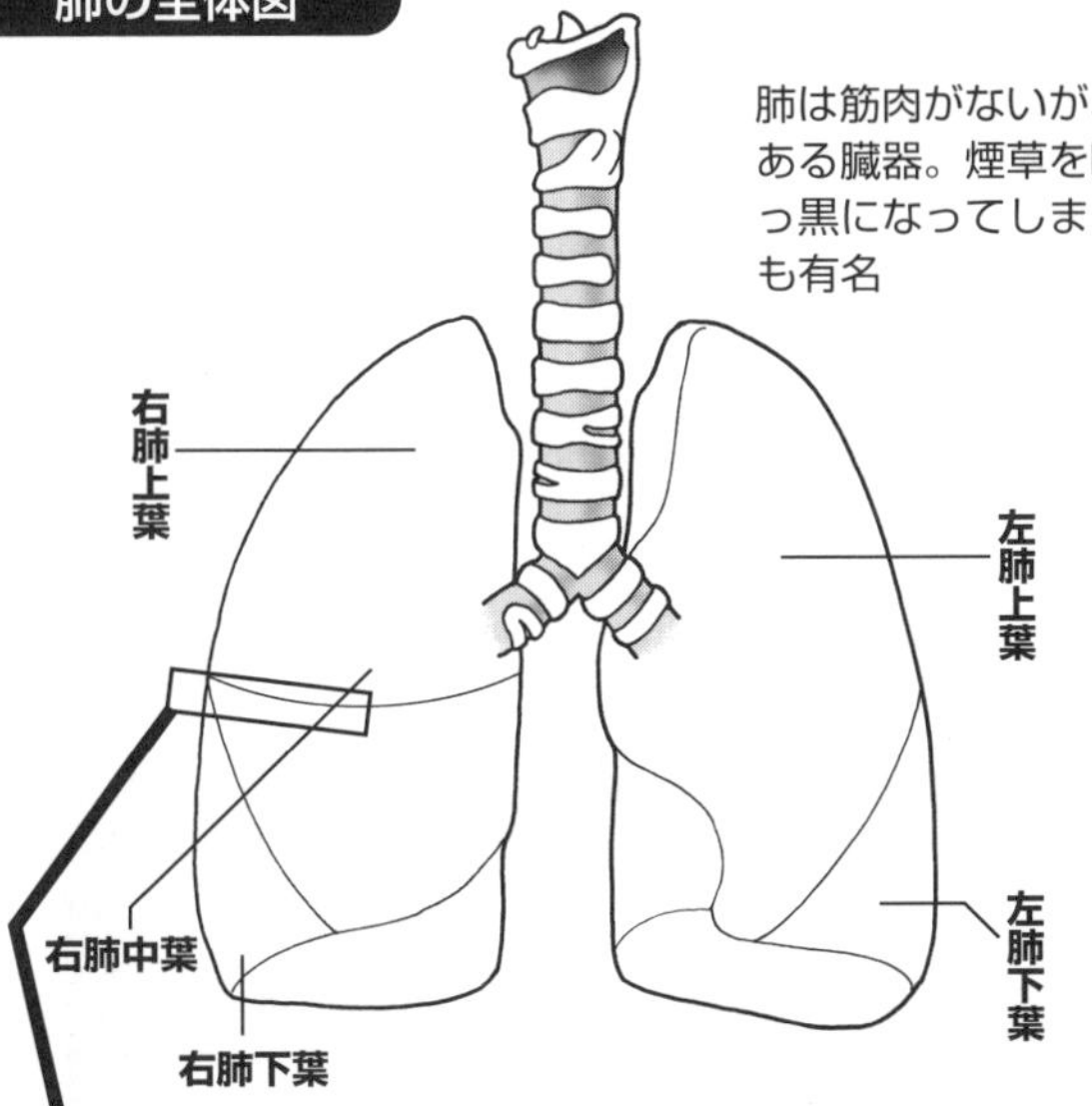

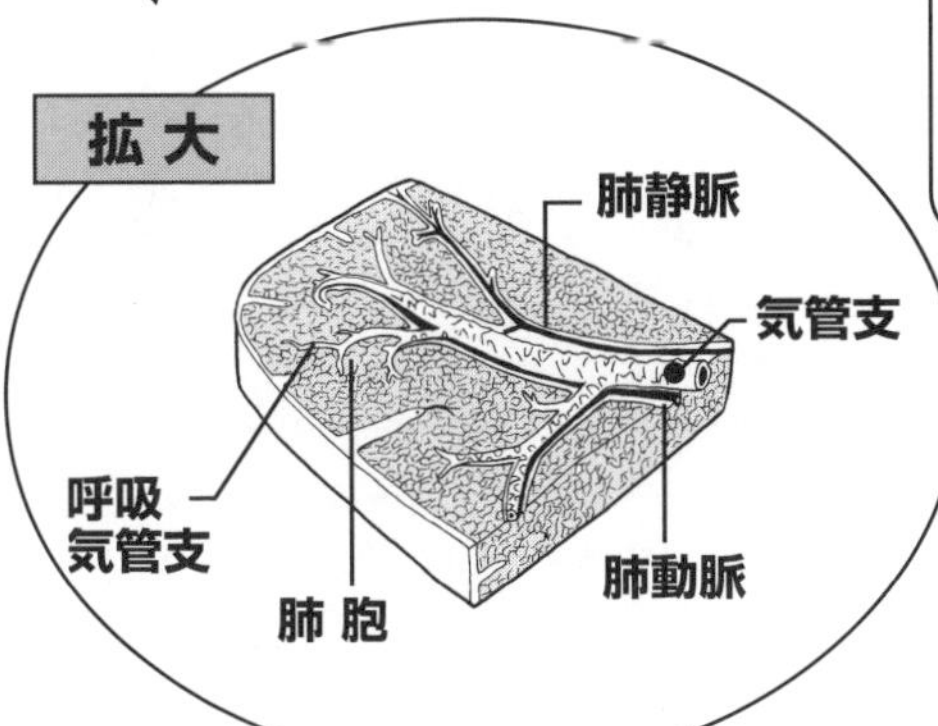

肺は筋肉がないが、弾力のある臓器。煙草を吸うと真っ黒になってしまうことでも有名

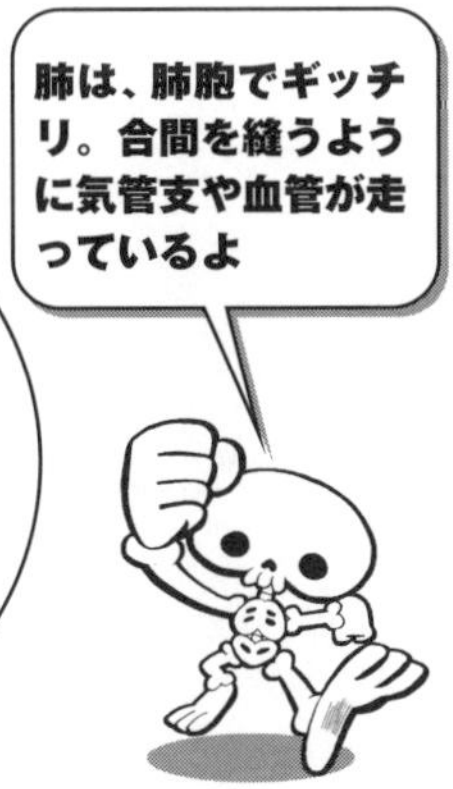
肺は、肺胞でギッチリ。合間を縫うように気管支や血管が走っているよ

終着駅には6億の肺胞！

幾度もの分岐を経た気管支は、最後に肺胞でガス交換を

　肺のおもな役割であるガス交換を行なうのが**肺胞**です。肺の中にこの肺胞は約6億個もあり、肺は肺胞でできているといっていいでしょう。

　肺胞には毛細血管がはりめぐらされていて、ガス交換が行なわれやすいように、非常に薄い膜でできています。

　ガス交換とは、血液に含まれる二酸化炭素と酸素を肺胞で交換することですが、これには赤血球のなかの**ヘモグロビン**という物質の性質が活かされています。ヘモグロビンは、酸素の多い所では二酸化炭素を放出して酸素と結合し、また二酸化炭素の多い所では酸素を放出して二酸化炭素と結合します。

　この性質を利用して、心臓から送られてきた二酸化炭素を多く含む**静脈血**は、**肺動脈**を通って肺に入り、肺胞で二酸化炭素を放出。そして酸素と結合して**動脈血**となって、**肺静脈**を通りまた心臓へ向かいます。ここでは、静脈血は肺動脈を、動脈血は肺静脈を流れています。

　このとき、肺胞に放出された二酸化炭素が、息として外に出されるのです。

　普段何気なく行なっている呼吸ですが、肺は常にフル稼働しているのです。

ワンポイント豆知識　肺胞はテニスコート1面分

　両肺合わせて約6億個もある肺胞。そのひとつの大きさはわずか直径0.2mmほどです。

　ところが、すべての肺胞を広げると、その面積はなんと約60㎡。これはテニスコート1面分の面積に相当します。さらに息を吸った状態であれば、約100㎡にまで及びます。十分な酸素を摂るためには、これだけの大きさが必要なのです。

肺胞でのガス交換

小さな肺胞を多数設けたことで表面積を大きくでき、肺に酸素を多く取り込めます。その表面積は成人で100㎡ほど。

ガス交換のしくみ

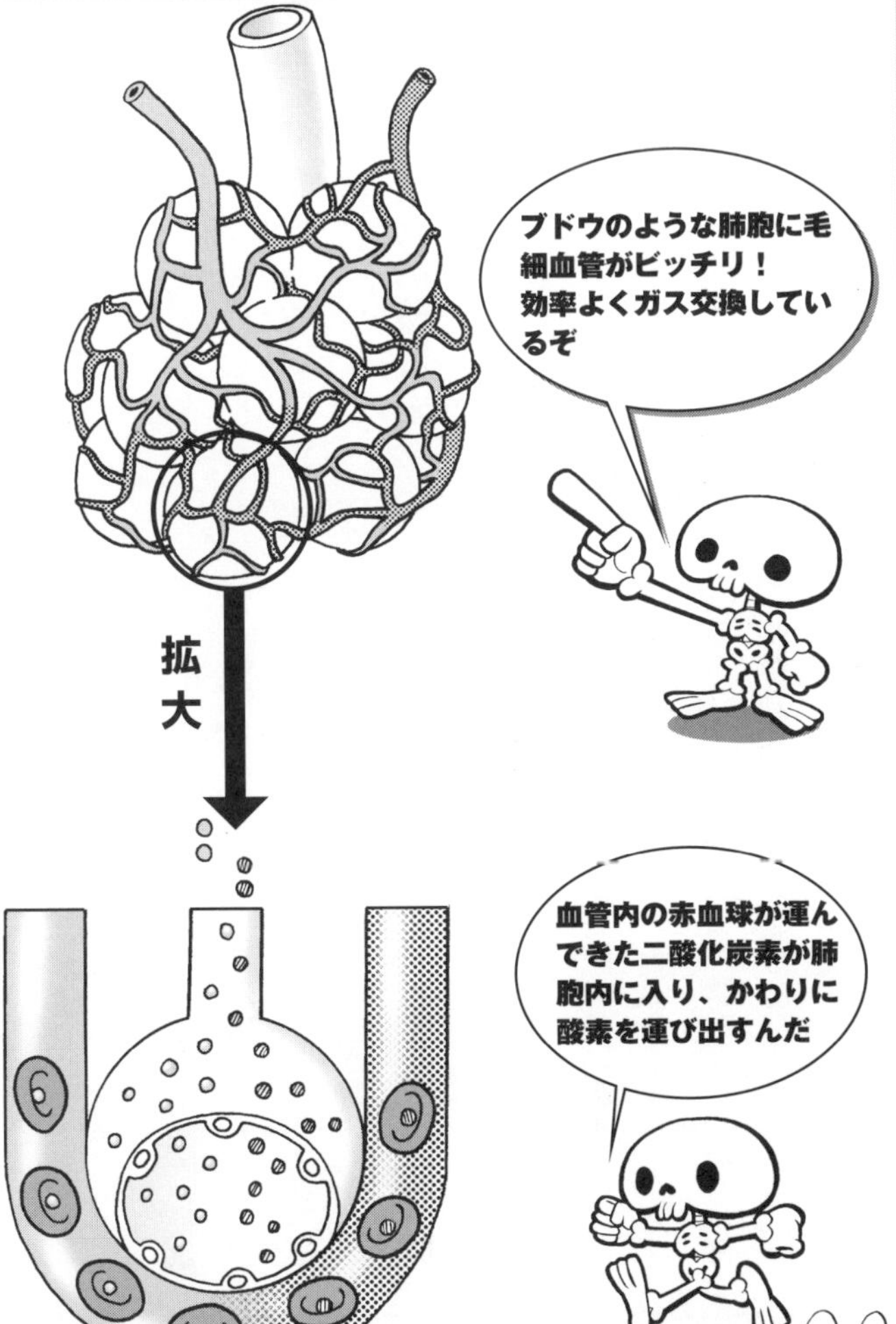
拡大
ブドウのような肺胞に毛細血管がビッチリ！効率よくガス交換しているぞ
血管内の赤血球が運んできた二酸化炭素が肺胞内に入り、かわりに酸素を運び出すんだ

肺自体は無力？

周囲の筋肉の手助けがあってはじめて呼吸ができる！

肺自体に筋肉はなく、呼吸は周囲の筋肉の手助けによって行なわれます。周囲の筋肉の収縮によって、肺の周りの**胸郭**《きょうかく》が伸び縮みし、その胸郭に沿って肺が動くことで、肺に空気が送られるというわけです。ですから、動かす部分の筋肉が変わることによって、呼吸法にも違いが出てきます。それが**「胸式呼吸」**と**「腹式呼吸」**です。

胸式呼吸は、おもに激しい運動をした直後や、普段の生活に使われます。「肩で息をする」というのは、この胸式呼吸のことです。胸式呼吸はおもに肋骨と、肋骨の間にある**肋間筋**を使います。肋骨は背骨を支柱とし、肺を覆うような形で、少し前の方に垂れ下がった状態になっています。息を吸うときは、この肋骨を持ち上げて、開いたような状態にすることで、胸郭を広げ、肺に空気を入れるのです。逆に息を吐くときは、肋骨を下げて胸郭を縮め、空気を押し出すというわけです。

これに対して腹式呼吸は、おもに寝ている間に行なわれ、**横隔膜**という筋肉と腱でできている膜を使います。横隔膜は胸部と腹部の境目に凸のドーム状になって、腹筋と直結しています。そして、この横隔膜を押し下げると胸郭が広がって肺に空気が入るのです。そのとき、押し下げられた横隔膜に腹部が圧迫され、お腹は膨らみます。腹式呼吸は胸式呼吸に比べて、一度によりたくさんの空気が肺に入ることも大きな特徴のひとつです。

胸式呼吸と腹式呼吸

呼吸には、最初に強く息を吐き出す胸式呼吸と、同じ強さで長く息を吐き出せる腹式呼吸があります。

胸式呼吸と腹式呼吸の違い

普段の呼吸は、胸式呼吸と腹式呼吸の複合型。
歌を歌ったり楽器を演奏する人は腹式呼吸が多い

胸式呼吸

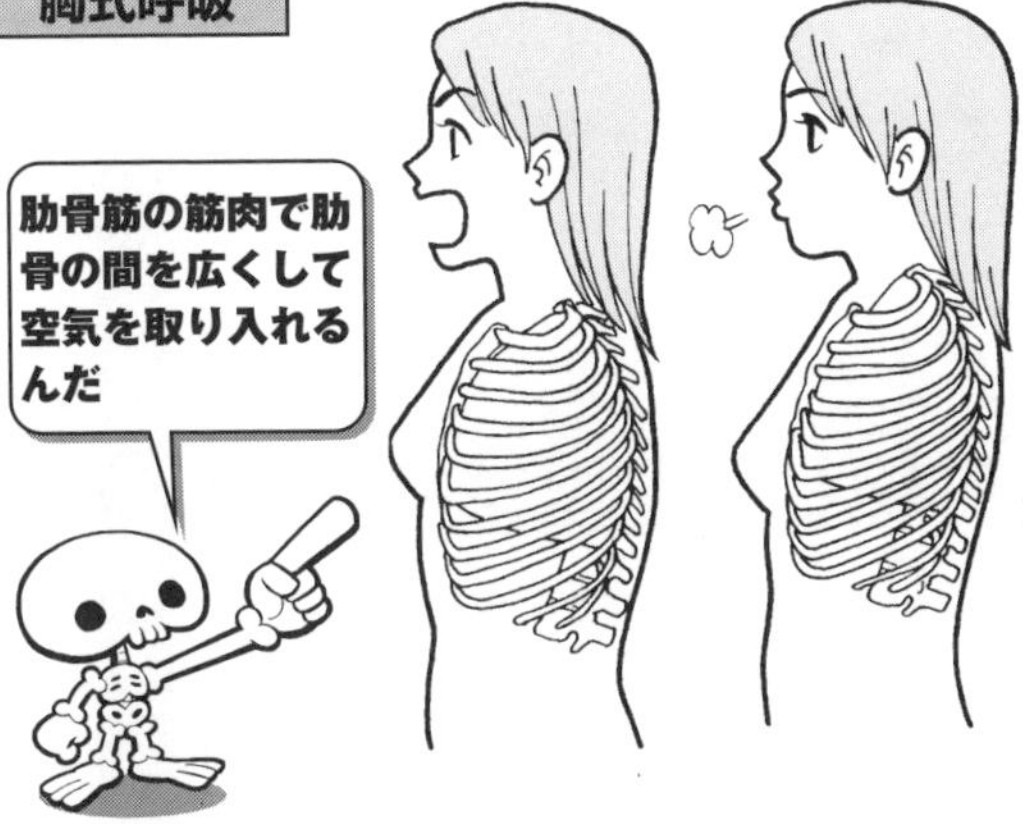
肋骨筋の筋肉で肋骨の間を広くして空気を取り入れるんだ

筋肉の緊張がなくなって、胸郭がしぼむ。それで息が吐き出される

腹式呼吸

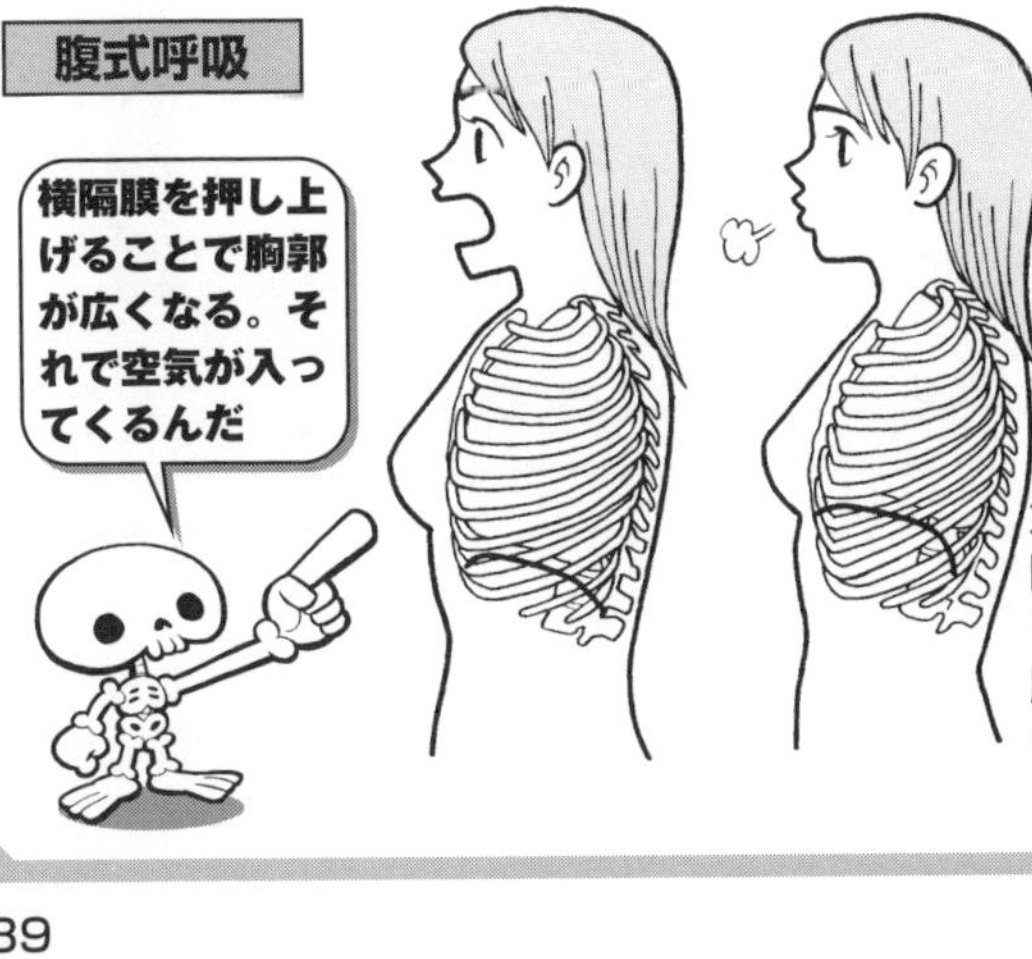
横隔膜を押し上げることで胸郭が広くなる。それで空気が入ってくるんだ

力を抜くと、横隔膜が元の位置に戻る。自然と胸が押し上げられ息を吐く

肺がくれたメッセージ

呼吸時に現れるサインから体の異変を知る

人間の体は、異常が発生したり異物が侵入すると、防衛しようとして何らかのサインを出します。でも、なにげない日常生活においても表れます。**くしゃみ**や**しゃっくり**などがそうです。

くしゃみは、ウイルスや花粉、また冷たい空気を吸い込んで鼻の粘膜が刺激されると起こります。鼻は刺激を感じると、反射的に異物を外へ出し、鼻の通り道をきれいにするための行動が脳より指令されます。これが**体の防衛本能**として機能するくしゃみなのです。

しゃっくりは、胸部の下にある横隔膜がけいれんして起こります。横隔膜のけいれんによって空気が急に吸い込まれ、そのとき声帯が収縮することで「ヒック」という音が出るのです。

このほかにも退屈なときや眠いときに出てしまう現象として、**あくび**がありますが、実はそのメカニズムは、はっきりとは断定されていません。もっとも有力な説が、脳の酸素欠乏によって起こる深呼吸というもの。また、別の有力な説として、あくびという大きく口を開く行動により、顔の筋肉を使い、脳の覚醒を促す、というものです。

ワンポイント豆知識　くしゃみは小さなハリケーン！

くしゃみを風速計で測ってみると、なんと時速320kmというスピードにもなります。台風でも約時速120km、新幹線でさえ時速300km程度ですから、ものすごい速さなのが分かるでしょう。こんなすごいくしゃみを風邪をひいたときなどにしてしまうと、100万個のウイルスを5m先まで飛ばすとまでいわれています。風邪のときは、できるだけマスクを付けたいものです。

くしゃみ・あくび

原因がほぼ限定されているくしゃみと違い、しゃっくりやあくびの原因は多岐に渡り、まだ解明されていません。

くしゃみのメカニズム

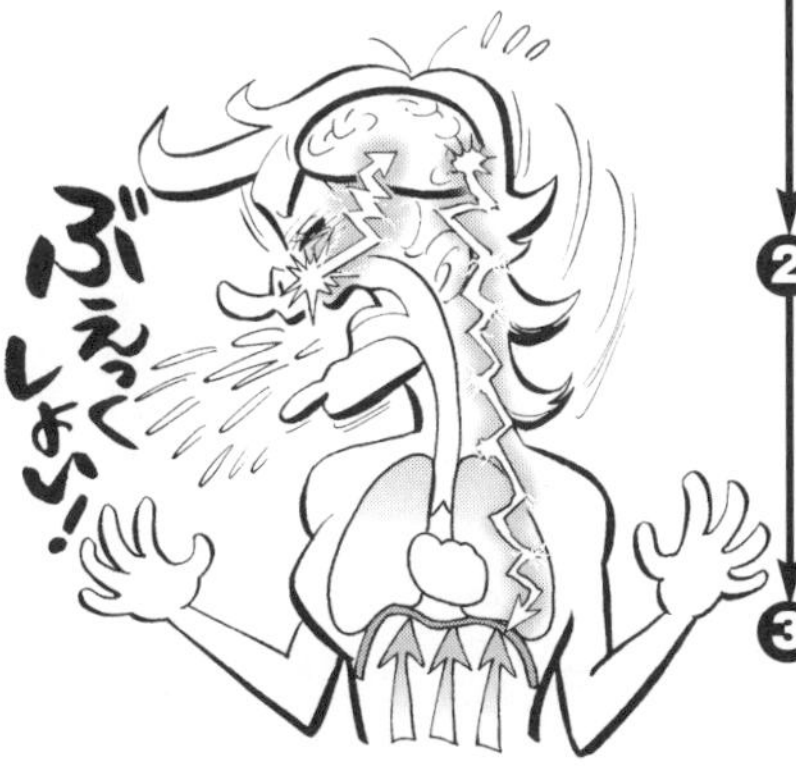

❶ **鼻に異物があることを脳がキャッチ**

❷ **脳から横隔膜へ命令。** 瞬時に横隔膜が下がって、パッと上がる

❸ **勢いよく肺から空気が飛び出す**

あくびのメカニズム（一例）

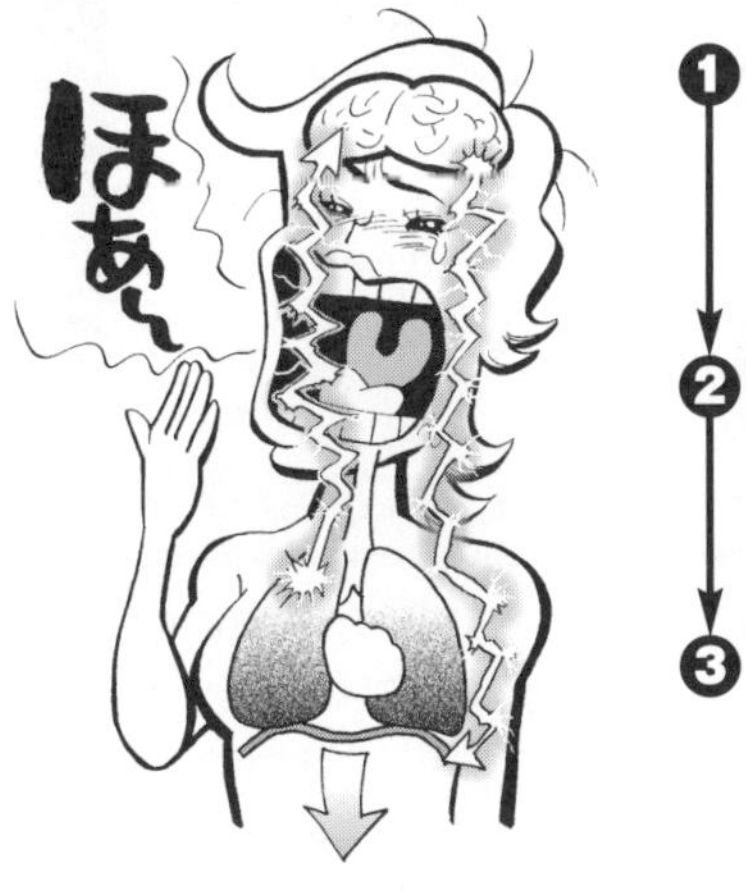

❶ **体（肺）に酸素が不足していることを脳に伝達する**

❷ **脳から横隔膜へ命令** 横隔膜を下げて肺を広げる

❸ **新鮮な酸素を大量に取り込む**

心臓についての基礎知識

位置は？ 形は？ つくりは？ 胸に手を当てて考えてみよう

心臓は知られているようで意外と知られていない臓器です。心臓の一番下になる尖った部分（**心尖部**《しんせんぶ》）が、その位置はかなり体表面に近い部分にあり、左の乳頭の下にあたります。この部分の肋骨間で心臓の拍動に触れることができ、医師が心音を聞くために聴診器をあてる場所です。よく心臓が「左にある」と言われるのは、この**心尖部がかなり左に位置する**からです。実際には左右の肺に包まれるようにして、胸部の中央よりやや左寄りに収まっていて、心肺蘇生のマッサージでは胸の中央を圧迫します。

心臓の大きさは握り拳より大きめ、重さは約200〜350gほどです。心臓の構造を簡単に説明すると、4つの部屋（右心房、右心室、左心房、左心室）を厚い壁で覆った臓器といえるでしょう。各部屋には太い血管が一本ずつつながり、縦に並ぶ二部屋、つまり心房と心室の間には弁がそれぞれ設置されています。

心臓を覆う壁、**心臓壁**は、二枚の膜の間に心筋という特殊な筋肉を挟む三層構造をなしています。心筋は、骨格筋と平滑筋の特徴を併せ持ち、素早く力強く規則正しく伸縮を繰り返す**不随意筋**《ふずいいきん》です。

ワンポイント豆知識 ひとりたくましい左心室？

心臓壁のうち、心房の壁は伸展性に富んでいるという特徴を持ち、その厚さはというと2〜3mmほどです。右心室もその厚さは約2〜4mmであるのに比べ、左心室は約8mmと他の壁に比べ3倍近い厚さを持ちます。これは、隣の心室へ血液を送る心房や、静脈血を肺に送る右心室と比べ、左心室は心臓から全身へと血液を送らなければならず、強い力を必要とするからです。

心臓構造の違い

左右の心房・心室、2本ずつある動脈・静脈と、対称構造の心臓ですが、そのはたらきにより形に違いが現れています。

心臓の解剖図

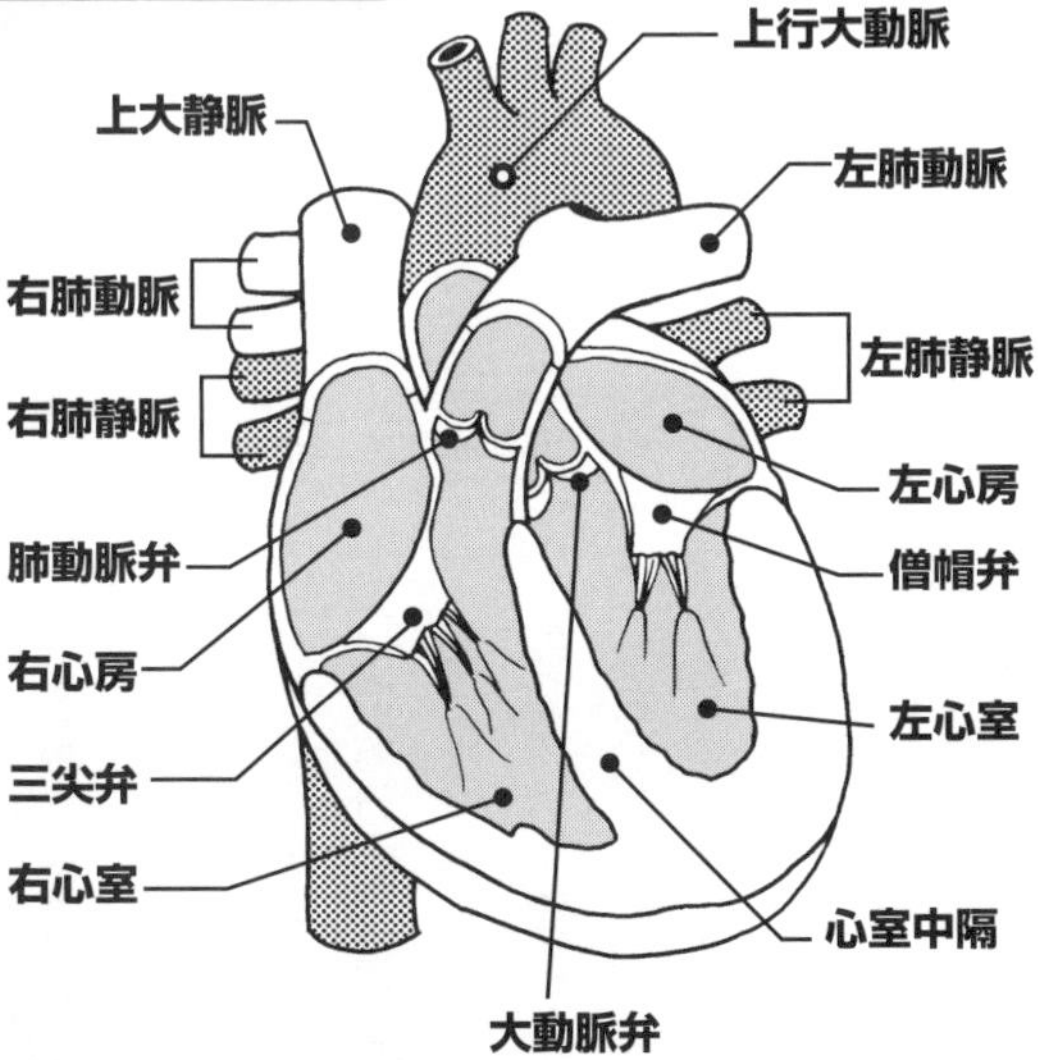
上行大動脈
上大静脈
左肺動脈
右肺動脈
左肺静脈
右肺静脈
左心房
肺動脈弁
僧帽弁
右心房
左心室
三尖弁
右心室
心室中隔
大動脈弁

心室で輪切りにしてみると

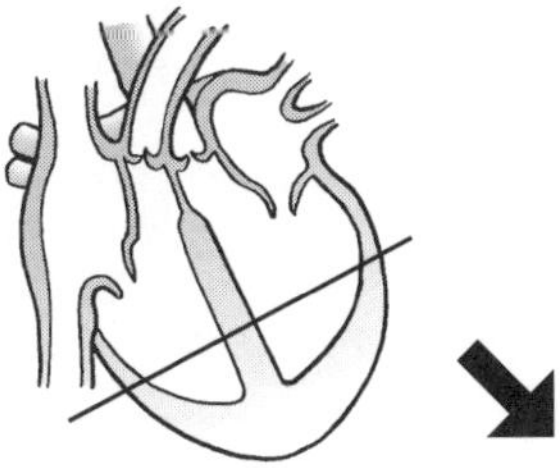

血液を全身に送り出す左側の壁のほうが厚い

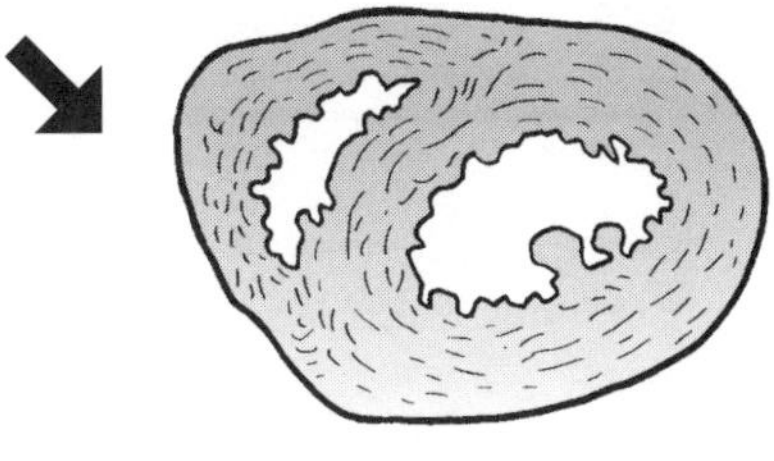

命令を出すのも心臓自身？

心臓は独自に司令塔をもつ、自動血液循環ポンプ

心臓の役割は「全身に血液を送ること」で、より詳しく説明すると、「血液の流れにのせて酸素と栄養を全身の器官や細胞に届けること」にあります。全身に血液を送るため、心臓はまさにポンプのように伸縮を繰り返し、血液を循環させているのです。この心臓の伸縮のことを**拍動**《はくどう》と呼びます。

人間の活動においては、運動や会話のように意識した活動と、自律神経によって支配されている無意識の活動がありま す。後者には、呼吸や消化、発汗があり、心臓の拍動もこれにあたりますが、拍動にいたっては、伸縮の命令を出す器官も、脳ではなく心臓にあります。それが右心房にある**洞房結節**《どうぼうけっせつ》です。このため、脳が活動停止しても生命維持が継続される脳死のような状態が生まれるわけです。

右心房に血液が流れ込むと、洞房結節から電気信号が心房の筋肉に送られ、心房が収縮します（血液は心室へ）。それと同時に、電気信号の中継所の役目を果たす**房室結節**《ぼうしつけっせつ》へも信号が伝わります。命令はそこから心室全体へ送られ、今度は心室が収縮し、血液が動脈から送り出されることになるのです。

ワンポイント豆知識　心臓の鼓動はきれいなユニゾン

血液の流れ（P.145参照）は、右心房➡右心室➡肺➡左心房➡左心室➡全身へ、となっていますが、各心房同士、各心室同士は同時に伸縮を行ない、肺と全身に血液を送るタイミングはまったく同じです。心臓の「ドックン」という音は、最初の「ドッ」が心房と心室の間の弁が、後ろの「クン」は同様に、心室と動脈の間にある弁が閉じるときにぶつかった音が聞こえるのです。

拍動のメカニズム

心臓では、命令となる電気信号に対し、心筋が忠実に活動することで、規則正しい拍動が行なわれています。

心臓内における電気信号の伝わり

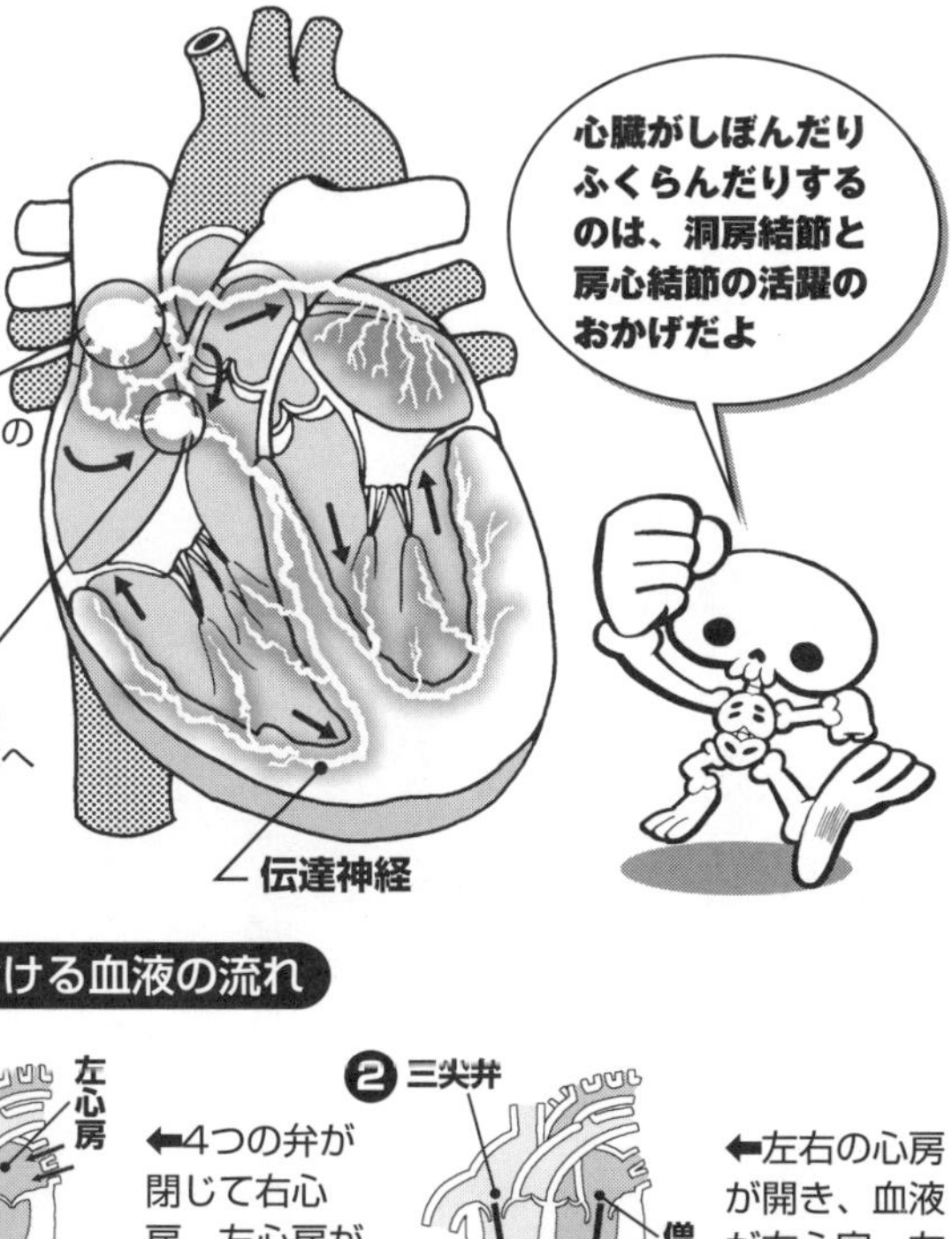
洞房結節
ペースメーカーの役割をする
房室結節
洞房結筋からの信号を心臓全体へ伝える
心臓がしぼんだりふくらんだりするのは、洞房結節と房心結節の活躍のおかげだよ

心臓内における血液の流れ

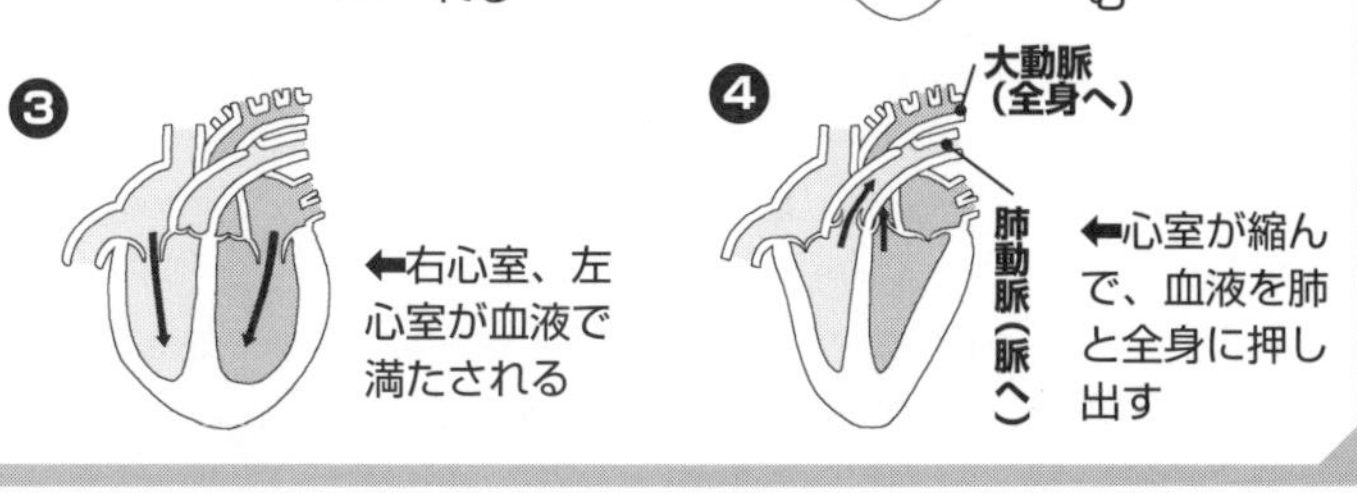
❶
右心房
右心室
左心室
⬅4つの弁が閉じて右心房、左心房が血液で満たされる
僧帽弁
⬅左右の心房が開き、血液が右心室、左心室に流れ込む
大動脈（全身へ）

⬅心室が縮んで、血液を肺と全身に押し出す

心臓は一生に何回動く？

人間を含め、ほ乳類の拍動回数は15億回

心臓の**拍動《はくどう》回数**（心拍数）は、成人の安静時では**60～70／分程度**ですが、運動時には**120～180／分**に増加します。

運動などにより心臓が激しく伸縮すると、平静時に比べ全身に送る血液量よりも心臓自身が消費する酸素量の割合が増えるため、やがて苦しくなってきます。同じ運動量をこなしてもスポーツ選手が苦しくならないのは、トレーニングによって一回の拍動で送り出せる血液の量（**一回拍出量**）が増え、運動しても心拍数が増えないからなのです。一般の人が一回の拍動で送り出せる**血液の量（一回拍出量）は70㎖ほど**ですが、スポーツ選手では140～180㎖に達する人もいます。

心臓の鼓動は、洞房結節がその速さを決めています。**洞房結節**は交感神経と副交感神経からのコントロールを受けています。交感神経の末端から**ノルアドレナリンが分泌されると、心拍を速める**ような調節が行なわれ、逆に**副交感神経**の末端からは**アセチルコリンが分泌されて、心拍数を抑える**ように指令が送られます。この洞房結節からの信号が一時的に途絶えたり、洞房結節以外からの信号が伝わると不整脈が起ります。

ワンポイント豆知識

心臓は体の中で浮かんでる？

心臓は三層構造の壁で包まれていますが、一番外の膜（心外膜）は大血管に根元でくっつくとそのまま外側に折り返され、心臓全体を包む袋（心囊《しんのう》）を形成しています。心囊の内側と心外膜（どちらも同じ膜ですが）の間にできた空間（心囊腔《しんのうくう》）には心囊液と呼ばれる液が満たされ、そのため、心臓が激しく運動しても周囲の臓器と摩擦が起こることはありません。

心拍数とその変化

心拍数は、運動量だけでなく年齢によっても変化し、また、ほかの筋肉部分同様、鍛えることもできます。

生涯の心拍数は？

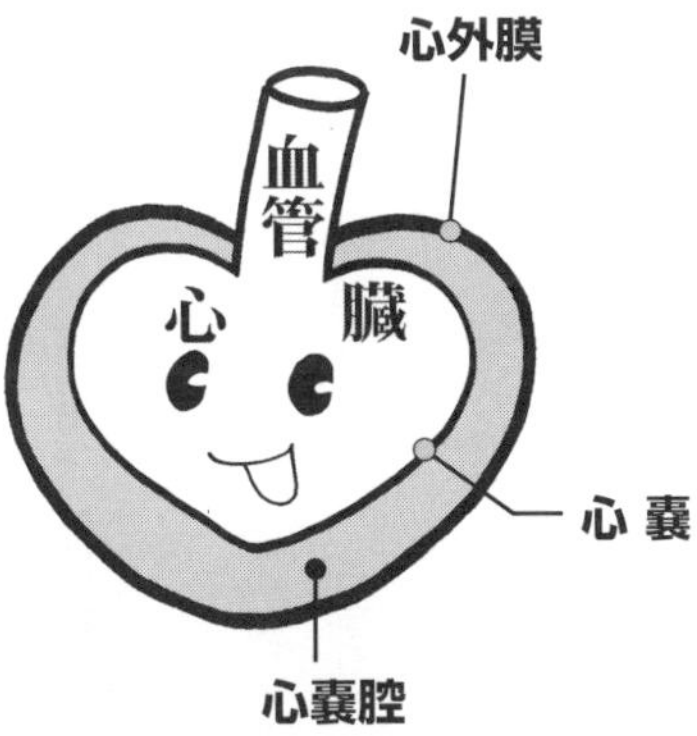

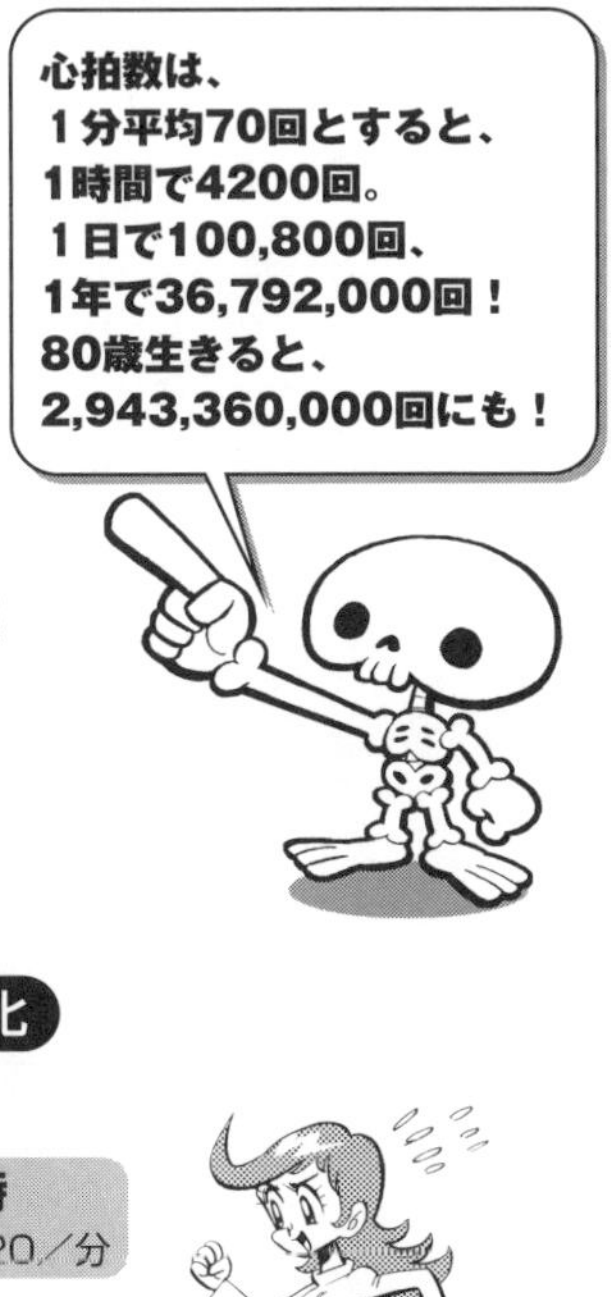
心拍数は、
1分平均70回とすると、
1時間で4200回。
1日で100,800回、
1年で36,792,000回！
80歳生きると、
2,943,360,000回にも！

年齢と運動量による心拍数の変化

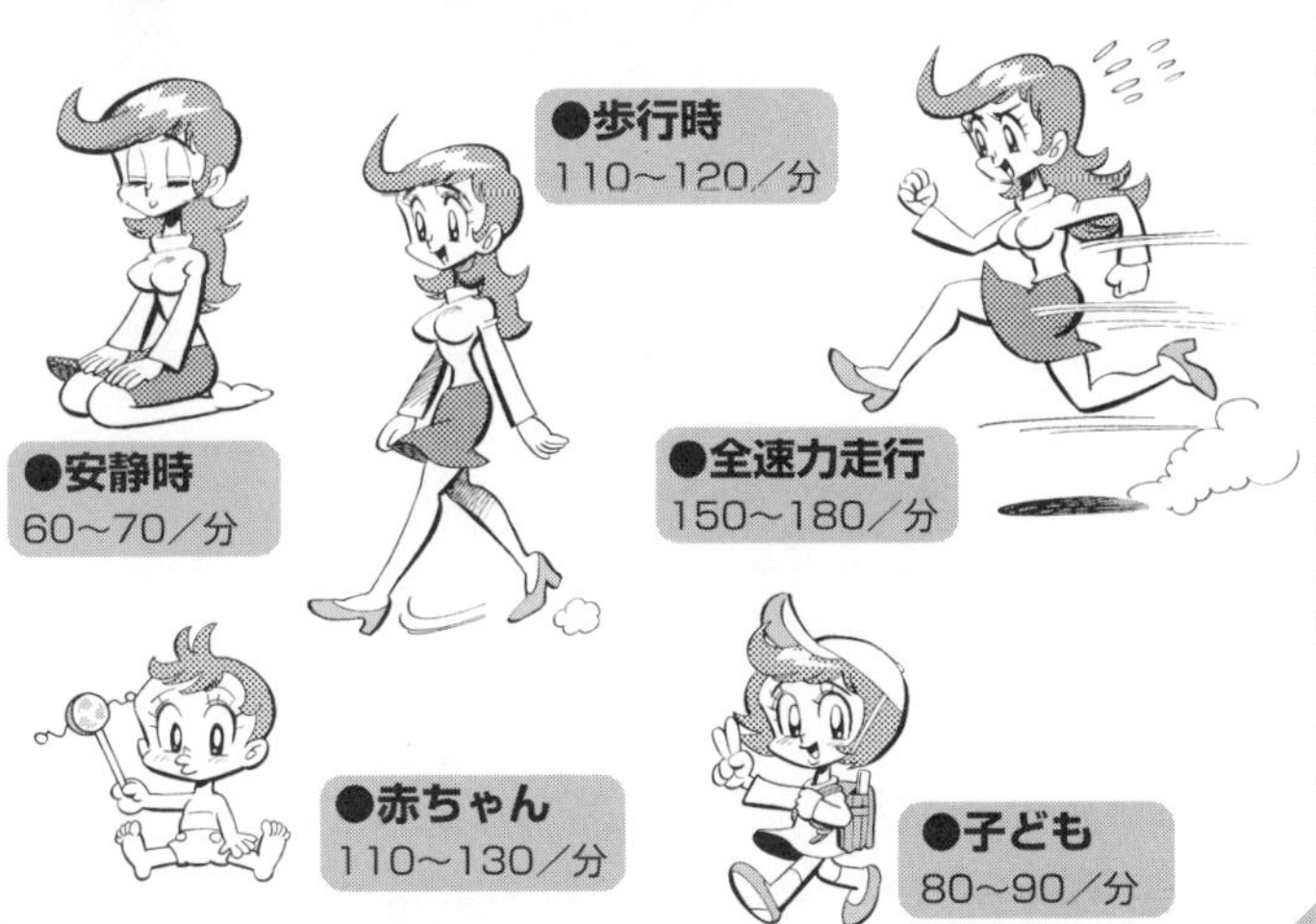
●安静時
60～70／分
●歩行時
110～120／分
●全速力走行
150～180／分
●赤ちゃん
110～130／分
●子ども
80～90／分

ふたつの円を描いて循環する血液

ルートは肺経由全身循環、心臓は血液のターミナル！

心臓が全身に血液を送る役目をはたしていることはすでに述べました。全身をめぐり、右心房に戻ってきた血液は、右心室に送られ、次に肺動脈を通って肺に流れ込みます。ここで酸素を受けとり、血液は肺を出て肺静脈を通り左心房に入ります。酸素をたっぷりと含んだ血液は、左心房から左心室へ、そしてふたたび全身へと流れていくことになります。

ここで心臓を基点に血液の流れを考えると、人間の循環器系は、心臓と肺を往復する**肺循環**（小循環）、全身をめぐって戻ってくる**体循環**（大循環）のふたつに分けられます。

ほ乳類や鳥類では、肺で酸素を得た血液と全身をめぐってきた血液、心臓に戻ってきたこのふたつの血液が混ざりません。それは、心室がしっかりと壁で隔たれているからです。たとえば、魚類は一心房一心室という構造のため、エラで酸素を受け取った後も心臓に戻らず、全身へと血液は向かいます。二心房一心室である両生類や爬虫類は、肺から戻ってきた血液と全身から戻ってきた血液が同じ心室に入るため、血液は混ざり合ってから全身へと送り込まれることになります。

ワンポイント豆知識　数字でみる血液の流れ

体中の血管をつなぎあわせると約10万kmにも達し、これは地球を2周半するほどの長さになります。ここを血液は、大動脈で秒速約1m、下大静脈で秒速15cmほどの速さで流れ、約50秒で体を1周してしまいます。心臓は1分間に5リットル、1カ月に240トンもの血液を送り出しますが、激しく活動する心臓自身が消費する血液量はその5%、毎分250mlほどです。

体循環と肺循環

体循環においては大動脈、肺循環では肺静脈を流れる血液には、酸素が豊富に含まれています。

血液の流れるしくみ

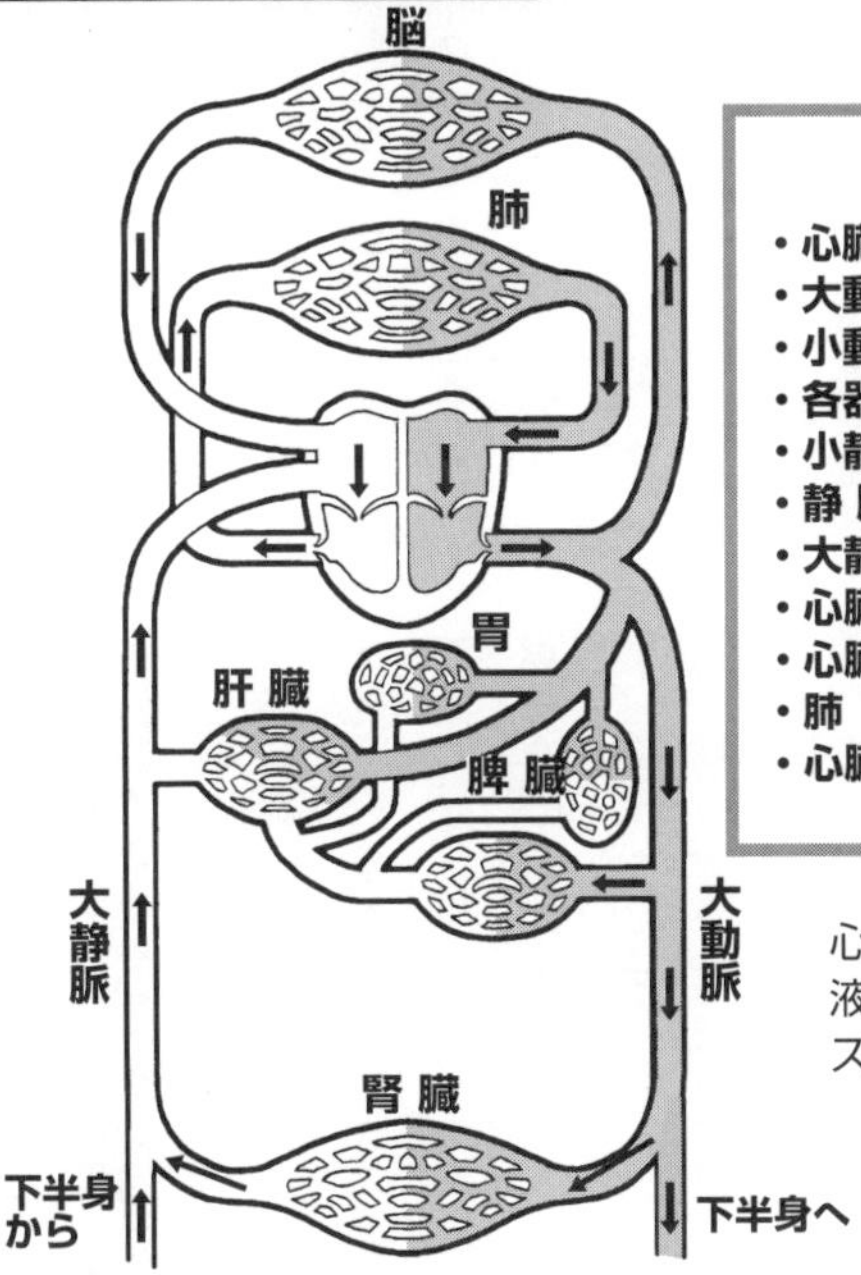
脳
肺
肝 臓
胃
脾 臓
大静脈
大動脈
腎 臓
下半身から
下半身へ
・心臓（左心室）
・大動脈
・小動脈
・各器官の毛細血管
・小静脈
・静 脈
・大静脈
・心臓（右心房）
・心臓（右心室）
・肺
・心臓（左心房）
体循環
肺循環

心臓から全身に流れた血液（体循環）は、肺でガス交換（肺循環）される

肺循環の流れ

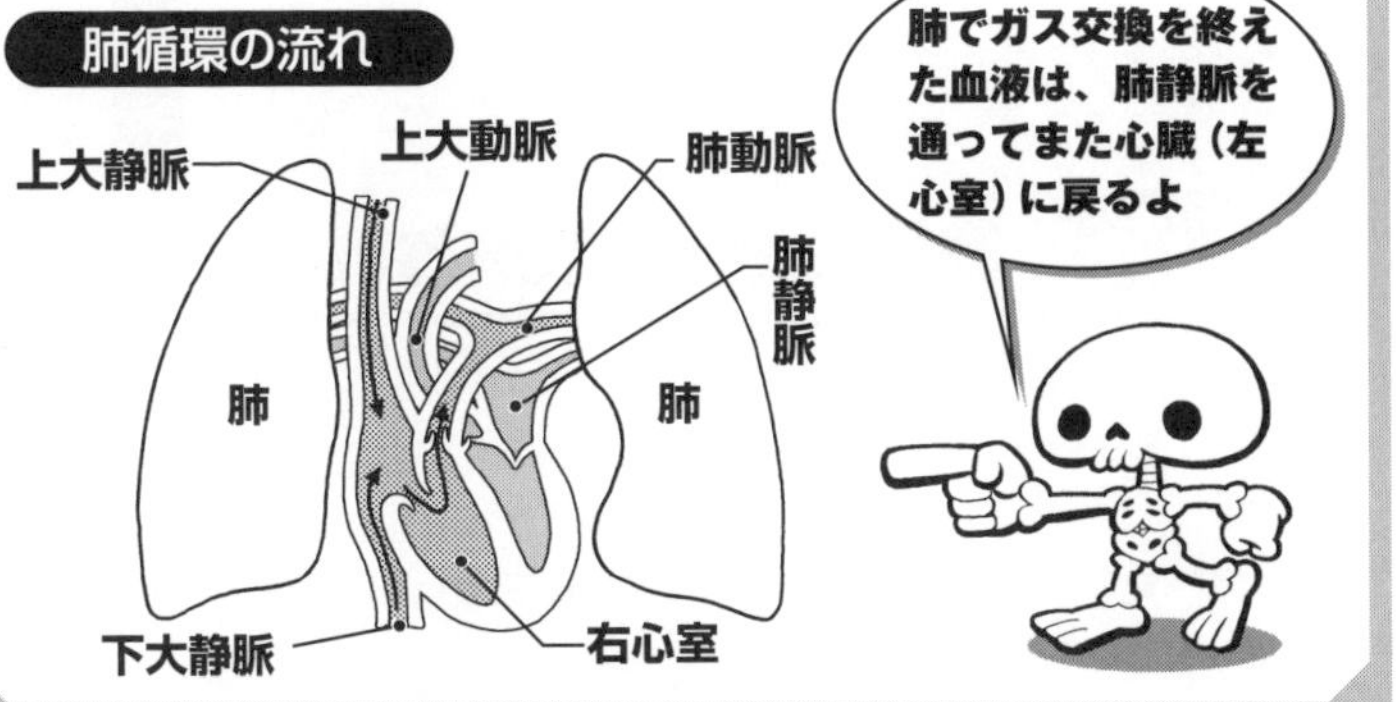
上大静脈
上大動脈
肺動脈
肺静脈
肺
肺
下大静脈
右心室
肺でガス交換を終えた血液は、肺静脈を通ってまた心臓（左心室）に戻るよ

ヒゲをそるのも命がけ？

皮膚表面を動脈が流れる頸部では大量出血する可能性あり

動脈と静脈のうち、皮膚に透けて見える血管はおもに静脈です。静脈血は酸素を失い、暗い赤紫色をしており（P.158参照）、その色が見えているのです。動脈は静脈よりも皮膚の下深くを通っているので、その鮮やかな赤色が見えることはありません。

しかし、頭部では動脈が皮膚の上層近くを通る場所が多く見られます。そのひとつが首で、首の両側を通って脳に血液を送っている**頸動脈**《けいどうみゃく》には触ることもできますし、救急蘇生法ではその**拍動**《はくどう》を感じることで脈を確認します。

頸動脈は、頭部への酸素と栄養の供給を担っている重要な動脈ですので、誤って傷つけてしまうと、手首などで透けて見える静脈を切るよりも大量の出血があり、大変危険です。

人間の全身を流れる血液量は、体重の1／13～1／20（あるいは体重1kgについて約80ml）といわれています。その全血液量のうち、1／5以上を失ってしまうと酸素欠乏症状があらわれ、1／3以上を失うと血液量による酸素不足状態で失神などを引き起こし、1／2を失うと即死することもあります。

ワンポイント豆知識

顔色の変化は血液量の変化

柔道などの締め技は、頸動脈を圧迫することで脳における酸素欠乏状態を引き起こす技で、「落ちる」とは酸素不足による失神のことです。水泳の後など、寒いと唇が紫になるのも、寒さのために血管が収縮して血液が酸素不足を起こしているからです。逆に興奮したりお酒に酔うと顔が赤くなるのは、血管が拡張して血液量が増加したためなのです。

さまざまな動脈

心臓の左心室から出た大動脈は、頚動脈、鎖骨下動脈、腎動脈、総腸骨動脈などに次々と分岐し、体の各所へ血液を運びます。

全身に広がる大動脈

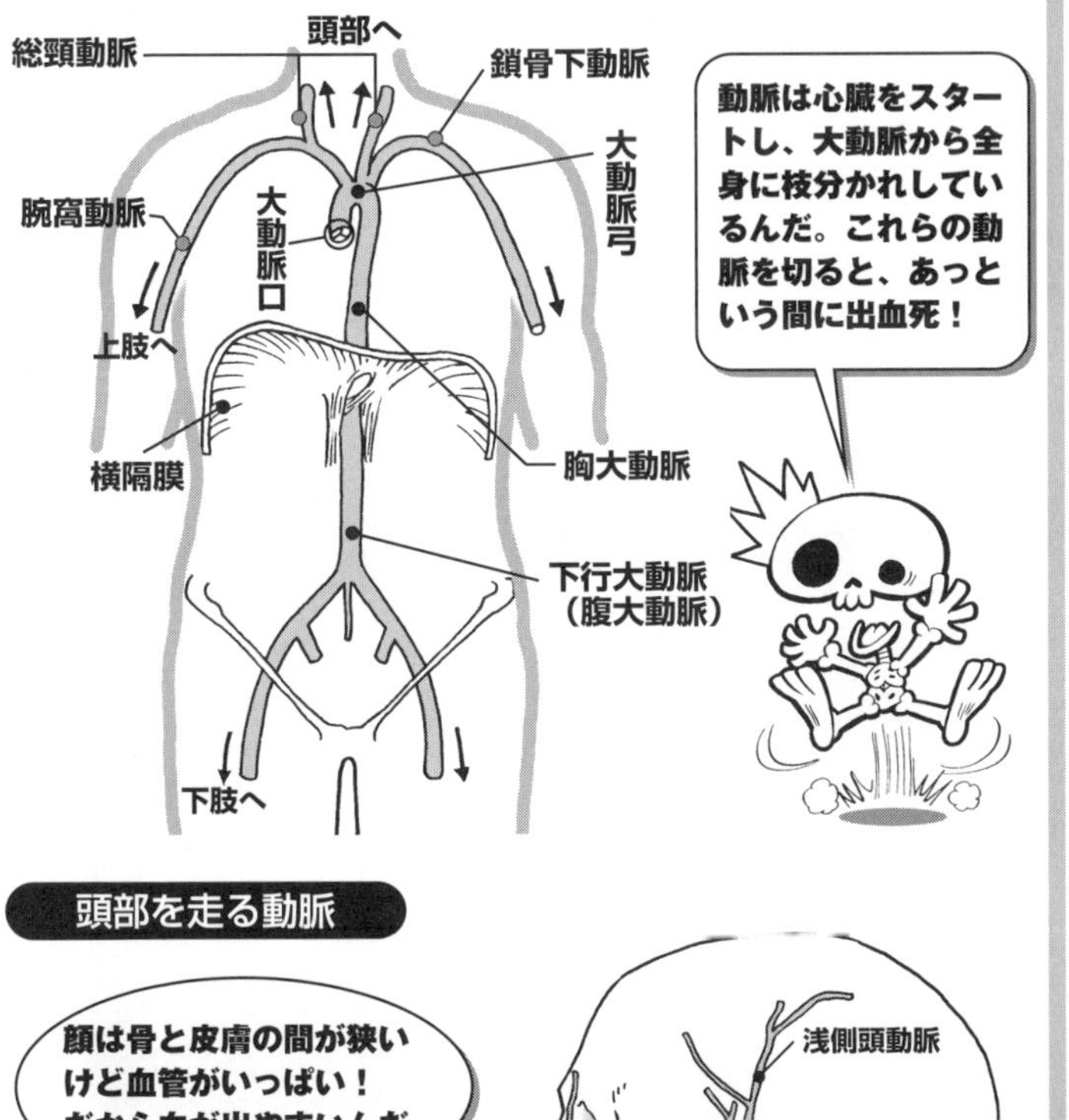
総頸動脈
頭部へ
鎖骨下動脈
大動脈弓
大動脈口
腕窩動脈
上肢へ
横隔膜
胸大動脈
下行大動脈
（腹大動脈）
下肢へ
動脈は心臓をスタートし、大動脈から全身に枝分かれしているんだ。これらの動脈を切ると、あっという間に出血死！

頭部を走る動脈

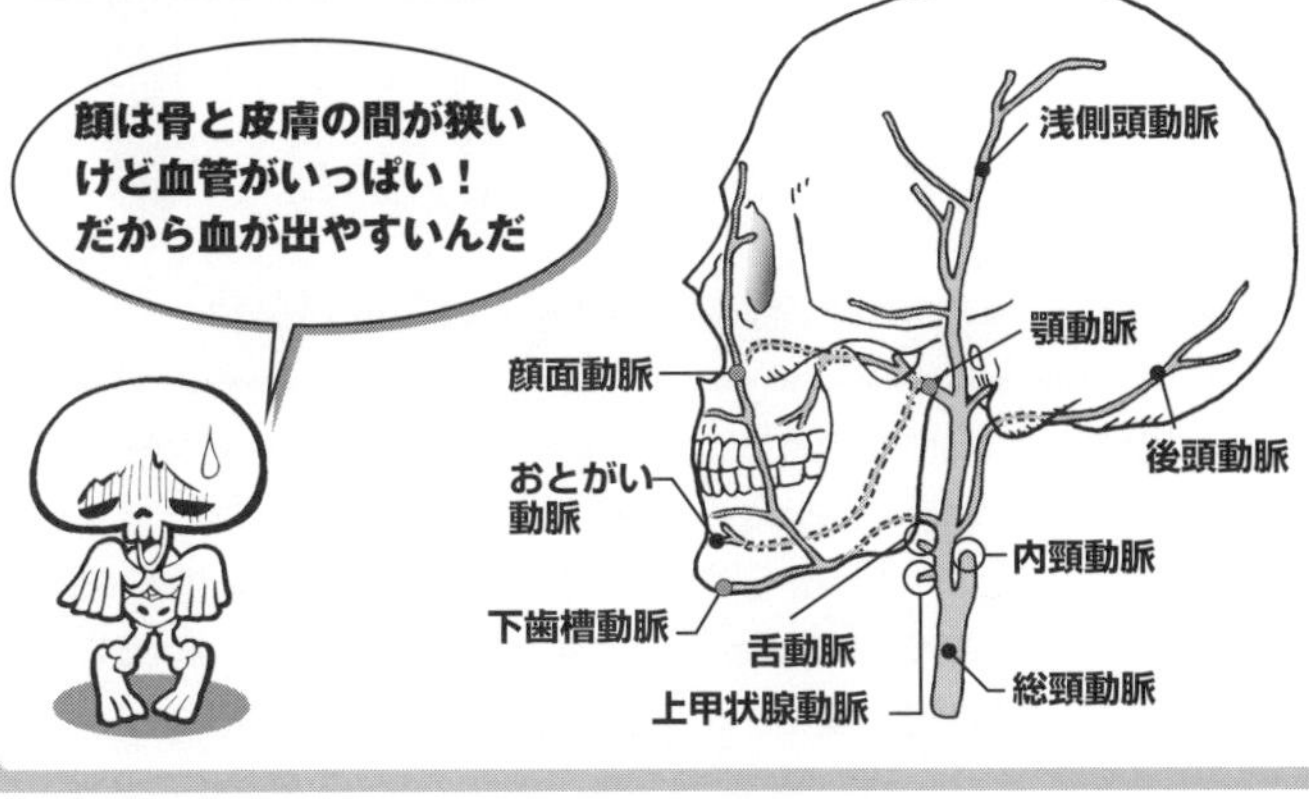
顔は骨と皮膚の間が狭いけど血管がいっぱい！だから血が出やすいんだ
浅側頭動脈
顎動脈
顔面動脈
後頭動脈
おとがい動脈
内頸動脈
下歯槽動脈
舌動脈
総頸動脈
上甲状腺動脈

脳と心臓専用の大動脈

生命を左右する動脈だけに最後まで血液量を確保する機能をもつ

人の死を決定する重要な臓器である脳と心臓は、専用の大動脈を抱えています。心臓では、酸素をたっぷり含んだ血液を運ぶ大動脈が左心室から出るとすぐ、心臓用の動脈の入り口がふたつあります。ここから左右に分かれた動脈が、冠をかぶっているかのように心臓をとりまいています。これが**冠状動脈**《かんじょうどうみゃく》です。冠状動脈は心臓表面から壁の中へもぐりこみ、心臓の左を覆う**左冠状動脈**《さかんじょうどうみゃく》は心臓の前面を、心臓の右を覆う**右冠状動脈**《うかんじょうどうみゃく》は心臓の後面に血液を供給します。

脳につながる動脈には、**総頚動脈**《そうけいどうみゃく》と**椎骨動脈**《ついこつどうみゃく》があります。総頚動脈も大動脈が心臓から出発したすぐのところで左右に分岐し、首の両側を通って頭部へと至ります。左右の頚動脈はそれぞれ大脳に酸素と栄養を供給する**内頚動脈**《ないけいどうみゃく》と、頭皮や**硬膜**《こうまく》を担当する**外頚動脈**《がいけいどうみゃく》へと分かれ、両側から脳の内部へと進みます。首の両側、やや後方をのぼってきた**椎骨動脈**は、脳の底部から小脳や脳幹などに酸素や栄養を供給します。また、ほかの動脈は出血すると強く収縮して出血量を抑えますが、脳や心臓の動脈ではその機能が弱く、**出血しても機能を弱めません**。

ワンポイント豆知識　いつも危険と隣り合わせ？

日本人の死亡原因の1位はがんですが、2位の心臓病（狭心症・心筋梗塞）と3位の脳卒中はどちらも動脈硬化が進行した病気です。脳動脈、頚動脈、冠状動脈は、この動脈硬化が起こりやすい動脈なのです。心筋梗塞も脳卒中も、いきなり卒倒するようなイメージがありますが、急性のものは一部です。初期症状を知り、兆候が現れたら初期治療を受けることが大切です。

脳と心臓を走る動脈

首筋の頚動脈は、指で触れて確認ができます。頚動脈の脈拍と心臓の鼓動が一致していることが分かるでしょう。

血管は合流ナシの一方通行

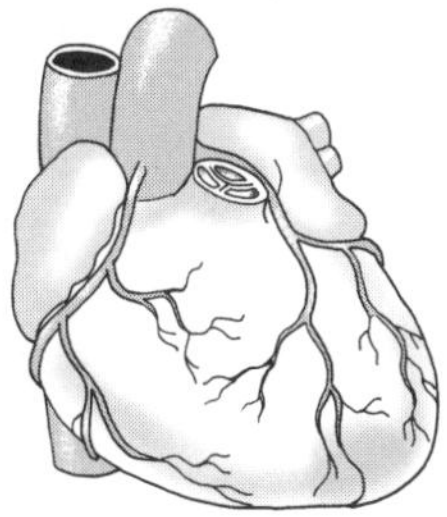

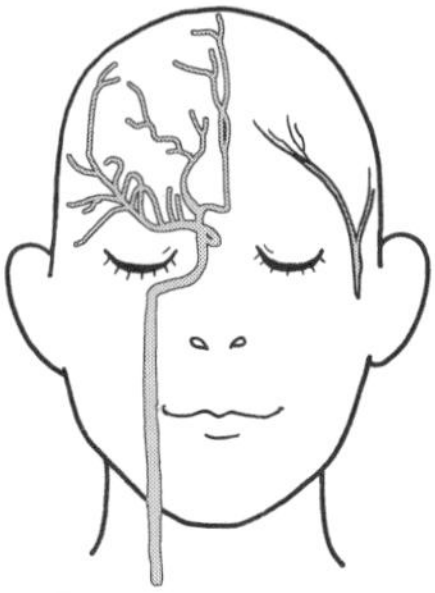

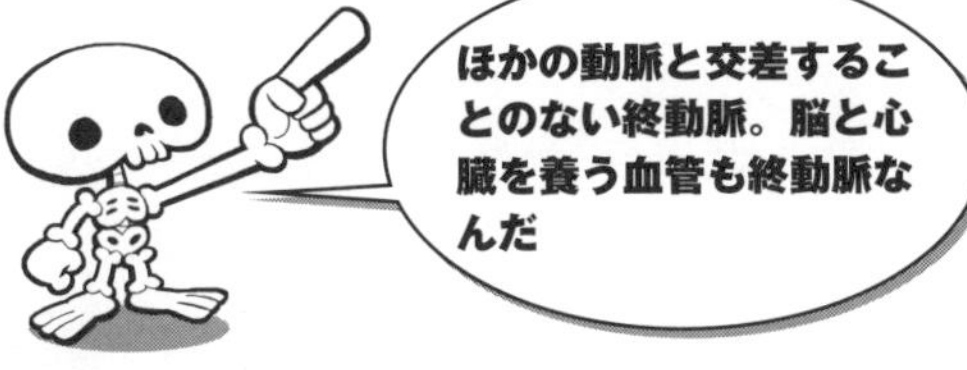
ほかの動脈と交差することのない終動脈。脳と心臓を養う血管も終動脈なんだ

終動脈

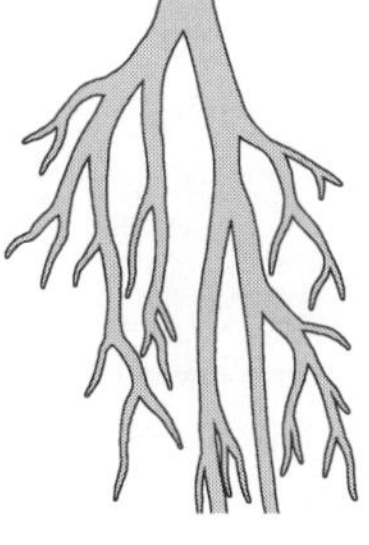

血管の一部が詰まると、その先の臓器に酸素を供給できなくなり、壊死に繋がる危険が…

通常の血管

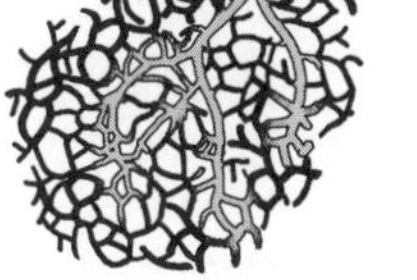

血管の一部が詰まっても、詰まった先で別の血管と結合している。ダメージは小規模ですむ

つくりの異なる2種類の血管

血圧に耐えうる壁をもつ動脈と、重力で逆流しないよう弁をもつ静脈

心臓を出発した血液は、**動脈**から**毛細血管**へと分かれ、そこで細胞に酸素と栄養を渡しながら**静脈**へと入り込み、ふたたび心臓へと戻ってきます。血液をおもに循環させているのは心臓ですが、動脈は自身でも拡張や収縮を繰り返しています。静脈では、筋肉が伸縮を手助けしており、特に重力の影響を強く受ける手足の静脈には、血液の逆流を防ぐための弁があります。

動脈は**心臓から高い圧力を受けるため三層構造**をなし、強い弾力性と柔軟性を持ち合わせています。静脈も基本的には三層構造ですが、分枝した細い静脈では欠如している層もあり、また壁は動脈に比べると薄くなっています。

一般的に採血するときには、静脈が使われます。これは動脈に比べて静脈の血管壁が薄く、また血液の流れも遅いため採血しやすいからです。また静脈血は、体を廻ってきた血液なので、いろいろなデータが得やすくなっています。

静脈は体の表面近くを通っています。この静脈のパターンは人それぞれで、変化することがありません。そのため最近では、セキュリティに利用されています。

ワンポイント豆知識　長時間移動では疲れも血液も貯めこまない

サッカーの高原選手がなったことで知られるエコノミー症候群。これは脚部の静脈にできた血栓が、心臓を通過して肺に入り、肺の血管をふさいでしまう病気です（下肢静脈血栓症と肺塞栓症の合併症）。予防のためには、脚の静脈の血液が濃くならないよう水分を摂ったり、脚を運動させること。長期の旅行では通路側の席を取ってまめにトイレと往復すると良いですね。

適応した血管の種類

肉厚な動脈や弁を持つ静脈は本線であり、細胞近くまで入り込んで酸素や栄養を渡すのは細い毛細血管です。

動脈と静脈の構造の違い

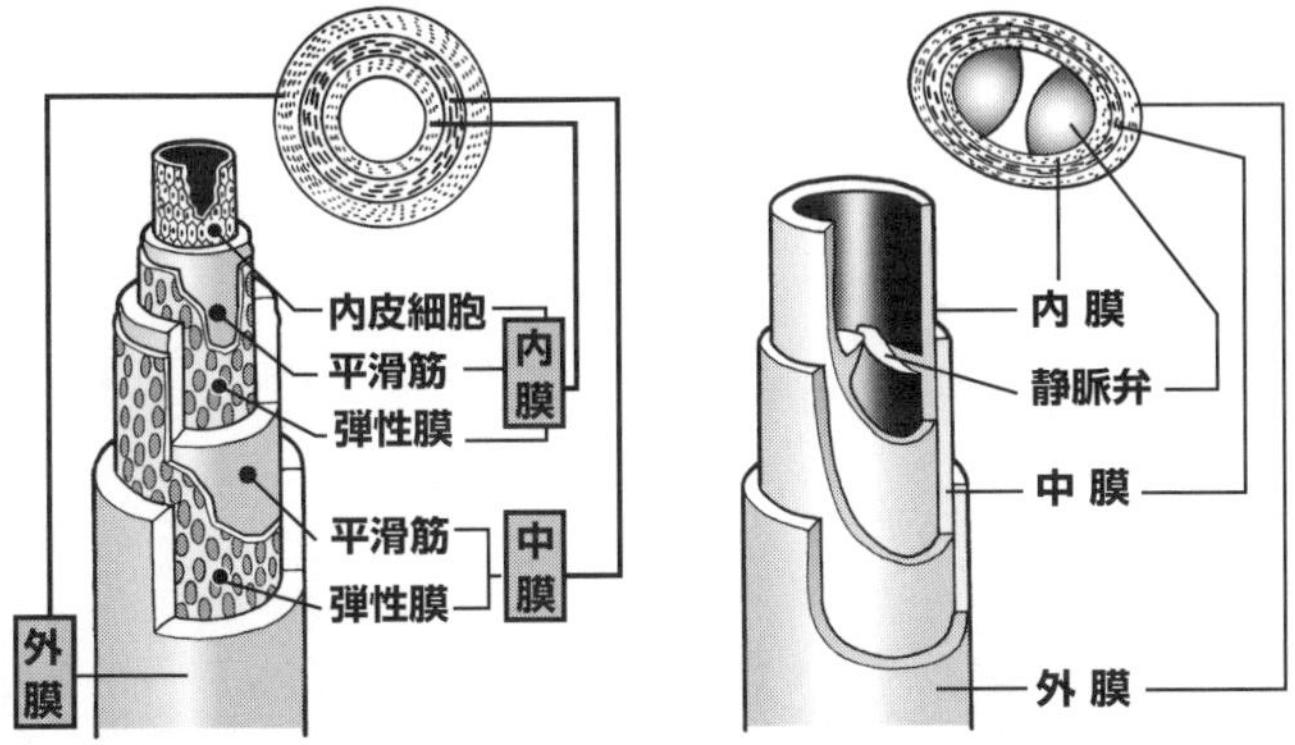

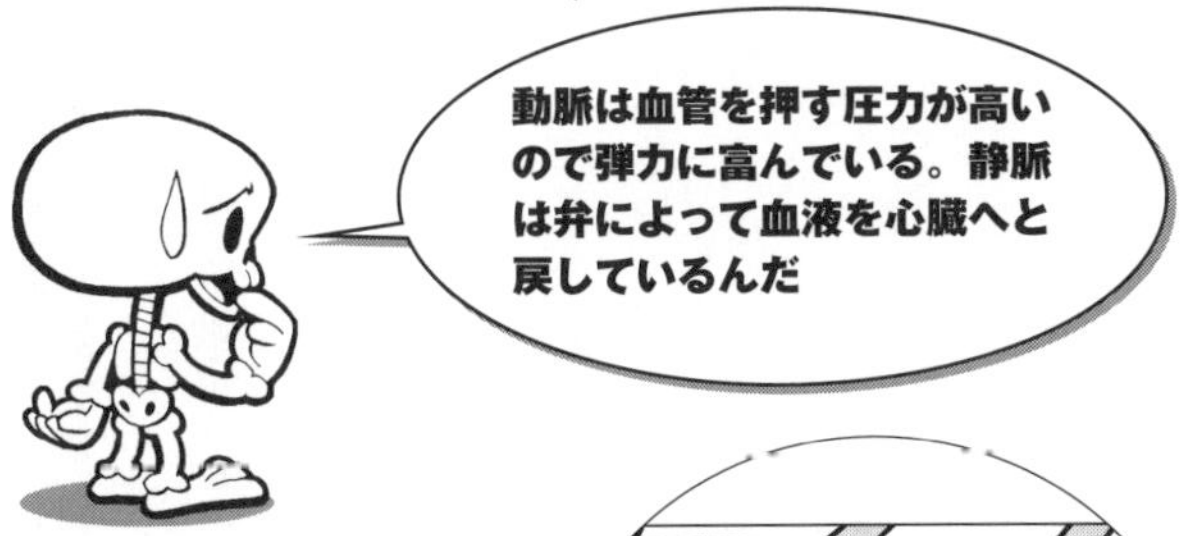

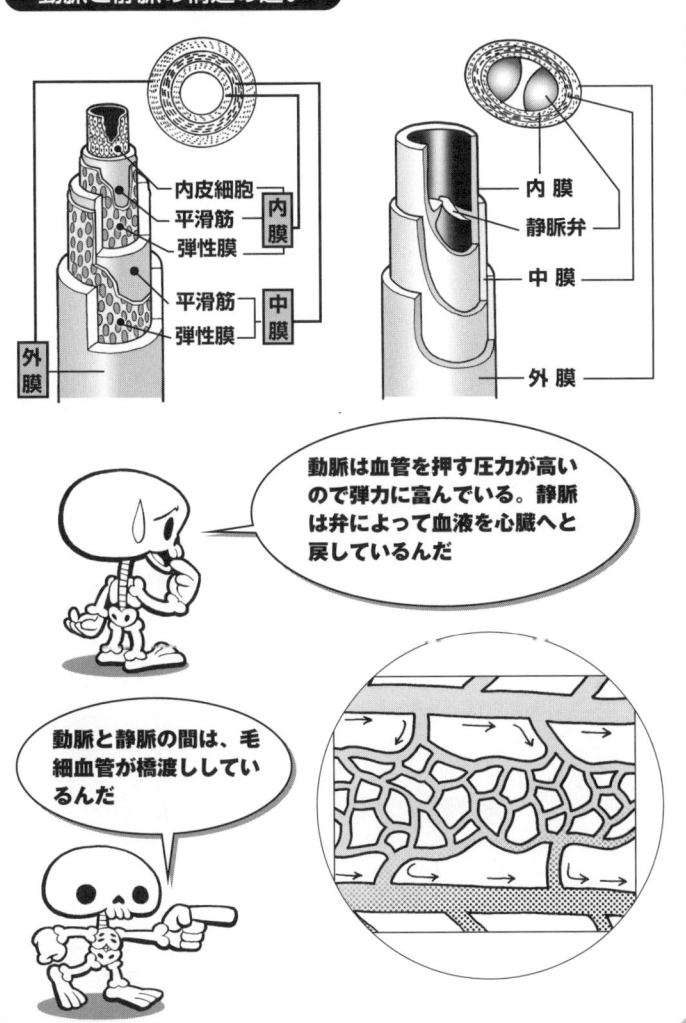

動脈は血管を押す圧力が高いので弾力に富んでいる。静脈は弁によって血液を心臓へと戻しているんだ

動脈と静脈の間は、毛細血管が橋渡ししているんだ

血液が血管壁にかける圧力

血圧上昇は、血管が狭くなった&心臓がポンプ力を強めた証拠

血圧とは、血管にかかる血液の圧力のことです。**最高血圧**（収縮期血圧）とは、心臓が収縮し血液を送り出したときの血圧の値です。逆に心臓が拡張したときの値を**最低血圧**（拡張期血圧）といいます。つまり血圧が上がるとは、血管の壁にかかる圧力（負担）が大きくなっている、という意味です。

ではなぜ血圧が上がるのでしょう。それは、血液の流れが悪くなったために、心臓が強く血液を押し出しているからです。血液の流れを悪くするおもな原因のひとつは、塩分です。塩分を摂ると濃度を下げようと、血液が増加します。また、食塩中のナトリウムには血管を収縮させるはたらきがあります。血管が細くなったところに大量の血液を流しますから、血圧が上がり、この状態が続くと血管壁が厚くなります。工事で道が狭くなると渋滞が起こるように、狭くなった血管にはコレステロールなどが流れにくくなり、その影響で血管壁が変化して弾力性が失われていきます。硬くなった血管はさらに狭く、つまりやすくなります。この悪循環が続くことで、より深刻な高血圧へと進行してしまうのです。

ワンポイント豆知識　高血圧は百害あって一利なし

高血圧は「サイレント・キラー（静かな殺し屋）」と呼ばれます。自覚症状がないまま病状が進行し、しかも大病に結びつくためです。高血圧が悪化すると動脈硬化が進み、脳卒中や心筋梗塞、心不全、腎不全などが起こりやすくなるほか、合併症を併発しやすく死亡率も高まってしまいます。お手軽な家庭用血圧計も増えてますので、普段からのチェックを心がけたいものです。

心臓と血管と血圧の関係

聴診器を使う血圧測定では、止まっていた血液が流れ出す瞬間と平常の流れに戻った瞬間を聞きとり、血圧値を知ります。

ドックン！で血圧決定

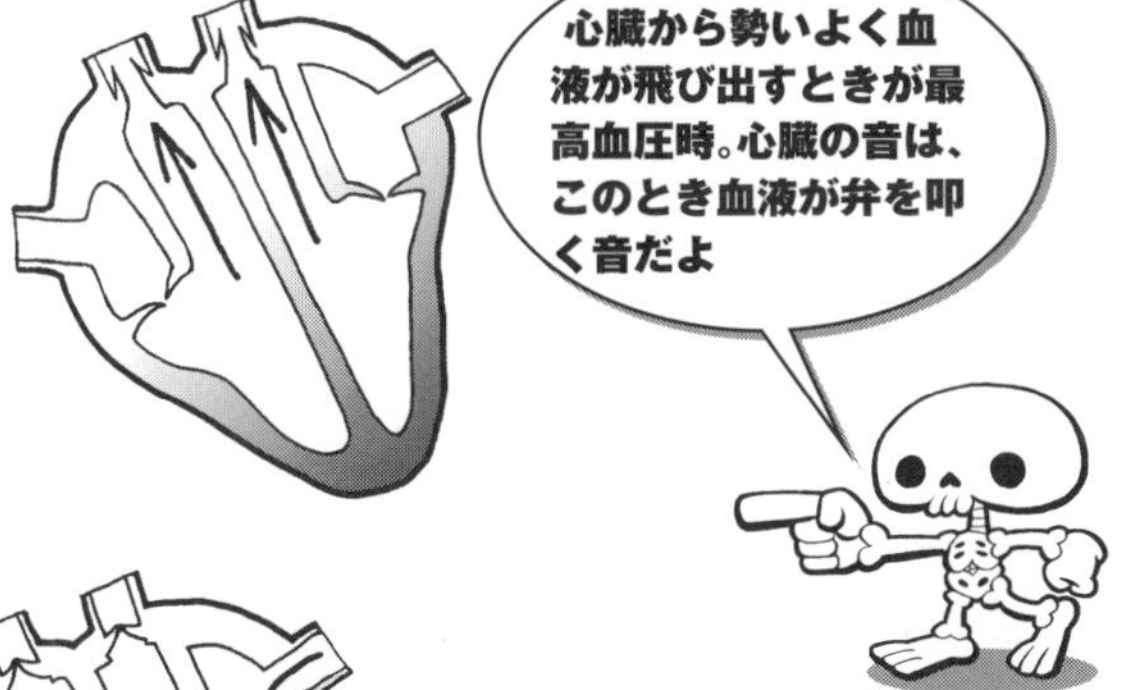
心臓から勢いよく血液が飛び出すときが最高血圧時。心臓の音は、このとき血液が弁を叩く音だよ

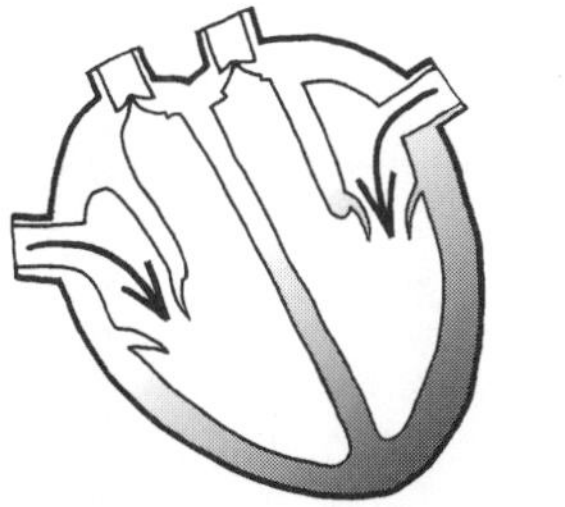

最低血圧値は、血液が心臓に帰ってきたとき、一番心臓が膨らんでいるときになる

動脈硬化が起きるワケ

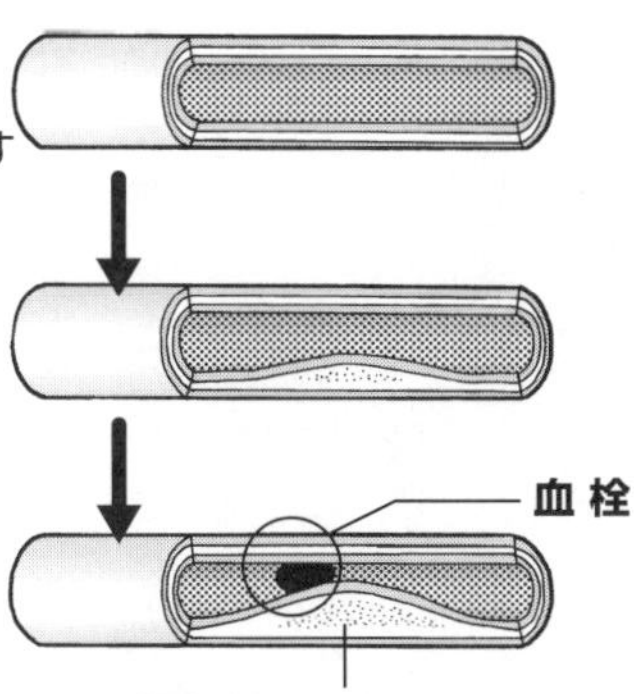

通常の血管

何もなく、血管内通行もスムーズです

粥状硬化

血圧が上がった状態が続くと、頑張っている血管に沈着物が……

動脈硬化

溜まりすぎた沈着物が固くなって、ますます血管が固くなることに！

血液にはどんな成分が含まれているの？

細胞成分の血球と、液体成分の血漿で構成される血液

人間の体には、体重の13分の1に相当する血液が流れています。心臓を中心に体内を循環し続ける血液は、全身にさまざまな物質を運んだり、体外から侵入した異物を排除したりと、生命を維持するうえで大切な役割を果たしているのです。血液は、**「血球」という細胞成分**と、**「血漿《けっしょう》」という液体成分**で構成され、全血液の55〜60％を血漿が占めています。

血球と呼ばれる細胞成分は、大きく3つに分けることができます。まず、酸素を運搬する「赤血球」。次に、体内に侵入してきた病原菌などの異物を退治する「白血球」、そして血液を凝固させる役割を果たす「血小板」です。また、白血球のおよそ30％を占める「リンパ球」は、抗体というタンパク質をつくり、免疫作用において重要なはたらきをしています。血球の大部分は赤血球が占めており、残りの白血球や血小板が含まれる割合は、およそ1％程度に過ぎません。

液体成分である血漿は90％が水分で、その他、少量のタンパク質やブドウ糖、塩分、カルシウム、カリウム、リン、さらにはホルモンなどが含まれています。血漿は、体が要求する水分や養分などのさまざまな物質を運ぶだけでなく、前述の赤血球や白血球を全身に行き渡らせるはたらきもあるのです。さらには、新陳代謝による老廃物を持ち去る役割を果たしています。

血液成分について

血液は下記成分で構成されます。いずれも生命維持に不可欠のため、“血液は内臓の一種”ともいわれているのです。

血液成分

血球 ~45~45%	血漿 ~55~60%
赤血球、白血球、血小板など	水分（90%）、タンパク質、ブドウ糖、塩分、カルシウム、カリウム、リン、ホルモンなど

赤血球
酸素や二酸化炭素を運ぶ

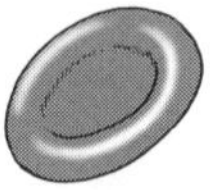

白血球
病原菌を倒す

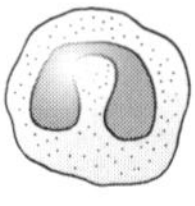

血小板
血液凝固を担当

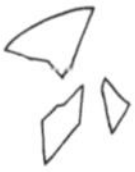

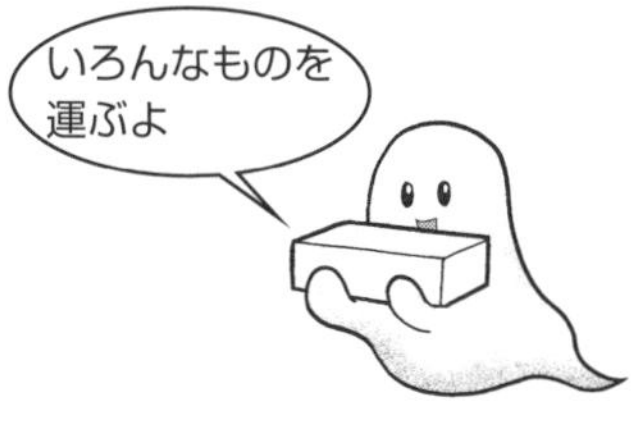
いろんなものを運ぶよ

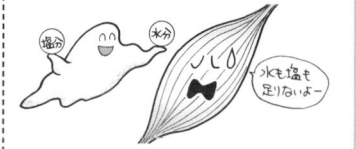

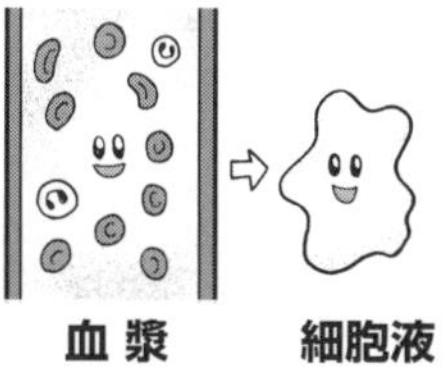

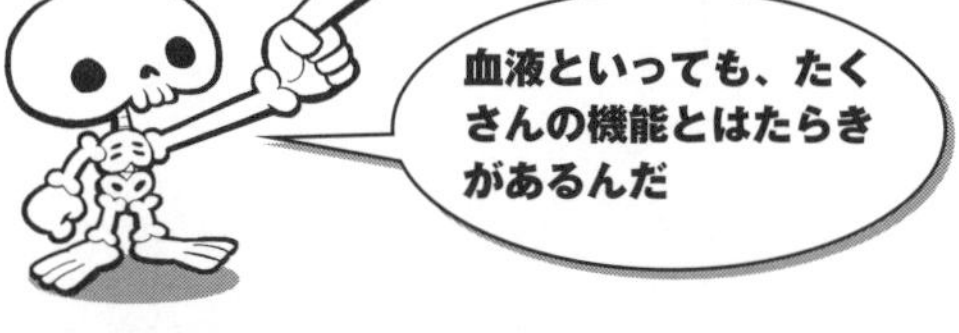
血液といっても、たくさんの機能とはたらきがあるんだ

血球の一生（血球の生成と分解）

血球は骨髄で産声をあげ、最後に脾臓で寿命を迎える

赤血球や白血球、血小板といった血球は、骨髄《こつずい》にある「**幹細胞**《かんさいぼう》」という細胞から生み出されます。幹細胞は絶えず細胞分裂を繰り返しており、人間が生まれてから死ぬまで、新たな血球を次々と生み出し続けます。

赤血球は、はじめのうちは核を持っているものの、細胞分裂の過程で核が抜け落ちてしまいます。また、血小板も、巨核細胞となった細胞質の一部分から生成されるため、核を持っていません。白血球は細胞分裂を繰り返し、**好中球**《こうちゅうきゅう》、**好酸球**《こうさんきゅう》、**好**《こう》**塩基球**《えんききゅう》、**マクロファージ**、**リンパ球**（B細胞・T細胞）に分化していきます。このようにして生成された血球は、それぞれ成熟した後に**類洞**《るいどう》といわれる毛細血管に入り、全身に運ばれていくことになるのです。

血球が絶えず生み出される一方で、数が増え過ぎないようにするため、**血球には寿命が設けられています**。赤血球は生成されてから100～120日程度、白血球は血管内で3～5日程度、そして血小板は7～14日程度とされ、いずれも短いことが特徴といえるでしょう。

全身をめぐり、そのはたらきを終えた血球は、最後に脾臓や肝臓へとたどり着きます。そこで、マクロファージによって分解されるのです。ただし、白血球の一部は、体中のいろいろな場所で分解されることになります。

血球が生まれるまで

血球がつくられる骨髄とは、腰や胸の骨の内部にある海綿状の組織。幹細胞は、ここの骨髄液の中に含まれています。

実はみんな兄弟なの！

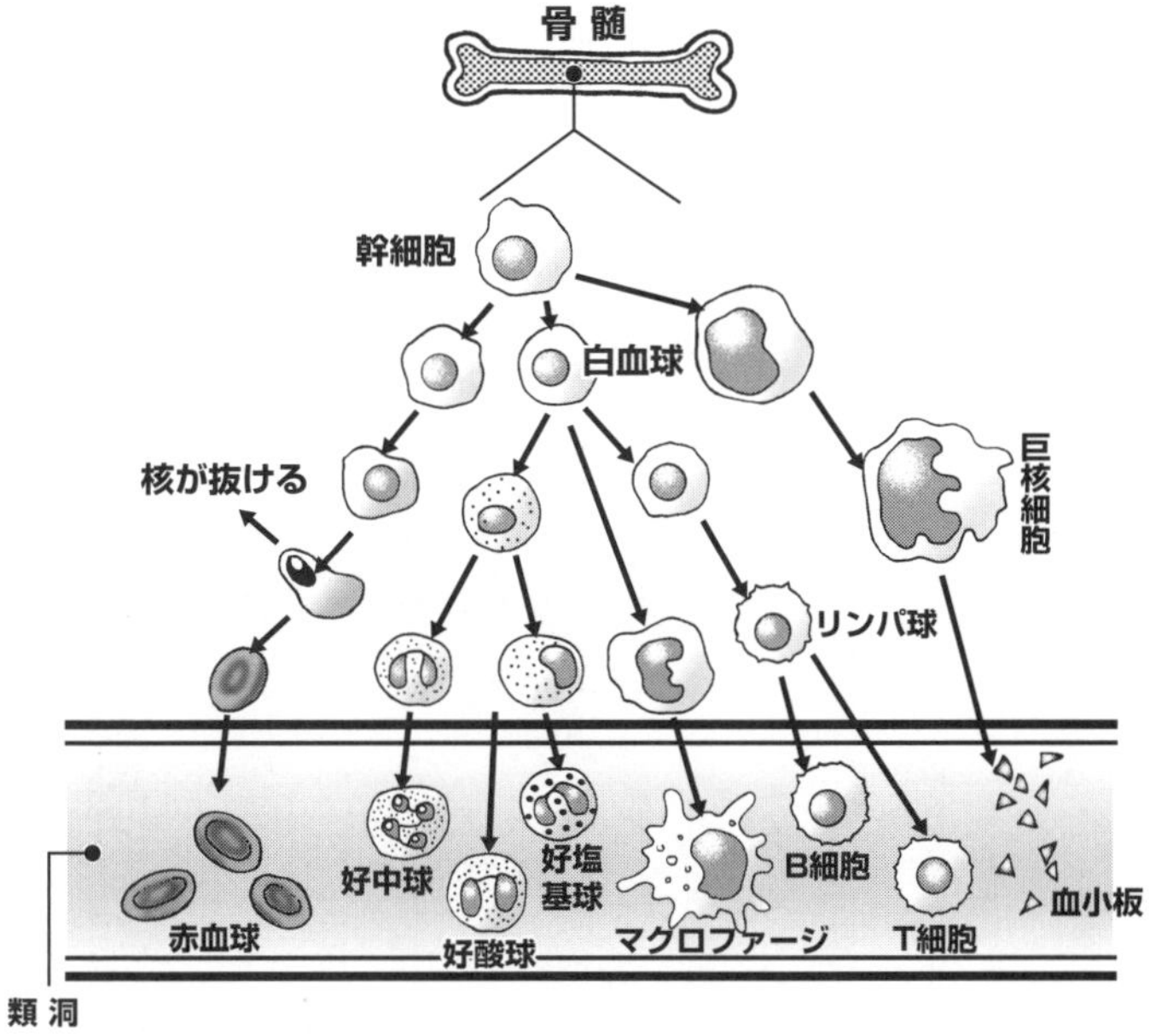
骨髄
幹細胞
白血球
巨核細胞
核が抜ける
リンパ球
好中球
好塩基球
B細胞
血小板
赤血球
好酸球
マクロファージ
T細胞
類洞

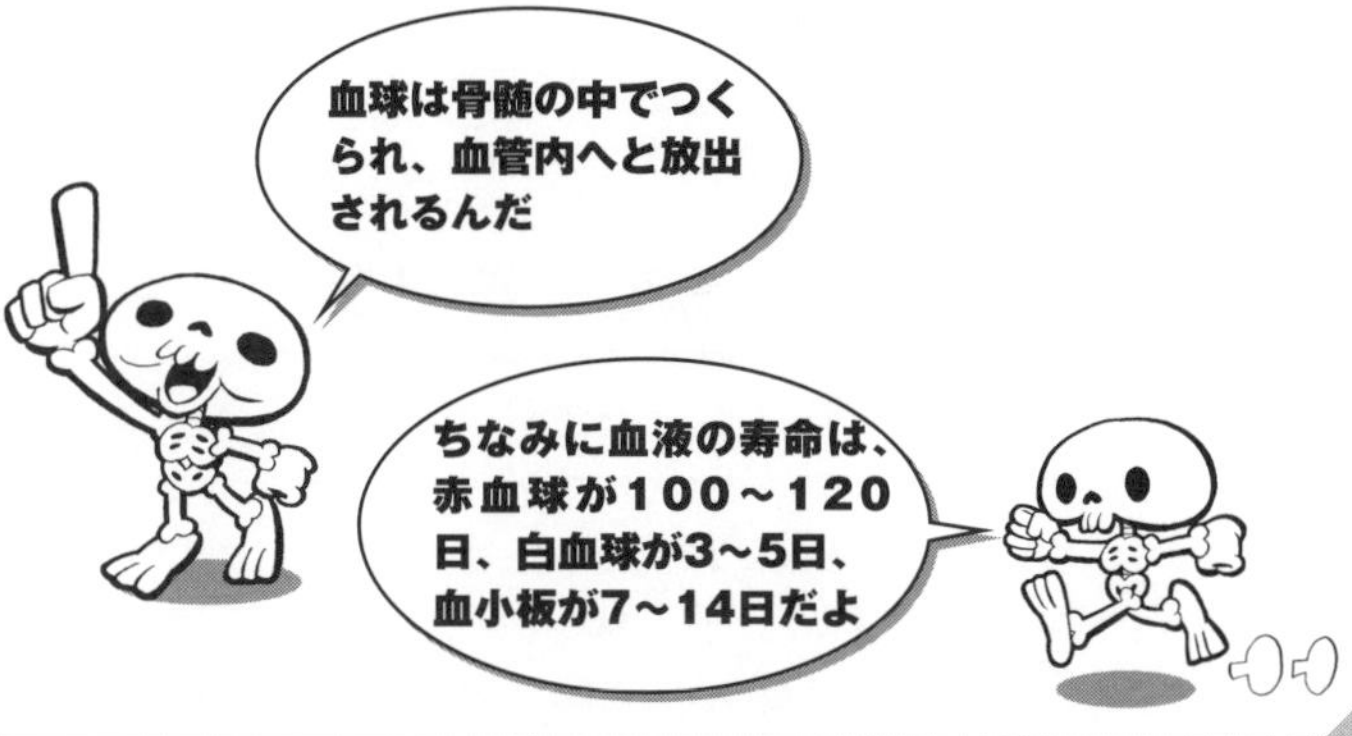
血球は骨髄の中でつくられ、血管内へと放出されるんだ
ちなみに血液の寿命は、赤血球が100～120日、白血球が3～5日、血小板が7～14日だよ

脾臓って必要？ 不要？

真っ赤な色には理由がある！ 脾臓は、血液のリサイクル工場

よく、「脾臓《ひぞう》はあってもなくてもよい臓器」といわれています。なくても生命活動に支障はきたしませんが、**脾臓**にだってちゃんと役目があります。

脾臓は網目状の**赤脾髄**《せきひずい》と球状の**白脾髄**《はくひずい》があり、赤脾髄は**血液のクリーニング**、白脾髄は抗体をつくる**リンパ球の生成**を行なっています。心臓から運ばれた血液は、白脾髄を通過して赤脾髄に運ばれます。ここで、血液中に含まれたウィルスや微生物などの不要な物質や、機能が低下した赤血球が取り除かれます。脾臓が赤いのは、脾臓に赤血球がたくさん集まっているからなのです。

赤血球の寿命は約120日。古くなった赤血球は、この赤脾髄を通過することができません。寿命はまだ残っていても、傷ついていたり、問題がある赤血球もここで足止め。赤脾髄は、赤血球の監視官でもあるのです。この通過できなかった赤血球などは、赤脾髄にいる白血球の一種・食細胞によって消化・分解されます。

こうして赤脾髄によってクリーニングされた血液は、脾静脈から門脈を経由して肝臓へと運ばれ、心臓へと帰っていきます。

ワンポイント豆知識 脾臓はとってもデリケート？

脾臓はスポンジ状のとても柔らかい臓器です。固い外膜に覆われてはいますが、胃のあたりを強打すると破裂することがあります。脾臓が破裂すると、腹腔内で大出血が起きてしまうため、ただちに手術する必要があります。摘出も珍しくありません。脾臓がない場合、抵抗力が落ちてしまいますが、肝臓などがその役目を補うので、あまり心配しなくても大丈夫なのです。

赤と白で違うはたらき

脾臓の内部は、赤と白で分けられています。でも、どちらも、ほかの臓器でも代行が可能なはたらきを担っています。

脾臓の断面図〜赤脾髄・白脾髄

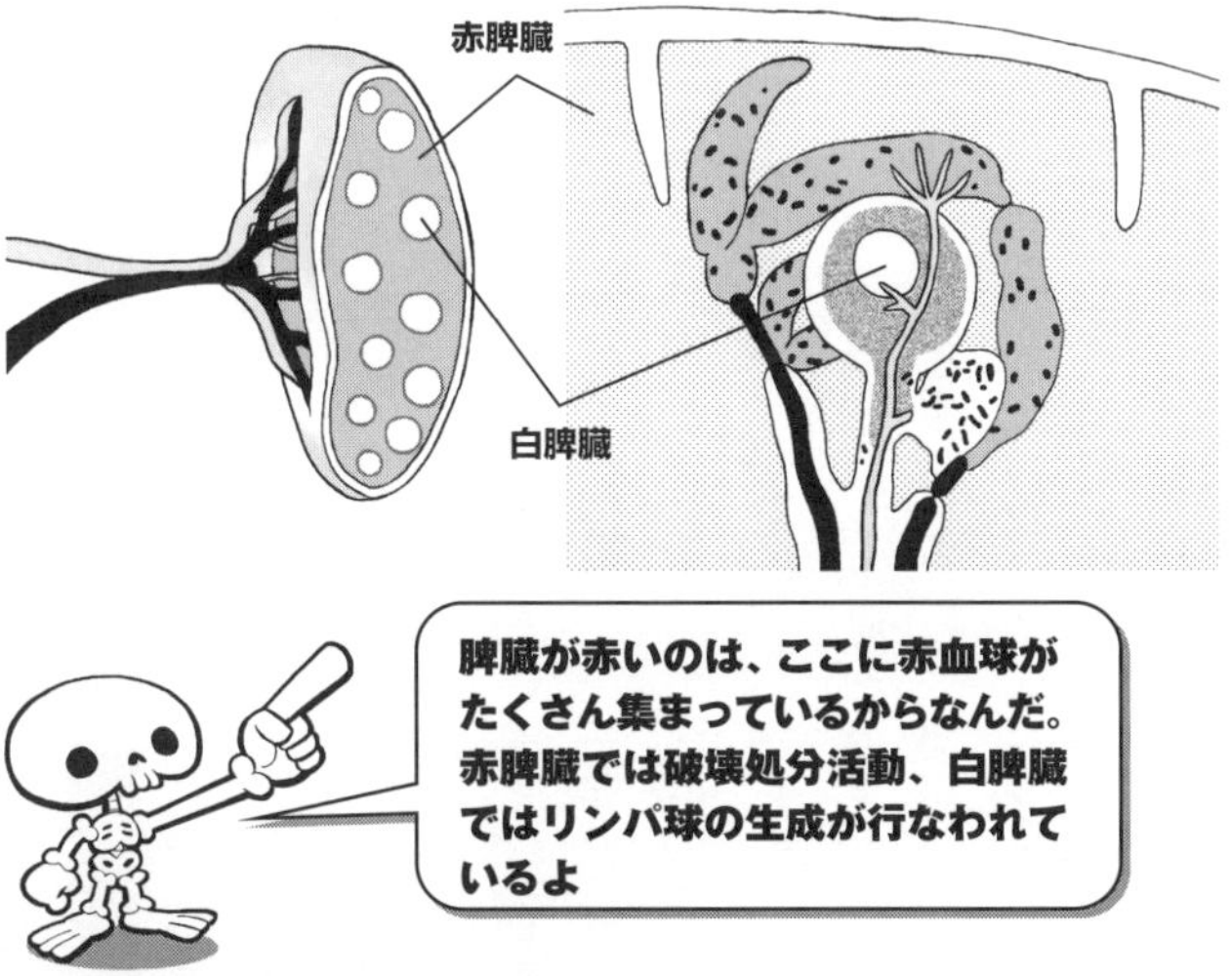
赤脾臓
白脾臓
脾臓が赤いのは、ここに赤血球がたくさん集まっているからなんだ。赤脾臓では破壊処分活動、白脾臓ではリンパ球の生成が行なわれているよ

赤脾髄のクリーニングシステム

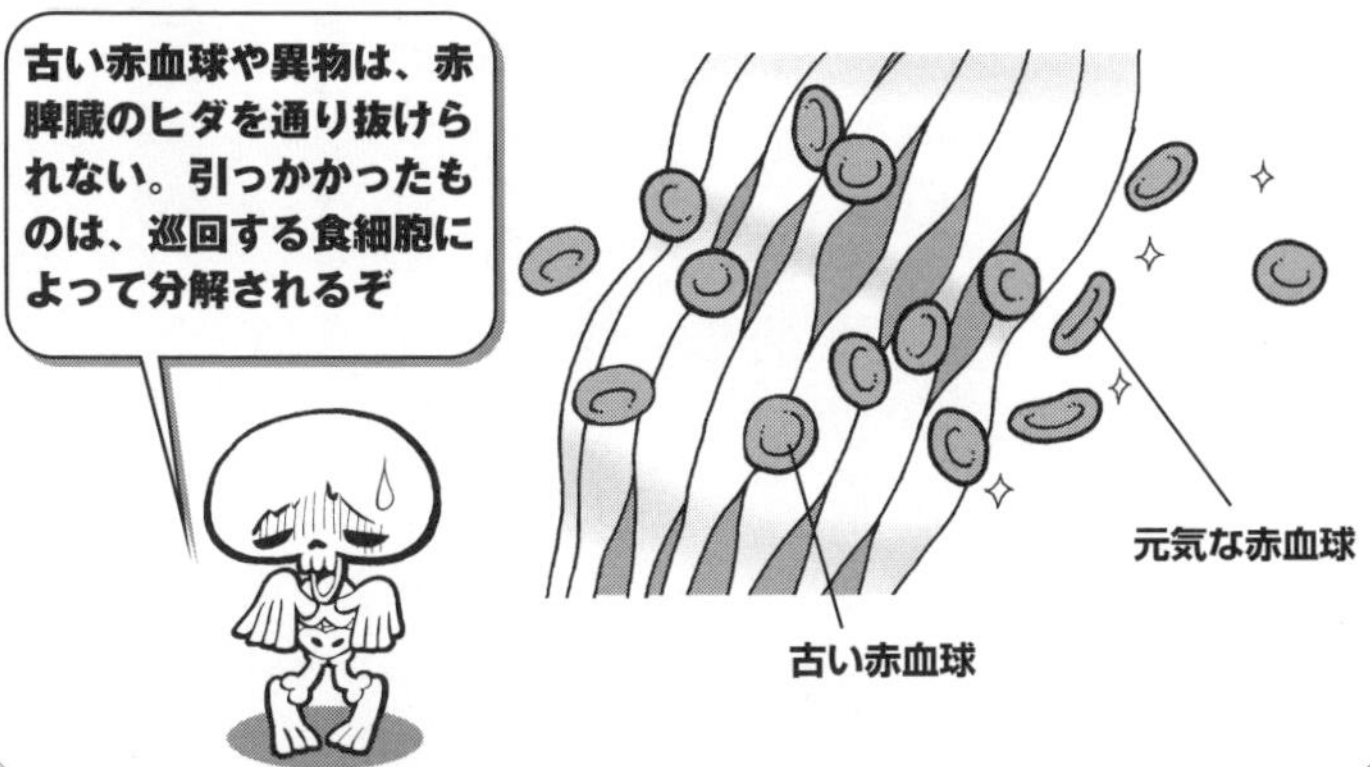
古い赤血球や異物は、赤脾臓のヒダを通り抜けられない。引っかかったものは、巡回する食細胞によって分解されるぞ
元気な赤血球
古い赤血球

血液型ってどのように決まるの？

ＡＢＯ血液型とRh式血液型判別方法について

一般によく知られているA型やO型などの血液型は「**ABO式血液型**」と呼ばれ、赤血球などに見られる「A型抗原」「B型抗原」という遺伝的特徴によって決められます。A型抗原が見られればA型、B型抗原があればB型に。そしてA型抗原とB型抗原が両方備わっていればAB型となります。どちらの抗原も見つからない場合は、O型になります。

血液型は「**メンデルの法則**」に従って遺伝するため、子どもの血液型を予測できます。しかし、両親がA型とB型で、子どもを4人産んだ場合、血液型がそれぞれ異なる子どもが生まれる可能性があり、また、まれに例外もあるため、検査をして正しい血液型を把握しておきましょう。

現在、輸血をする際には、前述のABO式血液型に加え、「**Rh式血液型**」の検査も必要となります。Rh式血液型は、赤血球上のD因子といわれる抗原の有無によって決まります。D因子を持つ場合はRhプラス、持っていない場合はRhマイナスとされます。日本にはRhマイナスの血液型を持つ人が少なく、およそ250人に一人しかいないともいわれています。

ほかにも、赤血球表膜の糖分によって決まるMN式血液型など、血液型はABO式やRh式以外にも存在します。その数は、数百にもおよぶといわれているのです。

赤血球で血液型を判別

ABO式、Rh式血液型は赤血球の検査で判別できます。どちらも輸血に不可欠で、簡単に調べることができるのです。

血液型はどこで決まる？

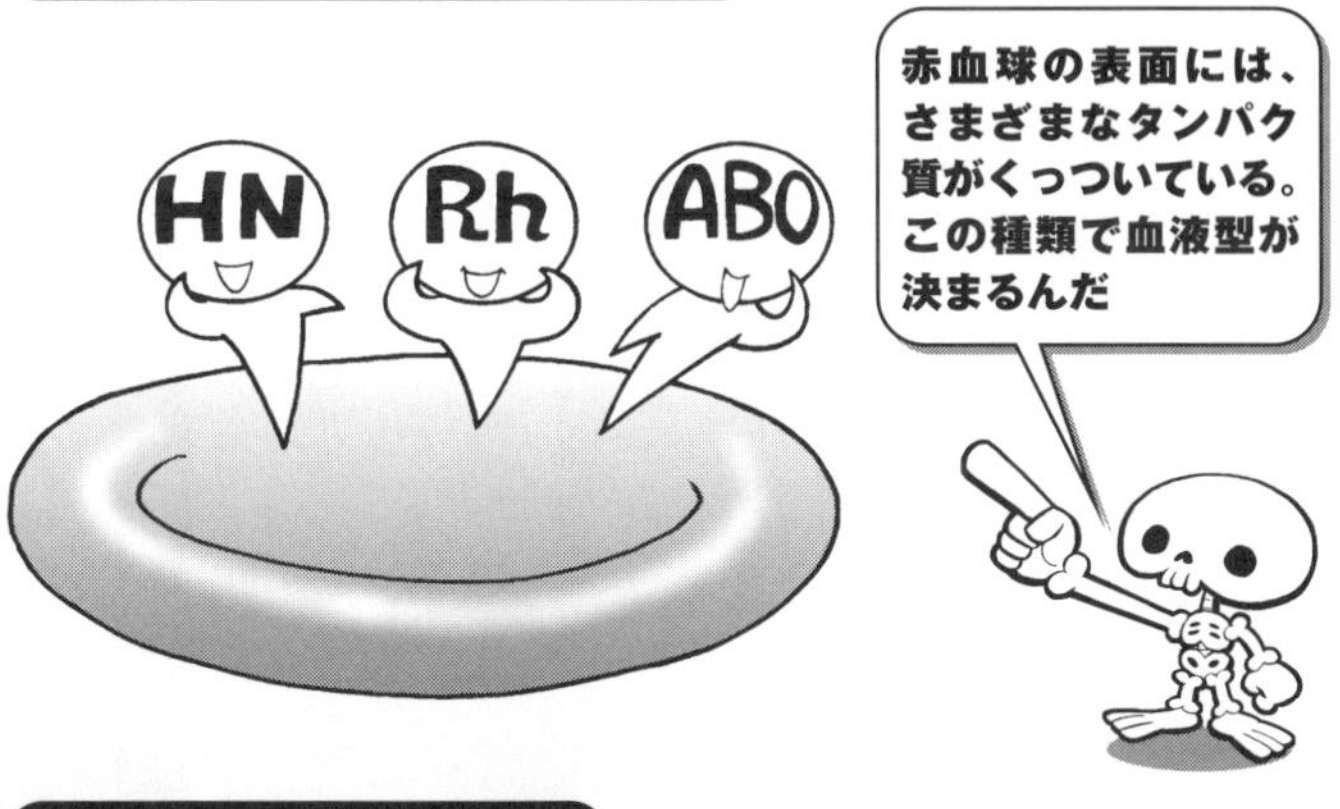
HN
Rh
ABO
赤血球の表面には、さまざまなタンパク質がくっついている。この種類で血液型が決まるんだ

一般的な家庭は……

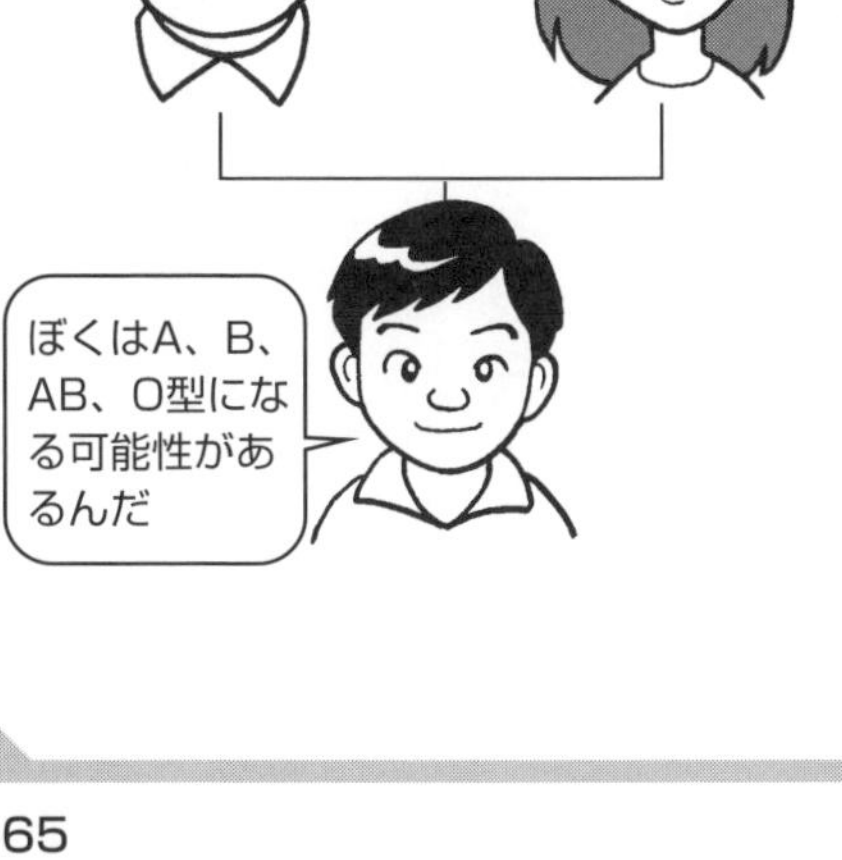
お父さんはB型
お母さんはA型
ぼくはA、B、AB、O型になる可能性があるんだ

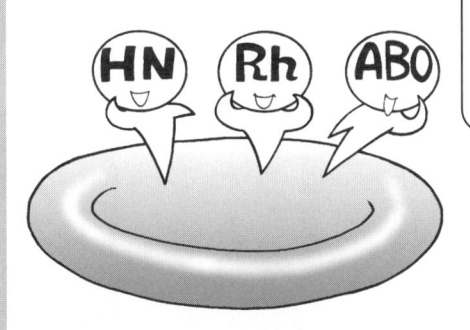

●子どもの血液型候補

父／母	A型	B型	AB型	O型
A型	A O	A B AB O	A B AB	A O
B型	A B AB O	B O	A B AB	B O
AB型	A B AB	A B AB	A B AB	A B
O型	A O	B O	A B O	O

止血のための血液凝固とは……

出血を抑えるために血小板、血漿が血液凝固を誘発する

けがをして血管を傷つけると、血液が流れ出します。このとき血液を凝固させ、止血を行なう役割を担っているのが「**血小板**」や「**血漿**《けっしょう》」です。まず、血小板が、血漿に含まれる**血液凝固因子**に作用し、次々と連鎖反応を起こします。血液凝固因子はフィブリノーゲンをはじめとして10種類以上もあり、これらが“**止血のリレー**”を行なうことで、初めて血液が凝固するのです。

血液凝固因子の欠乏や異常が起きると、連鎖反応が途絶えてしまって、血液が凝固しにくくなります。代表的なものに「血友病」があり、一度出血するとなかなか止血しません。血友病は、遺伝性の先天性疾患としても知られています。

血液を採取して試験管などに放置しておくと、徐々に凝固していきます。この凝固した部分を「**血餅**」といい、血漿中の**フィブリン**という繊維状の物質に血球が絡みつくことで凝固するのです。血餅は**傷口をふさいでくれる血栓**となります。出血がおさまった後に傷口にできるかさぶたは、この血餅が硬質化したものなのです。

凝固する血餅に対して、淡黄色の透明な上ずみ液を「**血清**」といいます。血清は、血漿から血液凝固因子を取り除いたもので、凝固することはありません。血清の名は、抗体のある血清を注射し、病原体が出す毒素を中和する血清治療でご存知の方も多いでしょう。

血液凝固の流れ

血漿中に含まれる血液凝固因子は、血管の損傷が引き金になって、初めて凝固作用を果たすことになるのです。

血が止まるまで……

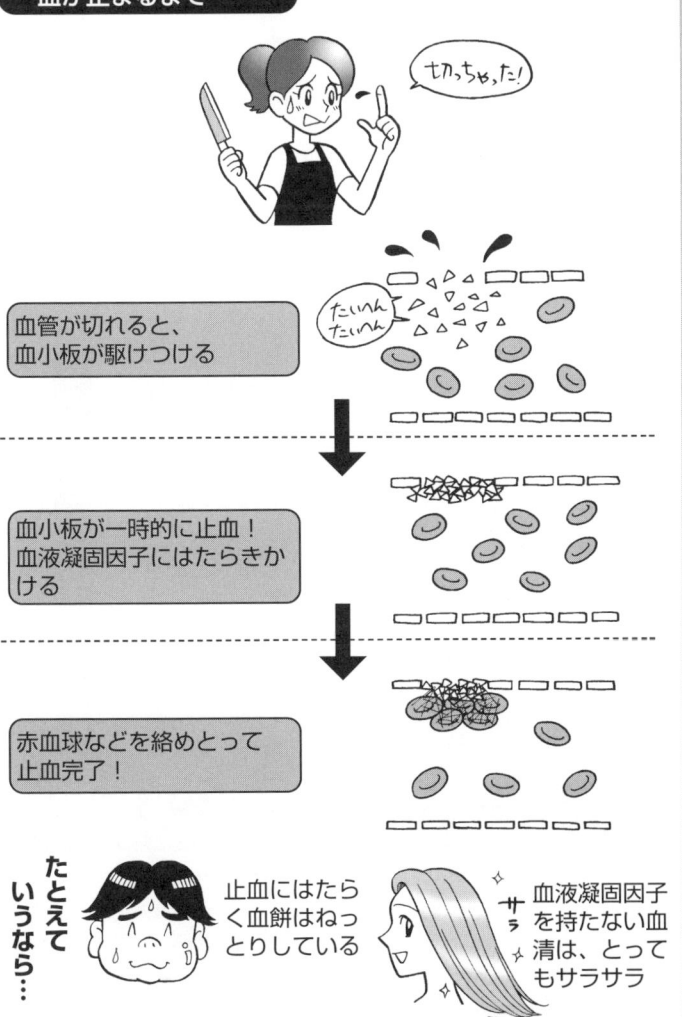

血管が切れると、
血小板が駆けつける

血小板が一時的に止血！
血液凝固因子にはたらきかける

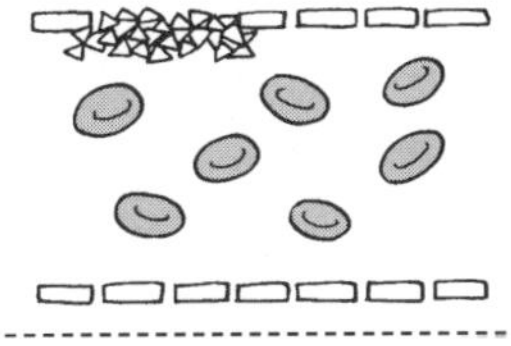

赤血球などを絡めとって
止血完了！

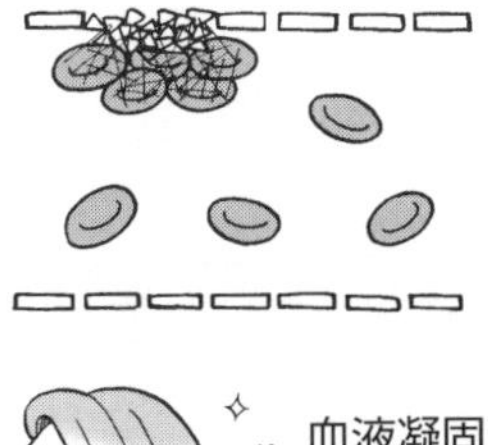

たとえていうなら…

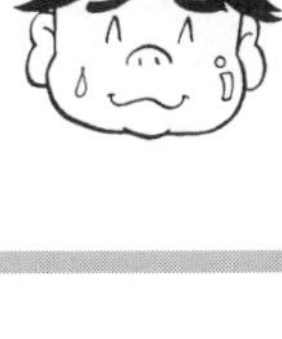

止血にはたらく血餅はねっとりしている

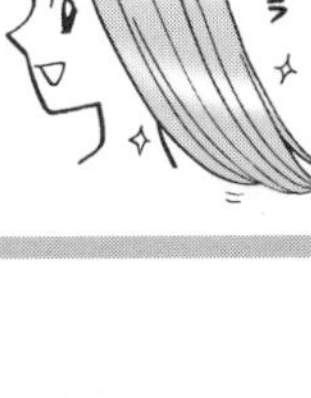

血液凝固因子を持たない血清は、とってもサラサラ

足がむくむのはなぜ？

血管内では血液、細胞内では組織液。名前は違えど中身は一緒

血液は赤血球や白血球などの**血球**と、液体成分である**血漿**《けっしょう》に分かれるのはすでに解説した通り。では、血漿って一体どんなものなのでしょうか？

血漿は、**細胞外液**に大量のタンパク質が加わったもの。毛細血管の壁はところどころに穴が空いており、この隙間から細胞外液は血管内に入り、タンパク質などの栄養素と結びついて血漿となるのです。おもなはたらきは、全身の細胞へたんぱく質や脂肪といった栄養や水分、また抗体などを運ぶことです。

血漿の中に含まれるタンパク質の大半は**アルブミン**。アルブミン自体は血管の外に出ることができませんが、水分運搬の担い手としてはたらいています。ではどうやって水分を運んでいるかというと、アルブミンは水分を引き寄せる力をもっています。組織内から血管内に水分をとりこんで、ほかの場所へと運んで行くのです。腎臓のはたらきが低下すると、血漿内にアルブミンが不足します。すると、水分を吸収する力が減ってしまいます。組織内で水分が過剰となり、これが**むくみ（浮腫）**と呼ばれる症状を引き起こしてしまうのです。

ワンポイント豆知識　むくむのは何かの病気？

立ち仕事をしていると、仕事が終るころには足がむくむ、という話を聞いたことはないですか？　この場合も、腎臓のはたらきが悪いのでしょうか？

答えはNOです。長時間同じ姿勢でいると、足の静脈に血液などが溜まり、静脈内の圧力が高まります。圧力によって静脈から組織へと押し出された組織液が溜まって、足にむくみが生じてしまうわけです。

血液と組織液の違いは？

血液の血漿部分が血管外に染み出したのが組織液。血漿ってどんなものなの？

血漿成分

アルブミン……………栄養の運び手
グロブリン……………さまざまなタンパク質を含む。抗体の担い手
血液凝固因子…………フィブリノーゲン、プロトゲンなどを含む。血液凝固にはたらく

アルブミンやグロブリンに含まれるタンパク質は、脂肪などと結合して血管内を移動していくよ

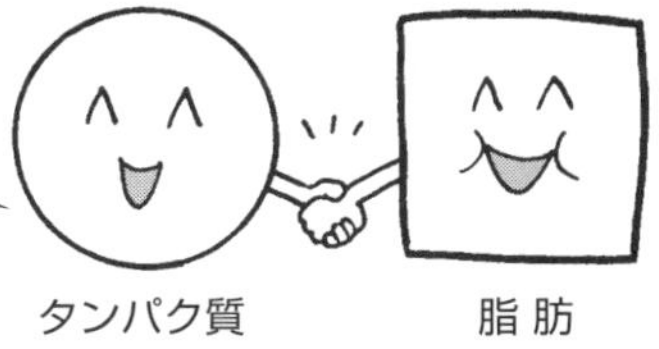
タンパク質
脂肪

むくみのメカニズム

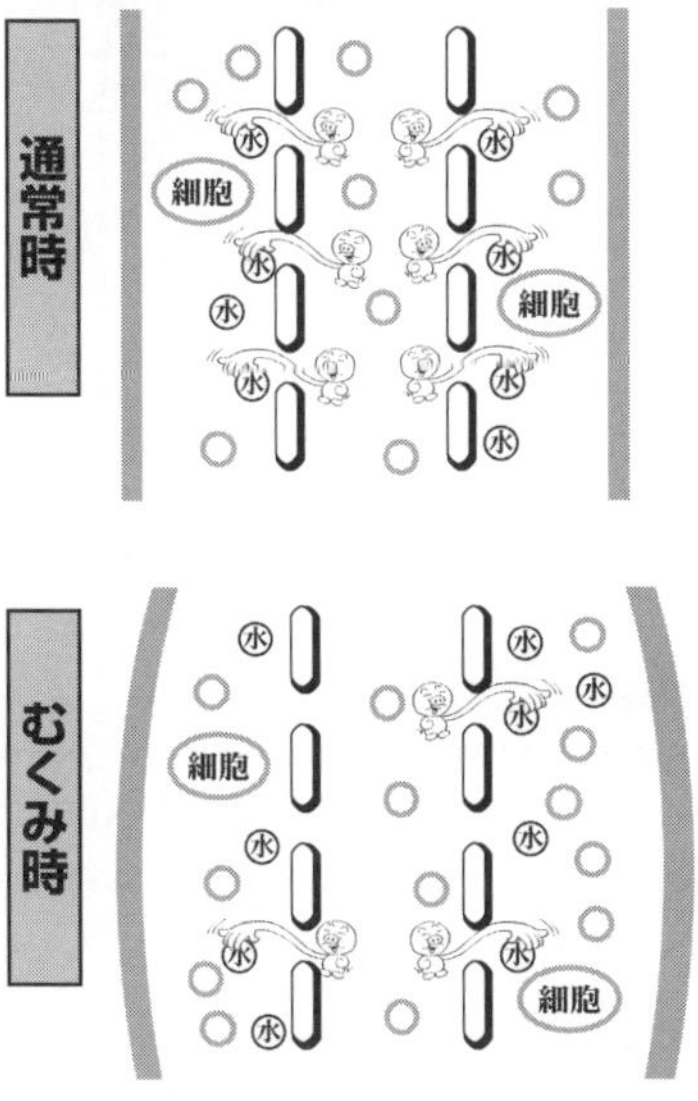

アルブミンは水分の運び手。血中にアルブミンが不足すると、水分をうまく運べない。そのため、むくみが発生してしまう。

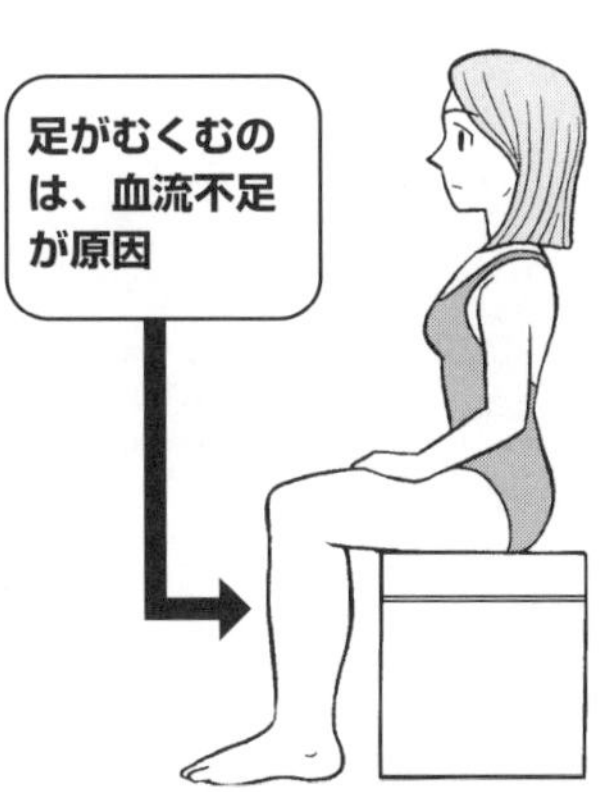
足がむくむのは、血流不足が原因

体を守る白血球

体を守るための第3の調整系統。それが免疫系

体の変化に対して、正常に近い状態になるように、人間の体には3種類の調整系統があります。自律神経系と内分泌系、そして**免疫系**です。これら3つの系は、互いに強く影響し合っています。

免疫系は外部から人体に害する敵が侵入したときに、それをやっつける防衛システムです。免疫という自己防衛システムにおいて、重要なはたらきをするのが白血球で、この**白血球には大きく分けて顆粒球、リンパ球、マクロファージ**があり、それぞれ比率は60対35対5になります。白血球は骨の中にある骨髄幹細《こつずいかんさい》胞《ぼう》からつくられます。幹細胞は、ある細胞に変化するように指示を受けると特定の細胞に変身する力を持った細胞で、体が必要とするタイプの白血球になります。

顆粒球は真菌、大腸菌、細胞の死骸など大きなサイズの異物を食べて処理します。リンパ球は**抗体**《こうたい》と呼ばれるタンパク質を使って、ウイルスなどの微小なサイズの異物に対して攻撃します。もっとも大きなマクロファージは、大きな異物や細胞から出た老廃物を食べて処理したり、異物の浸入を顆粒球やリンパ球に知らせる役割を持っています。

ワンポイント豆知識　病気に対する抵抗力

一度病気にかかって治ってからは、その病気にかかりにくくなることはよく知られています。これは、体の中に抗体と呼ばれる、その病気の素（抗原《こうげん》）に対する武器が体に用意されるからです。外部から浸入する抗原の数は無数にあるため、抗体は抗原が体に浸入してから、それに合わせてつくられます。二度目の浸入からは、すばやく抗体で撃退できるようになるのです。

血液に含まれる白血球たち

白血球には、顆粒球、B細胞やT細胞などのリンパ球、マクロファージになる単球など、多くの仲間をもちます。

白血球の種類

マクロファージ…5%

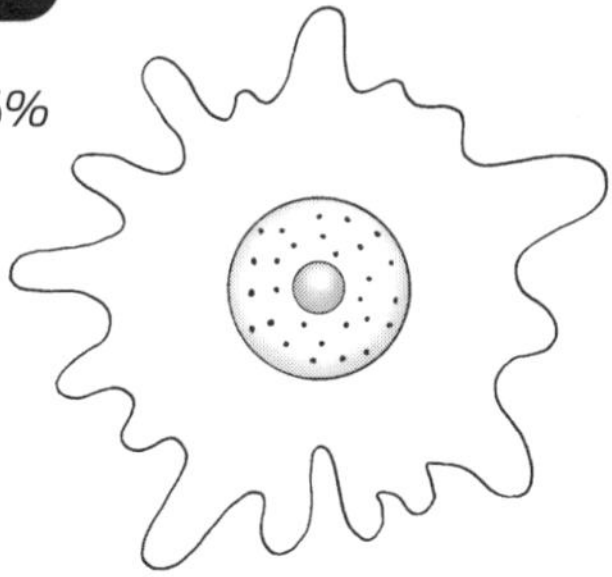

顆粒球…60%

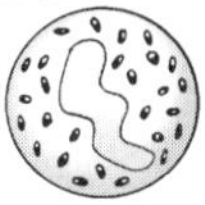

リンパ球…35%

T細胞　**B細胞**　**NK細胞**　**など**

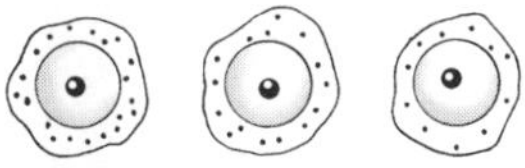

体を守る戦士・白血球。たくさんの種類があり、戦いかたも違う

戦いかたは…

補食タイプ

マクロファージ
顆粒球

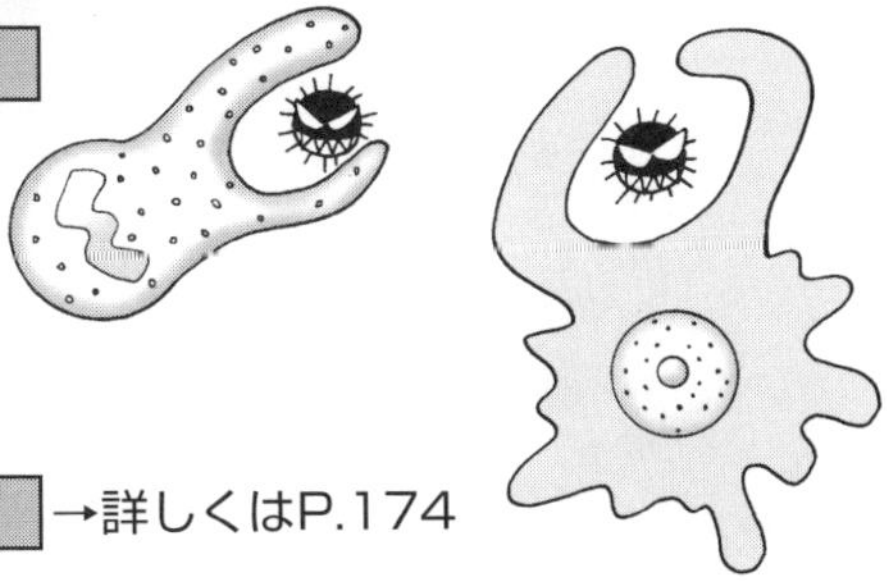

抗体タイプ →詳しくはP.174

リンパ球

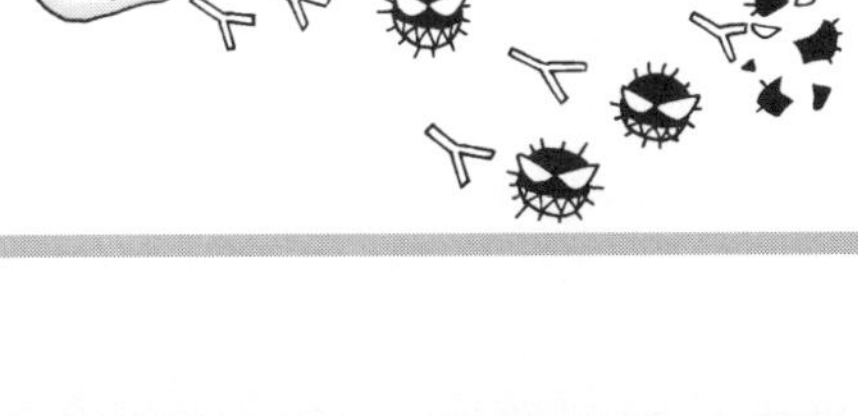

リンパって何者?

隠れたはたらき者、人の体を守るリンパファミリー

リンパ系は、人の体を体外からの侵入者に対する防衛を担う免疫系の主となる系統です。リンパ系は、体内にはりめぐらされた**リンパ管のネットワーク**のことで、リンパ管には**リンパ球を含むリンパ液**が流れ、そのネットワークの節々には**リンパ節(腺)**という器官があります。

リンパ節にはろ過装置としての働きと、細菌やウイルスの広がりを防ぐ関所としての役割があります。またリンパ球の一部(少量)もここでつくられ、免疫系の重要な器官のひとつとなっています。

リンパ液は元々、毛細血管から細胞間へと入り込んだ血漿《けっしょう》です。赤血球などは血管内を流れ続けますが、血漿は体のあらゆる部分から外敵である細菌やガン細胞、ウイルス、古くなって壊れた細胞や血液成分の残骸などを運んでリンパ管に入ります。リンパ管でリンパ液となった血漿は、体のあちこちに配置されたリンパ節へ運ばれ、**ろ過・浄化され静脈へと流れていきます**。リンパ系は、体の毒性老廃物の除去システムともいえます。

ちなみに、「リンパ」とは、ラテン語で「澄んだ」「湧き水」という意味をもつ単語です。

ワンポイント豆知識 リンパ液が逆流しないのはなぜ?

リンパ系には心臓のようなポンプはなく、周囲の筋肉が動いてリンパ液を押し流してます。そのため、運動不足や、乱れた食生活・ストレスなどによって、老廃物がたまるとすぐに流れが滞ってしまいます。とくに重力の影響を受けやすい足や指先などはリンパ液がたまりやすく、これがむくみです。

ただし、リンパ管には弁があるので、逆流することはありません。

リンパ系も全身をめぐる

血管と違い、気にすることは少ないですが、リンパも全身を循環し、ウイルスの撃退や老廃物の回収で活躍しています。

血管と寄り添っています

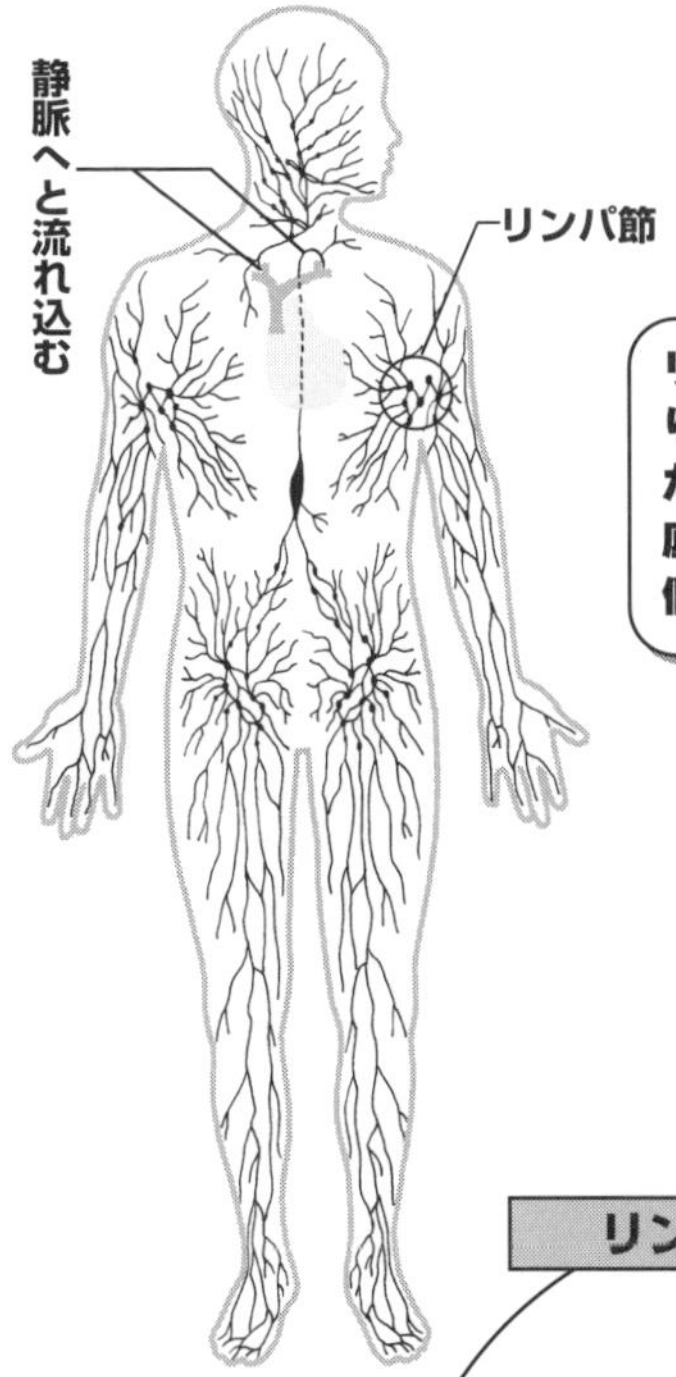

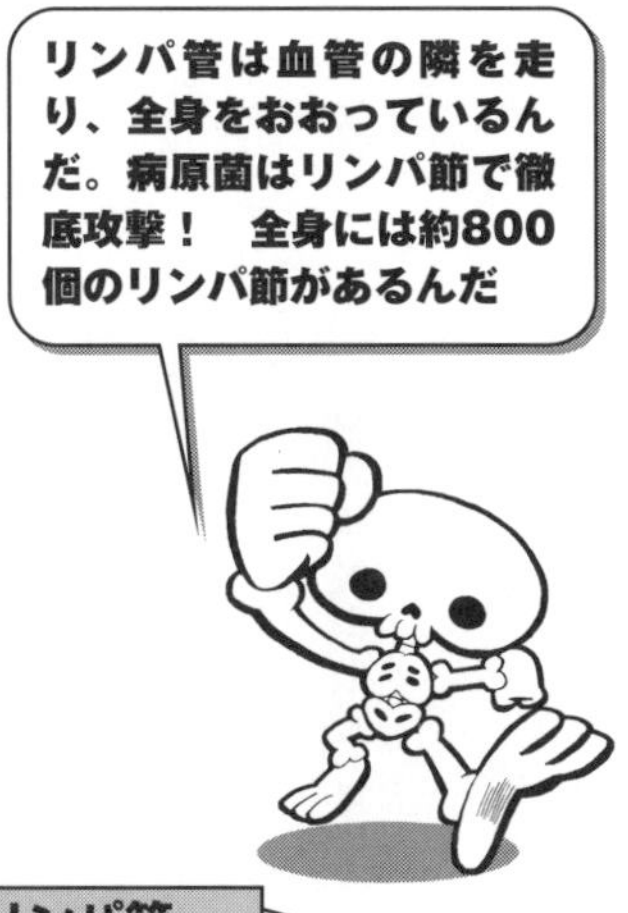
リンパ管は血管の隣を走り、全身をおおっているんだ。病原菌はリンパ節で徹底攻撃！　全身には約800個のリンパ節があるんだ

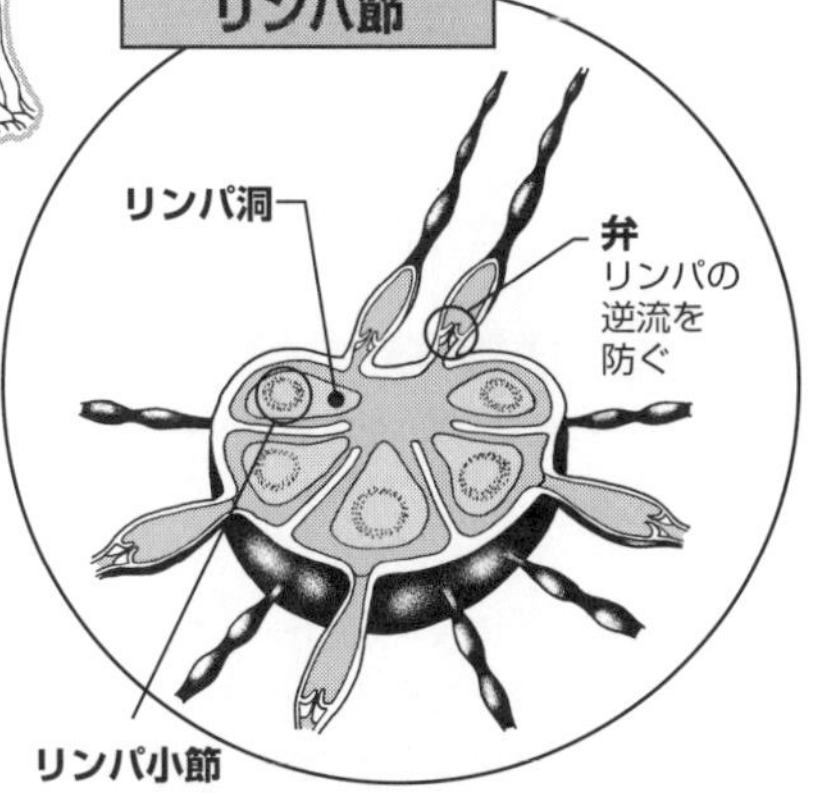

リンパ球は、リンパ小節に集まり増殖する

リンパ球の戦い

リンパ球が大活躍する免疫活動

リンパ球には、がんを攻撃する最強の**NK《ナチュラルキラー》細胞**や、**T細胞**、**B細胞**、**NKT細胞**（胸腺外分化T細胞）などいろいろな種類があり、そのはたらきも複雑です。

リンパ球のはたらきは、その攻撃対象によってふたつに分類できます。体の外部から浸入してきた異物を攻撃するのは、おもにB細胞とT細胞の役割です。抗《こう》原《げん》と出合ったB細胞は、**免《めん》疫《えき》芽《が》細胞《さいぼう》**に変化し、**ヘルパーT細胞**の助けで抗体を産出する**プラズマ細胞（形質細胞）**に分化します。そして、ここでつくられた抗《こう》体《たい》が抗原を中和分解します。このはたらきを**体液性免疫**と呼んでいます。

抗原が体内に侵入したことを知ったヘルパーT細胞は、ほかのT細胞にはたらきかけます。パーフォリンというタンパク質を武器にしたT細胞は**キラーT細胞**と呼ばれ、これが抗原を攻撃します。キラーT細胞に攻撃されて弱った抗原はマクロファージに食べられ、このはたらきを**細胞性免疫**と呼びます。

がん細胞など、体の内で異常を起こした細胞を攻撃するのはNK細胞とNKT細胞の役割です。これらの細胞は相互に連係をとり相手を攻撃していきます。

ワンポイント豆知識

臓器移植が難しいのはなぜ？

臓器移植を行なうときには、細胞性免疫が問題になります。臓器の提供者とそれを受けとる人とでは異なる個体であるため、移植した組織が異物とみなされます。そのため、移植組織に対する免疫反応が生じてしまいます。拒絶反応を防ぐには、免疫反応を抑制する必要が出てきますが、このとき免疫力が低下することにより、普段はかからない病気になることもあります。

リンパ球の活動はいろいろ

リンパ球が抗原を退治する方法はたくさんあります。ここでおもなものを紹介しましょう。

病原菌をやっつけろ！

T細胞は、胸腺で分裂するんだ！

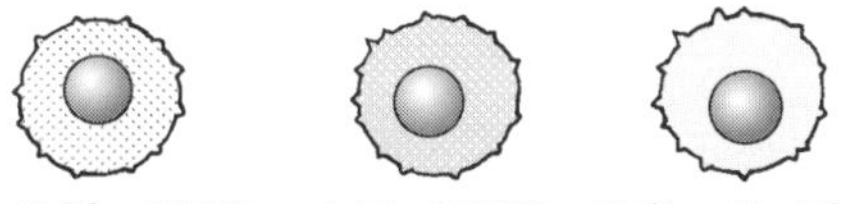

ヘルパーT細胞 指揮者
キラーT細胞 攻撃系
サプレッサーT細胞 監視員

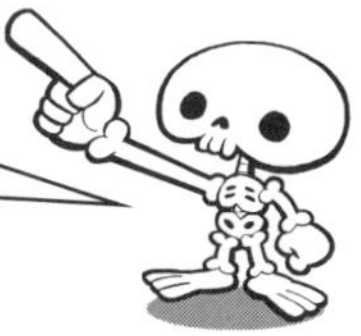

体液性免疫

1

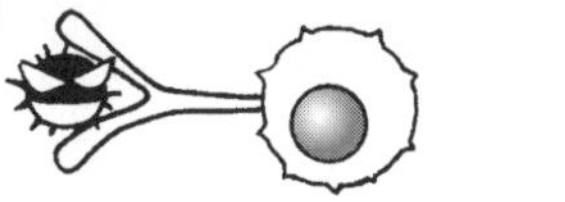

抗体（病原体）を見つけたB細胞が、免疫芽細胞に変化

2

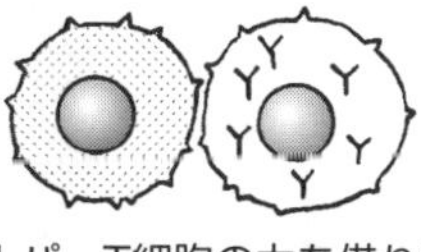

ヘルパーT細胞の力を借りて、免疫芽細胞は形質細胞にチェンジ。抗体をつくりはじめる

3

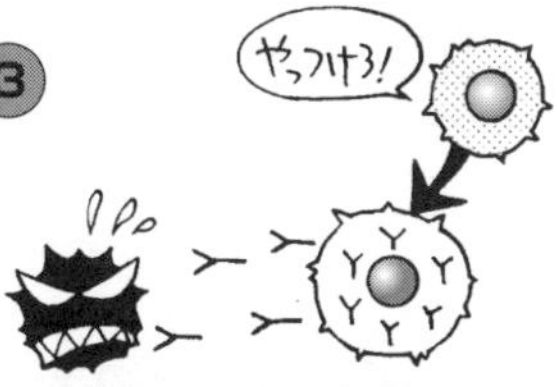

ヘルパーT細胞の命令を受け、抗体発射！　抗原を分解する

細胞性免疫

1

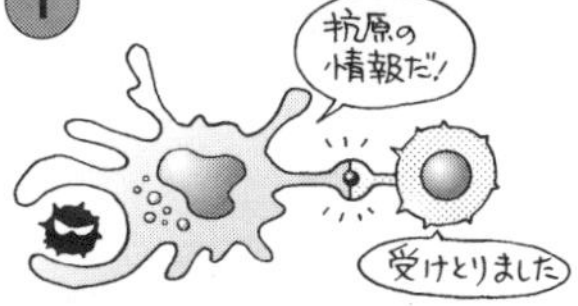

マクロファージより抗原の情報を受けとる

2

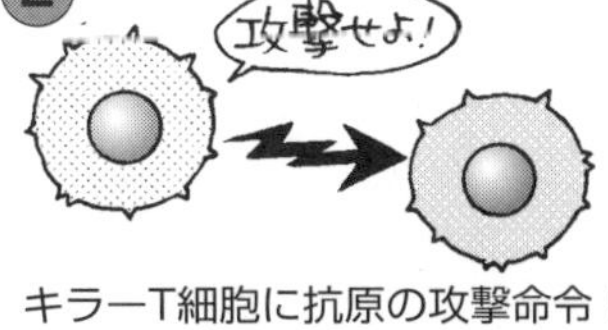

キラーT細胞に抗原の攻撃命令！

3

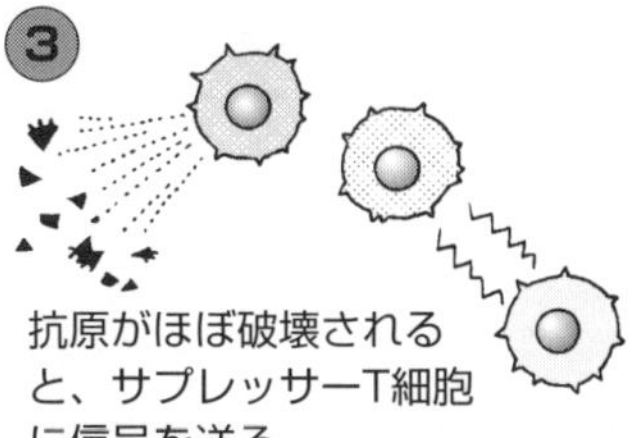

抗原がほぼ破壊されると、サプレッサーT細胞に信号を送る

生まれる前に準備万端な胸腺

胸腺は体を守るボディガード訓練校

胸腺《きょうせん》という器官は、リンパ系器官のひとつで、骨髄《こつずい》・脾臓《ひぞう》・肝臓などとともに**免疫システムを構成**します。また胸腺ホルモンを生産・分泌し、**T細胞**の分化を促進、免疫細胞を活性化します。

そのしくみを詳しく説明すると、分化前の未熟なリンパ球であるリンパ芽球《がきゅう》が骨髄から胸腺に入ると、**成熟してT細胞となり、胸腺の中で増殖**します。T細胞は、リンパ液や血液に流れ込むと、体内に侵入してきた細菌やウイルスを排除します。つまり、胸腺は体のボディガードー養成学校なのです。ちなみに、リンパ芽球が骨髄で分化、増殖したものをB細胞といい、同じく免疫系の重要なはたらき手です。

胸腺自体は、胸骨《きょうこつ》のすぐうしろ、心臓の上に配置されています。胸腺は、胎児から乳幼児期に活発に発育し、免疫システムを構築します。10代後半には25～40gほどになった後は徐々に退化し、成人ではほとんど脂肪組織に変わってしまいます。そのためか、胸腺には白血球の一種であるリンパ球がつまっていることが知られていましたが、はたらきに関してはしばらく謎のままだったのです。

ワンポイント豆知識

謎の部位でも料理の歴史は長い？

胸腺のはたらきが解明されたのは、1900年代の半ばのこと。マウスから胸腺をとると、伝染病にかかったり、あるいはヒツジの赤血球を注射しても抗体ができないことから、胸腺が免疫のはたらきを担うと分かったのです。

ちなみに、フランス料理では胸腺がよく食材として使われます。仔牛や仔羊の期間しかないため、貴重とされています。味は淡白で上品な食感だとか。

胸腺のはたらき

胸腺が胎児から発達することで免疫機能が発揮され、乳児期より病気に対する抵抗力をもつことができます。

子どもの間に胸腺は成熟

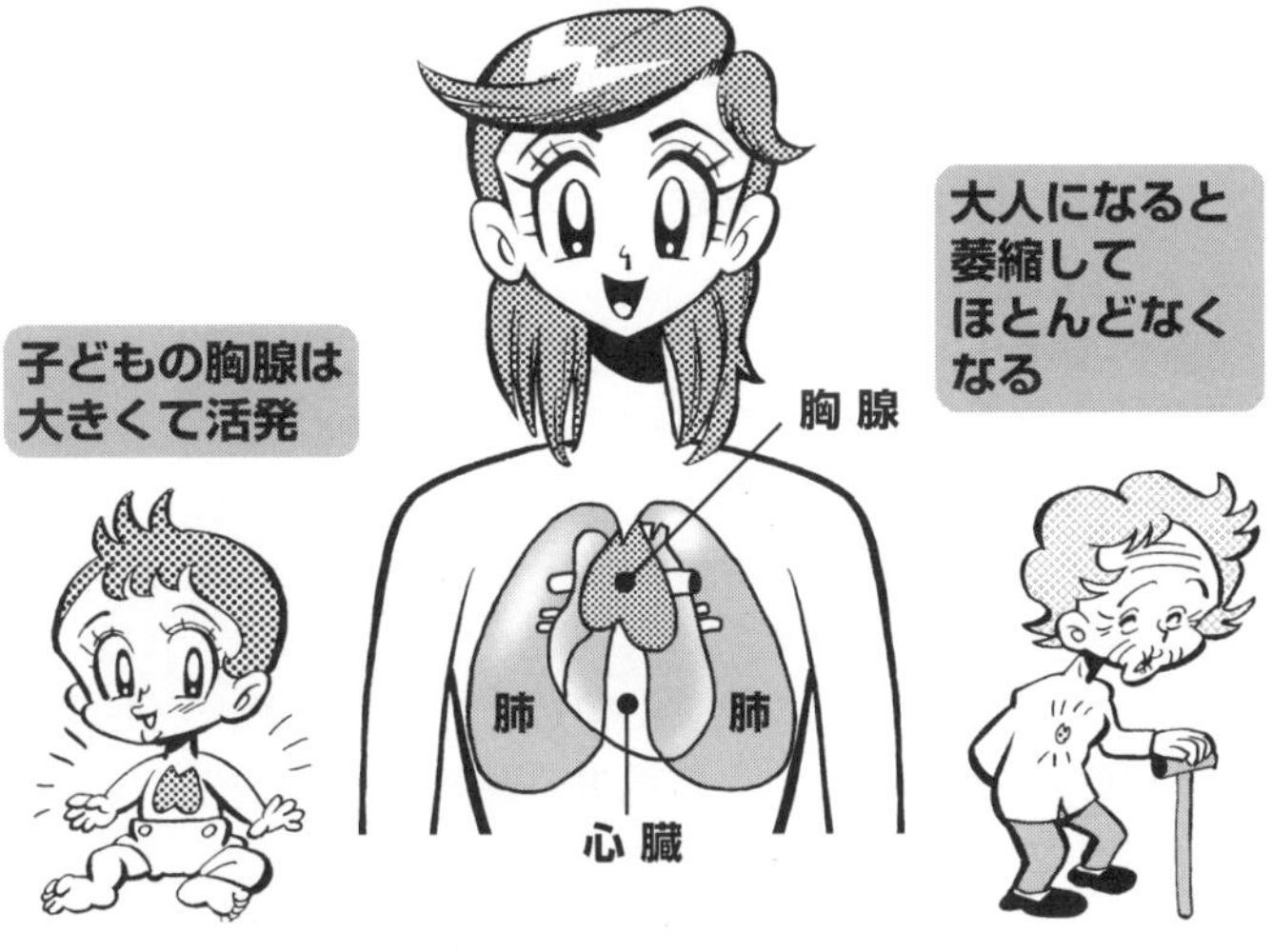

子どもの胸腺は大きくて活発

大人になると萎縮してほとんどなくなる

ボディガードを養成する胸腺

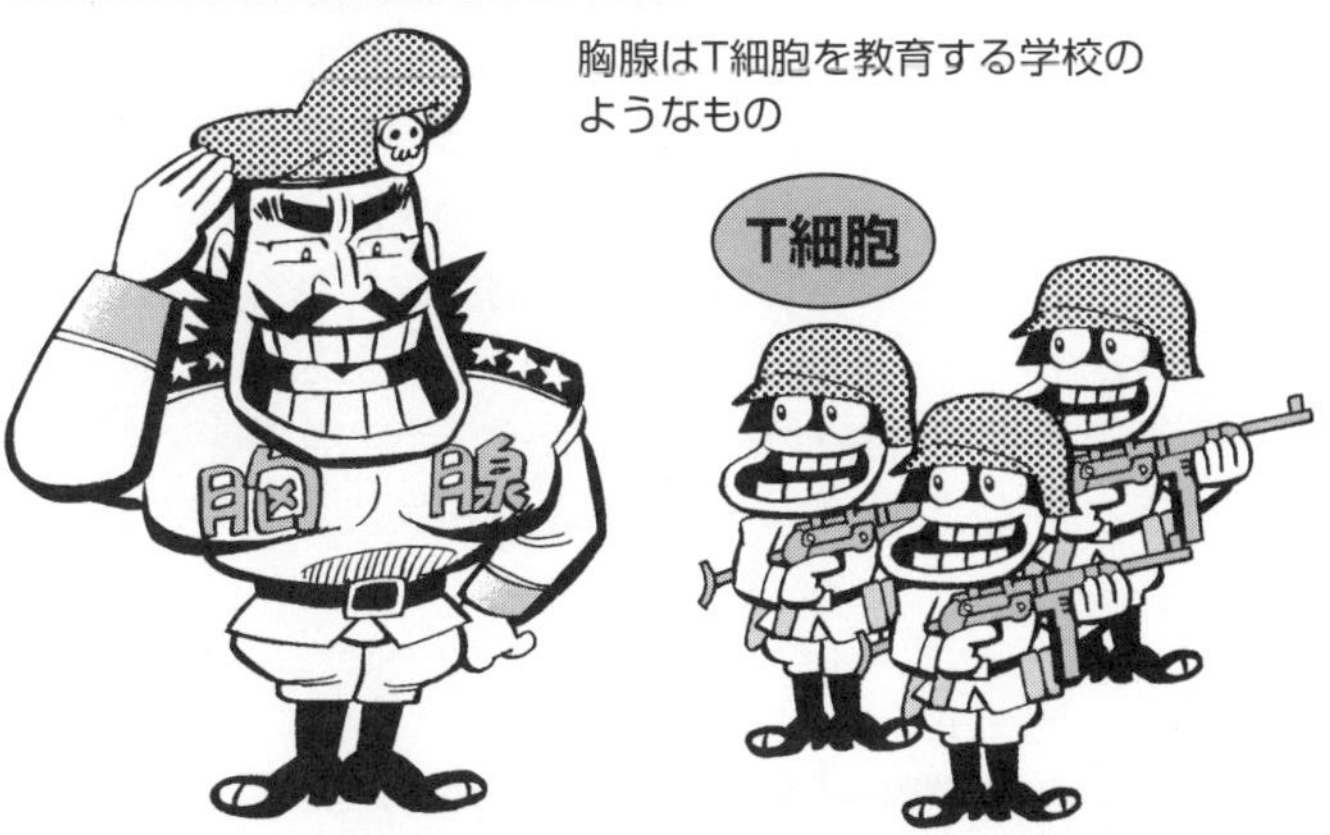
胸腺はT細胞を教育する学校のようなもの
T細胞
胸腺

ポッキンの

知ってビックリ！人体の話 その3

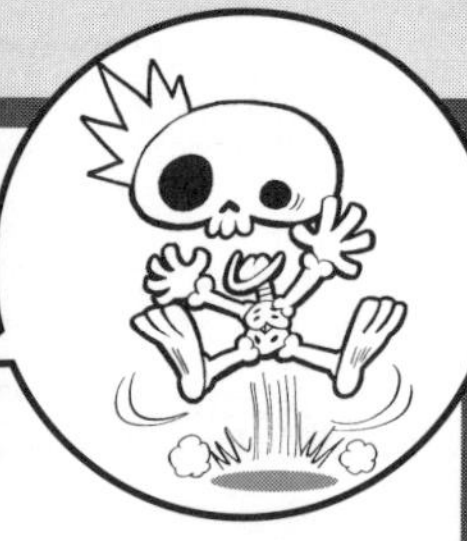

心停止時の強い味方、ＡＥＤ

心臓疾患における突然死の中で大きな割合を占めるのが、心室細動といって、心臓がけいれんして、ポンプの役割を果たせなくなってしまう病気です。これに対する処置として大きな効果をあげているのが、心臓に電気ショックを与える除細動器の使用でした。この処置は症状が起こってから早ければ早いほど、助かる率は高くなり、逆に１分経過するごとに助かるチャンスはおよそ10％ずつ失われるともいわれていました。けれども、これまでは医療従事者以外、この器械の使用は認められていませんでした。

しかし、2004年7月、一般の使用も可能となりました。これを実現させたのが、AED（自動体外式除細動器）の登場です。この器械は自動的に心室細動かどうかを判断してくれ、除細動が必要な場合は、その救命手順を音声などでわかりやすく案内してくれるのです。現在、その設置の普及が進められており、まだまだ少ないのが現状のようですが、それでも公共の場にはかなり設置されているようです。もし、誰かが急に心停止を起こすという緊急の場に居合わせてしまったら、まず慌てずにAEDが設置されていないかと、探すことも頭に入れておきましょう。

第4章

生殖器のしくみ

◆精子
◆精巣（睾丸）
◆前立腺
◆卵子
◆子宮
◆受精
◆胎児の成長
◆乳腺

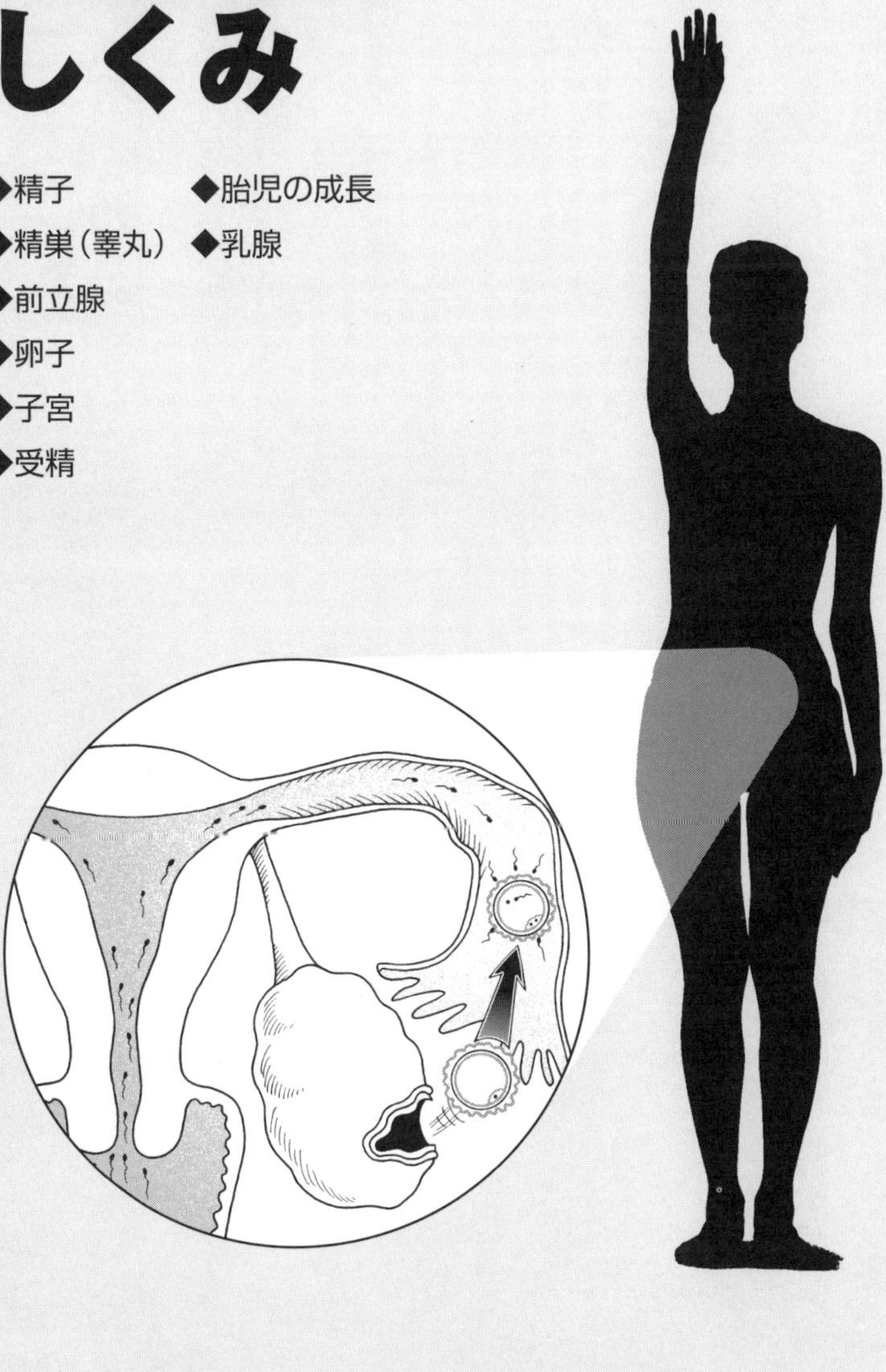

生殖器とは？

すべて生物の基本的な存在意義は種の保存といってもいいでしょう。文化的な生活を過ごす人間にとっても、子孫を残すことは大きな生命の営みのひとつです。その役割を担うのが生殖器です。

男性と女性、ふたつの性の結合によって生殖行為を行なうため、その性の違いによって大きく異なる器官であることが最大の特徴といっていいでしょう。逆にいえば、この生殖器によって、男女の違いが判別されるといっても過言ではありません（そのほか外見上の微妙な差異はありますが……）。

男性の生殖器では、陰嚢に包まれた精巣で精子がつくられ、陰茎が刺激を受けると遺伝子が組み込まれた精子を含んだ精液が放出されます。

一方女性の生殖器に関しては、その精子を受け止める卵子を蓄える部分のほかに、受精後の卵子、すなわち受精卵を、体内で胎児として保育する器官も含まれています。

性別は受精の段階で決定されます。その情報に基づいて性ホルモンがはたらき、胎児は異なる性器を持って誕生することになるのです。性ホルモンは、子どもから大人へと成長する過程でも、ふさわしい時期が訪れるとはたらきを始めます。これによって、男の子にはひげなどの体毛が生え、声も低くなり、女の子は乳房が大きくなり、脂肪を蓄えた体つきに変わります。これが第二次性徴期で、体が子どもをつくるにふさわしい体になったことを表しています。

性別による違い

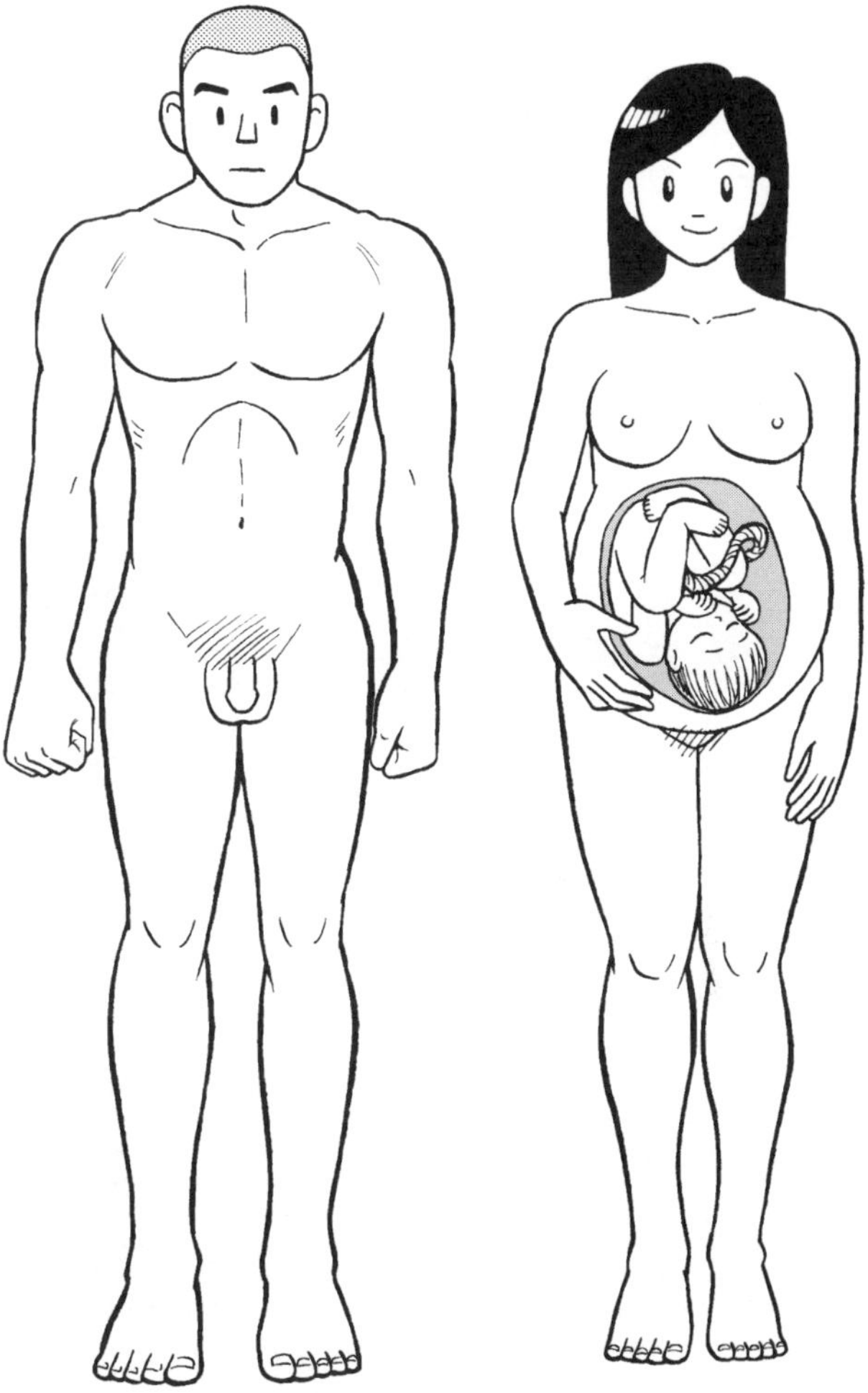

乳幼児期は、性別の違いは判別しにくいが、成長するにしたがって大きく変化が生じ、男女における大きな特徴を見せるようになる

精子のできるまで

思春期から死ぬまでつくられる精子。その原始細胞は胎児期に誕生

オタマジャクシのような形をした精子は、性的に成熟する思春期にできると思われがちですが、じつはその誕生は、産まれる前の**胎児の段階**なのです。

精子の元になる**原始生殖細胞**《げんしせいしょくさいぼう》は胎児初期に出現し、生後すぐに分裂して**精原細胞**《せいげんさいぼう》になるといったん冬眠します。そして思春期になってから、ホルモンのはたらきで活動を再開するのです。**精原細胞が、精粗細胞**《せいそさいぼう》**、精母細胞**《せいぼさいぼう》**、精娘細胞**《せいじょうさいぼう》**、精子細胞**《せいしさいぼう》**へと、分裂を繰り返しながら成長し、最後に精子ができあがります。**

この精子形成は、思春期からはじまりほぼ一生続きます。つまり、生殖能力という面から見ると、男性は一生男でありつづけられるというわけです。

精子をつくる工場は**精巣**《せいそう》（睾丸《こうがん》）です。この中にぎっしりつまった精細管《せいさいかん》で、精原細胞は分裂を繰り返します。精原細胞に栄養を与える**セルトリ細胞**の助けをかりながら、毎日なんと**3000万個**もの精子がつくられているのです！ 精子がつくられる精巣は精管《せいかん》を通《つう》じて亀《き》頭《とう》までつながっており、途中で**精嚢**《せいのう》、**前立腺**《ぜんりつせん》、**尿道球腺**《にょうどうきゅうせん》からの分泌液とまじって、**精液**となり放出されます。

ワンポイント豆知識　一生の間につくられる精子の数

精原細胞が精子に成長する期間はおよそ2カ月。一度射精しても、予備として次々に製造されているので、20代なら3日あれば満タンになります。一定量たまると製造がストップし、射精されずに古くなった精子は、分解されて体内に吸収されます。1日3000万個、10歳ごろから造り始め70歳まで生きるとして、一生の間に1兆～2兆もの精子がつくられるといわれてます。

精子のしくみと活動

精巣でつくられた精原細胞は分裂を繰り返すことで精子へと成長し、思春期ごろから活動が活発になります。

精子の形成と構造

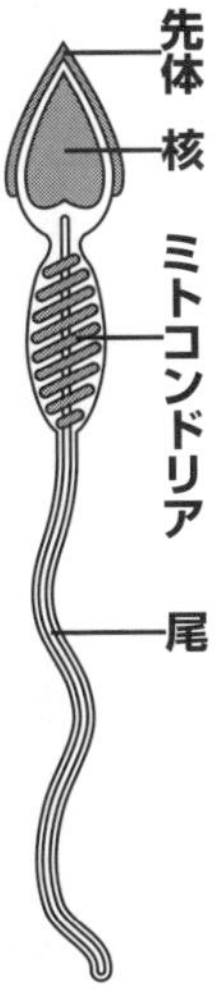

先体
核
ミトコンドリア
尾

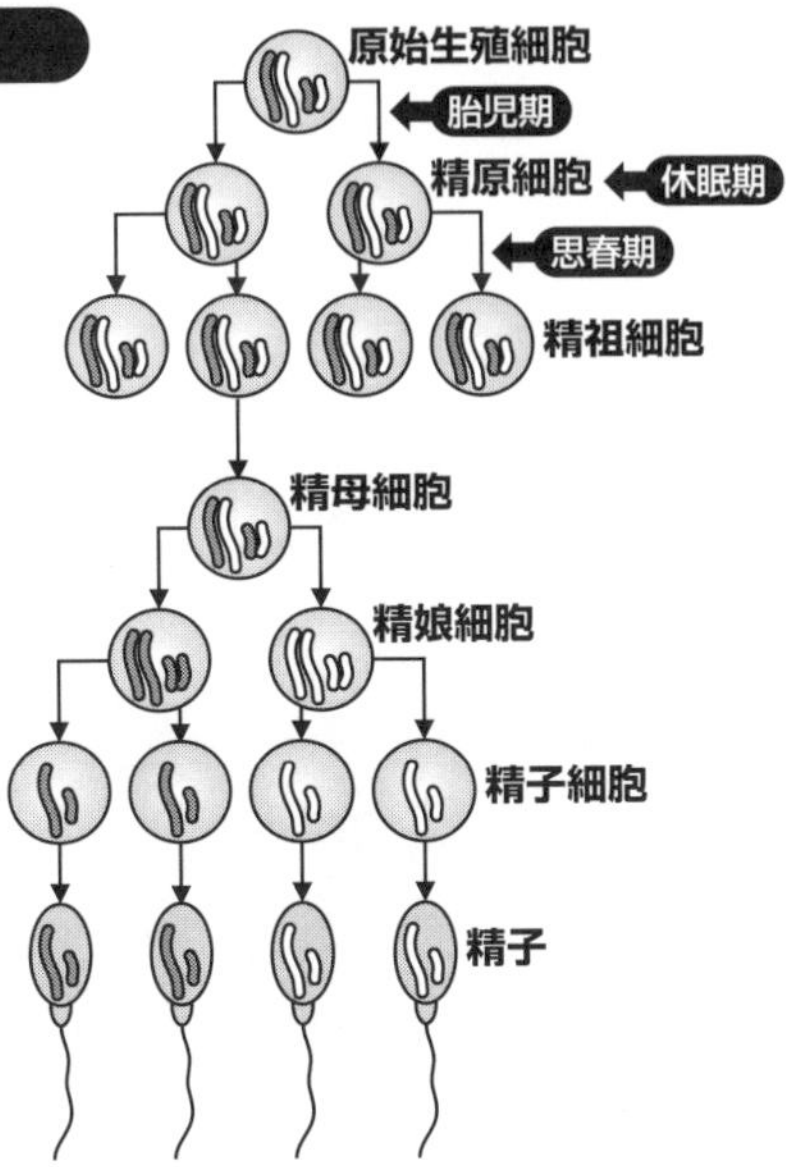

原始生殖細胞
胎児期
精原細胞
休眠期
思春期
精祖細胞
精母細胞
精娘細胞
精子細胞
精子

精子の通り道

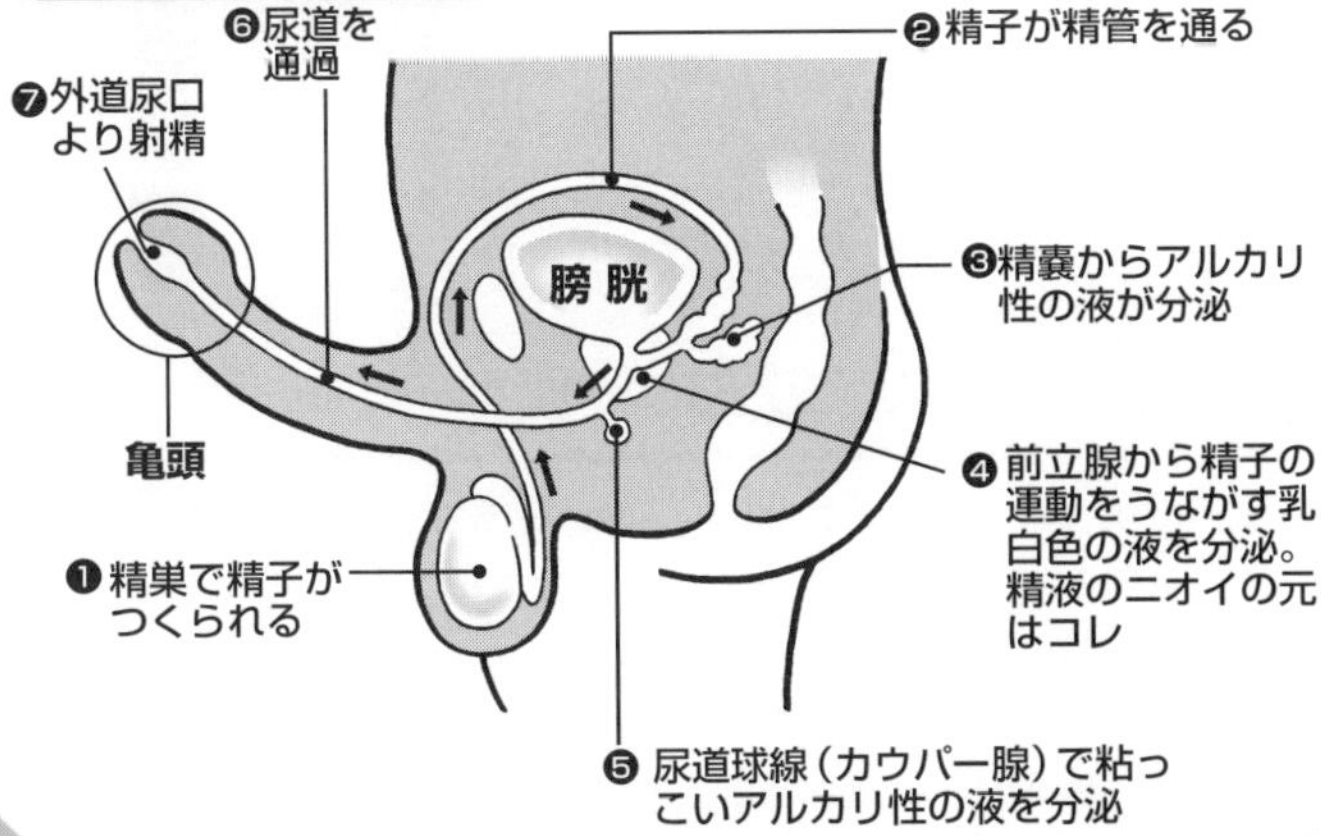

❻尿道を通過
❷精子が精管を通る
❼外道尿口より射精
膀胱
❸精嚢からアルカリ性の液が分泌
亀頭
❹前立腺から精子の運動をうながす乳白色の液を分泌。精液のニオイの元はコレ
❶精巣で精子がつくられる
❺尿道球線（カウパー腺）で粘っこいアルカリ性の液を分泌

大切な睾丸には「保険」がある!?

精子をつくる工場はひとつ潰れても大丈夫

　男性のペニスの横にぶらさがっているふたつの玉、**睾丸**《こうがん》（**精巣**《せいそう》）は、精子をつくる場所だけではなく、男性ホルモンも分泌しています。つまり**生殖能力**と**男を男らしくさせる**ふたつのはたらきをもった、男性にとって大事な器官なのです。

　睾丸は左右の**陰嚢**《いんのう》という袋の中にひとつずつ入っています。さらに、**白膜**《はくまく》という丈夫な膜で包まれているため、少々の打撲で傷がつくことはありません。スポーツ選手が激しい運動によって玉を潰すこともありますが、ひとつ潰れても同じものがもうひとつあるので、**生殖能力には問題がない**そうです。

　睾丸の中には、**精細管**《せいさいかん》という管が100本以上入っていて、精子はこの管の中でつくられています。男性ホルモンは、管と管の間にある細胞から分泌されます。

　じつは、陰嚢の中には睾丸のほかに**精**《せう》**巣上体**《そうじょうたい》（**副睾丸**《ふくこうがん》）という器官も入っています。睾丸がつくった精子を副睾丸に貯めて成長させる、精子の保育器の機能を持ちます。ここには痛感神経《つうかんしんけい》が集中していて、その上白膜もなく「丸だし」の状態。男性の真の急所は、睾丸よりもこの副睾丸なのです。

ワンポイント豆知識　睾丸は左右非対称

　世界的な科学雑誌『Nature』に載った論文で、人間の生殖器は大きさや発達が左右非対称であることがいわれています。右利きの人は右の睾丸の方が大きくて重く、左よりも少し高い位置にあるそうです。左利きはこれとは逆。人間の体は、左右まったく同じ形や大きさではないので、睾丸が非対称でも不自然なことではないですよね。男性なら、自分で確かめてみてください。

睾丸と副睾丸の関係

左右の睾丸がそれぞれ独立した精子工場なので、たとえひとつが潰れても生殖能力を失うことにはなりません。

睾丸はふたつあるからひとつが潰れても大丈夫

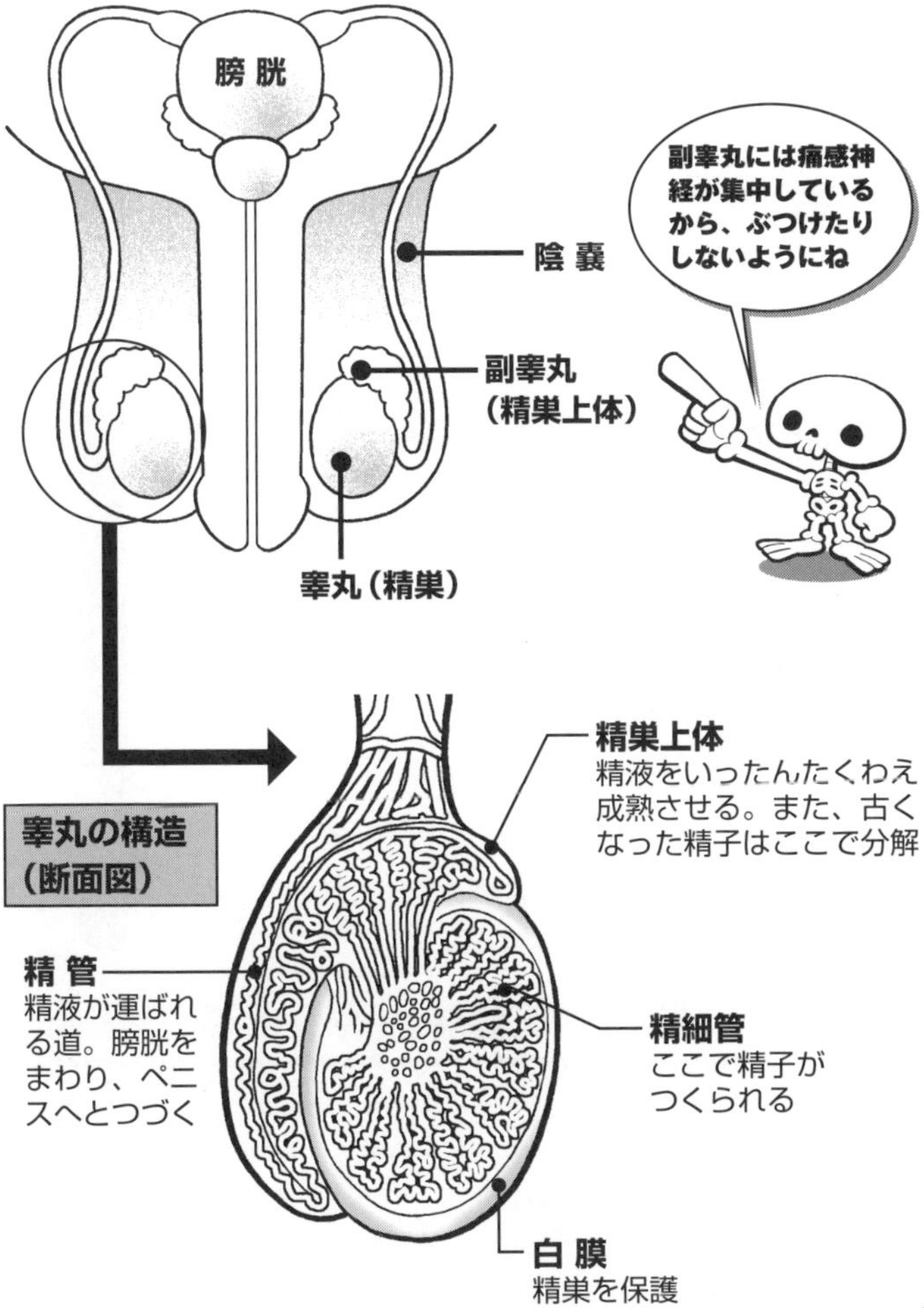
膀胱
陰嚢
副睾丸
（精巣上体）
睾丸（精巣）
副睾丸には痛感神経が集中しているから、ぶつけたりしないようにね
睾丸の構造
（断面図）
精巣上体
精液をいったんたくわえ成熟させる。また、古くなった精子はここで分解
精管
精液が運ばれる道。膀胱をまわり、ペニスへとつづく
精細管
ここで精子がつくられる
白膜
精巣を保護

デリケートな精子は高温厳禁！

精巣が体内にないのはなぜ？

男性の精巣《せいそう》（睾丸《こうがん》）は、妊娠5週目ごろにつくられます。胎児のときはお腹の中にあり、生後1カ月頃までに、**陰嚢《いんのう》内に下降**してきます。これを**精巣下降《せいそうかこう》**といいます。もともとはお腹の中にあった器官が、なぜ外にでてきたのでしょうか？

　その理由は、精子をつくるための適温にあります。お腹の中は常に高い温度が保たれており、**精子産出《せいしさんしゅつ》には不適切**。陰嚢内はお腹の中より2℃ほど温度が低く、精子をつくるのに都合がよい環境なのです。この適温を守るため、陰嚢は温度管理にも余念がありません。陰嚢の内壁《ないへき》には平滑筋《へいかつきん》があり、温かいと弛緩《しかん》、寒いと収縮して表面積を変化させ、内部の**精巣温度を調節**しているのです。陰嚢がシワシワなのもこのためです。

　また、男性なら分かると思いますが、睾丸を打つとものすご～く痛みますよね。これも、精巣がもともとは**体内の器官**であったために、とってもデリケートだから。お腹の中につくられた精巣が陰嚢まで下降するときに、神経もいっしょに下に延びてきているのです。そのため、睾丸が衝撃を受けると、お腹の中にまでひびくほどの痛みを感じるのです。

ワンポイント豆知識

袋の中に睾丸がない病気がある

　生まれたばかりの男児の100人に3人は、なんらかの原因により陰嚢内に精巣がきちんと下降していない現象が見られます。これを停留睾丸《ていりゅうこうがん》といいます。出生時には停留睾丸でも、生後6カ月ぐらいまでに自然と下降してくる場合が多く、1歳の時点では100人に1人ぐらいの割合となります。この場合、それ以後は降りてくる可能性が薄いので、手術が必要になります。

精巣が体内にない理由

精巣は、デリケートな精子を熱から守るために万全の温度管理システムを備えもっています。

精巣下降とは

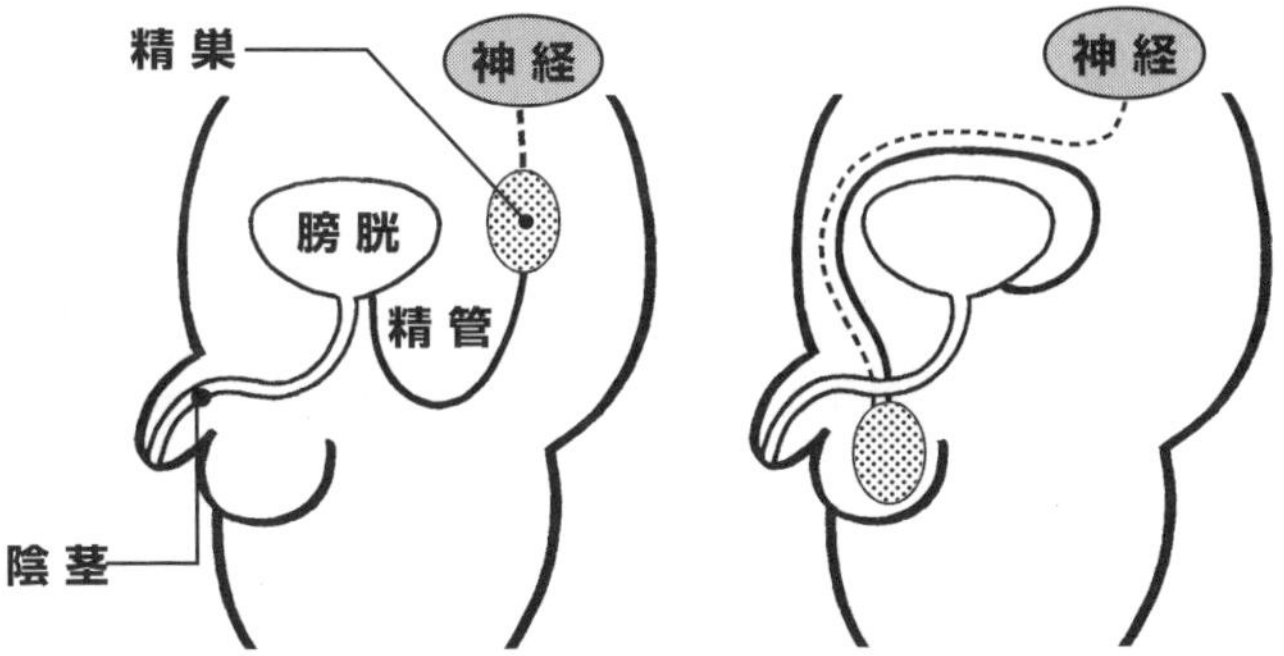

胎児

元々はお腹の中、膀胱より上の場所にある

出生児

生後1カ月位までに精巣が涼しい陰嚢へ降りてくる

陰嚢のヒダが温度調節

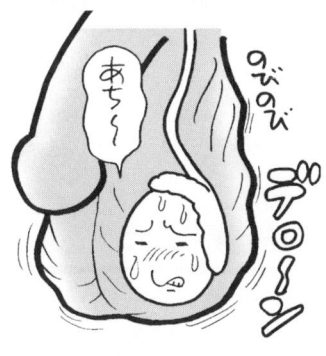

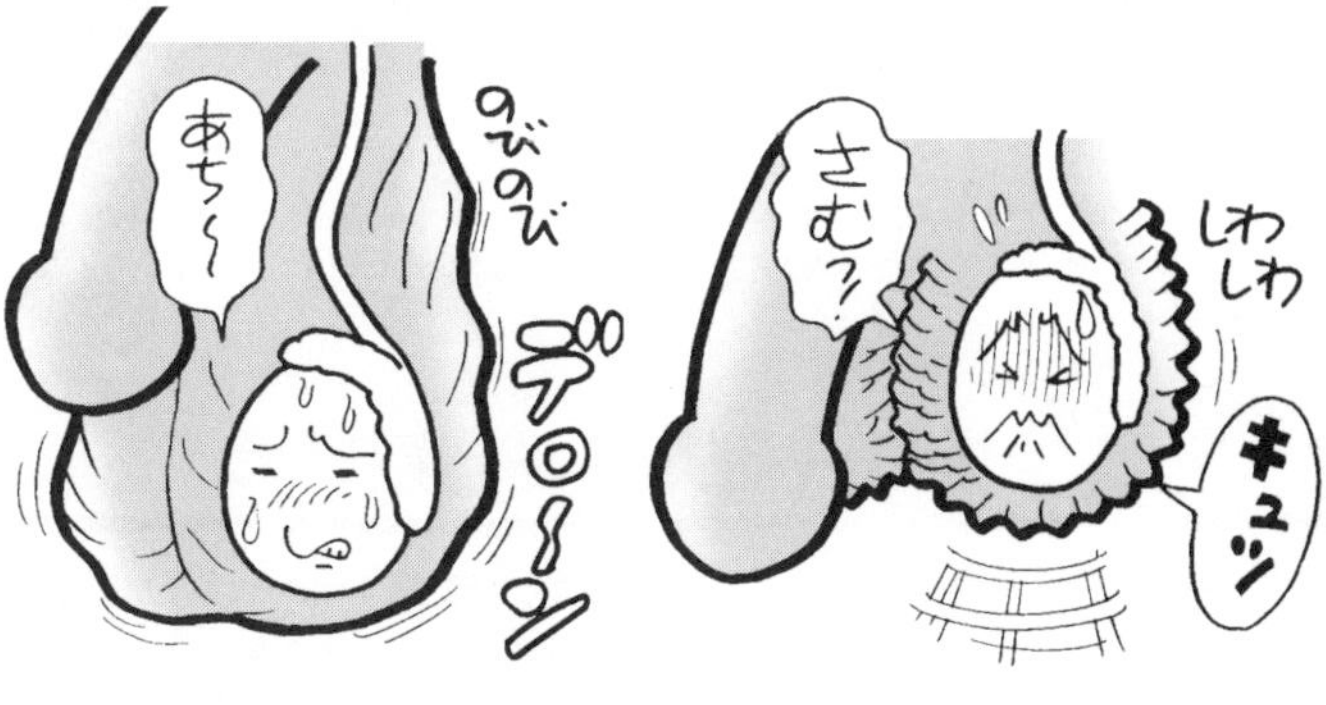

暑いときは伸びて熱を放出。汗も出て温度を低下させる

寒いときは、縮んで熱を逃がさないようにする

男性にも月経がある!?

「睾丸周期」のしくみを探ろう

男性にも、女性の排卵周期にあたる**睾《こう》丸《がん》周期**というものがあります。精子が大量につくられたり、その逆に生産がストップしたりする周期のこと。この睾丸周期は、**骨盤周期**というものと連動しています。骨盤は、女性も男性も決まった周期で閉じたり開いたりしています。一日の内で、夜は横になって寝やすい体型になるために開き、朝になると骨盤が閉じて尾骨が出てきて床にあたり、寝ているのがつらい状況になり、体を目覚めさせてくれるのです。毎日の周期のほか、二週間交代で開いたり閉じたりする、一カ月ごとの周期もあります。

骨盤が閉まっている状態では、体が動かしやすく、精神的にも好調の時。睾丸では精子がどんどん生産されます。女性でいう排卵期ですね。一方、骨盤がゆるんで開いている時期は、体もだるく気持ちもふさぎがちになります。精子の生産も中止される低調期で、勃起機能もダウンします。これは、女性の排卵後から生理直前の時期にあたります。

人間の体は、男も女も波があるのです。最近調子が良くないなと思った男性諸君は、睾丸周期の低調期かもしれません。

ワンポイント豆知識

男の生理用品が登場!?

男性用の生理用品なんて、見たことも聞いたこともないと思いますが、じつはビジネスプランとして企画がでているのです。詳しい内容はわかりませんが、夢精やマスターベーション用として、使い捨てのペーパーサックの試作品を特許出願中のもようです。これがもし商品化されて一般的になったら、生理休暇を取る男性社員が出てくるかもしれませんね。

睾丸と骨盤の微妙な関係

精子をつくる周期は、骨盤が二週間単位で開閉する周期と密接に関係しているといわれています。

睾丸周期が男の生理

体もだるく、やる気ダウン

体も心も充実！

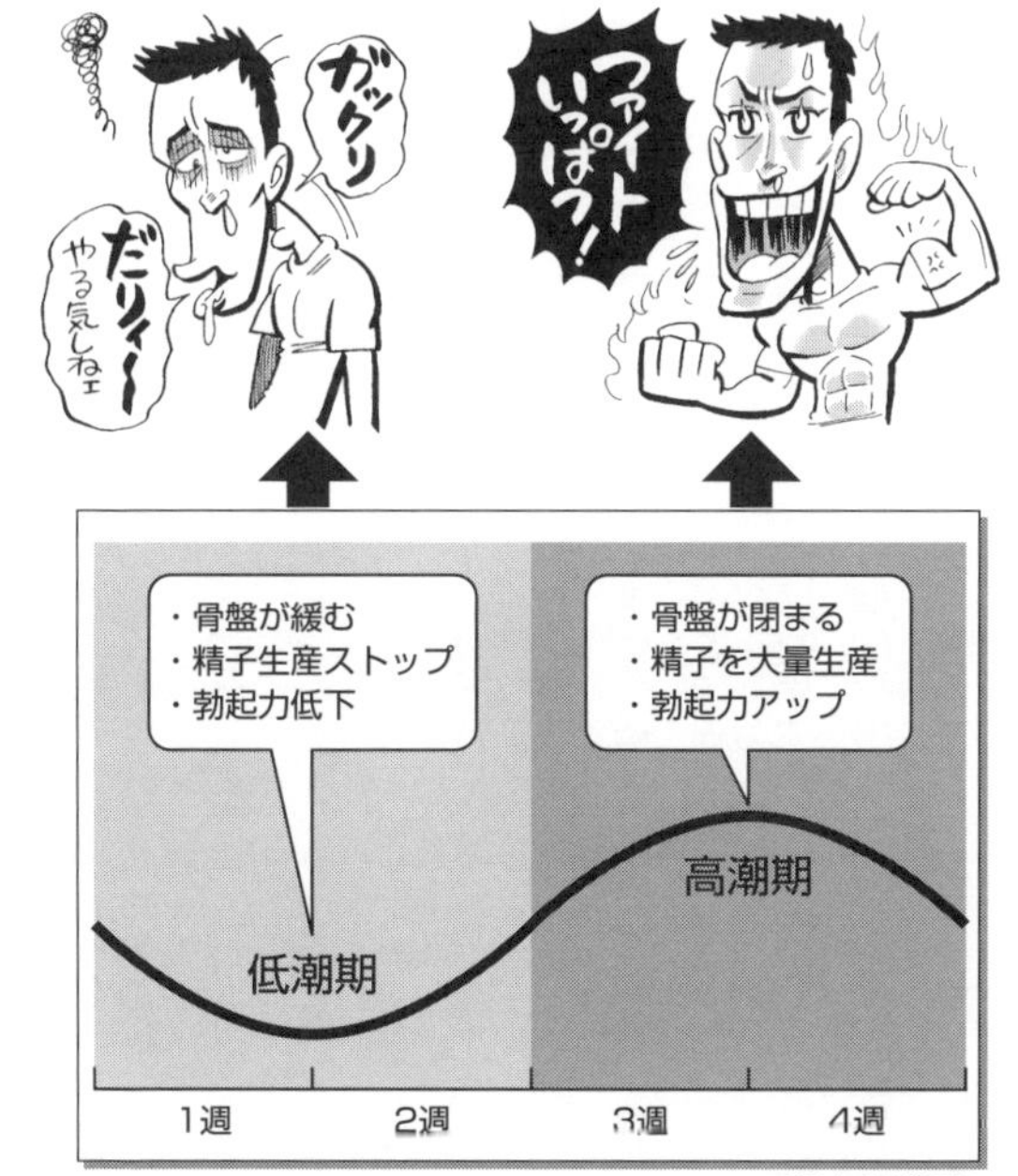

睾丸周期表

骨盤の開閉が睾丸周期に関与

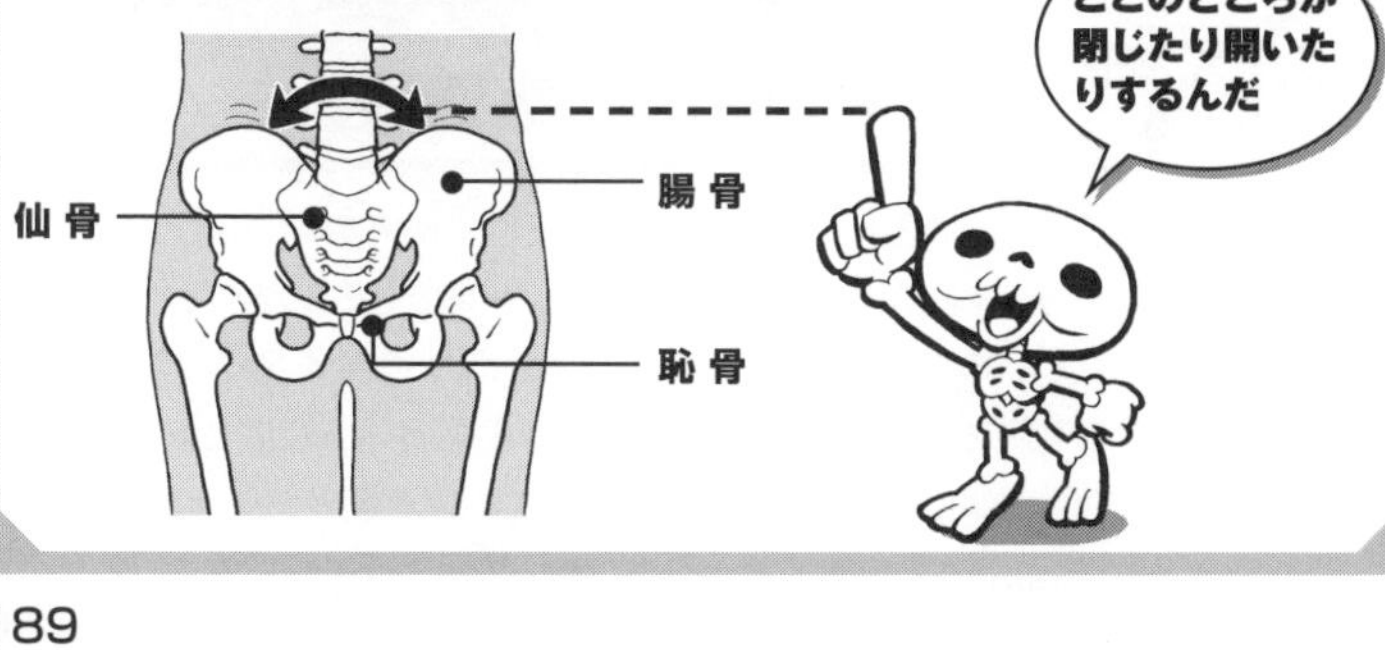
ここのところが閉じたり開いたりするんだ

日本人男性の大半が包茎!?

包茎のタイプによって、見た目や深刻度がこんなに違う

女性にはなかなか知る機会のない、包茎《ほうけい》。亀頭部《きとうぶ》に包皮《ほうひ》がかぶっている状態を指し、大別すると3種類あります。

ひとつめは、もっとも多いタイプの**仮性包茎**《かせいほうけい》。**日本人男性の8割**がこれだといわれています。通常は皮をかぶっていますが、勃起時《ぼっきじ》や、自分でペニスの包皮を根本に向けてひっぱると、容易に亀頭があらわれる状態です。日常生活や生殖行動などには問題はありませんが、包皮と亀頭の間に恥垢《ちこう》が溜まりやすいので、入浴時によく洗うことが大切です。

ふたつめは**真性包茎**《しんせいほうけい》。包皮の口が狭い**包皮口狭窄型**《ほうひくちきょうさくがた》と、亀頭部と包皮がくっついてはなれない**包皮亀頭癒着型**《ほうひきとうゆちゃくがた》があり、皮をひっぱっても亀頭が露出しません。勃起時には亀頭が締めつけられ、かなりの激痛を伴うため治療が必要です。

そして最後は**嵌頓**《かんとん》**包茎**。真性包茎に比べて包皮口は広いですが、亀頭よりは狭いため、亀頭を露出できない状態です。無理に露出させて勃起すると、亀頭が締め付けられて、最悪**壊死**《えし》を起こすことも。この嵌頓包茎と真性包茎の場合は健康保険の適用が受けられるので、安く治療することが可能です。

ワンポイント豆知識

赤ちゃんはみんな包茎

生まれたばかりの男児は誰もが真性包茎です。幼児から少年になるにつれ、包皮と亀頭の癒着がとれてきます。やがて思春期になり勃起をくり返すうちに皮の先端が伸び、亀頭が露出しだします。そして成人するころには勃起していない状態でも、皮がむけたままになるのです。外国では小さいころに包皮を切る割礼《かつれい》という習慣があるため、日本人に比べて包茎が少ないのです。

包茎のタイプは3つ

包茎は「仮性包茎」「真性包茎」「嵌頓包茎」の3種に分類されます。それぞれの特徴を知っておきましょう。

仮性包茎なら大丈夫！　正しい知識を身につけよう

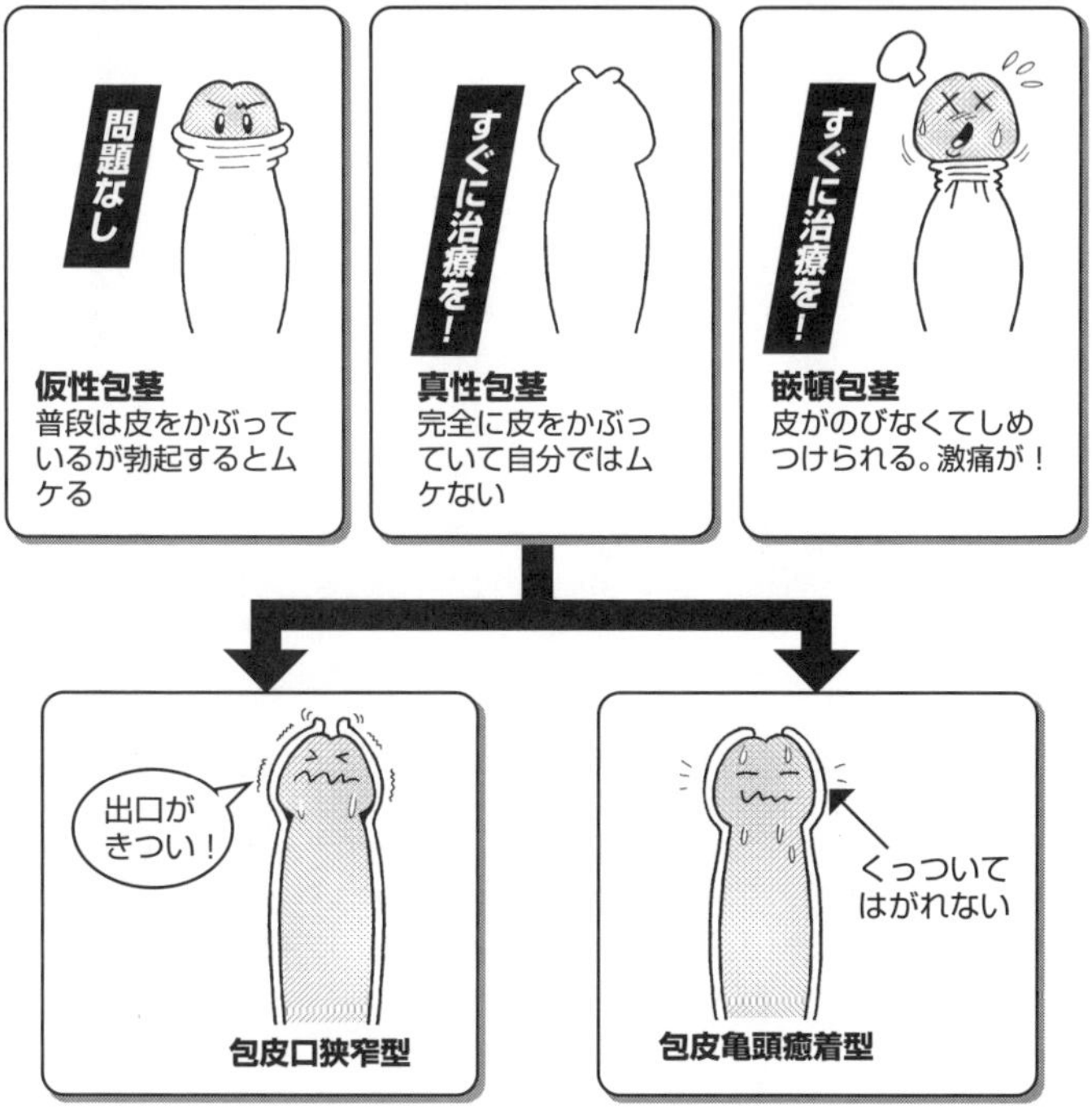

すぐに治療を！

すぐに治療を！

皮がのびなくてしめつけられる。激痛が！
出口がきつい！

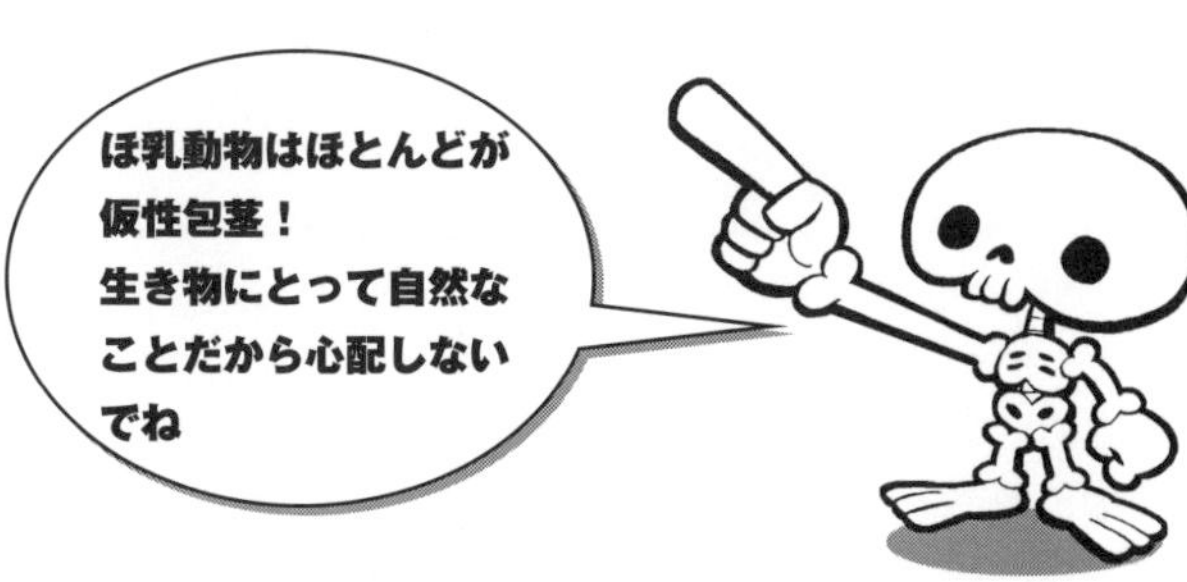
ほ乳動物はほとんどが仮性包茎！
生き物にとって自然なことだから心配しないでね

ペニスが勃つのは男の本能

赤ちゃんでも勃起する？ そんなの男なら当たり前

男性のペニスが勃起《ぼっき》をするのは、性交渉をする上で必要不可欠です。この勃起とは、ひとことでいうと**海綿体《かいめんたい》の充血**です。海綿体とはスポンジ状になった毛細《もうさい》血管《けっかん》のかたまりのこと。陰茎《いんけい》（ペニス）の中には2本の**陰茎海綿体**と尿道《にょうどう》を囲む**尿道海綿体**があります。皮膚や脳に性的興奮を受けると、神経を介して海綿体に血液が充満し、勃起するのです。射精後や性的な興奮が収まると、血液が放出され、元の状態に戻ります。

勃起が起きるのは、性交渉が可能な成熟した男性だけではありません。男の胎児は、妊娠8週目ごろから男性ホルモンがつくられ、15週目にはすでにペニスや睾丸《こうがん》が形成されています。胎児や赤ちゃんといえども、立派に生殖器を持っており、当然勃起も起こるのです。

胎児は、性器が羊水《ようすい》やへその緒で刺激されて勃起することがあります。赤ちゃんも、親などがオムツ換えの際に触れる刺激で勃起します。ただ、これらは、大人の勃起のような性的なものではなく、単なる**反射**です。おしっこが膀胱《ぼうこう》にたまり、それが前立腺《ぜんりつせん》を刺激して、勃起を引き起こすこともあるそうです。

ワンポイント豆知識 女性も勃起する！

もともと男女の生殖器は同じものが元になっています。胎児のころの成長過程において、ホルモンの分泌などにより、男女別々のものが形成されるのです。男性のペニスにあたる部分が女性のクリトリス（陰核《いんかく》）です。小さいものなのでなかなか気づきづらいですが、性的に興奮すると、ペニスと同じように充血して固くなり、サイズも1.5倍位大きくなるのです。

刺激と勃起の関係

勃起は、心理的な刺激や反射的な刺激によって、ペニスの海綿体に血液が集まることで起こります。

心理的刺激や反射によって勃起はおきる

心理的刺激

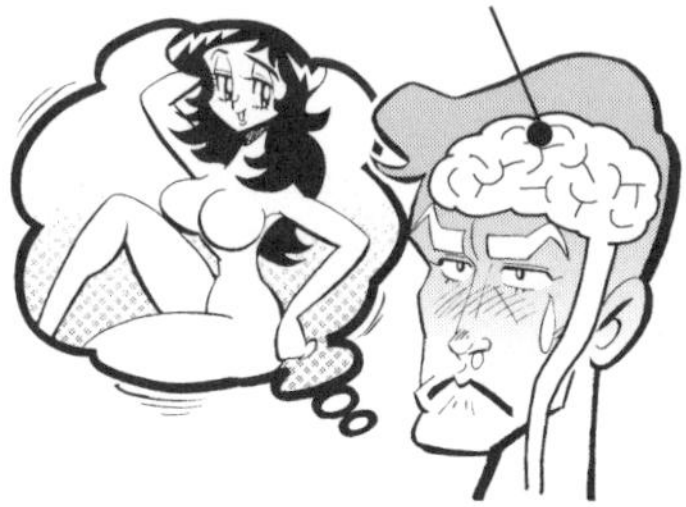
大脳皮質の性欲
中枢が興奮

女性の裸を見たり、エッチなことを考えると、その刺激が脳に伝達される

反射による刺激

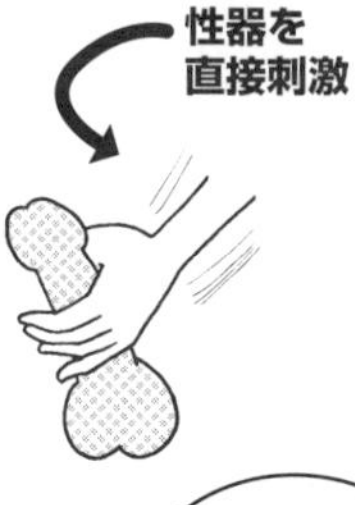
性器を
直接刺激

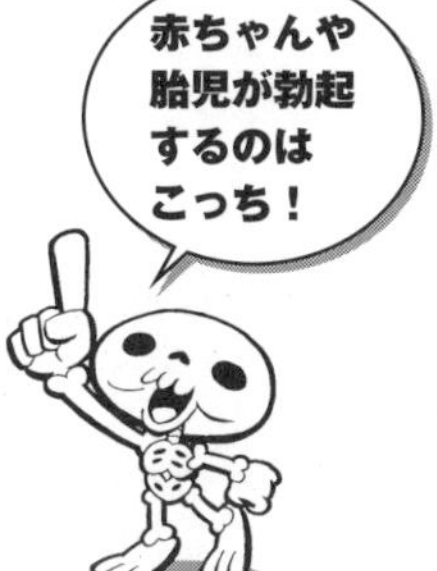
赤ちゃんや胎児が勃起するのはこっち！

勃起中枢に伝達

↓

勃 起

ペニスの構造

断面図

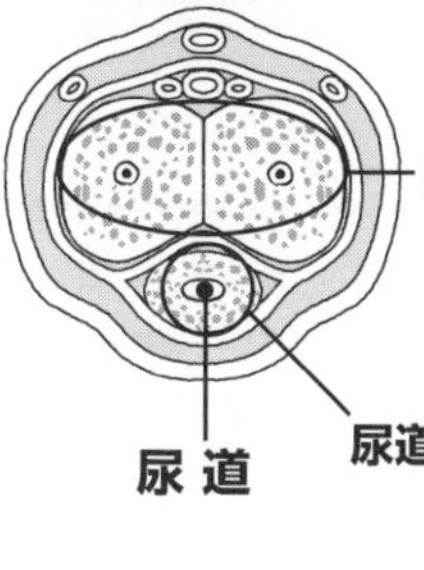

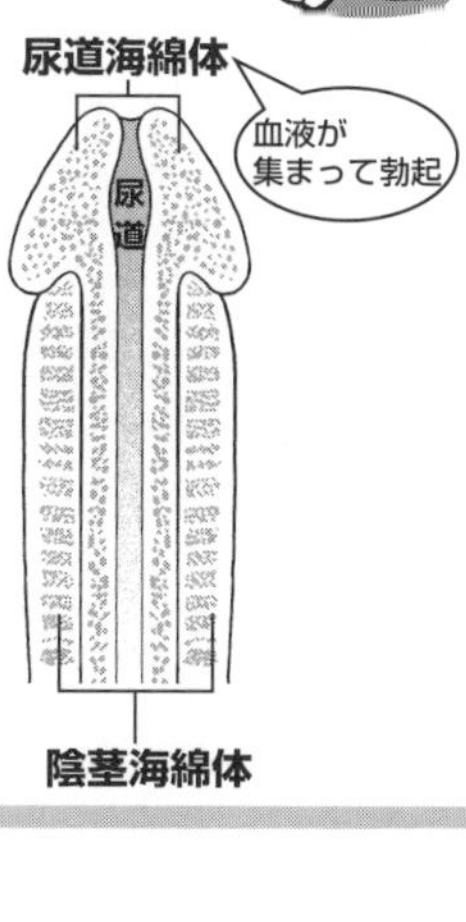

男性と前立腺がんの関係

男なら誰しも可能性のある病気・前立腺がん

もともと日本人には少なかった前立《ぜんりつ》腺《せん》がんが、食の欧米化にともない近年増えています。そもそもこの前立腺というもの、男性の生殖器《せいしょくき》のひとつとして名前はよく聞きますが、男性でもその存在についてよく知らないのでないでしょうか。

前立腺は栗の実のような形・大きさの臓器で、尿道《にょうどう》をとりまくように位置しています。精液の一部である**前立腺液**《ぜんりつせんえき》を分泌して、精液《せいえき》の液化や殺菌作用、精子の生命力を高めるはたらきをしている、男性の生殖器に欠かせない器官です。

この前立腺が成長するのも、がんになるのも、男性ホルモンが深く関与しているのです。思春期に精巣《せいそう》から分泌される男性ホルモン・**アンドロゲン**のはたらきにより、前立腺は大きく育ち機能も発達します。40歳以降になりアンドロゲンの分泌が低下すると、前立腺液の分泌も減少してきます。前立腺がんの発生もこのアンドロゲンの影響を受けているのです。中高年になると、ホルモンのバランスが崩れるので、発生率も多くなるといわれています。つまり、男性なら誰しも、前立腺がんになる可能性を持っているということです。

ワンポイント豆知識

前立腺がんの危険因子《きけんいんし》

前立腺がんが通常発病するのは50歳以降で、もっとも多いのが80歳以上だそうです。つまり、男性の平均寿命延長が、前立腺がん増加の一因《いちいん》になっているのでしょう。発生の原因はまだ分っていませんが、動物性脂肪過多や野菜不足の人に多いという報告があります。また、タバコの煙やアルカリ乾電池に含まれるカドミウムの蓄積も、リスクを高めているようです。

急増する前立腺がん

前立腺がんは、一般に進行が遅く、早期から命に関わる状態になるまでに、約10年かかるといわれています。

前立腺の構造

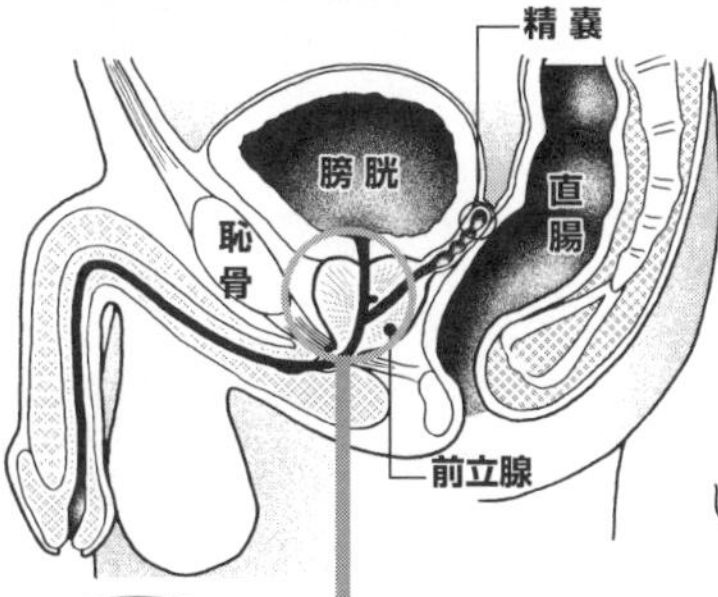

前立腺は4つに分類することができる。前立腺の約4分の3の腺が集中している緑域にがんがもっとも発生しやすい

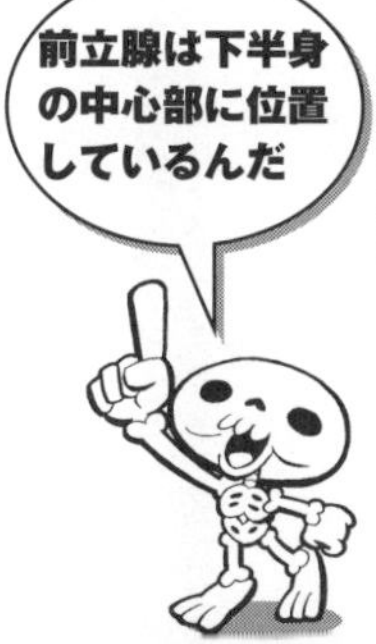
前立腺は下半身の中心部に位置しているんだ

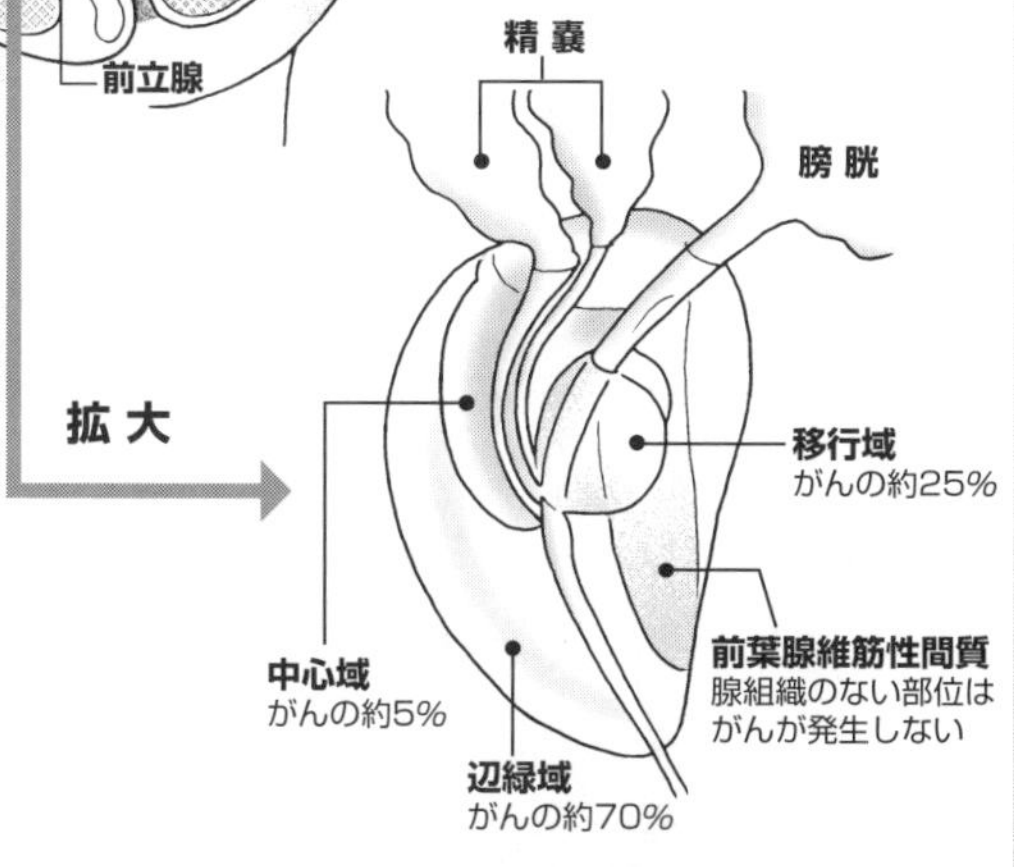

前立腺がんの原因ははっきり解明されていない

食の欧米化

老化によるホルモンバランスのくずれ

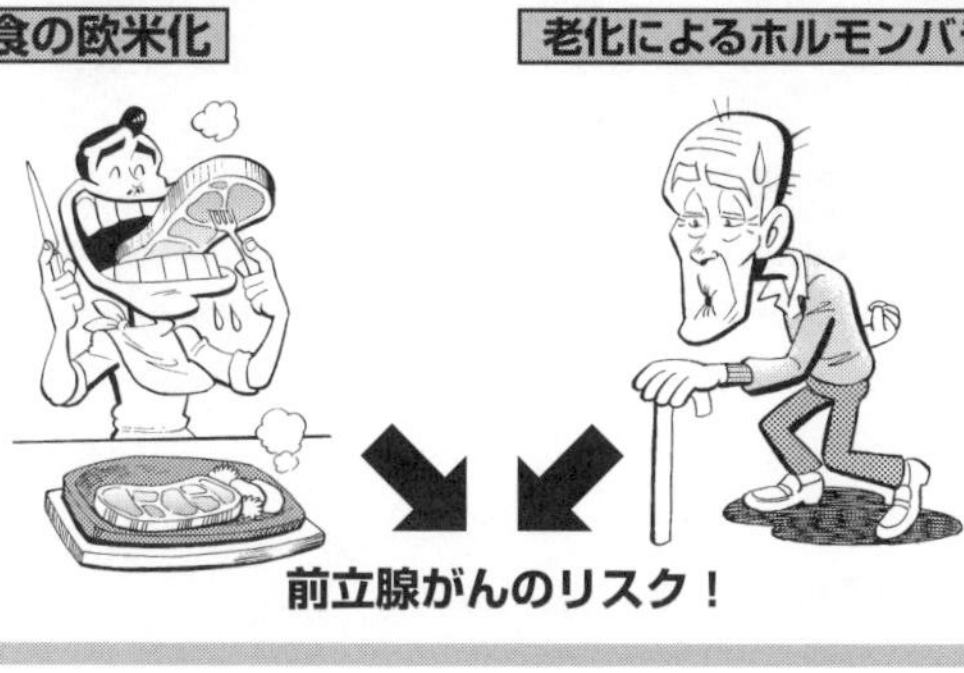

前立腺がんのリスク！

そのほかに遺伝、カドミウム蓄積、喫煙、マンガン鉱労働などが原因といわれている

男を悩ます勃起障害

勃起を邪魔する原因は、心と体のトラブル

勃起《ぼっき》ができなくなることを**インポテンツ**といいますが、これはドイツ語で性的不能という意味なので、適切ではありません。正しくは、勃起機能低下《ぼっききのうていか》を表す英語の**ED**（Erectile Dysfunction）といいます。日本性機能学会ではEDを「通常性交のチャンスの75％以上で性交ができない状態」と定義しています。その原因はさまざまなものが考えられますが、**機能性《きのうせい》ED**と**器質性《きしつせい》ED**に大別できます。

機能性EDとは、不安、ストレス、緊張過多《きんちょうかた》、躁《そう》うつ病など、**精神的な問題**が原因で起こるものをいいます。急激なストレスで交感神経が緊張して血管が収縮したり、海綿体平滑筋《かいめんたいへいかつきん》の緊張により、海綿体への血液の流れが遮断されるために起こると考えられます。

器質性EDは、血管や神経、内分泌器など、**身体的な障害**による勃起不全《ぼっきふぜん》です。一部の降圧剤《こうあつざい》やうつ病治療薬などの副作用が影響する場合や、加齢で男性ホルモンが欠乏した際のEDも、この器質性にあてはまります。

勃起は、心も体も健康でないとうまくいかないデリケートなもの。誰でもEDになる可能性を持っているのです。

ワンポイント豆知識　バイアグラでEDは治る？

バイアグラとは、米国ファイザー社が開発した勃起不全治療薬。日本では、1999年に現厚生労働省が製造販売を認可しました。シルデナフィルという成分が、勃起を抑える酵素のはたらきを阻害《そがい》し、勃起を維持させます。効果は、個人差や体調で異なりますが、機能性EDにはかなり効くようです。ただし、日本で正規に購入するには医師の処方箋《しょほうせん》が必要です。

原因と適切の把握が第一

勃起障害には、機能性のものと器質性のものがあります。原因を明確にして、正しい処置をすることが大切です。

勃起障害は心と体のトラブルが原因

機能性ED

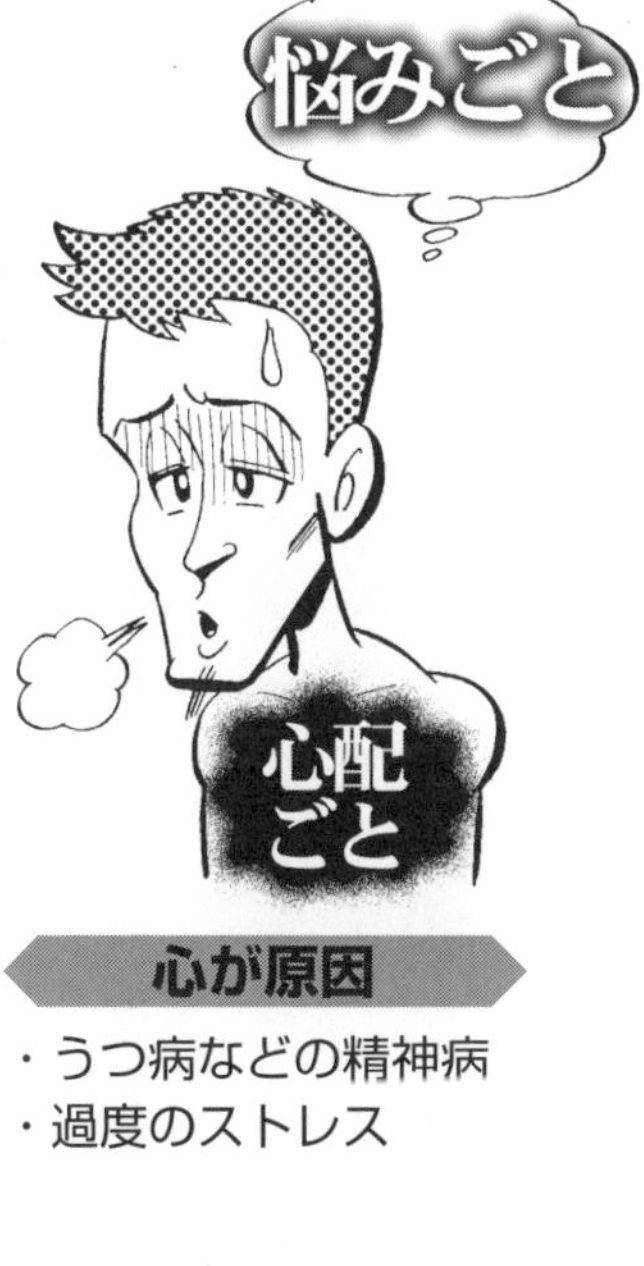
悩みごと
心配ごと

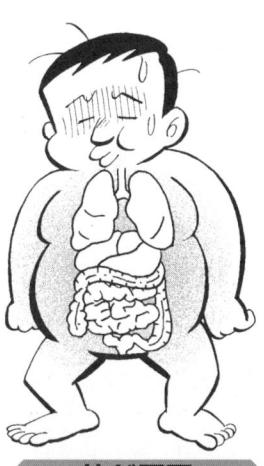

心が原因

- うつ病などの精神病
- 過度のストレス

器質性ED

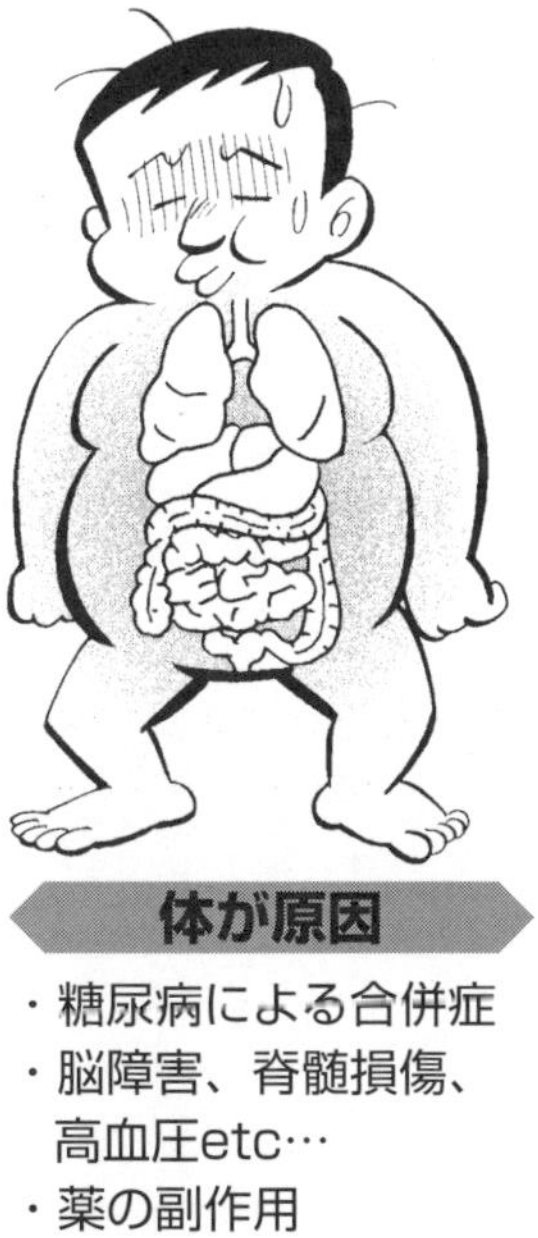

体が原因

- 糖尿病による合併症
- 脳障害、脊髄損傷、高血圧etc…
- 薬の副作用

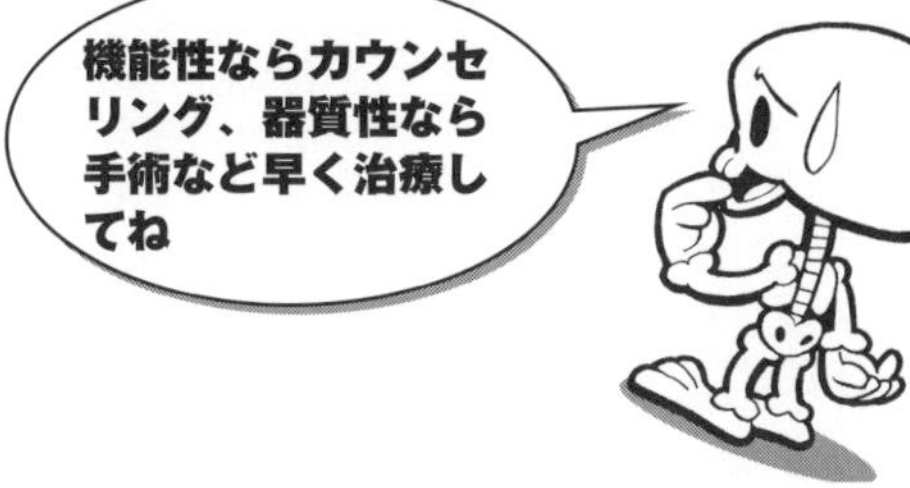
機能性ならカウンセリング、器質性なら手術など早く治療してね

卵子のできるまで

受精後まもなくつくられる卵子は、胎児期をピークに減少

卵子《らんし》は直径0・1～0・2ミリの大きさで、肉眼でも見える**人体最大の細胞**です。この卵子と精子は同じ**原《げん》始《し》生《せい》殖《しょく》細《さい》胞《ぼう》**が元になっており、受精3週目頃に誕生します。胎児のうちに分裂・増殖を繰り返し、妊娠20週目ごろにその数はピークに達するといわれています。その後多くは退化・消失し、消失を免れた細胞だけが**原《げん》始《し》卵《らん》胞《ぽう》**へと成長します。出生時には**40万個**程になった原始卵胞は、精子と同じように冬眠に入ります。しかし、幼児期にその多くが退行してしまいます。

思春期になると、**卵細胞刺激ホルモン**と**性腺刺激ホルモン**の影響で、原始卵胞がふたたび分裂を始めます。この原始卵胞は**2週間ほど**で受精能力を持つ卵子に発育し、毎月左右の卵《らん》巣《そう》から1個ずつ放出されます。これが**排《はい》卵《らん》**です。数万個といわれる原始卵胞のうち排卵されるのは**400個**ほど。排卵前の卵子は、細胞分裂を停止した状態で卵胞内に維持されます。つまり卵子は体内でも寿命の長い細胞といえるのです。ただし、年齢とともに細胞が損傷する可能性も高くなり、高齢出産では**遺伝子**や**染《せん》色《しょく》体《たい》**の異常が発生しやすいというリスクも出てきます。

ワンポイント豆知識

クローン人間は可能？

1997年に英国で世界初のクローン羊ドリーが誕生しました。理論的には人間のクローンをつくることも可能です。核《かく》を取り除いた未受精《みじゅせい》の卵子に、同一人物の皮膚などの体細胞《たいさいぼう》の核を移植。この卵子を培養《ばいよう》して細胞分裂させのち、子宮に移して出産させます。もちろん倫理的・宗教的な是非が問われる問題。容易につくれそうなだけに、日本などで禁止法案が出ています。

卵子の形成と構造

精子と同様、卵子も原始生殖細胞の分裂によってつくられます。そして思春期を迎えるころに排卵が始まります。

卵子形成のしくみ

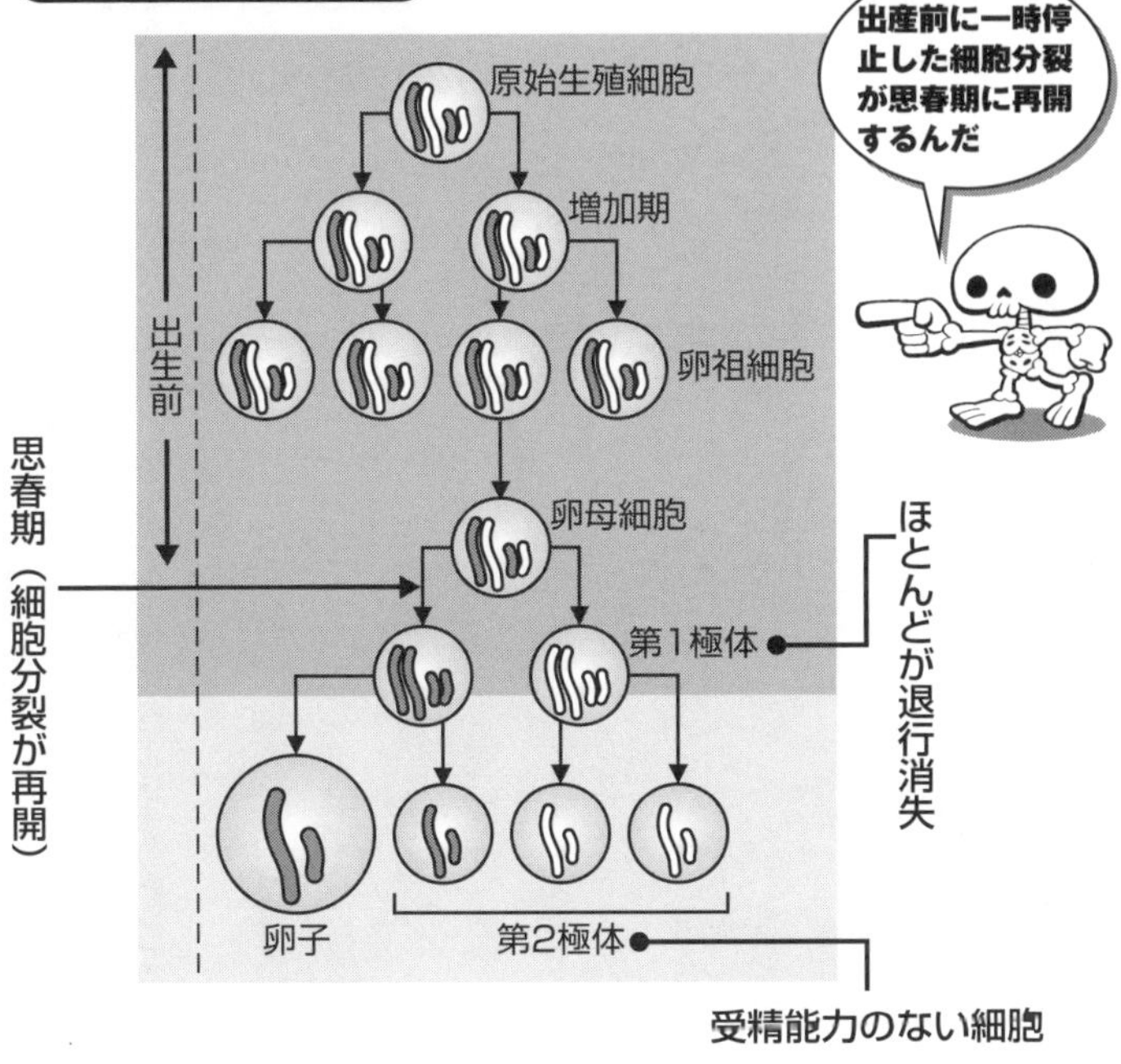

原始生殖細胞
増加期
卵祖細胞
出生前
卵母細胞
思春期（細胞分裂が再開）
第1極体
ほとんどが退行消失
卵子
第2極体
受精能力のない細胞
出産前に一時停止した細胞分裂が思春期に再開するんだ

卵子の構造

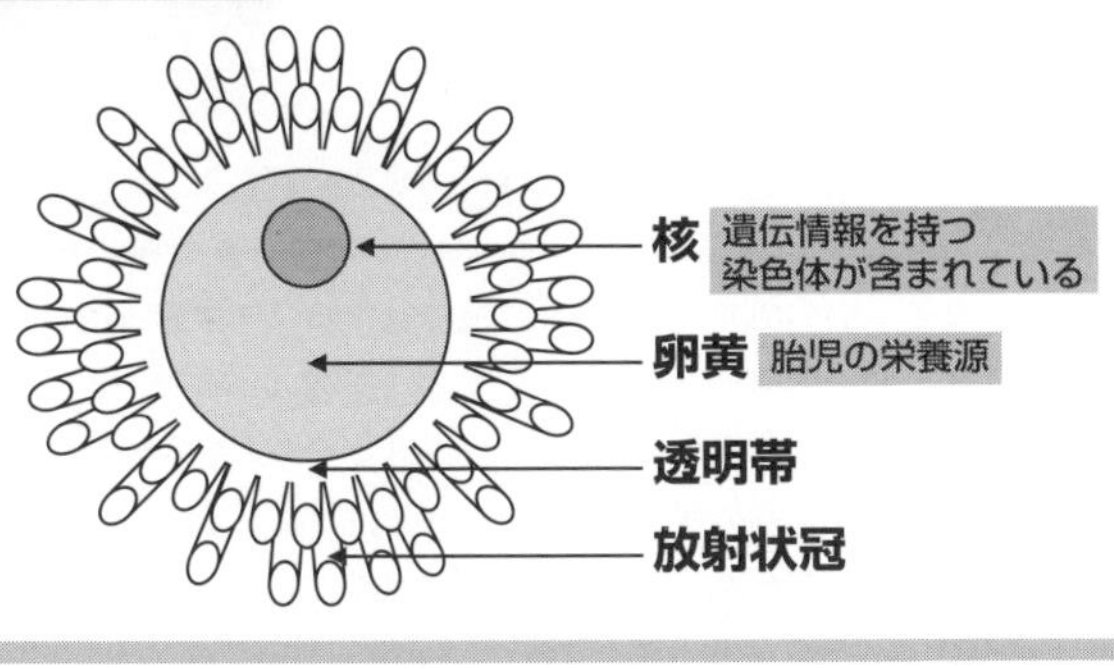

核
遺伝情報を持つ染色体が含まれている
卵黄
胎児の栄養源
透明帯
放射状冠

月経の起きるメカニズム

月に一度の子宮からの出血は、脳でコントロールされていた

月経《げっけい》は単なる子宮からの出血ではありません。脳からの指令で女性ホルモンの分泌がコントロールされて起こるのです。

まず、脳からの指示で**脳下垂体《のうかすいたい》から卵胞刺激《らんぼうしげき》ホルモンが分泌**され、卵子を包んでいる**卵胞《らんぼう》が成熟**します。成熟した卵胞からは**卵胞ホルモン（エストロゲン）**が出て、子宮の内側が妊娠準備のために厚くなります。血液中のエストロゲンが十分になると、脳は新たな指令を出します。**黄体形成ホルモン**を分泌させ、成熟した卵胞を刺激して「**排卵《はいらん》**」を起こさせるのです。卵子が放出したあとの卵胞は、**黄体《おうたい》**に変化し、**黄体《おうたい》ホルモン（プロゲステロン）**を分泌。**子宮内膜《しきゅうないまく》**を柔らかくして、受精卵《じゅせいらん》を着床《ちゃくしょう》しやすくします。つまり、子宮内膜が、赤ちゃんのためのふかふかのベッドに変化するのです。ところが受精しないと、このベッドは無用になるため、はがれて血液と一緒に体外へ流れだします。これが**月経**です。

この一連の作業は、脳の視床下部《ししょうかぶ》でコントロールされています。視床下部は自律神経を司どるとてもデリケートなところ。そのため月経はちょっとしたストレスで不順になりやすいのです。

ワンポイント豆知識

月経前症候群《げっけいまえしょうこうぐん》（PMS）とは？

月経の二週間くらい前におこる不快な症状のことを月経前症候群（PMS）といいます。人によって症状はさまざまですが、肉体的には乳房の痛みや張り、肌荒れ、むくみなどがあり、精神的にはイライラや落ちこみなどがあります。原因は分っていませんが、この時期は女性ホルモンの分泌が急激に変化するために、ホルモンバランスの乱れが関係しているといわれています。

視床下部が月経を支配

月経は、脳下垂体から分泌される2種類のホルモンによって子宮が刺激されることによって起こります。

月経は脳、子宮、卵巣の連携プレー

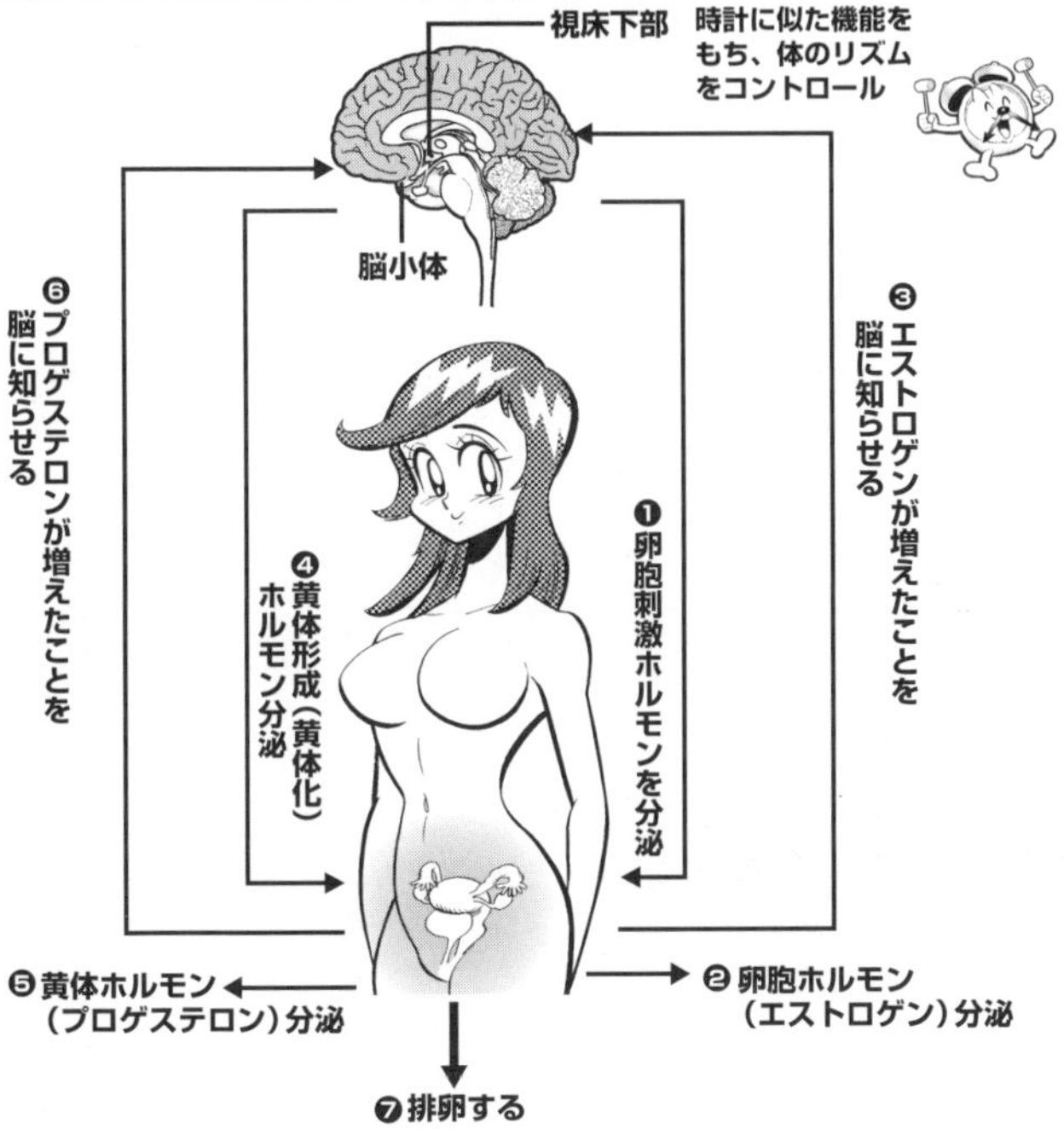
視床下部
時計に似た機能をもち、体のリズムをコントロール
脳小体
❶卵胞刺激ホルモンを分泌
❷卵胞ホルモン（エストロゲン）分泌
❸エストロゲンが増えたことを脳に知らせる
❹黄体形成（黄体化）ホルモン分泌
❺黄体ホルモン（プロゲステロン）分泌
❻プロゲステロンが増えたことを脳に知らせる
❼排卵する

子宮の中では…

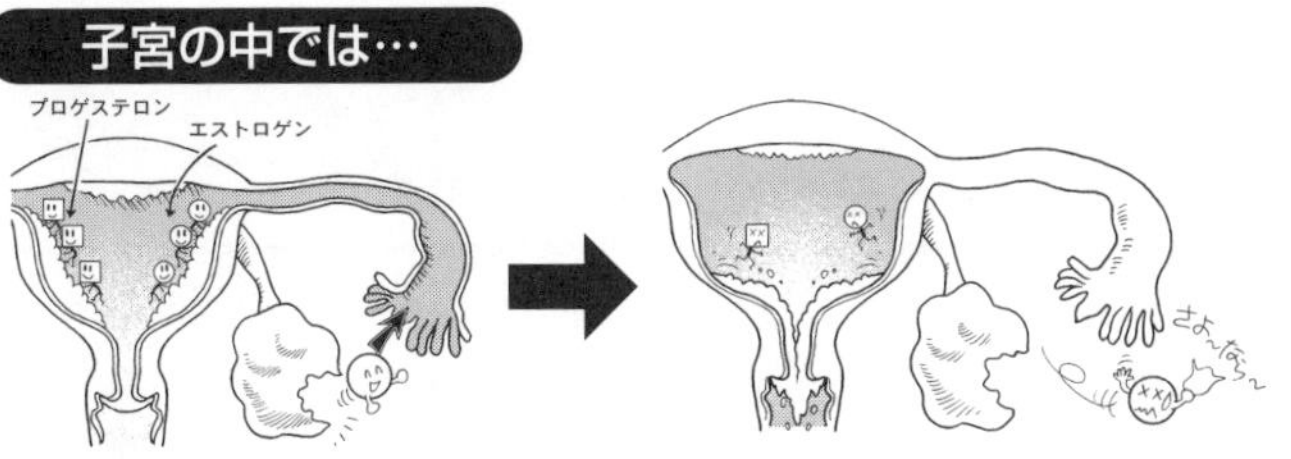
プロゲステロン
エストロゲン
さよ～なら～

精子と出会えなかった卵子は体内に吸収。エストロゲンとプロゲステロンも減少するため、ベッドを維持できずに血液とともに膣から外へ流れていく。これが月経のメカニズム

排卵周期と体温の関係

排卵周期が分かれば、妊娠の可能性も推測できる!?

女性の体は、**排卵**《はいらん》や**月経**《げっけい》が周期的に繰り返されて、毎月子供を生む準備をしています。この排卵の周期は、**基礎体温**と密接に関係しているのです。基礎体温とは、安静の状態のときに測った体温のこと。専用の体温計で、朝起きる前に測るのがベストといわれています。

体温調節を行なう視床下部《ししょうかぶ》に影響をおよぼしているのは、卵巣《らんそう》から分泌される2種類の女性ホルモンです。**エストロゲンは体温を下げる**、**プロゲステロンは体温を上げる**はたらきをしています。

月経が終わり、卵胞《らんぽう》が発育していく「**卵胞期**」は、エストロゲンが分泌しはじめるので体温は低温期です。卵胞が成熟し、排卵が起こる「**排卵期**」には、エストロゲンの濃度が最高に達して体温は最低になります。排卵後、卵胞が黄体《おうたい》に変化する「**黄体期**」になると、プロゲステロンが増加して高温期に。「**月経期**」には、**黄体**が**白体化**《はくたいか》してプロゲステロンが減少し、ふたたび体温は下降します。

このことから、基礎体温を測ることで排卵日や月経の時期が予想できるのです。また、基礎体温が望ましい状態かどうかで、病気の早期発見にもつながります。

ワンポイント豆知識

排卵周期とダイエット

排卵周期はやせるタイミングとも深く関係しています。月経後1週間から10日間の卵胞期に分泌されるエストロゲンは、自律神経や肌の調子を整えてくれる作用をもちます。新陳代謝も活発になるときで、まさに「やせ期」です。逆に、排卵期から月経終了まではダイエットに不向き。この時期増加するプロゲステロンのはたらきで、血行が悪くなったりむくみやすくなるからです。

基礎体温と排卵周期

エストロゲンとプロゲステロンによって管理されている排卵周期は、体温にも周期的な影響を及ぼしています。

2種類の女性ホルモンが卵子や体温を操作

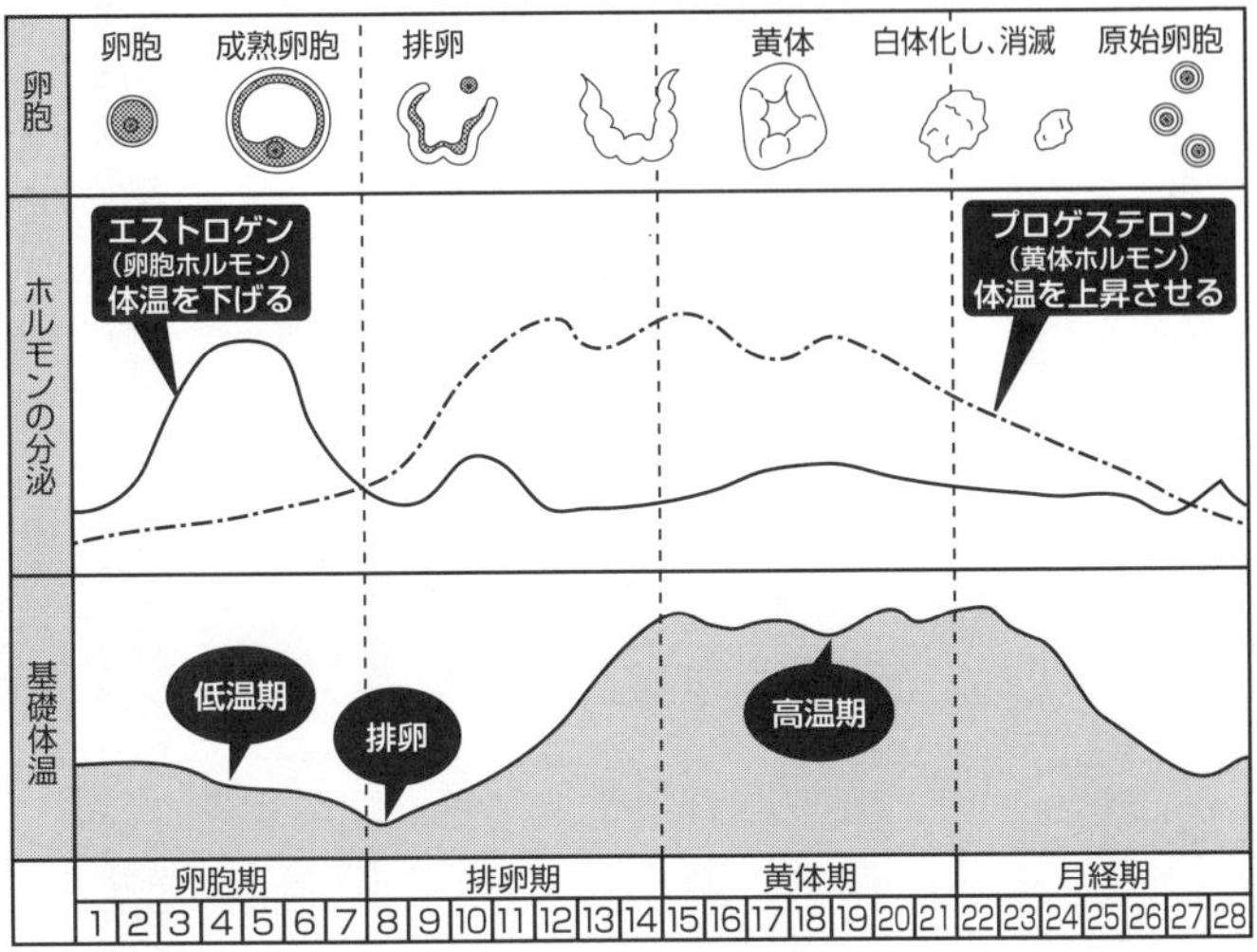

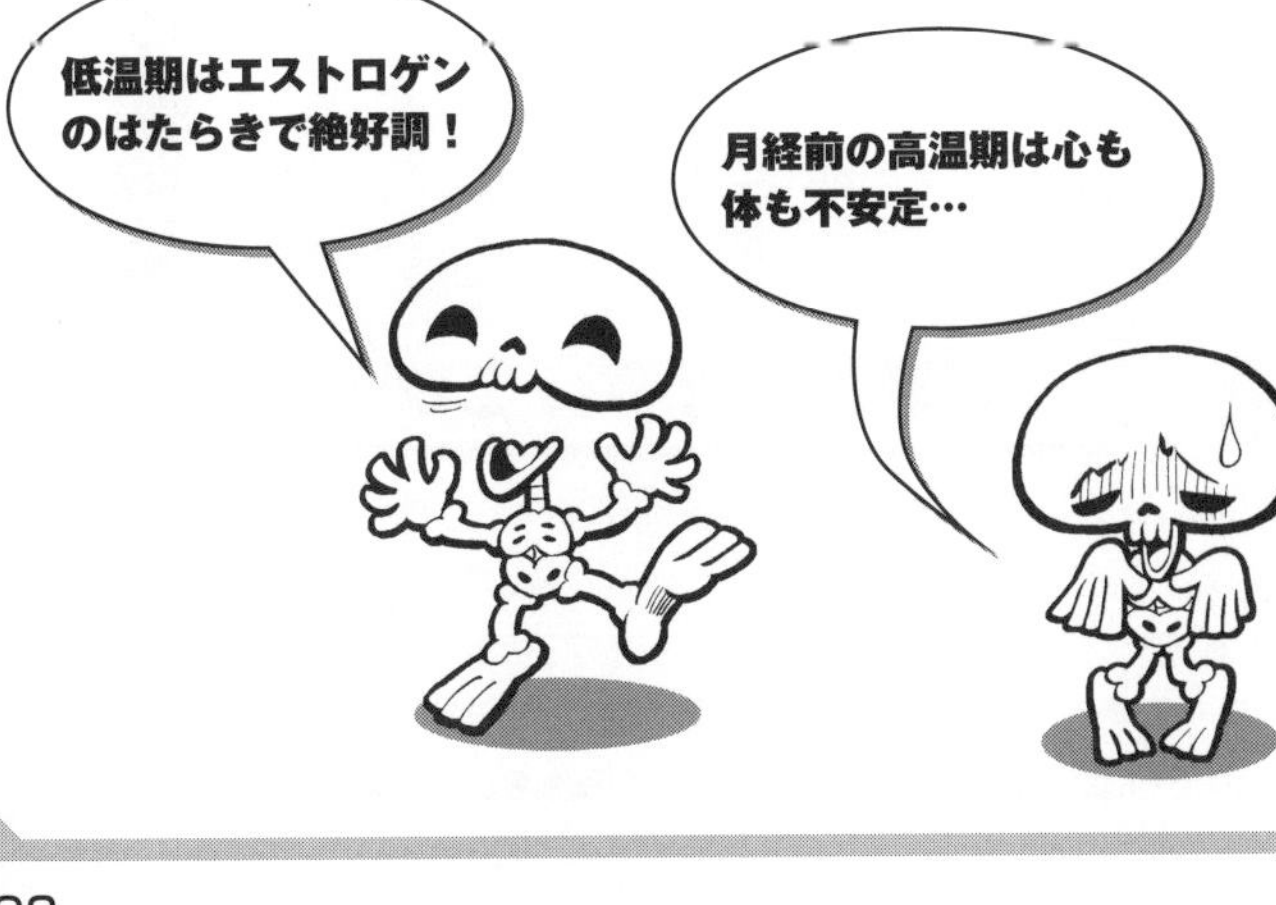

低温期はエストロゲンのはたらきで絶好調！
月経前の高温期は心も体も不安定…

「受精」を目指す戦い

卵子との受精は、命をかけた精子の障害物レース

射精された精子が卵子にたどりつくまでの女性器の中は、障害物だらけ。過酷な状況でどんどんふるいにかけられ、最初にゴール（卵子）にたどりついたたった一個だけが受精できるのです。

最初の難関は、**子宮頸管**《しきゅうけいかん》の粘液。正常で元気な精子だけが、排卵期には10倍になるこの粘液の中を通過できます。次は**子宮体部**。女性の体にとって突然侵入した精子は異物です。そこで子宮の中で白血球が増えて、多くの精子を食べてしまいます。ここまで到達できる精子は射精時の**5千分の1**。生き残った約6万の戦士たちは**卵管**《らんかん》を進みます。卵管内部に生えている繊毛《せんもう》は、精子が進む向きとは逆に動き、ここでも邪魔をされます。それでも卵管を進んでいくと、いよいよ卵子とご対面。ただし、排卵は月に一回、しかも排卵後の卵子の命はおよそ**24時間**なので、この出会いは一カ月に一日だけの本当に貴重なチャンスなのです。

卵子にたどりついた精鋭なる精子たちは、ここで初めて協力し合い、卵子をバリアする**顆粒細胞**《かりゅうさいぼう》をこわします。そして仲間の目をかすめてバリアを通過できた一個が受精し、長い戦いは終わるのです。

ワンポイント豆知識　双子ができるしくみ

双子は、ふたつの精子がひとつの卵子に入ってできると思っている人が多いようですが、それは誤りです。ふたつの卵子が排卵し、それぞれが受精して産まれるのが二卵性双生児《にらんせいそうせいじ》。ひとつの卵子が、受精した後に何らかの理由で分裂してできるのが一卵性《いちらんせい》です。最近双子が増えてきているそうですが、高齢出産や不妊治療に使う排卵誘発剤《はいらんゆうはつざい》の影響が原因と考えられています。

勝率は3億分の1

一度の射精で子宮に放たれる精子の数は約2～3億。しかし、その中で卵子と受精できるのは、たったひとつ！

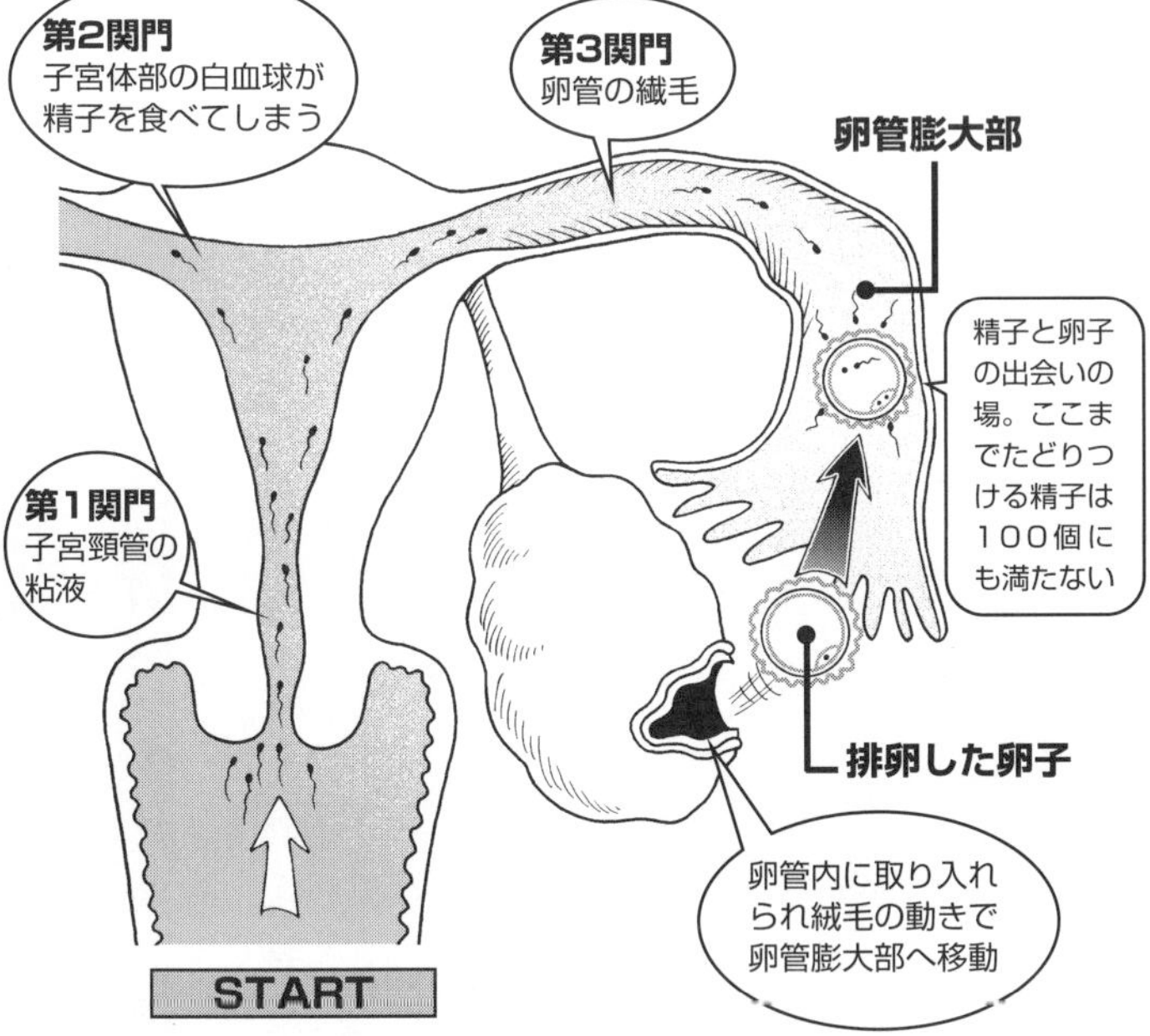

第2関門
子宮体部の白血球が
精子を食べてしまう
第3関門
卵管の繊毛
卵管膨大部
精子と卵子
の出会いの
場。ここま
でたどりつ
ける精子は
100個に
も満たない
第1関門
子宮頸管の
粘液
排卵した卵子
卵管内に取り入れ
られ絨毛の動きで
卵管膨大部へ移動
START

一回の射精で2億か
ら3億の精子が卵子
を求めてスタート！

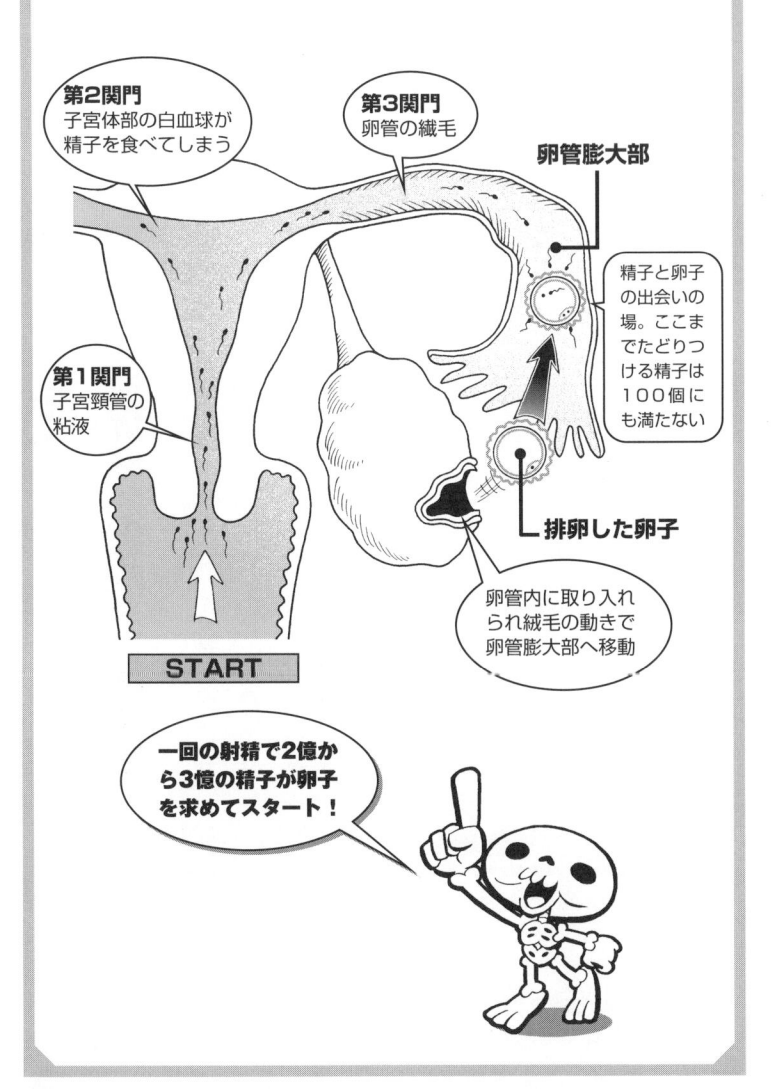

胎児の成長を追ってみよう

赤ちゃんの体のおもな部分は、妊娠3カ月までにつくられる

　受精後、胎児が成長し、出産するまでの**妊娠期間はおよそ38週、約266日**といわれています。たった0・2ミリの点のような**受精卵**《じゅせいらん》が、どのようにして身長50㎝の人型に育つのでしょうか。

　精子と卵子が合体してできた受精卵は、細胞分裂をしながら3〜4日で子宮に送られ、受精後1週間で**子宮内膜**《しきゅうないまく》にくっつき、お母さんから栄養をもらうための連絡通路が形成されます。これを**着床**《ちゃくしょう》といいます。受精後3〜4週目で体長は1㎝に。長い尾やエラがあり、魚のような形をしているため、このころはまだ胎児ではなく**胚子**《はいし》または**胎芽**《たいが》と呼ばれます。そして、心臓や脳などの器官のもとになるものが、8週目（妊娠3カ月）くらいでできあがります。**8週目を過ぎると胎児と呼ばれる**ようになり、このあたりから、だんだん人間らしい形になっていきます。体の主要器官は、胚子期《はいしき》にほぼ発生するので、妊娠3カ月までは、胎児の正常な発育を決定する大事な時期なのです。安定期と呼ばれるのは、その時期を過ぎてから。妊娠6カ月には身長30㎝、10カ月の臨月には身長50㎝、体重3㎏ぐらいにまで成長していきます。

ワンポイント豆知識

妊娠期間の10月《とつき》10日《とおか》はウソ

　ドラマなどで妊娠が発覚するのはたいてい2〜3カ月目。それまで妊娠に気づかないなんて〜！　と疑問を持っている人も多いのでは？　妊娠期間は、最後の月経が終わった日から数えるためにこの現象が起こるのです。次の月経が来ないことに気づいた時点で、すでに妊娠2カ月目に入っているというわけ。出産予定日の計算は、最終月経月に9カ月、日に7日を足すそうです。

はじまりは魚類？

4週目の胚子は、魚類に似ています。5週目以降に両生類、爬虫類と姿を変え、ほ乳類らしい形になるのは7週目ごろ。

胎児の成長

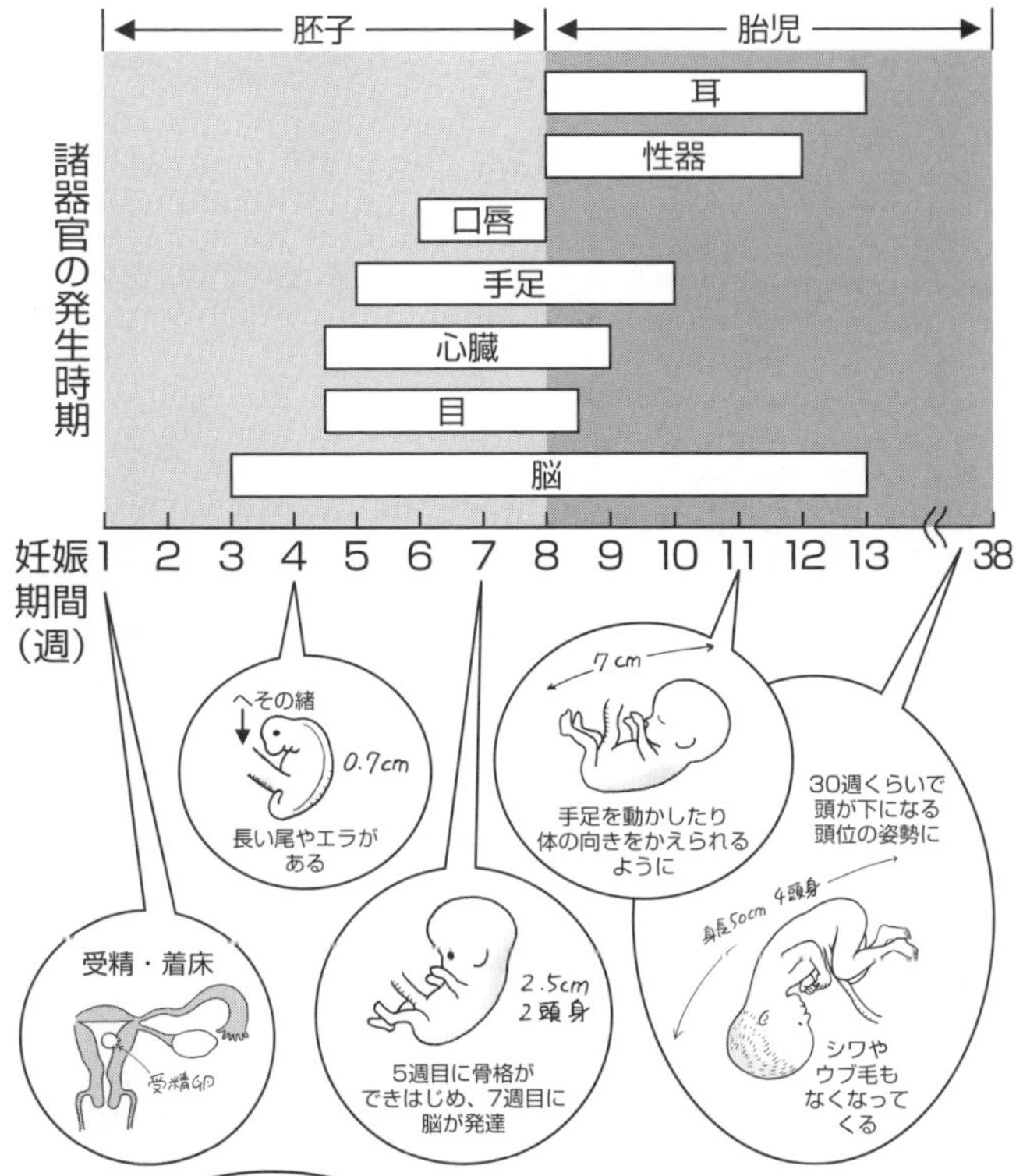

諸器官の発生時期

妊娠期間（週）
1 2 3 4 5 6 7 8 9 10 11 12 13 38

5週目に骨格ができはじめ、7週目に脳が発達

手足を動かしたり体の向きをかえられるように
30週くらいで頭が下になる頭位の姿勢に
身長50cm 4頭身
シワやウブ毛もなくなってくる

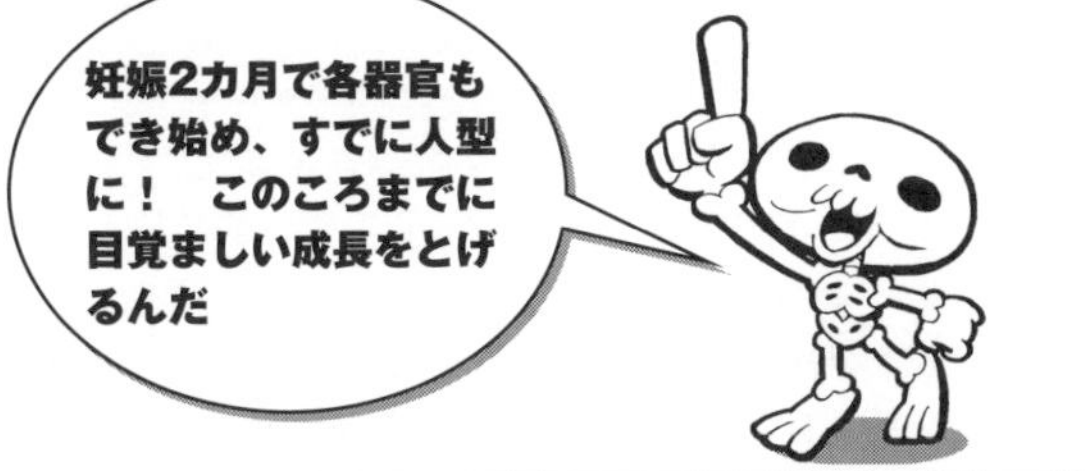
妊娠2カ月で各器官もでき始め、すでに人型に！　このころまでに目覚ましい成長をとげるんだ

赤ちゃんを守るライフライン

胎盤とへその緒は、胎児に栄養や酸素を届ける大事な器官

へその緒は、胎児のおへそとお母さんのおへそをつないでいると勘違いしている人は多いのではないでしょうか？ へその緒は**胎盤《たいばん》**とともに、胎児にとって**命綱**のようなものですが、お母さんのおへそとつながっているわけではありません。胎盤は、**受精卵《じゅせいらん》**に栄養を与えていた膜が発達したもので、お母さんの**子宮内《しきゅうない》膜《まく》の一部**であり、胎児のベッド。まだ各臓器が未発達な胎児のための、**代理の臓器**でもあるのです。呼吸器、消化器、肝臓《かんぞう》、泌尿器《ひにょうき》、内分泌器《ないぶんぴき》など、人体にとって主要な機能をすべて備えています。

さらに、胎児と母体の間で**栄養や老廃物のやりとり**をして胎児を養う役目もはたしているのです。お母さんから胎児には酸素や栄養物を渡し、胎児から母体へは不要になった二酸化炭素や老廃物を送ります。この胎盤と胎児をつなげているのが、**へその緒**。へその緒には1本の**臍静《さいじょう》脈《みゃく》**と2本の**臍動脈《さいどうみゃく》**が通っていて、**臍静脈から栄養などを受け取り、臍動脈から不要物を運ぶ**のです。

出産によって役割を終えたへその緒は切られ、胎盤は産後すぐに母体から出てきます。これを**後産《あとざん》**といいます。

ワンポイント豆知識　胎盤はおいしい!?

ほとんどのほ乳類は、出産後に自分の胎盤を食べるといわれています。胎児にとって万能な臓器である胎盤は、栄養もたっぷり。子宮を収縮させる成分も入っているので、産後の肥立《ひだ》ちをよくするために、理にかなった行為なのです。日本でも病院によっては食べさせてくれる所もあるそう。味は、レバーに似ていてちょっと生ぐさいので、ワサビ醤油で食べるのがおすすめとか。

胎盤とへそ緒のはたらき

胎盤やへその緒は、母体の子宮内膜の一部分で、未熟な胎児に代わり、栄養摂取や老廃物の排出を担っています。

母体と胎児をつないで栄養や老廃物をやりとり

へその緒は、これ1本で呼吸器、栄養器、排泄器の役割を担う。まさに胎児の命綱なんだ！

拡大

胎児の体内へ
臍静脈
母体からの酸素を受け取る
絨毛

母体の動脈
酸素や栄養を胎児へ運ぶ
母体の静脈
胎児から受け取った老廃物を母体へ運ぶ

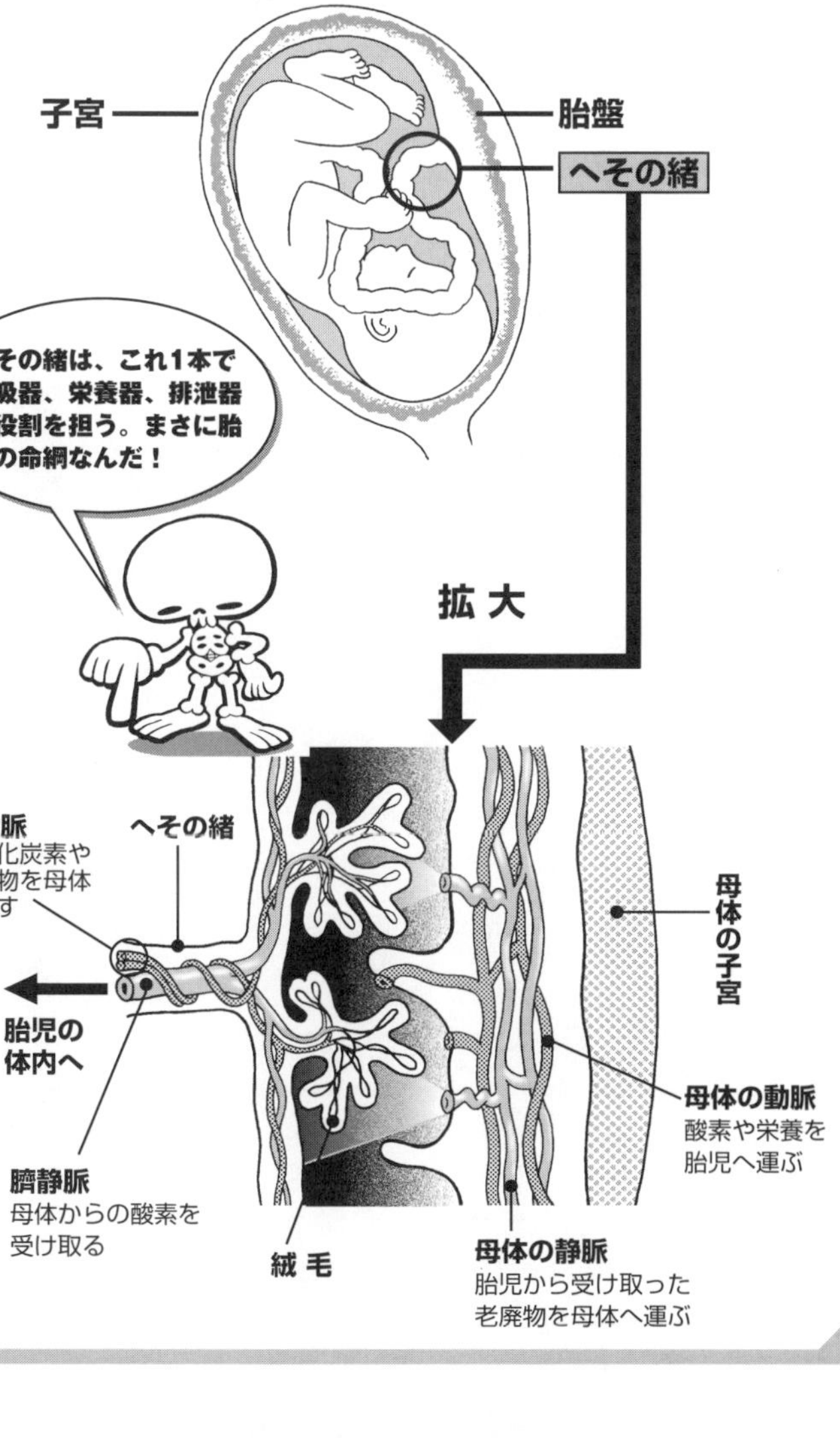
臍動脈
二酸化炭素や老廃物を母体へ渡す

女性が子どもを生める限界

初潮から閉経までの40年弱で女性の妊娠のチャンスは400回⁉

子宮の左右には親指の先くらいの大きさの**卵巣**《らんそう》があり、この壁に、卵子のもとになる**原始卵胞**《げんしらんぽう》が存在しています。生まれたときには**約40万個以上**といわれる原始卵胞ですが、加齢とともに退行・減少し、実際に卵子に成熟して排卵《はいらん》されるのは**400個程度**といわれています。これが、精子と結合すると受精卵《じゅせいらん》となり、赤ちゃんができるのです。単純に考えると、女性は一生の内でおよそ400回赤ちゃんを生むチャンスがくるということ。

排卵は、月経のあるあいだ、ほぼ月に1回起こります。年をとると卵巣の機能が低下し、50歳前後で閉経《へいけい》します。妊娠の可能性がある期間とは、初潮平均年齢の**12歳ごろ**から閉経平均年齢の**50歳ごろ**のおよそ38年間ほど。排卵が400回やってきても、妊娠・授乳中は受精しません。つまり受精してから次の受精まで1年はかかるので、妊娠可能な期間1年にひとりと考えると、理屈のうえでは38人生むことも不可能ではないのです。

ただ、妊娠しやすい年齢は20代がピーク。30代後半にもなると、妊娠の確率は3分の1になってしまうので、若い時期に妊娠・出産したほうが安全といえます。

ワンポイント豆知識

世界最高歳《さいこうれい》出産は67歳！

世界一の高齢出産は、'05年1月に67歳で出産したルーマニアの女性。長年不妊治療を受けていて、3度目の体外受精《たいがいじゅせい》で念願叶いました。妊娠したのは双子でしたが、ひとりは子宮内で死亡、33週目にもうひとりを帝王切開で無事取り出したそうです。自然妊娠では、同年2月に65歳のブラジル女性が男児を出産。赤ちゃんは3200gもあり母子ともに健康。まさに母は強し！

一生で排卵する卵子の数

女性は、生涯に排卵する卵子を体内にもって生まれます。その数はおよそ400個。これがすべて受精すると……。

生涯排卵される卵子は400個

卵巣内では多数の卵胞が待機。思春期になると、性ホルモンの分泌により左右の卵巣から毎月交互にひとつずつ成長・排卵する

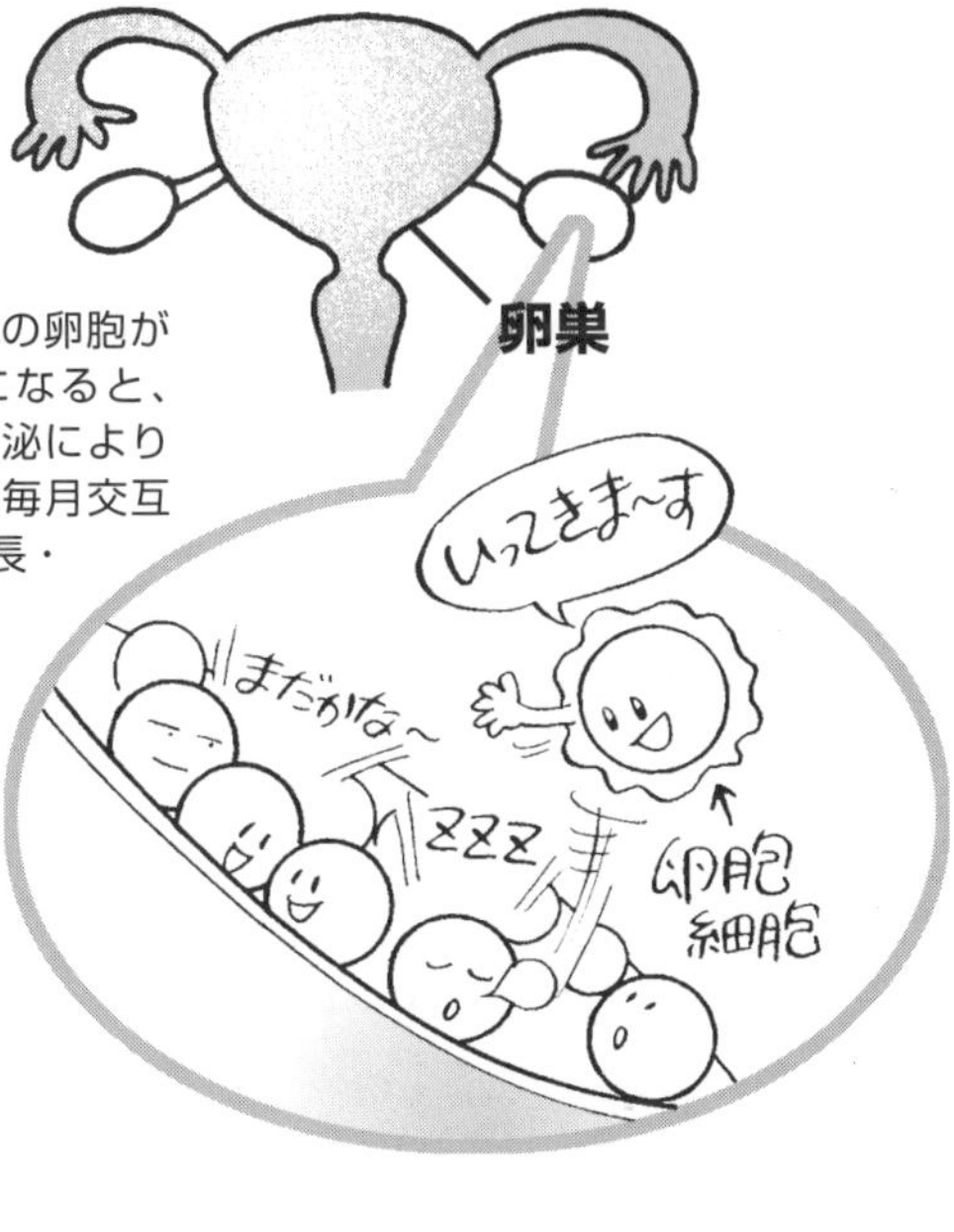

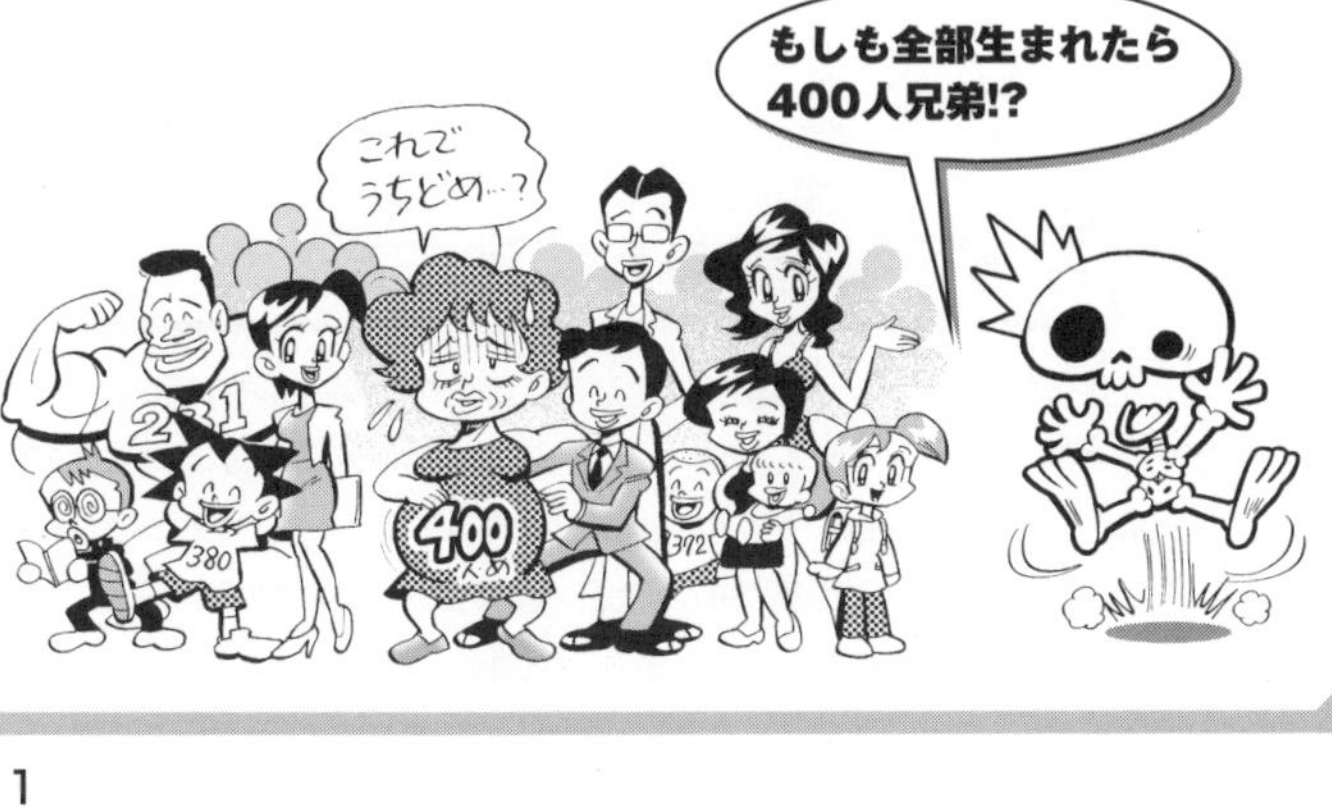
もしも全部生まれたら
400人兄弟!?
これで
うちどめ…?
231
380
400
人め
372

女性にとって大歓迎の脂肪もある！

あなたはA?・B?・C?　バストはほとんどが皮下脂肪

　ふっくらとした胸は女らしさの象徴。ではなぜ、女性は乳房《ちぶさ》が膨《ふく》らんでいるのでしょうか。授乳のためだけなら、授乳《じゅにゅう》時期《じき》にだけ膨らんでいれば問題ないはず。人間以外のほ乳類は、繁殖期《はんしょくき》になるとお尻が大きく赤くなり、オスを惹きつけます。しかし、二足歩行をする人間のお尻は目立たず、繁殖期もありません。常に男性にアピールするため、目につきやすい胸が発達したといわれています。

　女性の乳房をふくらませているのは、**卵巣**《らんそう》で卵胞《らんぽう》の成熟を促進している**卵胞ホルモン**のはたらきです。思春期になると多量に分泌されて、女性器や乳房の発育を促します。加齢とともに分泌が少なくなると、バストも萎縮《いしゅく》してきます。この乳房を構成しているのは、母乳を出すための**乳腺組織**《にゅうせんそしき》が1割で、残り9割は**皮下脂肪**です。10代後半までに乳腺組織が発達し、それを保護するために皮下脂肪がつきます。つまり、グラマーかペチャパイかは、**乳腺組織の発達**と**皮下脂肪の量**で決まるのです。また乳腺組織は妊娠すると活動が活発になるため、一時的に乳房が大きく張り出しますが、授乳が終わると退化して乳房も小さくなります。

ワンポイント豆知識　母乳の出るしくみ

　妊娠中に、脳下垂体から乳汁分泌《にゅうじゅうぶんぴつ》ホルモンが分泌されますが、それと同時に胎盤からは乳汁分泌を抑制するホルモンが出ています。出産して胎盤が排出されると、抑制ホルモンもなくなるため、乳汁の生産をはじめます。そして、赤ちゃんが乳首に吸いつく刺激によりオキシトシンというホルモンが分泌、乳腺を取り囲む筋肉を収縮させて、乳汁を押し出すはたらきをするのです。

思春期と成人の乳房の違い

乳房は、卵胞ホルモンの分泌によって発達した乳腺葉を皮下脂肪が保護するために膨らみます。

母乳の元となる乳腺を守るため脂肪が蓄積

思春期

女性ホルモンのはたらきで乳房が大きくなる

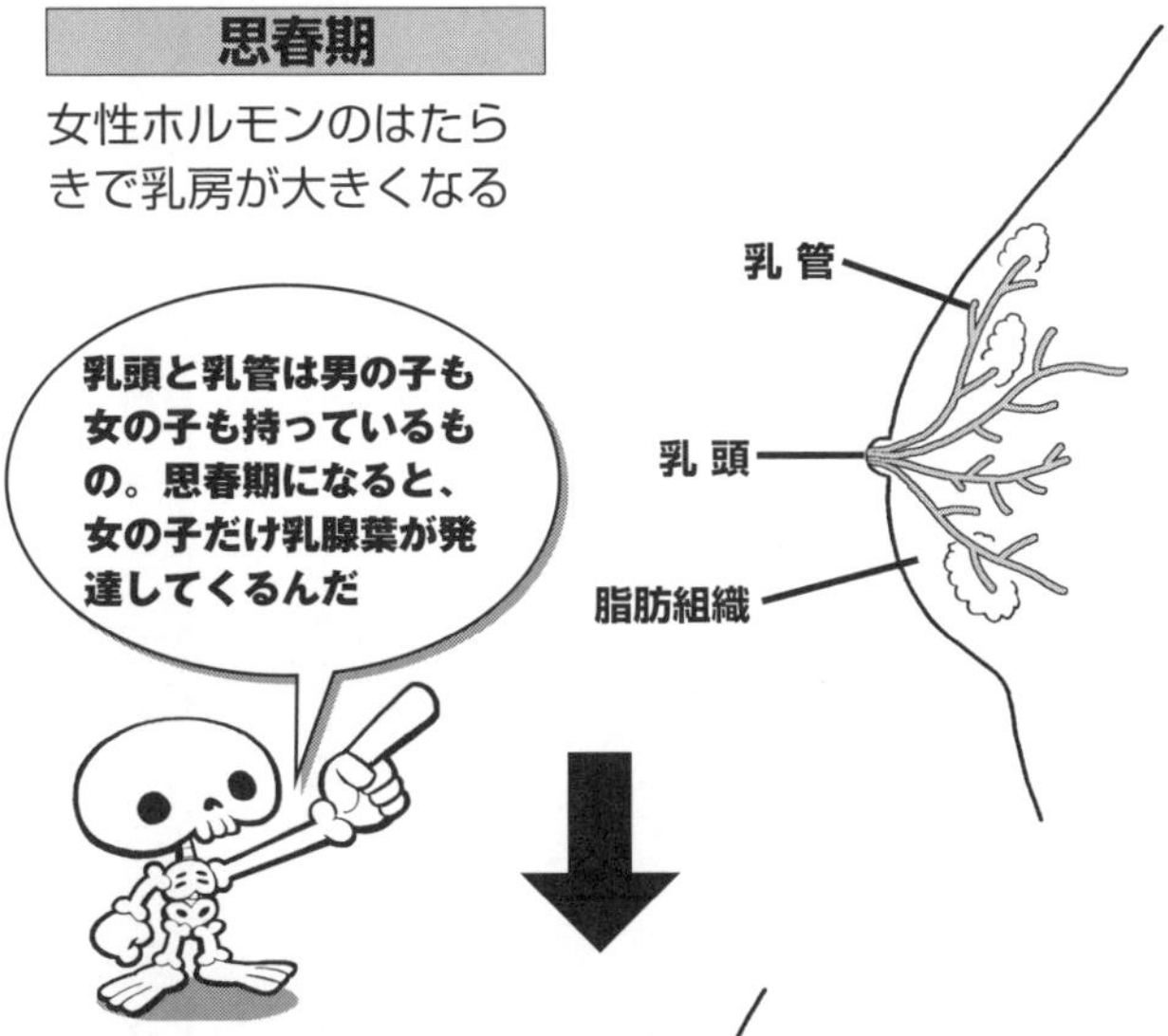
乳 管
乳 頭
脂肪組織
乳頭と乳管は男の子も女の子も持っているもの。思春期になると、女の子だけ乳腺葉が発達してくるんだ

成　人

乳腺葉で母乳の成分がつくられる

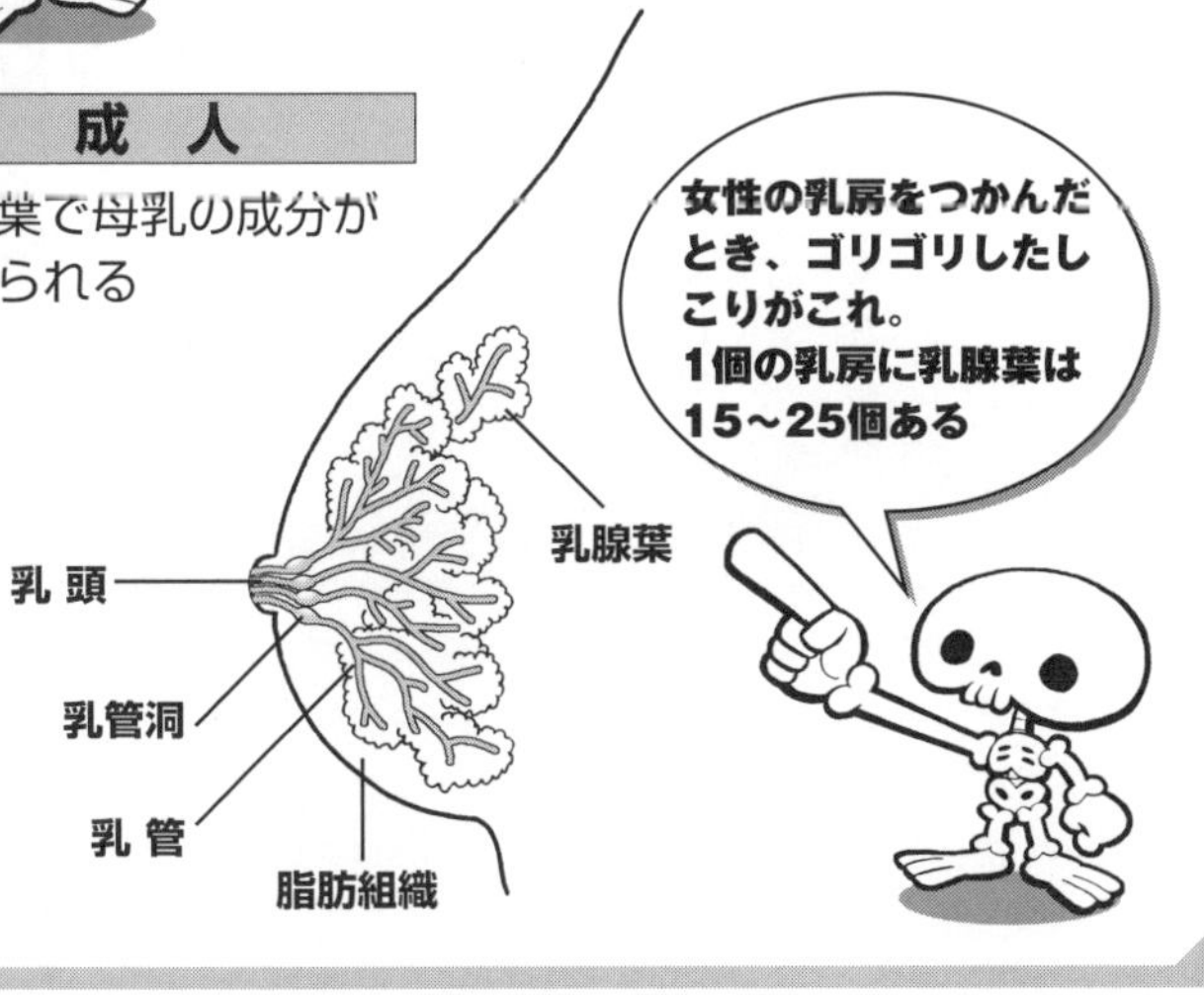
女性の乳房をつかんだとき、ゴリゴリしたしこりがこれ。
1個の乳房に乳腺葉は15～25個ある
乳腺葉
乳 頭
乳管洞
乳 管
脂肪組織

直腸に聞いてみよう

直腸診で分かることは男性と女性で異なる

肛門と大腸の間には、約20㎝ほどの直《ちょく》腸《ちょう》という部分があります。よく人間ドックなどで行なわれる**直腸診**《ちょくちょうしん》とは、肛門から指を入れて、直腸の状態をはじめ、直腸の壁ごしに触れられる**各器官の状態**をチェックすることです。お尻の穴に指を入れられるなんて、かなり恥ずかしく抵抗のある行為ですよね。でも、見ることのできない下半身内部の状態を直接触って確かめることができる、大変意義のある検診なのです。

男性と女性では生殖器の構造が違うので、診断する内容も当然異なってきます。

女性は、恥骨《ちこつ》と直腸の間に子宮があるので、**子宮頚**《しきゅうけい》、**子宮腟部**《しきゅうちつぶ》、**外子宮口**《がいしきゅうこう》、**腟**《ちつ》、**ダグラス窩**《か》(子宮と直腸の間にある窪み)などを触診《しょくしん》できます。男性は**前立腺**があるので、**前立腺肥大症**《ぜんりつせんひだいしょう》や**前立腺がん**の有無を触診します。男女共に存在する、肛門や大腸では、**痔**や**大腸がん**、**大腸ポリープ**などをチェック。直腸の右周辺を圧迫したときに腹痛を生じるかどうかで**盲腸**も診断できます。

前立腺肥大症とは、肥大した前立腺が尿道を圧迫する病気で、高齢になるとほとんどの男性がかかるといわれています。

ワンポイント豆知識

内診は女性特有の検査

内診とは、腟に指や器具を挿入して腟や子宮の状態をみる検診方法。婦人科の病気を調べるのには、直腸診よりも効果的です。また、妊娠中の状態をチェックするためにも欠かせません。病状にもよりますが、性行為の経験のない女性は、内診の代わりに直腸診をする場合もあります。初めてで抵抗がある人は、女医さんばかりの女性専門外来も増えているのでおすすめです。

男女の直腸診の違い

直腸診は痔や大腸がん、ポリープのほか、女性では子宮がん、男性では前立腺がんを発見することができます。

下半身の構造の違いが診断の差に

女性の直腸診

下半身のつくりが複雑な女性のほうが、直腸診によって分かることも多い

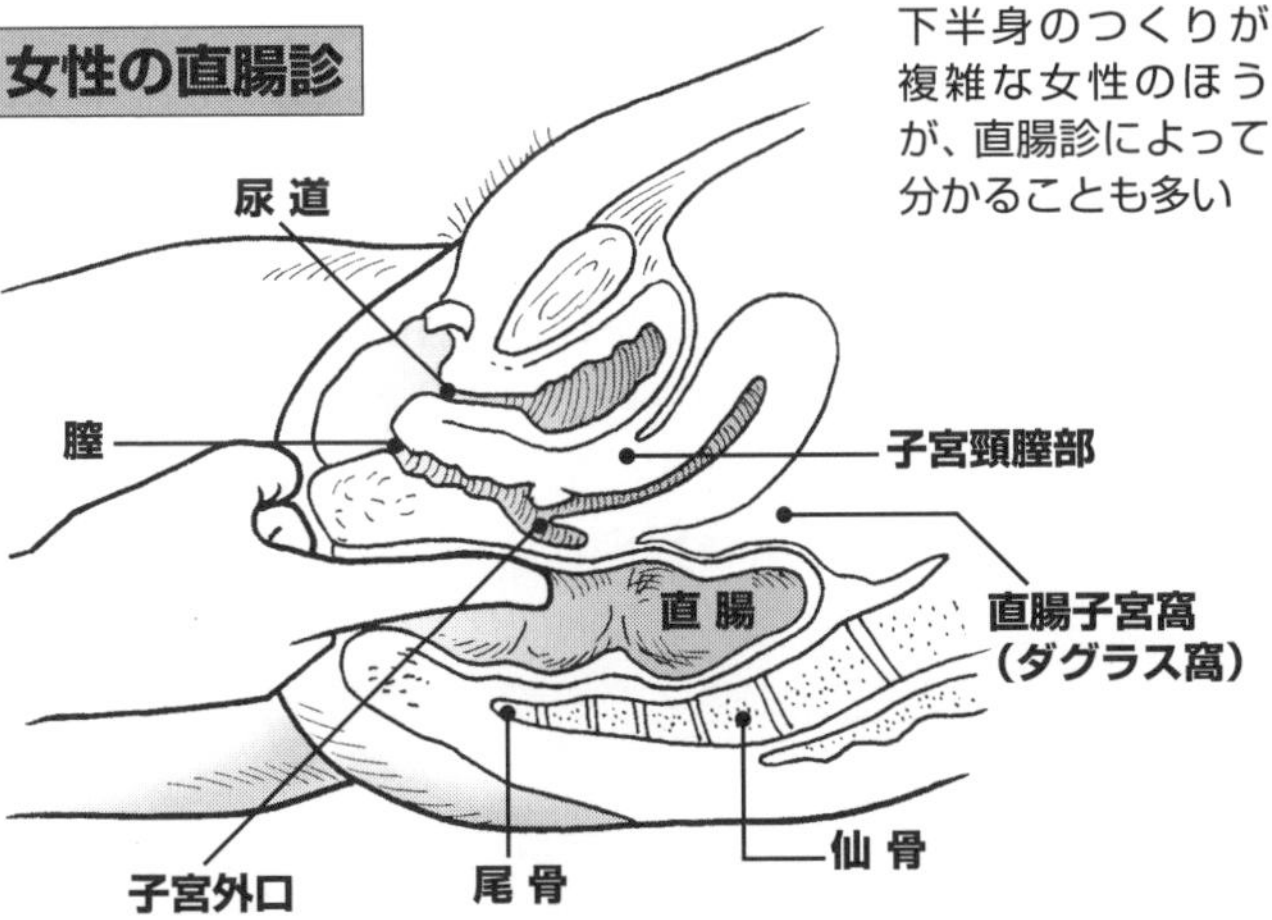

尿道
膣
子宮頸膣部
直腸
直腸子宮窩
（ダグラス窩）
仙骨
子宮外口
尾骨

男性の直腸診

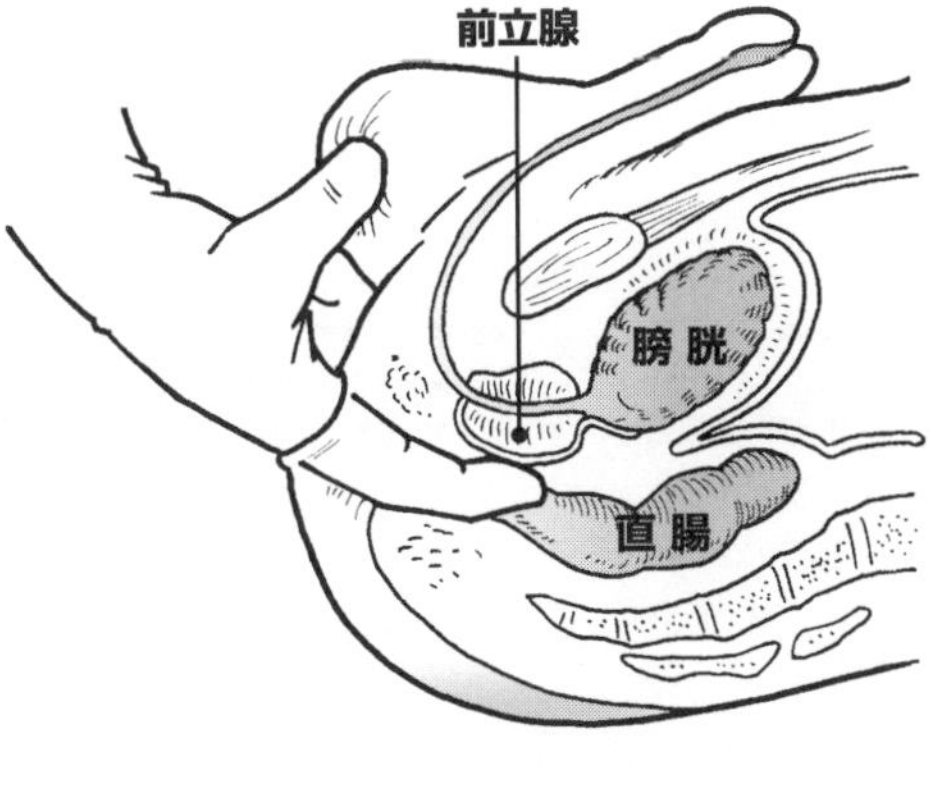

前立腺
膀胱
直腸

ポッキンの

知ってビックリ！人体の話　その4

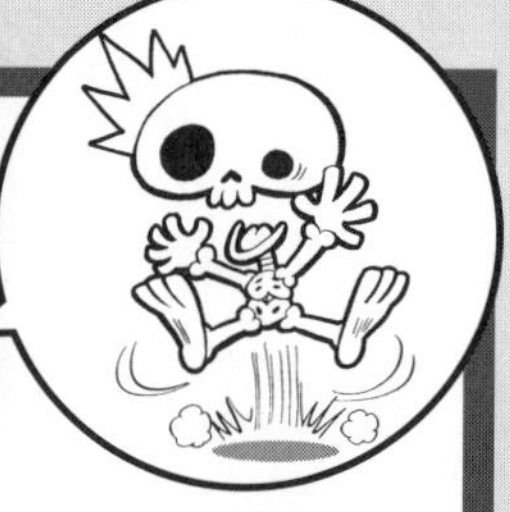

子宮の中でつづられる生命の歴史

単一の細胞である精子と卵子が結合して、受精卵となり、多細胞生物となって、やがては胎児に成長していく。その過程はあたかも地球の生命の誕生からの歴史をなぞっているようだともいわれています。事実、胎児が次第に人間としての形を形成するまでの途中では、魚類と非常によく似通った特徴をもっている段階、両性類に似た特徴を持っている段階、そして爬虫類に……という具合に、脊椎動物としての進化の過程と似たステップを踏んでいるのです。

46億年といわれる地球の歴史の中で、生命が誕生したのは約40億年前という説が一般的ですが、その起源については、まだ解明されていません。ただし、生物は海から生まれたというのは定説です。しかし、当時の海と現在の海とは、大きく成分が違っているといわれています。そして、子宮内の羊水の成分はその当時の海と同じなのではないか、という説もあるのです。

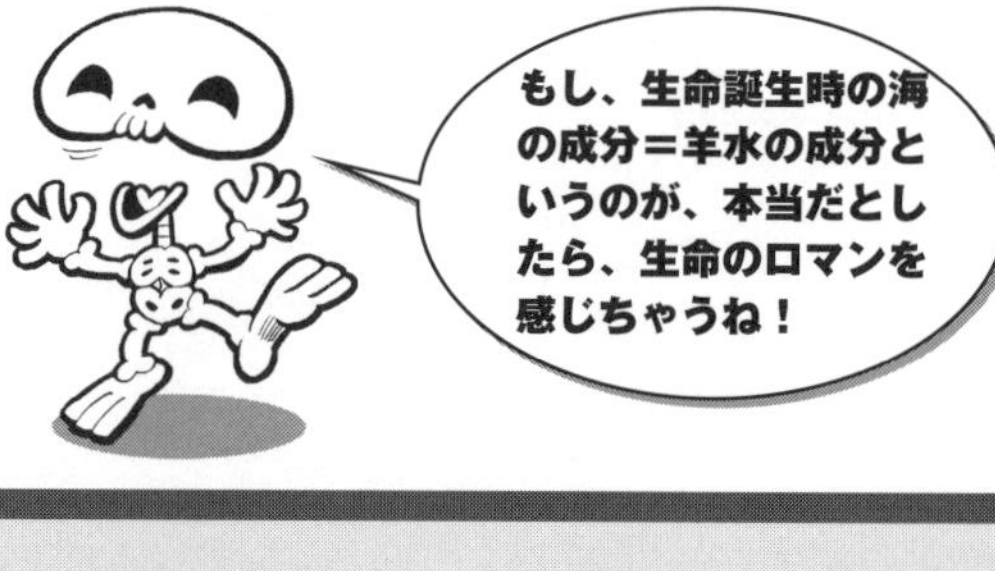
もし、生命誕生時の海の成分＝羊水の成分というのが、本当だとしたら、生命のロマンを感じちゃうね！

第5章

運動器・感覚器のしくみ

◆骨
◆筋肉
◆手、足
◆腱
◆目（視覚）
◆鼻（嗅覚）
◆耳（聴覚）
◆皮膚
◆舌（味覚）
◆声帯
◆毛髪

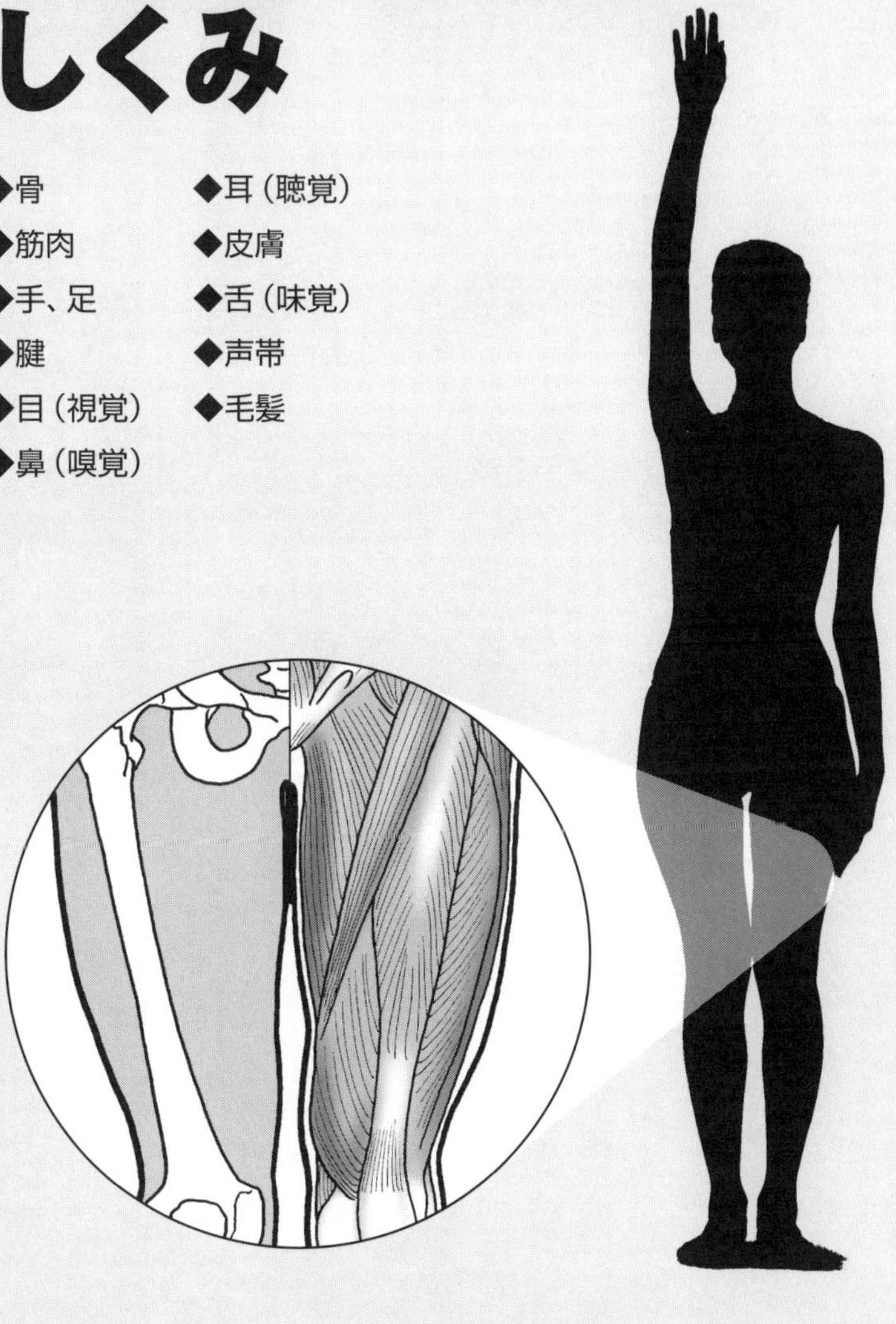

運動器・感覚器とは？

脳や内臓など、繊細な体の器官を守り、支えているのが、人体の中でもっとも堅い部分である骨です。人間は、この骨を筋肉の収縮によって動かし、運動したり、直立を可能にしています。また、心臓の鼓動や胃の消化活動など、体内でのさまざまな活動も筋肉によるものです。筋肉を動かすとき、自分の意思でコントロールできるものとできないものがあり、生命維持に関わるような活動は、誤って止めてしまわないよう、コントロールできないものばかりです。

自分の意志で動かせる筋肉の代表格が手や足です。手足にも、もちろん血管や神経は通っていますが、そのほとんどが、骨と筋肉からできており、関節という骨をつなぐ部分で曲げることで、つかんだり、回したり、歩いたりとバリエーションに富んだ動きが可能となっているのです。また、運動器系の要である骨は、成長において重要な役割を担うほか、血液をつくるという大切なはたらきをもっています。

そして、五感など外界の情報を感じとる器官を感覚器といいます。視覚は目で、聴覚は耳で、嗅覚は鼻で、味覚は口の中の舌で、触覚は皮膚で感じ、目で見たもの、耳で感じたバランス、皮膚で感じた暑さや寒さなど、さまざまな情報を感覚器から受け取り、その情報は脳へと送られ、処理されるのです。そして、その処理した内容に基づいて、循環器系や内分泌系などの体内活動、運動器系による各生物特有の行動が行なわれていくのです。

感覚器は情報収集係

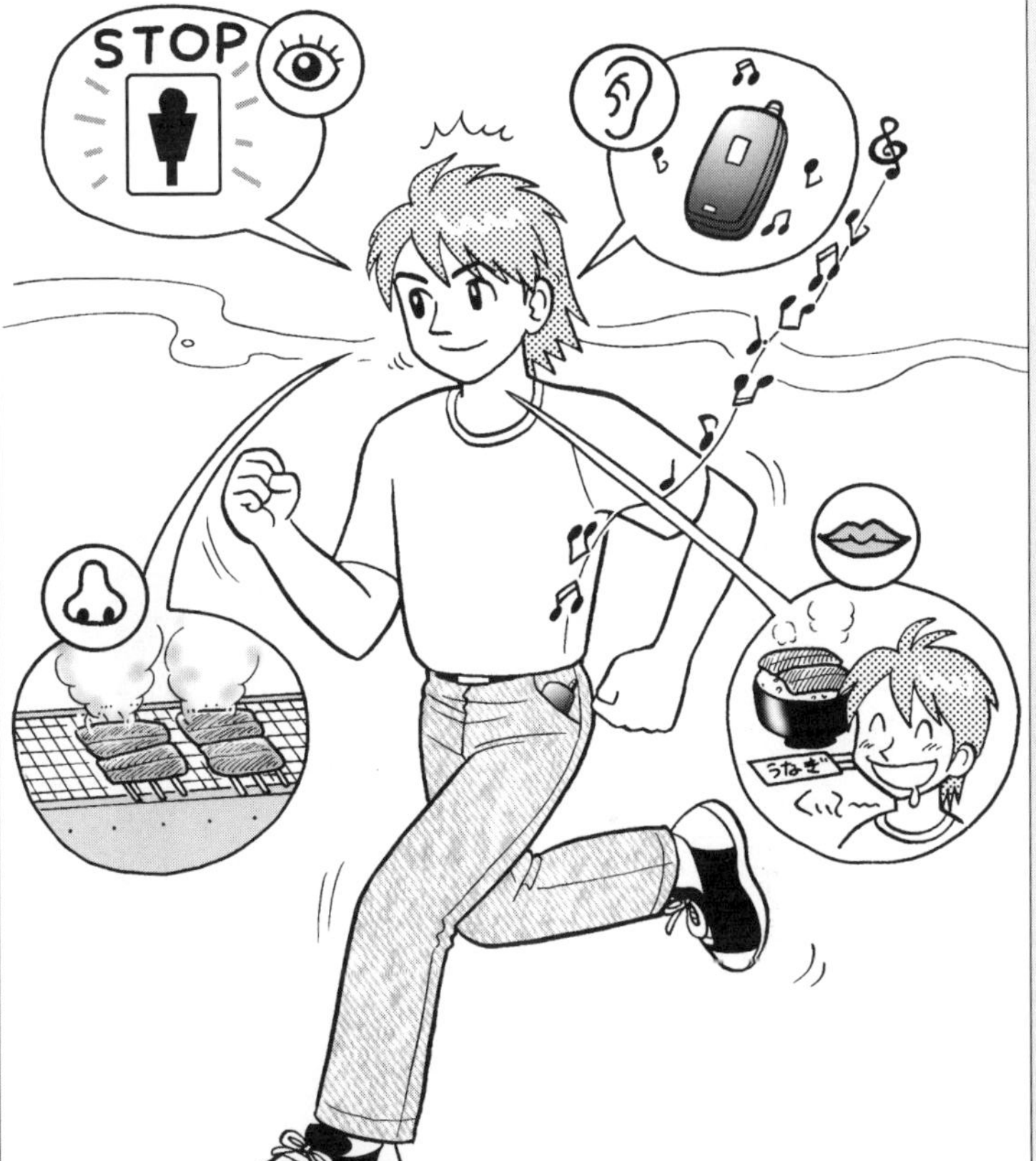

私たちが運動するときは、感覚器から受け取る瞬間瞬間の情報に対応しながら運動しているのです

筋肉の種類とはたらき

肉体を動かしている筋肉は、心臓やその他の内蔵でも大活躍

筋肉には**心筋**《しんきん》、**平滑筋**《へいかつきん》、**骨格筋**《こっかくきん》の3種類あります。私たちが普段体を動かすときに使っている、一番なじみのあるのが**骨格筋**。その名の通り、基本的には骨についていますが、そうでないもの、例えば表情筋や舌なども含まれます。自分の意志で動かせる筋肉（これを**随意筋**《ずいいきん》といいます）が骨格筋なのです。

心筋と平滑筋は、自由に動かせないので**不随意筋**《ふずいいきん》と呼ばれています。心筋とは、心臓をつくっている筋肉。自律神経でコントロールされており、これが休みなくはたらくことにより、私たちの心臓は動き続けているのです。平滑筋は、胃や腸、子宮、血管など内臓を構成している筋肉で、自律神経やホルモンがコントロール。食べ物が胃や腸に送られるのも、血液が流れるのも、この平滑筋が動いているおかげなのです。

筋肉を構成している細長い細胞の束は、一本一本に核を持っています。骨格筋と心筋はこの核が細胞のはじっこにあり、横縞に見えることから**横紋筋**《おうもんきん》ともいいます。平滑筋は細胞の核が真ん中にあるため縞模様は見られず、骨格筋、心筋に比べて収縮速度が遅いのが特徴です。

ワンポイント豆知識　2種の筋肉で便意をコントロール

肛門には、直腸に近い内肛門括約筋《ないこうもんかつやくきん》と、それを取り囲むように存在している外肛門括約筋《がいこうもんかつやくきん》の2種類あります。内肛門括約筋は内臓である大腸を動かしている平滑筋なので、便意をもよおすのを止めることはできません。排便を我慢したり、便を切ったりなど、ある程度自分の意志でお尻の穴を締めることができるのは、骨格筋である外肛門括約筋のはたらきなのです。

強靭な3種の筋肉

骨格筋は自身の意志で動かすことができますが、心筋は自律神経、平滑筋はホルモンでコントロールされています。

骨格筋（随意筋） 骨格を動かす

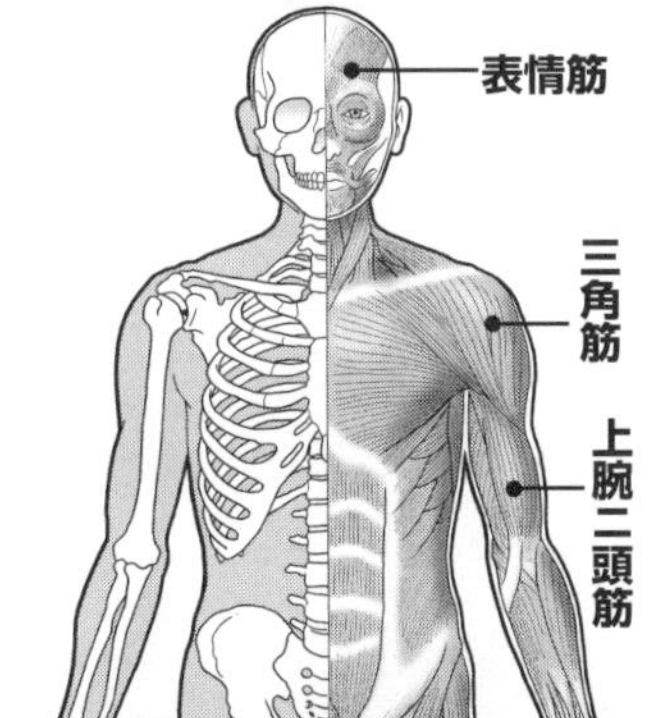
腓腹筋

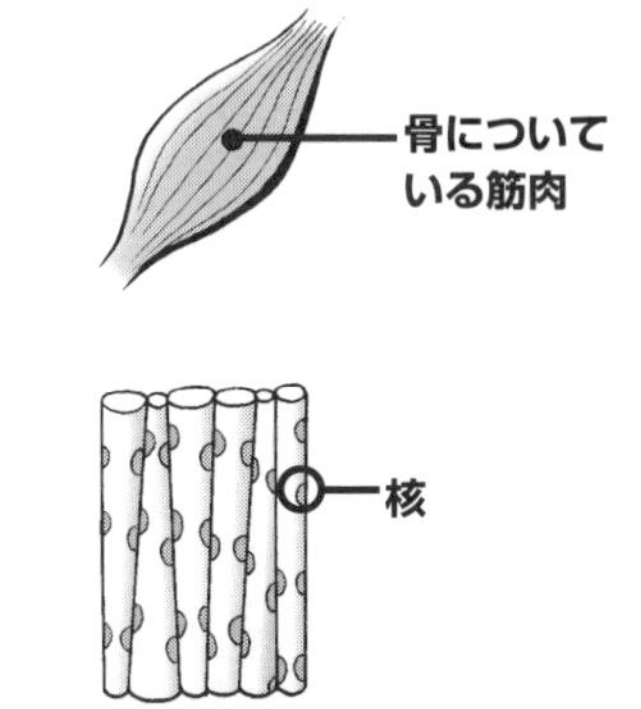
全身の筋肉は600以上。全部使うと、22tの力になるんだよ！

平滑筋（不随意筋）

内臓の壁を構成

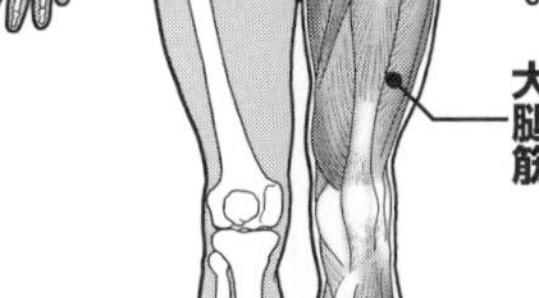

心筋（不随意筋）

心臓の壁を構成

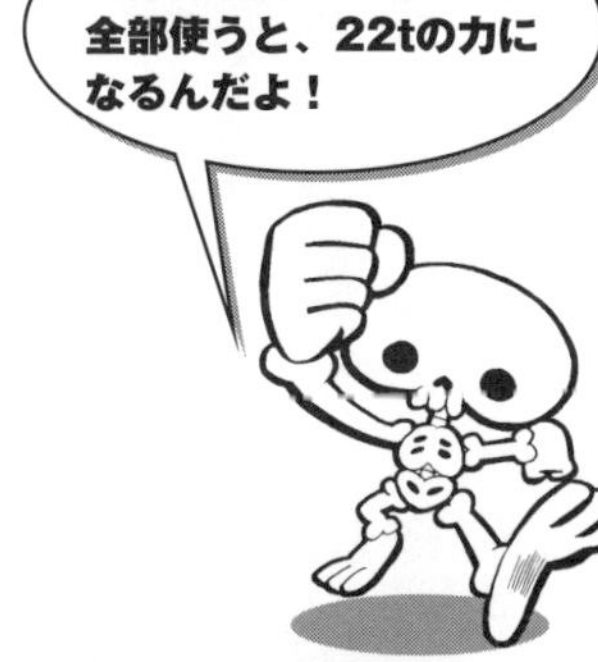

赤色筋肉と白色筋肉

骨格筋の組織とはたらき

筋肉の内部を見てみると、ヒモ状の細いすじが束になっています。このすじを**筋線維（筋細胞）**といい、さらに細い**筋原線維**が集まってできています。この筋原線維の一本一本がゴムのように収縮したりゆるんだりすることにより、筋肉は動くのです。

　この筋線維には、**遅筋《ちきん》（赤筋《せっきん》）と呼ばれる赤っぽい線維**と、**速筋《そっきん》（白筋《はっきん》）と呼ばれる白っぽい線維**の2種類あります。赤筋は**少ないエネルギーで長時間働ける**性質をもち、白筋は多量のエネルギーを使って瞬時に収縮する**瞬発力**が備わっています。赤身魚のマグロは海洋を休みなく泳ぐことができ、白身魚のタイは獲物を追ったり逆に追われるときだけ素早い動きが必要、と考えるとわかりやすいでしょう。人間は、赤筋と白筋の両方を持っていますが、体の部位や人によってその割合は異なります。持久力の必要なマラソン選手は赤筋が多く、瞬発力のある短距離選手は白筋が多いというわけです。それぞれの色の違いは、毛細血管の数の差。赤筋は白筋よりも毛細血管が多く、酸素が豊富に供給されるので、疲れにくいのです。

ワンポイント豆知識　ダイエットは赤い筋肉に注目

　ダイエットに運動は欠かせませんが、ただやみくもに体を動かしても、スリムなボディラインが手に入るとは限りません。白筋は赤筋よりも太いので、瞬発力が必要なスポーツを続けると、痩せるどころか体がムキムキと太くなってしまうのです！　ほっそりスリムになるためには、ウォーキングなど、あまり力を必要としない運動を長時間行なって、赤い筋肉を鍛えましょう。

筋肉内部のしくみ

魚と同じように、人間の筋肉にも赤身（遅筋）と白身（速筋）がありま す。それぞれの特徴を把握しておきましょう。

筋肉が動くしくみ

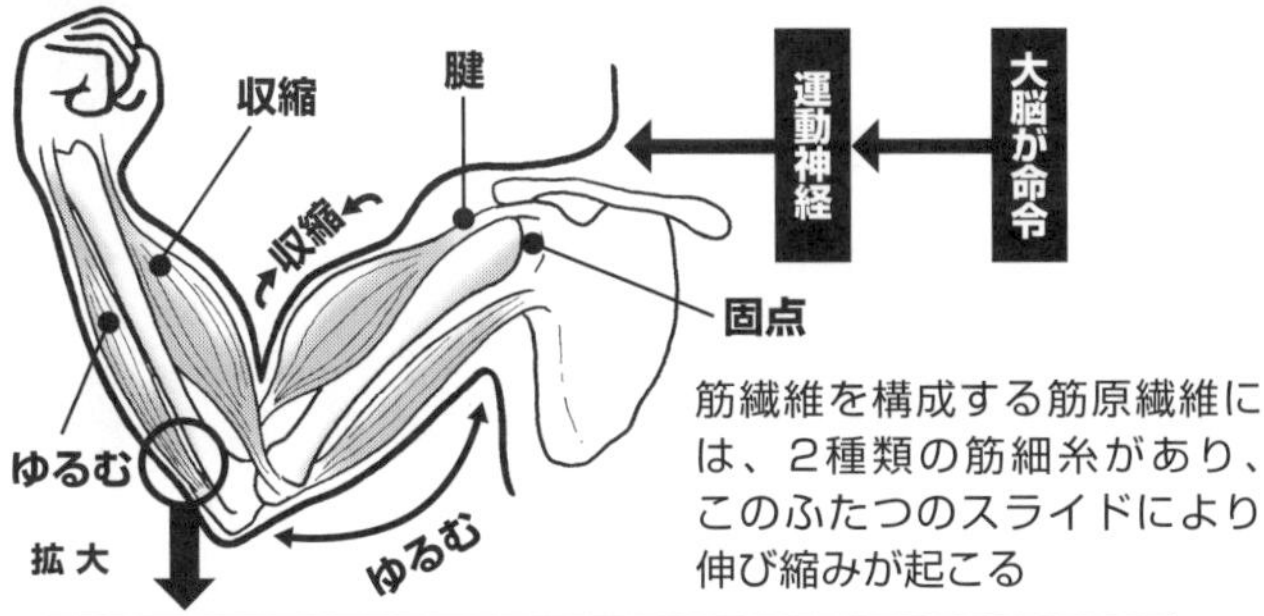
収縮
腱
大脳が命令
運動神経
収縮
固点
ゆるむ
ゆるむ
拡大
筋繊維を構成する筋原繊維には、2種類の筋細糸があり、このふたつのスライドにより伸び縮みが起こる

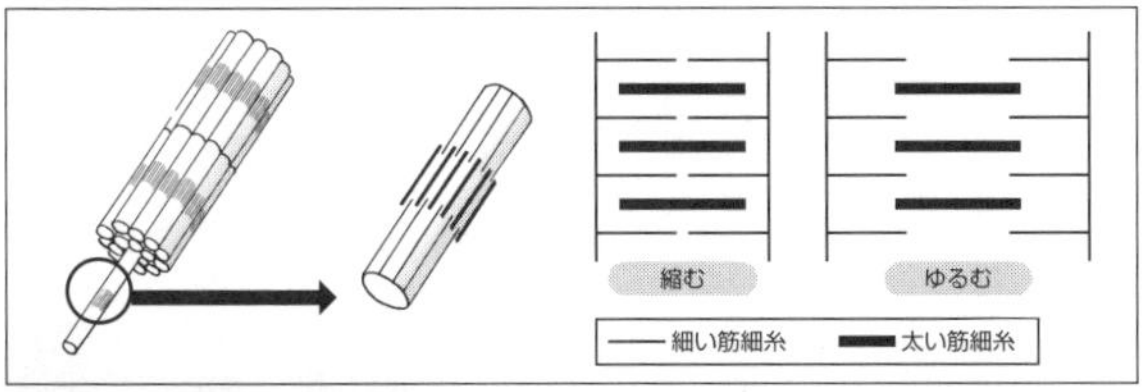
縮む
ゆるむ
細い筋細糸
太い筋細糸

赤い筋肉と白い筋肉

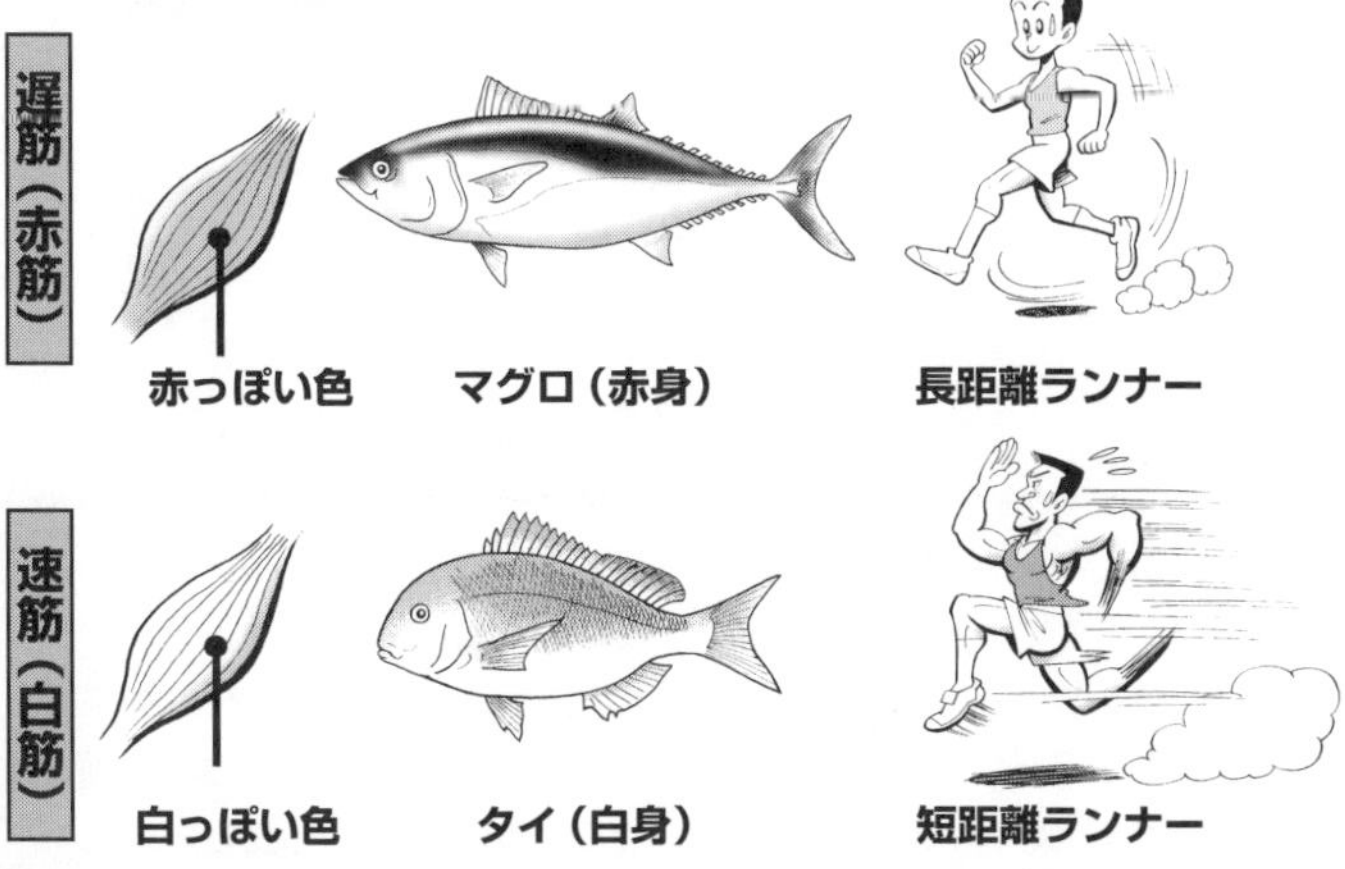
遅筋（赤筋）
赤っぽい色
マグロ（赤身）
長距離ランナー
速筋（白筋）
白っぽい色
タイ（白身）
短距離ランナー

乳酸と疲れの関係

乳酸がたまると、肩こりや冷え性の原因にもなる

体は筋肉が伸び縮みすることによって動かすことができます。この収縮は、**筋《きん》細胞内《さいぼうない》**にある**アデノシン3リン酸（ATP）**という物質が分解されるときのエネルギーで行なわれます。ただ、ATPは筋肉中に少ししか含まれていないため、使うたびにすぐに生産しなければなりません。このとき、炭水化物（糖質）を利用しますが、これだけでは足りなくなるので、筋肉や肝臓にある**グリコーゲン**も使います。この、グリコーゲンを分解してATPを生産するときにできる老廃物が**乳酸《にゅうさん》**です。乳酸は、いわばエネルギーが完全燃焼できずに残った**燃えカス**のようなもの。この老廃物が、血液や組織を酸性に傾け、細胞の活動を低下させるために、疲労を感じるのです。運動後に一休みして疲れがとれるのは、酸素を補給することにより、乳酸が二酸化炭素と水に分解されるから。また、乳酸は時間がたつと血液に運ばれて取り除かれますが、**血液循環**が悪い人は疲れがなかなかとれません。血行の悪い人が**肩コリ**や**冷え性**なのも、たまった乳酸が筋肉にある痛みの神経を刺激するため。マッサージや入浴で血行をよくすると解消されます。

ワンポイント豆知識　筋肉痛も乳酸のしわざ？

激しい運動をしたあとに起きる筋肉痛も、乳酸のしわざと長い間思われていました。最近では、乳酸よりも筋肉組織の損傷による炎症のためだと考えられています。この炎症は、傷ついた組織が再生するときに起きるものだとか。そのため、新陳代謝が激しい若い世代では当日〜翌日に起き、歳をとるにつれて筋肉痛が起きるまで時間がかかるようになるという話です。

疲労物質“乳酸”とは

乳酸がたまると酸性体質に変化します。酸性体質になると、血液循環や栄養・酸素の補給が滞るといわれています。

運動して筋肉を動かすとATPが減少

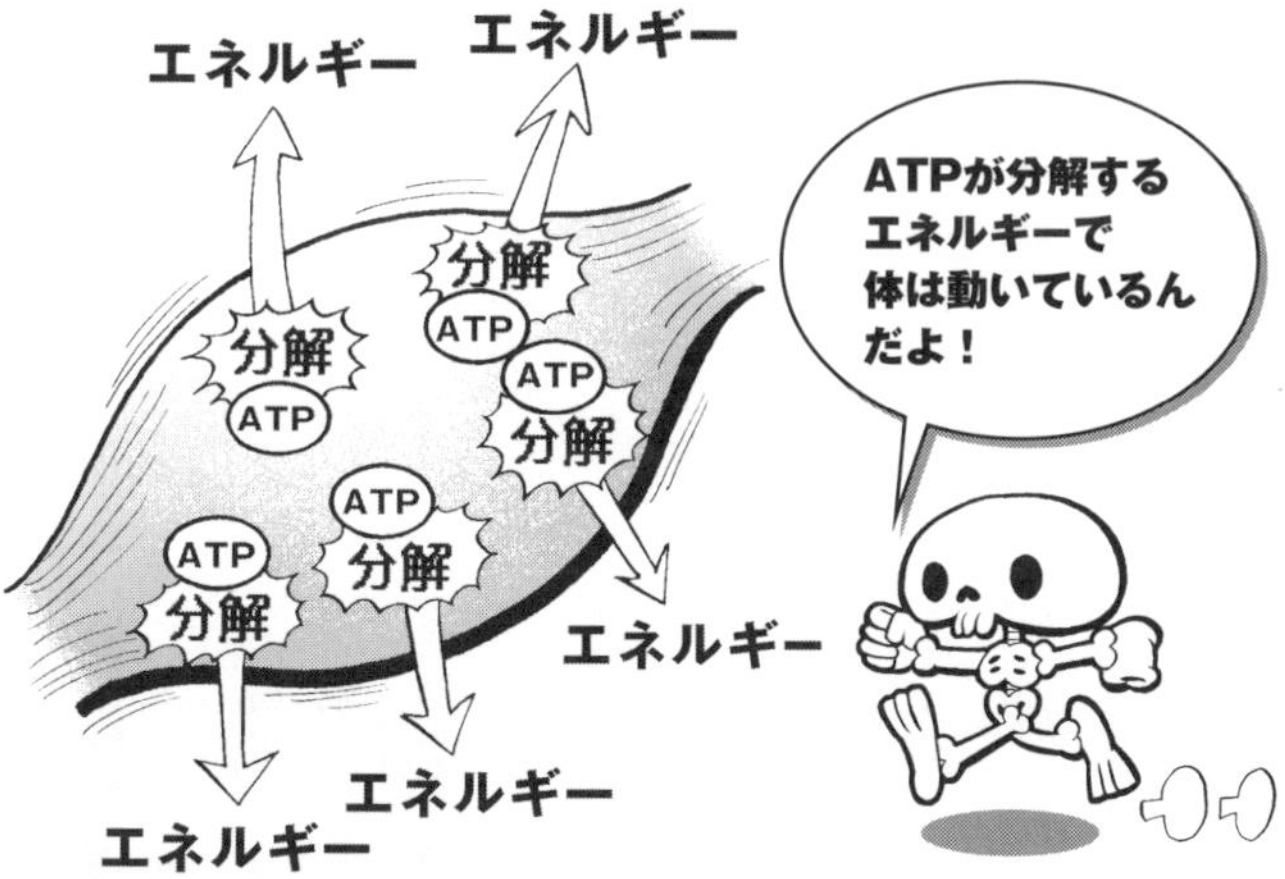

燃焼しきれない燃えカスが乳酸

ATP エネルギー
乳酸
これが体内にたまるほど疲れを感じる
グリコーゲン

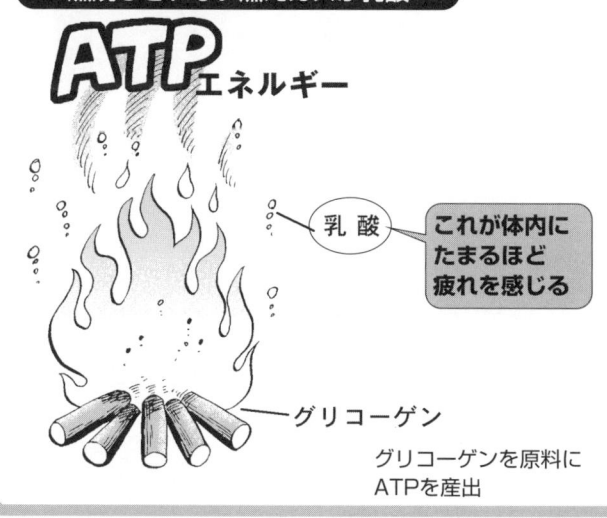

グリコーゲンを原料にATPを産出

表情をつくり出す表情筋

笑顔も泣き顔もみんな顔の皮膚下にある複数の筋肉運動

　私たちは顔の表情で喜怒哀楽を表します。この表情は顔にあるたくさんの筋肉、**表情筋**《ひょうじょうきん》というものでつくられています。目の周りにある**眼輪筋**《がんりんきん》や口の周りにある**口輪筋**《こうりんきん》など、表情筋の種類はいっぱい！　これらが連動して動くことで多彩な表情が生まれ、私たちの繊細な感情を表現することができるのです。

　たとえば自然な笑顔をつくるときには、口元を斜めに引き上げる**小頬骨筋**《しょうきょうこつきん》、口元を高く上げる**大頬骨筋**《だいきょうこつきん》、口角を引き上げる**口角挙筋**《こうかくきょきん》ほか、**上唇挙筋**《じょうしんきょきん》、**眼輪筋**、**笑筋**《しょうきん》、**口角下制筋**《こうかくかせいきん》といった7つの筋肉が連動しているといわれています。

　この筋肉を動かす神経を支配しているのは、**大脳皮質**《だいのうひしつ》です。体の右側の筋肉は左の皮質が、左の筋肉は右の皮質が司っていますが、表情筋の場合は少し異なります。顔の筋肉を左右別々に動かしてみてください。口元など顔の下半分は、左右異なる動きがスムーズにでき、まゆげなど上の部分は片側だけ動かすのが困難ではないでしょうか。これは、顔面下部の筋肉は**左右別々の神経が動かし**、上部の筋肉は**左右同じ神経が支配**しているからなのです。

ワンポイント豆知識

シワ、たるみは表情筋の運動不足

　表情が豊かな人はシワもできやすいといわれています。たしかに、シワは口元や目尻などよく動かす場所に多くあらわれますが、これは自然にできる表情ジワ。自分の個性だと思って受け入れましょう。それよりも、表情筋の衰えによるシワの方が問題。できるだけ顔の筋肉をよく動かして鍛えたほうが、表情もイキイキし、最終的にはシワやタルミの予防につながるのです。

表情のできるまで

表情筋の本来のはたらきは、目、鼻、口などの開口。顔面神経の刺激を受けて連動した筋肉が、豊かな表情をつくります。

豊かな表情は複数の筋肉の運動でおこる

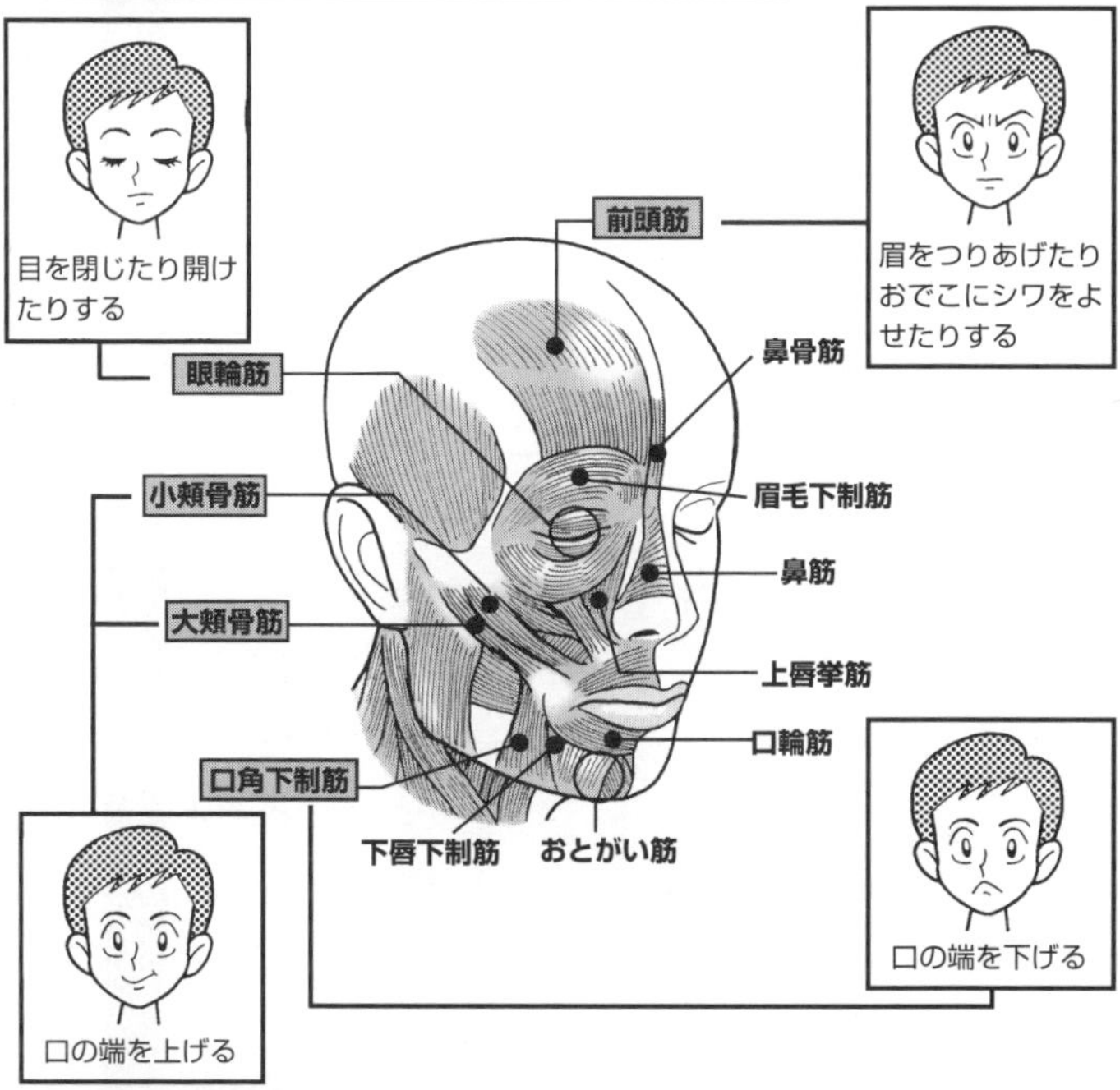

目を閉じたり開けたりする
眉をつりあげたりおでこにシワをよせたりする
前頭筋
眼輪筋
鼻骨筋
眉毛下制筋
小頬骨筋
鼻筋
大頬骨筋
上唇挙筋
口輪筋
口角下制筋
下唇下制筋
おとがい筋
口の端を下げる
口の端を上げる

表情筋への神経の伝達

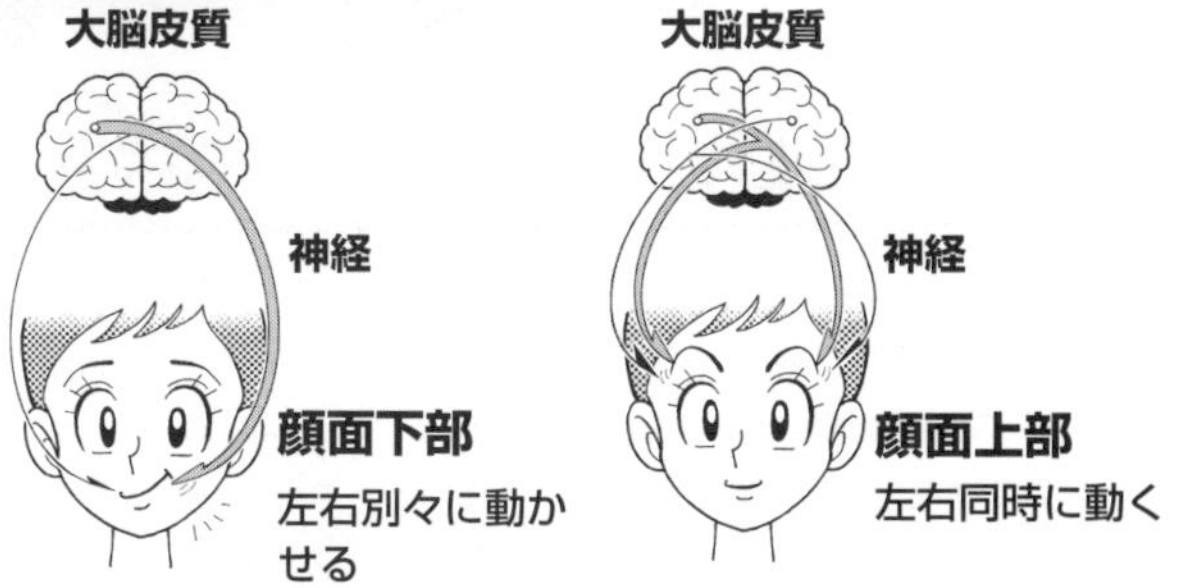

大脳皮質
神経
顔面下部
左右別々に動かせる
大脳皮質
神経
顔面上部
左右同時に動く

やせるときはなぜ筋肉から？

脂肪はやせた筋肉が大好き。筋肉がやせると体は太る!?

運動をせずに、単に**カロリー制限**でダイエットをすると、脂肪ではなく筋肉から痩せてしまいます。摂取カロリー制限により必要なエネルギー源が得られなくなると、いままで体に蓄えられていた糖質と脂肪を燃焼させて、エネルギーを補おうとします。当然**皮下脂肪**《ひかしぼう》も燃焼するのでちょっとはスマートになったような気がしますが、糖質の多くは**筋肉組織**《きんにくそしき》に蓄えられているため、筋肉量のほうがガクッと減少してしまうのです。

筋肉量が減少すると**熱産生量**《ねつせいさんりょう》が減少して**基礎代謝**《きそたいしゃ》も落ちます。つまり、そのまま食事制限によるダイエットを続けていくと、どんどん**やせにくい体**になっていくのです。さらに**低体温症**《ていたいおんしょう》におちいり、36·5℃で一番活発になる体内の酵素《こうそ》もうまくはたらかなくなります。そして、いわゆる「**飢餓状態**《きがじょうたい》」になった体は、今まで以上に食べたものを脂肪として**蓄積しようとします**。つまり、**ダイエット→筋肉減少→基礎代謝ダウン→脂肪が余計つく→さらにダイエット**、という悪循環に陥ってしまうのです。ヘタなダイエットならしないほうがマシ！　気長に地道に体質改善を心がけましょう。

ワンポイント豆知識

筋肉に効果的な食べ物は…

筋肉を減らさずやせるにはどうすればよいのでしょう？　もちろん運動は大切ですが、食事の面でいうと、タンパク質を摂取すること。タンパク質は筋肉や内臓などを構成する基本成分のひとつ。さらに、タンパク質に含まれる4つのアミノ酸が脂肪分解酵素《しぼうぶんかいこうそ》を活性化し、体脂肪を燃えやすくしてくれるのです。カロリー制限をするなら、高タンパクの食品の摂取を忘れずに！

やせたつもりが太ってる!?

極端に食べる量を減らすと、やせにくい体に変化。そして、ダイエット前より太る、リバウンド現象が起こるのです。

やせるとき

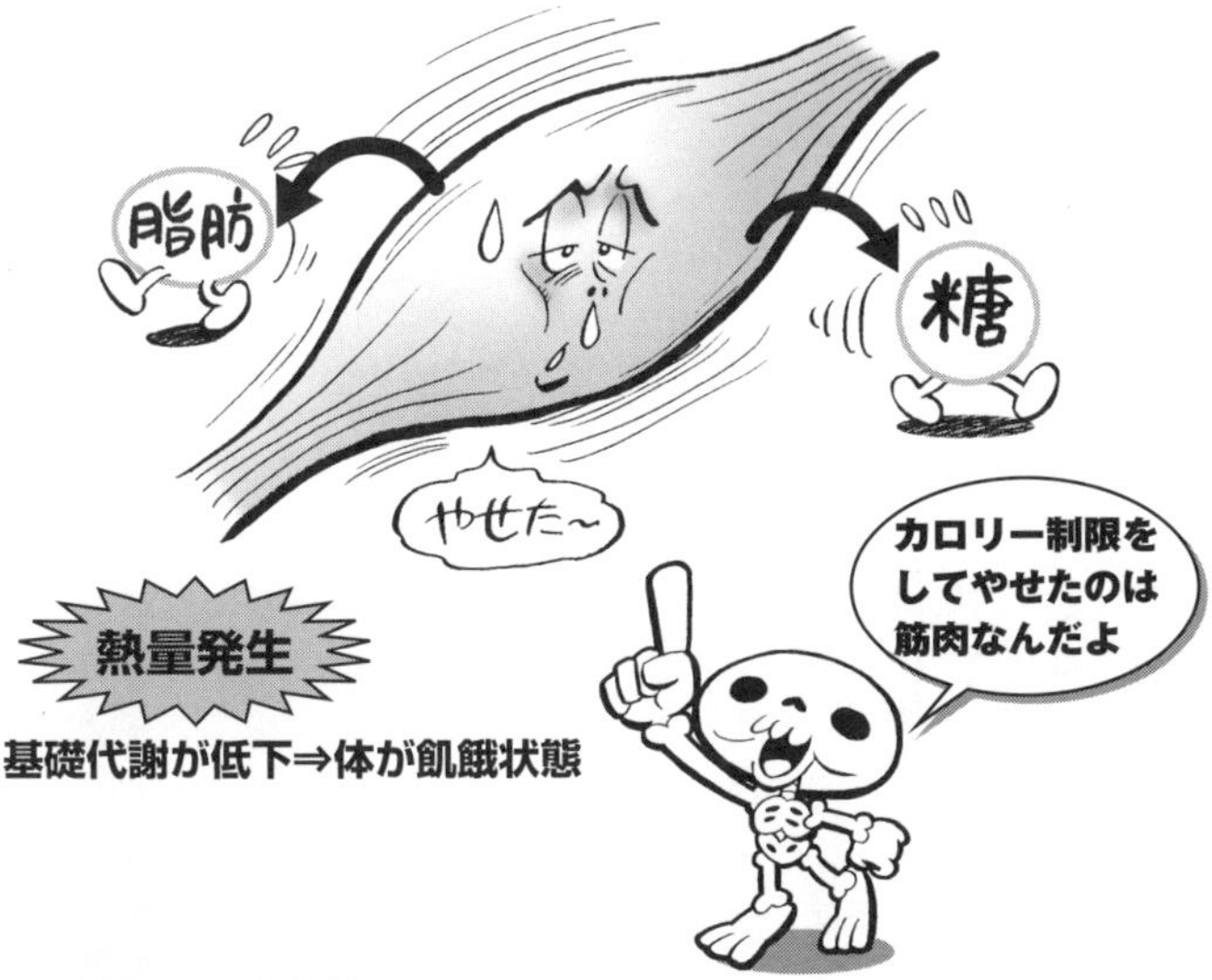

基礎代謝が低下⇒体が飢餓状態
カロリー制限をしてやせたのは筋肉なんだよ

太るとき

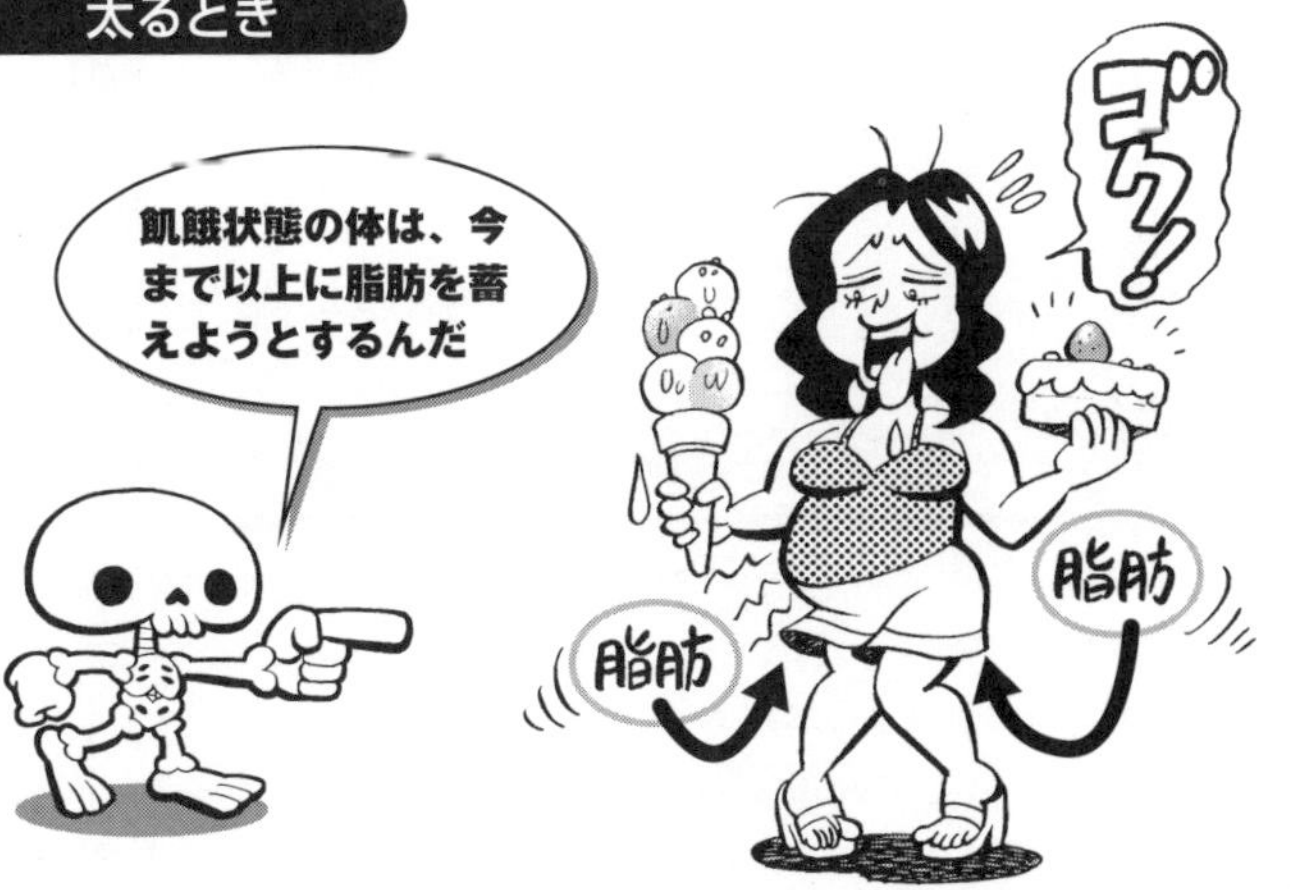
飢餓状態の体は、今まで以上に脂肪を蓄えようとするんだ
ゴク!
脂肪
脂肪

脂肪は体のガードマン

脂肪はエネルギーの倉庫であり、保温やクッション効果も

健康や美容を気にする人にとって、脂肪は天敵。でも、そんな嫌われ者の脂肪ですが、じつは体になくてはならない存在なのです。長い飢饉《ききん》の歴史の中で、人間の体は、飢えた状態でも生命活動を維持できるようにつくられてきました。その、**いざというときのエネルギーが脂肪として脂肪細胞に蓄えられている**のです。女性に脂肪が多いのは、妊娠や出産などエネルギーが多く必要なため。

脂肪の役割はこれだけではありません。体重の15～25％程を占める脂肪組織は、体内最大の**内分泌器官《ないぶんぴつきかん》**でもあり、**免疫系《めんえきけい》**などに必要な**生理活性物質《せいりかっせいぶっしつ》**をつくる機能を備えています。脂肪組織が少ないと、これらの産出量も少なくなり、風邪などの感染症にかかりやすくなるのです。

そのほか、脂肪は熱伝導率が低いので、**体温保持の役目**もしてくれます。おでぶちゃんが暑がりなのもこのため。そして、**クッション的な役割、内臓を正常な場所に維持させたり、骨や筋肉が傷つかないように守ってくれてもいます**。脂肪が多すぎても健康のためによくないですが、ある程度の脂肪を維持することは、人間の生存にとって必要不可欠なのです。

ワンポイント豆知識　体重は遺伝子で決められている!?

体重は遺伝的に決められており、その値を維持するよう調節されているという考え方が、動物実験や疫学調査《えきがくちょうさ》で証明されています。これを「体重のセットポイント説」といいます。脂肪は体に必要な生理活性物質を生産する大事な器官でもあるので、常に一定量をキープしようとするのです。やせの大食いもいれば、何回ダイエットしても全然痩せない人がいるのも納得ですね。

脂肪のさまざまな用途

脂肪は、栄養不足や寒さ、衝撃など、さまざまな悪影響から守ってくれます。いわば、人体の鎧といえるでしょう。

脂肪には、体をつくり守ってくれる機能がいっぱい

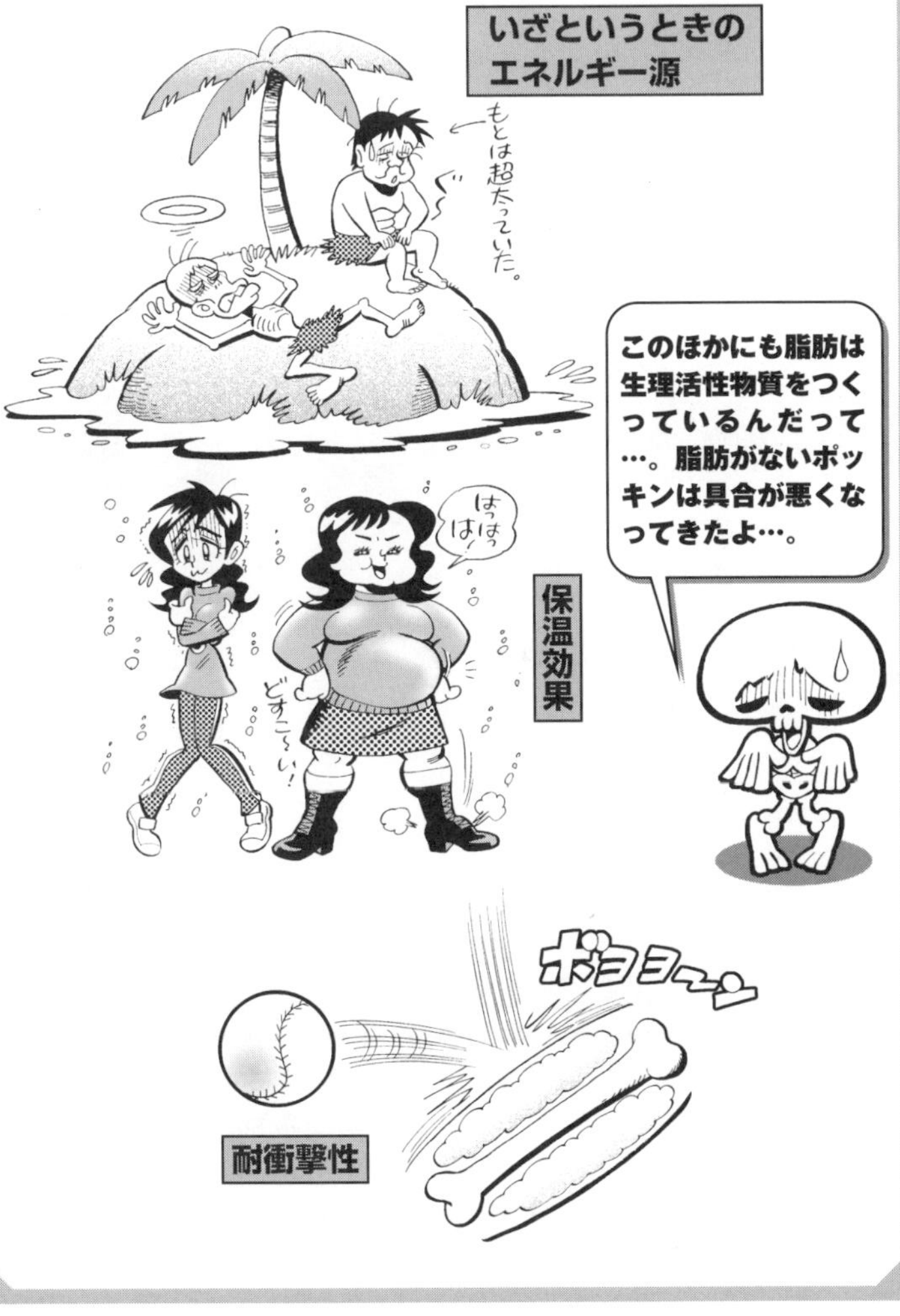
いざというときのエネルギー源
もとは超太っていた。
ぐ〜
このほかにも脂肪は生理活性物質をつくっているんだって…。脂肪がないポッキンは具合が悪くなってきたよ…。
保温効果
はっはっは！
どすこ〜い！
ボヨヨ〜ン
耐衝撃性

骨だって生きている⁉

骨身を惜しまずつくしてくれる、骨はとってもはたらき者

人間の体には200以上もの骨があり、これらが集まった骨格が、全身を支えています。でも、骨はたんに体を支えるための堅い物体ではありません。血管が通り、栄養を蓄え、神経が複雑に走り……そう、**骨は生きている**のです！　しかもとってもはたらき者で、重要な仕事を3つもこなしています。まずひとつめは、**体を支えて姿勢を維持**する役目です。そのため骨は「硬い・軽い・弾力がある」という構造を備えています。骨がないと、陸にあがったクラゲのように、人間もグニャグニャになってしまうはず。ふたつめは、**血液をつくって**います。骨の中心にはスポンジ状の空洞があり、そこは血液をつくるもとになる、赤いゼリー状の**骨髄**《こつずい》で満たされているのです。そして3つめは、血液中の**カルシウム濃度をコントロール**しています。カルシウムは、筋肉の収縮、神経の伝達、細胞分裂など、生命維持のためにとっても重要。足りなくなると、骨を溶かして血液中に放出してくれるのです。まさに骨身を削る献身！　でもあまり頼りすぎるとボロボロになるので、食品から積極的にカルシウムを摂取して、労《いたわ》ってあげましょう。

ワンポイント豆知識　同じ形の骨はひとつもない！

200以上もある私たちの骨ですが、どれひとつとして同じ形はありません。その骨がどういう役割をもっているかによって、それぞれのはたらきを遂行《すいこう》するのに都合のよい形になっているのです。専門家は骨の形を見ただけで、どこの部分の骨か、右か左かなどが分かるそう。ちなみに、人体最小の骨は、耳の中にある耳小骨《じしょうこつ》。最大は大腿骨《だいたいこつ》で身長のほぼ4分の1の大きさです。

骨のしくみ

骨は頭蓋骨、肋骨、胸骨、脊骨、上肢骨、下肢骨などに分類。胸骨をのぞき、複数の骨で構成されているのです。

全身の骨格

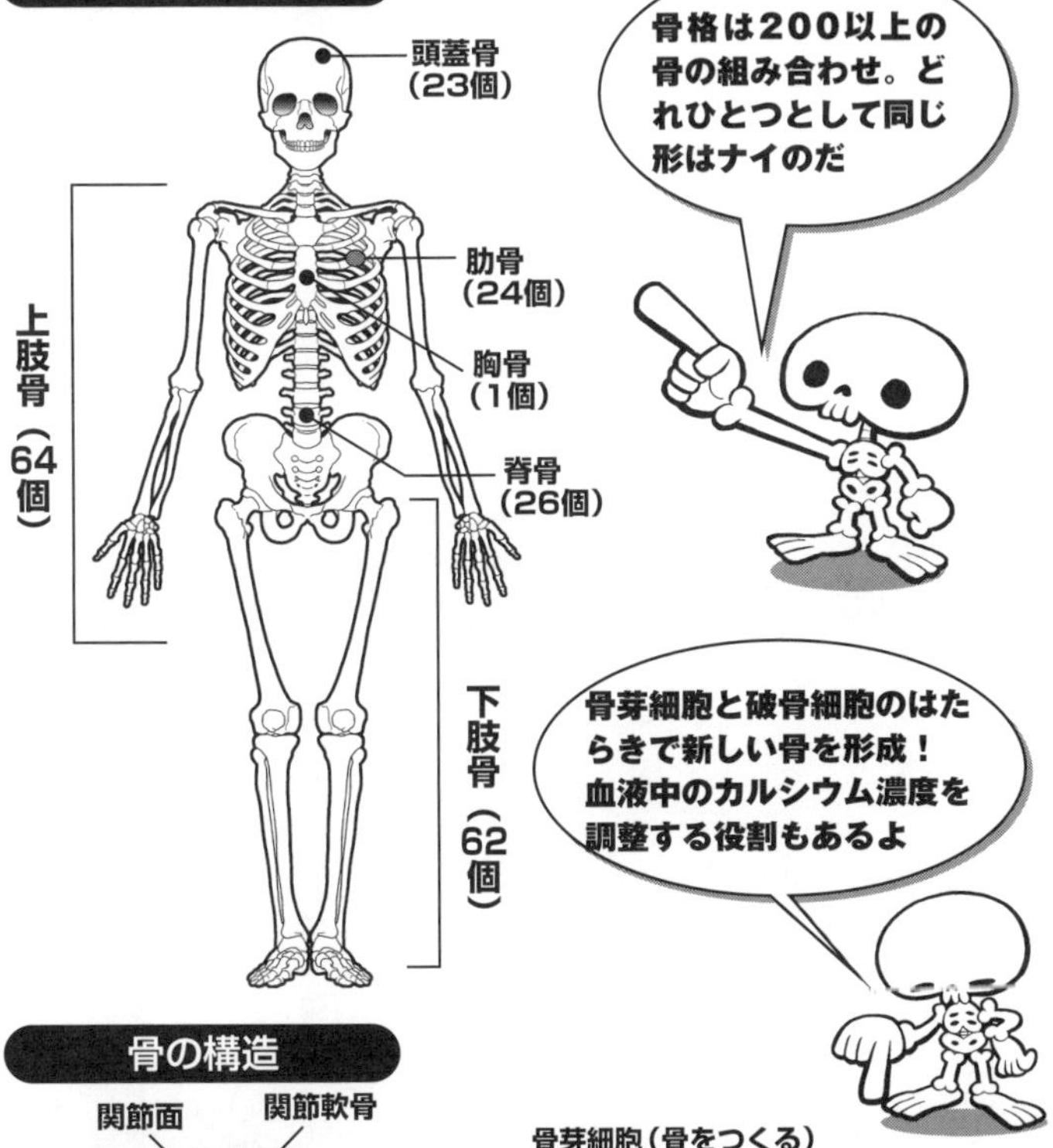
頭蓋骨（23個）
肋骨（24個）
胸骨（1個）
脊骨（26個）
上肢骨（64個）
下肢骨（62個）
骨格は200以上の骨の組み合わせ。どれひとつとして同じ形はナイのだ
骨芽細胞と破骨細胞のはたらきで新しい骨を形成！血液中のカルシウム濃度を調整する役割もあるよ

骨の構造

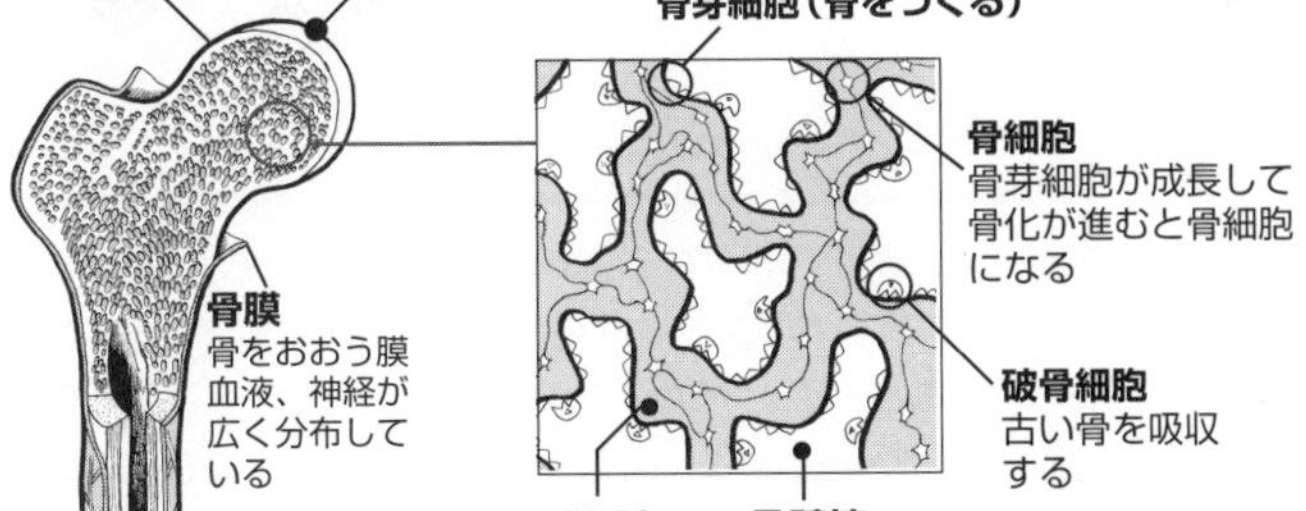
関節面
関節軟骨
骨膜
骨をおおう膜
血液、神経が広く分布している
骨芽細胞（骨をつくる）
骨細胞
骨芽細胞が成長して骨化が進むと骨細胞になる
破骨細胞
古い骨を吸収する
骨 髄
骨髄腔

骨は互いにつながっている

骨と骨は結合しあって骨格を形成。よく動く結合と動かない結合がある

200余りある人体の骨のほとんどは、互いにつながっていますが、この骨と骨を結んでいるのは、関節だけではありません。骨のつながりには、よく動く**可《か》動性結合《どうせいけつごう》**と、動かせない**不動性結合《ふどうせいけつごう》**の2種類あります。自分の意志で動かすことのできる関節は可動性結合です。

自分で動かせない不動性結合は、3つに分類することができます。まずひとつは、**骨結合《ほねけつごう》**。これは、骨と骨の間に介在するものが何もなく、直接くっついている状態で、まったく動かない結合です。ふたつめは、**線維結合《せんいけつごう》**。硬い線維が接着剤の役目をして、骨と骨をつないでいます。ほとんど動くことはありません。頭《ず》蓋骨《がいこつ》は、顎の関節以外この線維結合でつながっています。そして3つめは、**軟骨《なんこつ》結合《けつごう》**です。骨と骨の間に軟骨があり、その弾力により多少は動くことができます。背骨を構成している24個の脊椎骨《せきついこつ》同士の結合形成がこれ。軟骨は脳や神経組織の集まる脊髄《せきずい》への衝撃をやわらげるための、クッションの役目もはたしています。

なお関節は、軟骨や液体を介して、骨と骨が直接ぶつからないよう、スムーズに動く結合方法です（P.242参照）。

ワンポイント豆知識

軟骨結合の欠点

軟骨結合の利点は弾力性ですが、なまじ骨が動かせるだけにそれがアダとなってしまうケースもあります。脊椎骨をつなぐ軟骨を椎間板といいます。そう、椎間板《ついかんばん》ヘルニアという病名でおなじみですね。これは、体をひねったり重いものを持った衝撃で、椎間板に不規則な力がかかるのが原因。椎間板の中心部にある髄核《ずいかく》が飛び出して、脊髄神経を圧迫し、激痛が起こるのです。

骨の連結のしかた

関節以外の骨同士のつながりには、2種類あります。骨と骨の間を介在しているものの違いで分類するのです。

骨結合

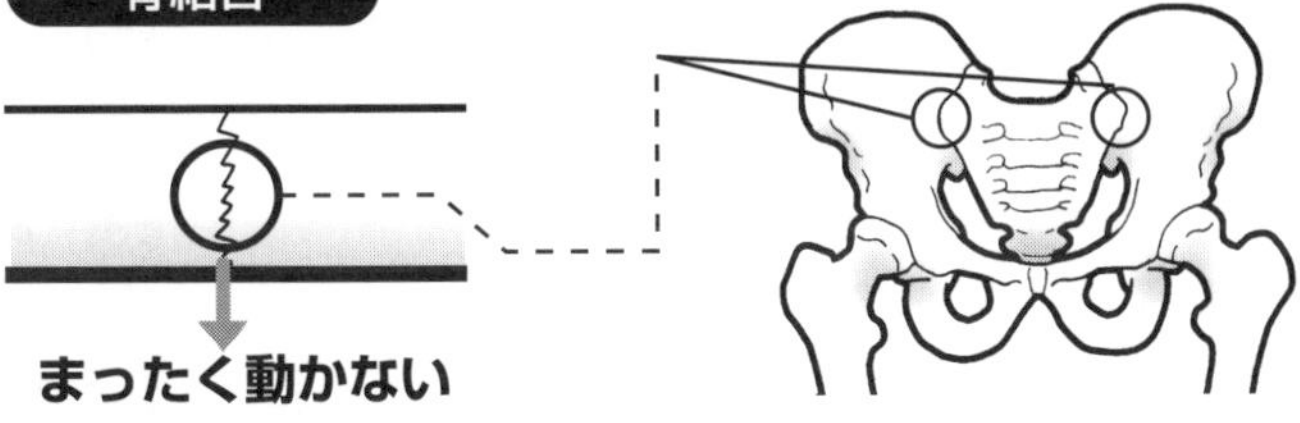

●骨と骨が直接くっついている

線維結合

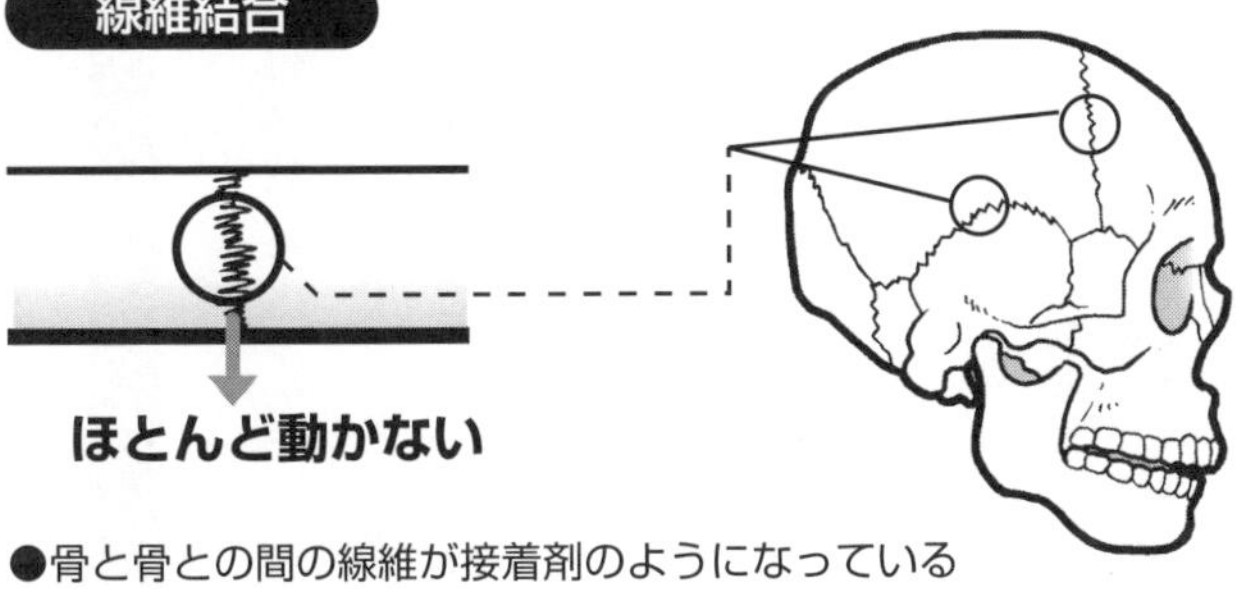

●骨と骨との間の線維が接着剤のようになっている

軟骨結合

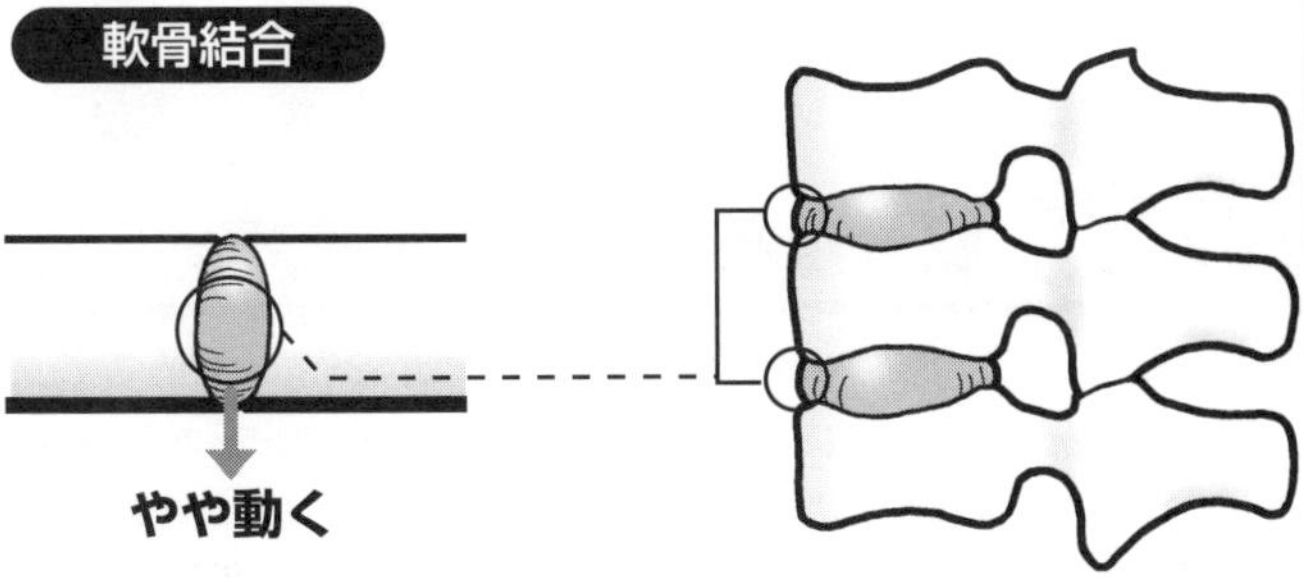

●軟骨の弾力によって動く

骨の形成と性ホルモンの関係

閉経後の女性は、骨粗しょう症にかかりやすい？

骨の中にはたっぷりのカルシウムが含まれています。この骨を構成するカルシウムなどのミネラル成分がどれくらいしっかり詰まっているかを表すのが、**骨密度**《こつみつど》。いわば、**骨の強さの指標**です。

骨は、**古くなった骨を破壊する破骨細胞**《はこつさいぼう》**と、再生させる骨芽細胞**《こつがさいぼう》のはたらきにより、つねに新しくつくりかえられています。加齢とともに、骨代謝《ほねたいしゃ》のバランスが悪くなったり、若くてもカルシウム不足だと、骨がスカスカの状態になります。

このように骨の密度が低くなり、骨折しやすくなる現象が、**骨粗**《こつそ》**しょう症**です。

男女とも性ホルモンに、骨の形成を促進するはたらきがあります。ホルモン分泌が盛んになる思春期から骨はつくられ、20～30代でピークを迎えたあとはホルモン量減少にしたがい、骨密度も徐々に低下します。そして、女性は閉経《へいけい》する50歳前後、男性は70歳前後から急激に減り、骨粗しょう症になりやすくなるのです。

30代までは、骨の成長期です。それまでにどれだけ骨密度を上げておけるかが肝心。つまり若いうちにカルシウムをいっぱい貯金しておけば、老後の骨生活は安泰《あんたい》なのです。

ワンポイント豆知識　ビールを飲んで骨密度アップ？

ビール好きの女性に朗報！　ある飲料メーカーの研究で、ビールに骨粗しょう症のリスクを軽減させる効果があることが明らかになりました。ビールに含まれるホップ成分が、破骨細胞の活性を抑制するそうです。ただし、卵巣《らんそう》を摘出《てきしゅつ》したメスのラットで実験したものなので、男性には効かないかも!?　一日コップ半分程度で効果が期待できるそうなので、飲みすぎには注意！

骨密度と骨粗しょう症

骨粗しょう症の患者は、現在、約1000万人いるといわれていますが、その75%、約800万人は女性なのです。

骨にカルシウムが足りないと、空洞も増えてもろくなる

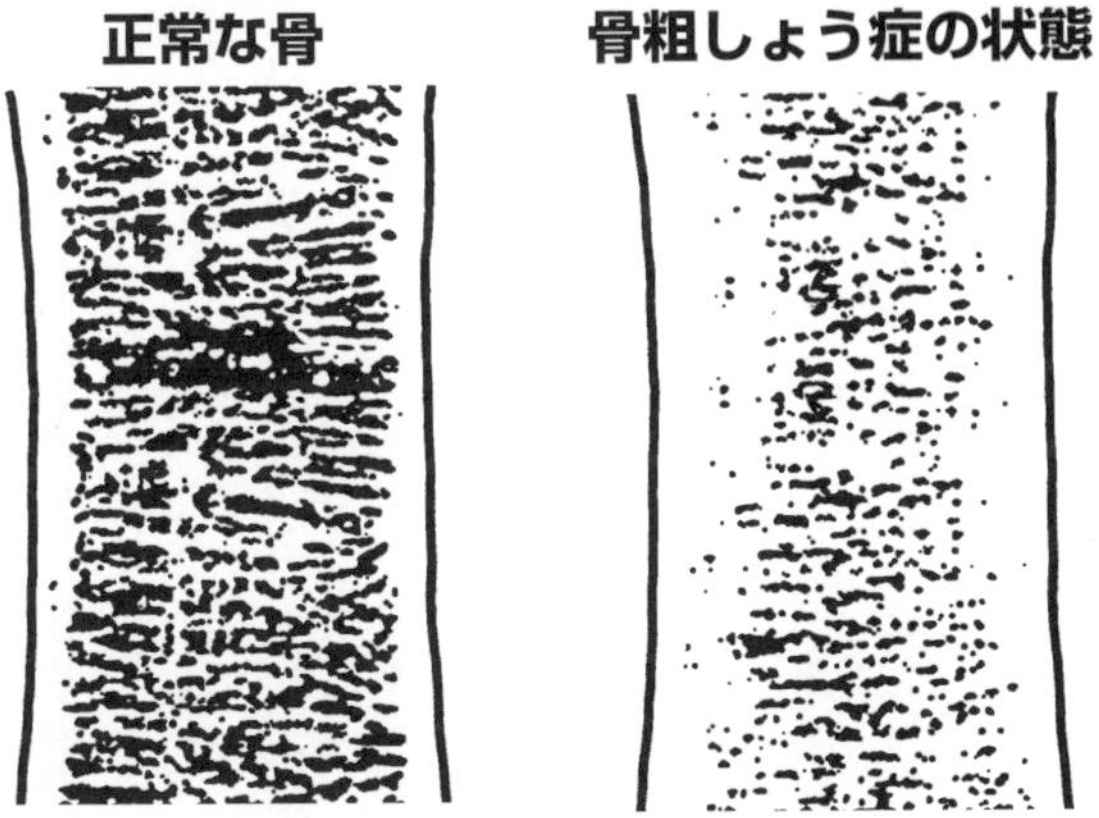
正常な骨
骨粗しょう症の状態

カルシウムがぎっしり

カルシウムがスカスカのスポンジ状態

30代をピークに骨密度は低下する

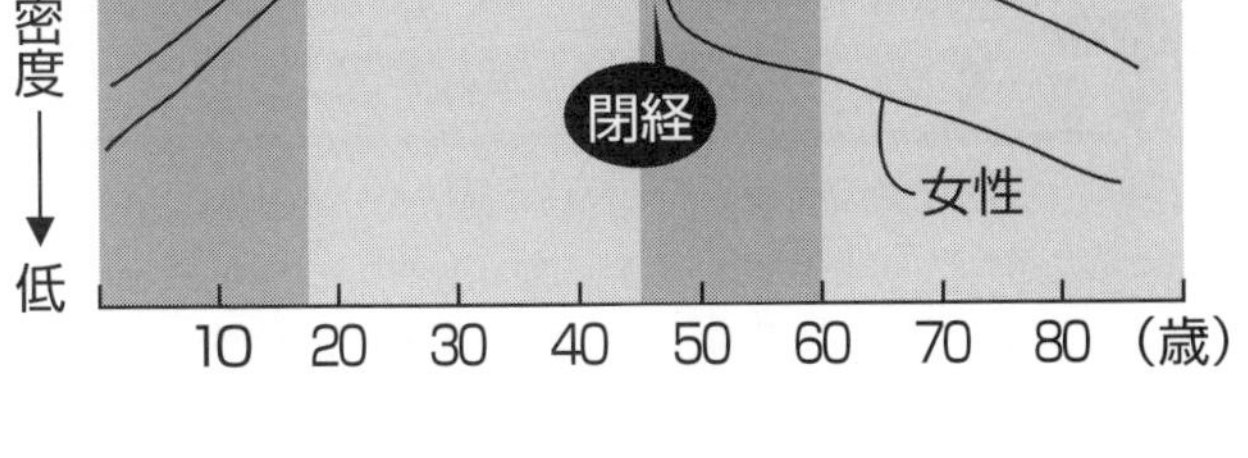
思春期
成人期
更年期
老年期
高
骨密度
低
男性
閉経
女性
10
20
30
40
50
60
70
80
（歳）

頭蓋骨で性別が分かる

骸骨の正体は男？女？　頭蓋骨で見きわめろ！

もしここに、身元不明の白骨《はっこつ》死体《したい》があったら、あなたはそれが男か女か判断することができますか？　もっとも分かりやすいのは、**骨盤骨**《こつばんこつ》ですが、**頭蓋骨**《ずがいこつ》の形でも**80〜90％の割合**で男女を見分けることができるのです。

頭蓋骨は、顔面部分である**顔面頭蓋**《がんめんずがい》と、頭の部分の**脳頭蓋**《のうずがい》に分けられますが、男女の違いが現れてるのは、おもに顔面頭蓋。まずは顔の上部。目玉の入っていたくぼみである**眼窩**《がんか》が、男性は比較的**大きく**、眉毛のあたりの**眉弓**《びきゅう》というところが**でっぱって**います。さらに、眉弓からおでこへのカーブが、女性はなだらかですが、男性は急斜面になっている場合が多いです。このおでこは特に男女差が顕著で、**頭蓋骨での性別鑑定**《せいべつかんてい》**の指標**《しひょう》**のひとつ**になっています。そして、生え際近くのおでこの左右にある**全頭結節**《ぜんとうけっせつ》というでっぱり、これは**女性のほうが隆起**《りゅうき》しています。顔面下部でのポイントは**下顎骨**《かがくこつ》。男性は顎の先がやや突出《とっしゅつ》気味でガッシリしてて、女性はなだらかです。

全体的に見ると、男性の頭蓋は大きくてゴツゴツしているのに対し、女性は凹凸が少なく丸みを帯びているのです。

ワンポイント豆知識　年齢も頭蓋から測定できる

頭蓋は15種・23個の頭蓋骨で構成されています。この内、脳頭蓋や眼窩は、数種の骨が連結してできています。この連結部分が加齢とともに骨化融合《こっかゆうごう》するため、融合の度合いを見ればある程度の年齢が分かるのです。また、年齢により咀嚼力《そしゃくりょく》の違いが表れる下顎骨も、大事な要素となります。さらに、歯の減り具合や状態を見ることで、より正確な年齢を推定することが可能です。

男女の頭蓋骨の違い

頭蓋骨で男女を見分ける代表的なチェックポイントは、眉弓の隆起、おでこの傾斜、顎の突出、そして全体の大きさ。

男性はゴツゴツ、女性はなだらか

男性

凸凹が多く、全体的にゴツゴツしている

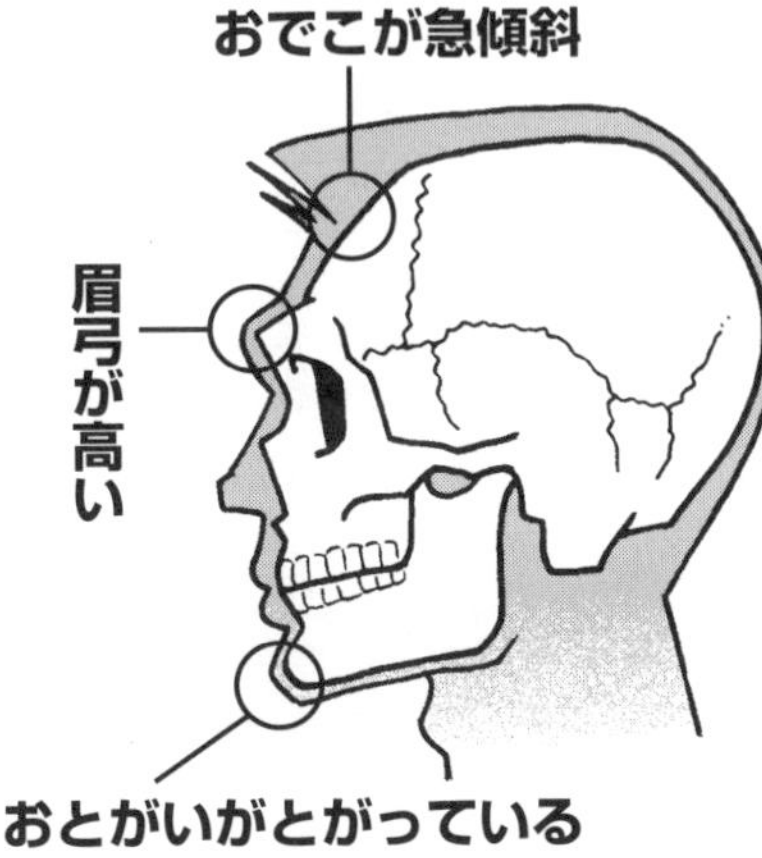

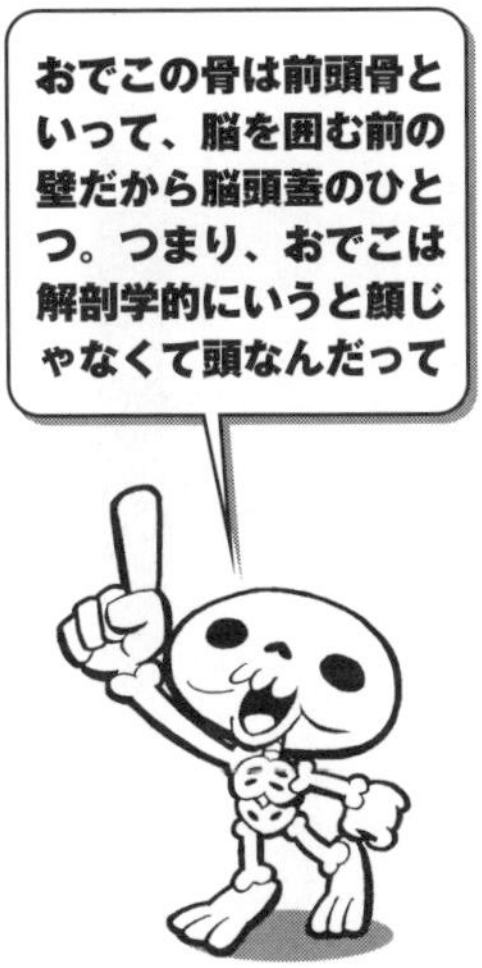
おでこの骨は前頭骨といって、脳を囲む前の壁だから脳頭蓋のひとつ。つまり、おでこは解剖学的にいうと顔じゃなくて頭なんだって

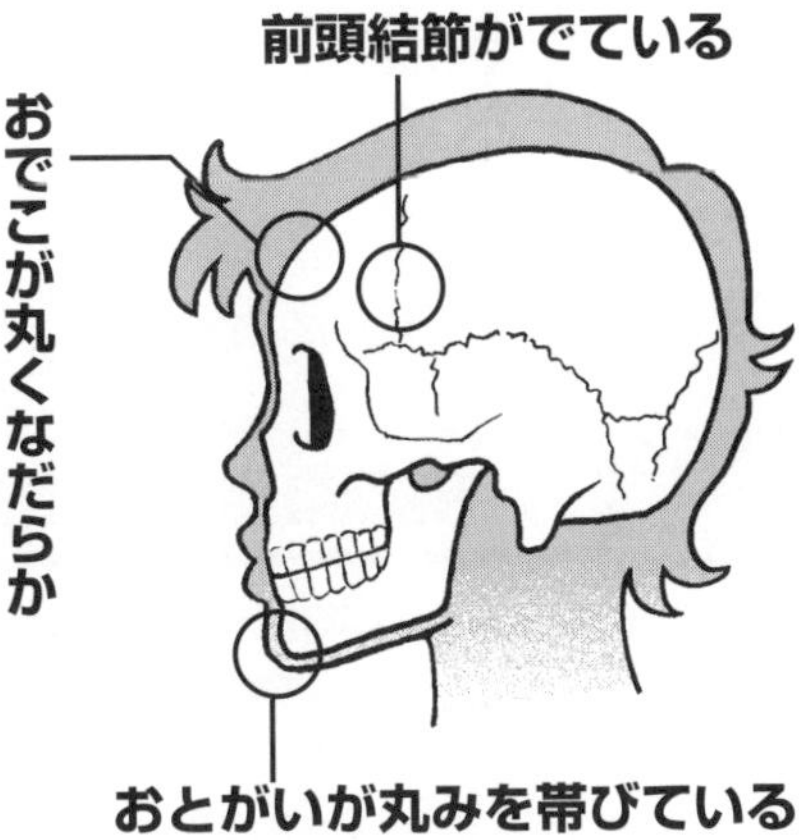

女性

全体的に丸みを帯びている

現代人の顎が細いわけ

ほっそり小顔は現代人の証。食生活の進化で顎が退化

私たち現代人の顎《あご》は、原始時代の人類の祖先に比べて確実に細くなっていますが、それには**食生活の進化**が密接に関わっています。人類が火や道具を使って食物を食べやすく加工するようになると、たくさん咀嚼《そしゃく》する必要がなくなりました。そのため、顎を動かす筋肉である側《そく》頭筋《とうきん》や口輪《こうりん》筋が衰えて、**顎を含む顔面《がんめん》頭《ず》蓋《がい》が退化**して小さくなったというわけです。卑弥呼がいた時代の咀嚼回数は一回の食事で約4000回、現代人は約600回といわれています。これだけの差があれば、顎が衰えるのも当然ですね。

顎が細くなったことで、見た目はカッコよくなったかもしれませんが、もちろん問題点もあります。歯の生えるスペースも小さくなってきていることです。現代人に歯並びの悪い人や親知らずが生えてこない人が多いのもそのため。また、噛まないことで唾液の分泌が少なくなり、雑菌が繁殖して**歯周病《ししゅうびょう》**などのトラブルも起こりやすくなってきています。

専門家によると、未来人は**さらに顎が細くなり**瓜《うり》ざね顔になるそう。人類の顔が、映画やアニメに登場する宇宙人のようになる日がいつかくるかもしれません。

ワンポイント豆知識 顎の退化が引き起こした顎関節症

20～30代の女性に、顎関節症《がくかんせつしょう》が急増しています。顎関節症とは、顎の関節周辺になんらかの異常が起き、口が開けにくくなったり、顎の痛みなどの症状が起こることをいいます。原因は、噛み合せの悪さ、ストレスによる歯ぎしりや歯のくいしばり、生活習慣による歯や顎への負担など。これらは、顎の退化により噛む力が減少したことと関係しているといわれています。

顎の形を比べてみると…

軟らかいものばかり食べるようになり、噛む必要のなくなった現代人は、顎の骨が退化してスマートに。

進化とともに顎がだんだん細くなり、やがては……？

原始人　**現代人**　**未来人？**

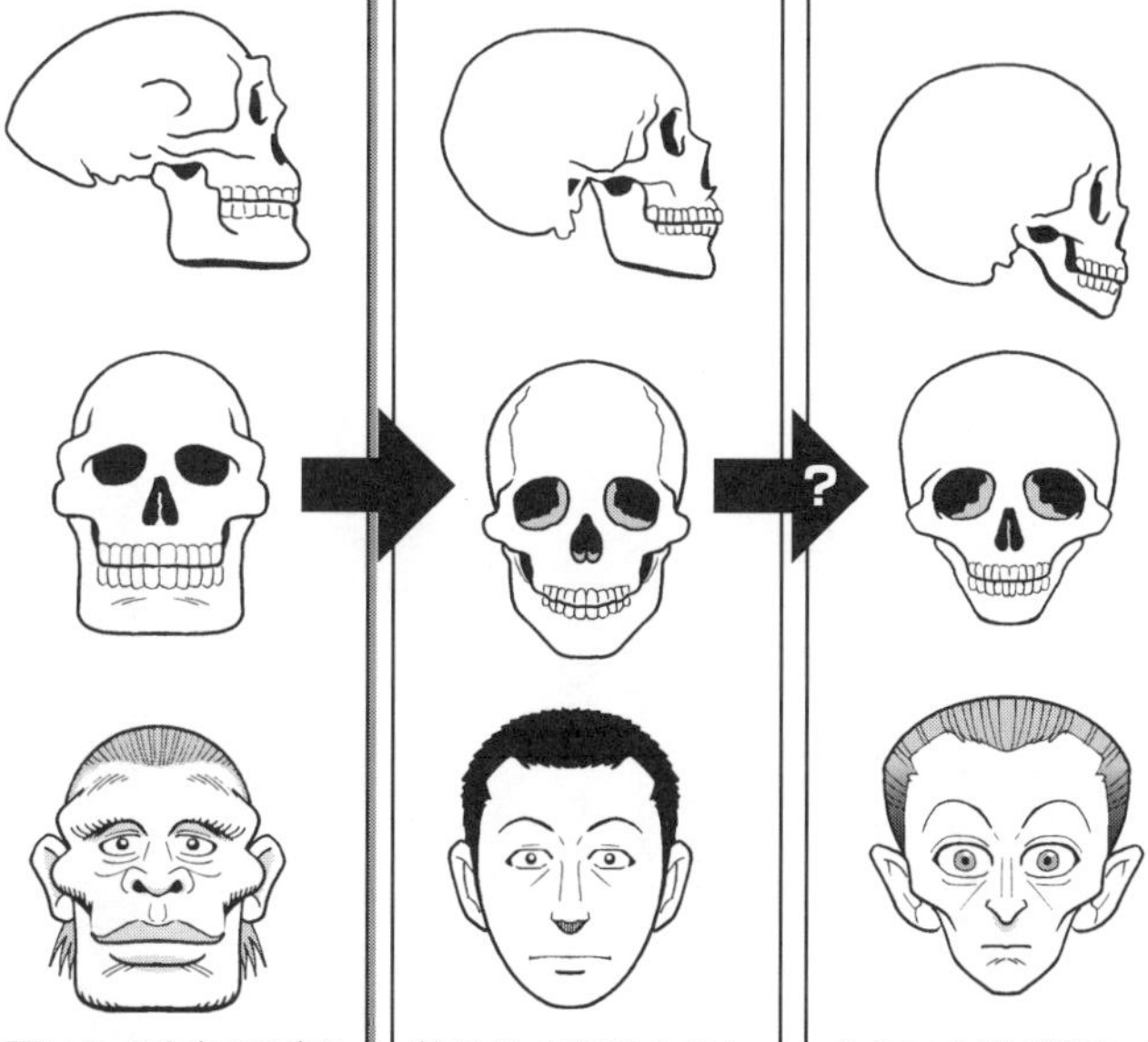

原始人：硬いものを加工せずそのまま食べているので、しっかりと噛んで顎の骨が発達。エラが張ってガッシリしている

現代人：軟らかく調理されたものばかり食べるようになり、噛む回数が激減。顎の筋肉や骨が衰えて、細くなってきた

未来人？：さらに文明が進化すると、面倒な咀嚼をしなくても必要な栄養素が摂れる食品が誕生!?　顎や歯はますます小さく……

関節は動きの要

骨同士をつなぐ関節は、場所によってタイプが違う

いくつもの骨で構成されている私たちの体。この骨と骨をつないで、動きをスムーズにしているのが関節です。関節部分の骨は、一方が**関節頭《かんせつとう》という凸面《とう》**、他方が**関節窩《かんせつか》という凹面《おう》**になっていて、うまく合わさっています。このふたつの骨が接している関節面は、頻繁な動きによって磨耗《まもう》しないよう、弾力性のある**軟骨《なんこつ》**で覆われています。さらに、関節の周囲は**関節包《かんせつほう》**という膜で包まれ、そこから粘液を分泌して**関節面の動きを滑らかに**したり、軟骨に栄養を補給しているのです。

このようなつくりの関節が全身に68個ほどあるのですが、体の場所によってそれぞれに適した動きができるよう、種類が異なります。肩や足のつけ根など、いろんな方向に動かす必要のある場所にあるのは**球関節《きゅうかんせつ》**。お椀型の関節窩の中に、ボール型の関節頭がはまっていて、自由にくるくる動かすことができます。一方行にしか動かせない膝、肘、手の指の関節は、柱にドアを留めている蝶番《ちょうつがい》とにていることから**蝶番関節**と呼ばれています。そのほか、曲げ伸ばしや回転のできる**楕円関節《だえんかんせつ》**、二方向に動かせる**鞍関節《くらかんせつ》**などがあります。

ワンポイント豆知識

O脚とおデブは関節痛に注意

中高年になると増える関節痛。加齢とともに軟骨がすり減って変形してくることが、おもな原因です。特に体重の負担がかかりやすいひざに多くあらわれます。若い人の中でも、関節痛を起こしやすいタイプがあります。まず、太っている人は当然関節にかかる負担も多いですね。そしてO脚の人。内側の関節に余分なストレスがかかって変形しやすいのです。

関節のしくみとはたらき

骨と骨をつなぎ、かつ体を動かす役目を担っている関節。
回転軸の数や性状の違いで、さまざまなタイプがあります。

関節の構造と種類

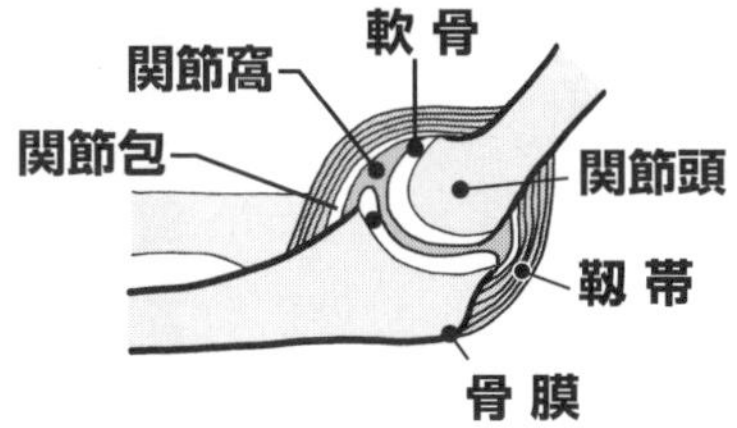

関節は凸型の関節頭と凹型の関節窩が組み合って動いている

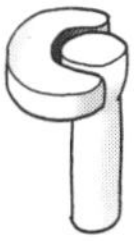

①車軸関節
首など。一方向に動かせる

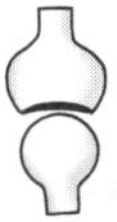

②球関節
肩関節、股関節など自由に動かせる

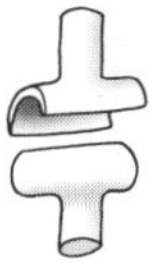

③蝶番関節
ひざ、ひじなど一方向に動かせる

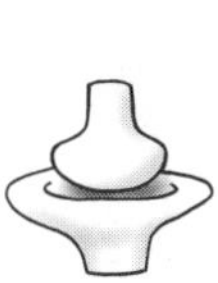

④楕円関節
手首など。
二方向に動かせる

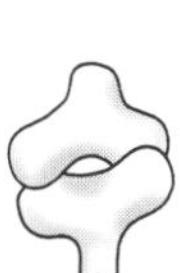

⑤鞍関節
親指のつけ根など二方向に動かせる

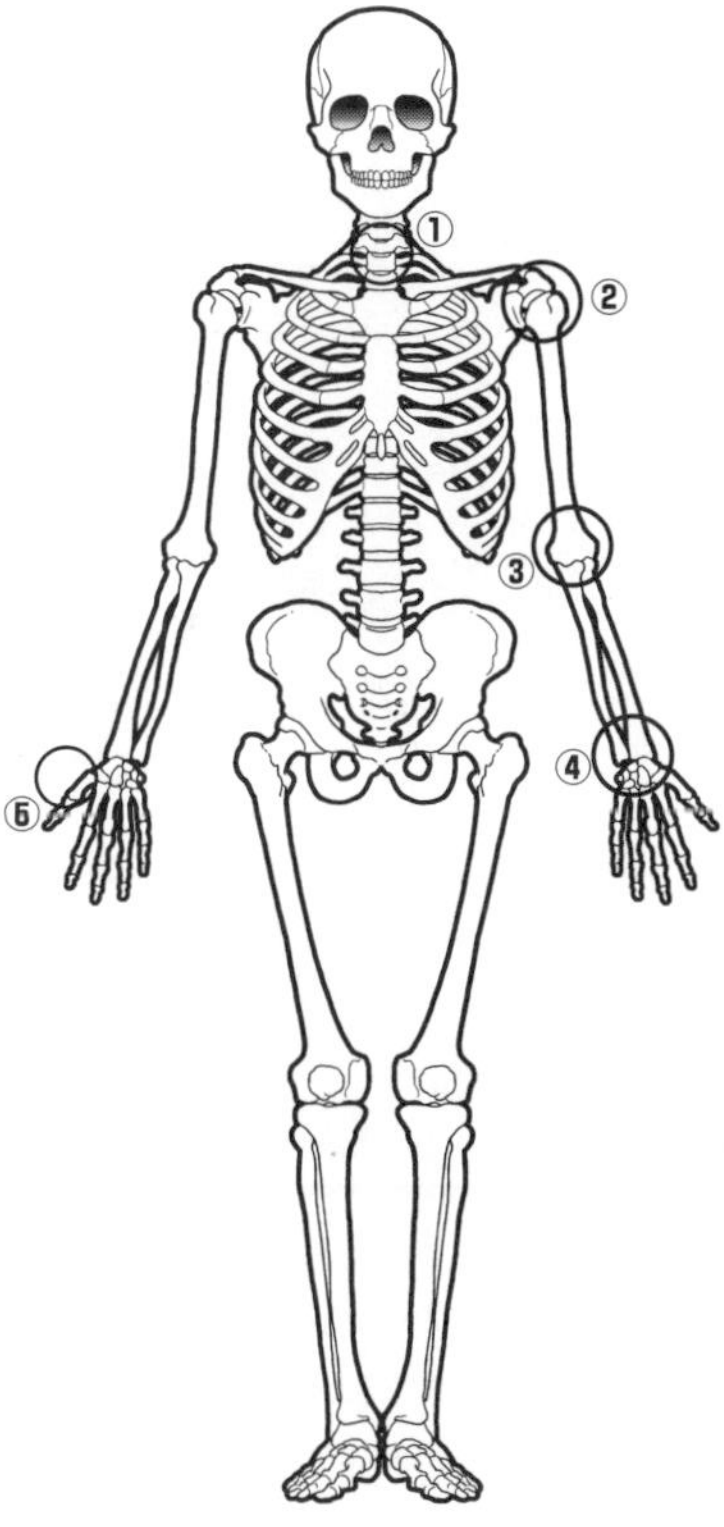

赤ちゃんの頭は不安定

赤ちゃんはとってもデリケート。取り扱いには気をつけて！

　赤ちゃんは、体のいろいろな部分が未完成。とくに、頭と首はデリケートです。生まれたばかりの新生児は脳骸骨《のうずがい》を構成する骨がまだしっかりと融合《ゆうごう》されていません。これはお母さんの細い産道《さんどう》を通るときに、頭が通り抜けやすいように、**可動できるすきま**があいているのです。この骨は生後1年半~2年ほどで閉じますが、それまではズレやすいので、強く押したりしないように注意が必要です。

　そして、首。よく赤ちゃんに対して首がすわった、すわってないなどといいますね。首がすわるというのは、どういうことでしょう。頭を支えるためには、頸椎《けいつい》や背骨、首の筋肉や筋を使います。生まれたときにはこれらの関節の動きも鈍く、筋肉もできあがっていません。

　3~4カ月ごろになって筋肉や関節が発達してくると、頭を支えて首のコントロールもできるようになります。これが、**首がすわる**という状態です。赤ちゃんの頭部は体重の10%と相対的にとても重いため、首がすわっていない状態では脳へのダメージも受けやすいのです。起こすときは、頭がグラグラしやすいので、しっかりと支えてあげることが大切です。

ワンポイント豆知識

首のすわりをチェックする方法

　赤ちゃんは3~4カ月で首がすわるといわれていますが、首がすわったかどうかをチェックできる簡単な方法があります。ひとつ目は赤ちゃんをうつぶせに寝かせる。腕をつっぱらせて頭を持ち上げたり首を上下左右に動かせれば首がすわっている証。ふたつ目は、仰向《あおむ》けに寝かせた状態で、赤ちゃんの腕をもって体を起こします。途中から体と一緒に頭がついてくればOKです。

新生児の体は未完成

頭蓋骨のすきま（大泉門・小泉門）があるため、脳の成長に合わせて、頭蓋骨が脳と同様に大きくなっていくのです。

赤ちゃんの頭蓋骨ははずれやすい

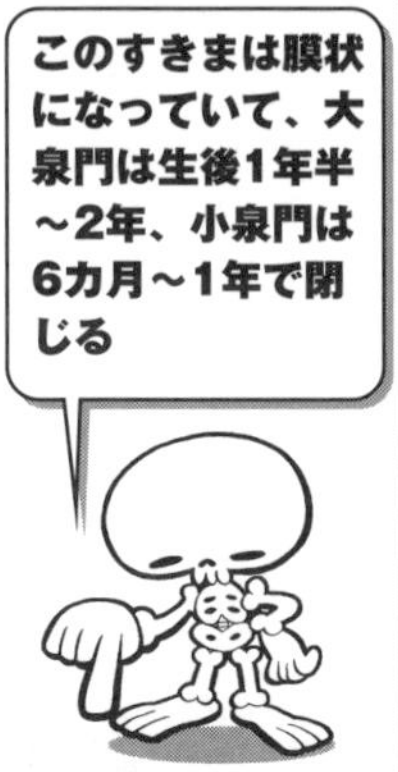
このすきまは膜状になっていて、大泉門は生後1年半～2年、小泉門は6カ月～1年で閉じる

大人の頭蓋骨

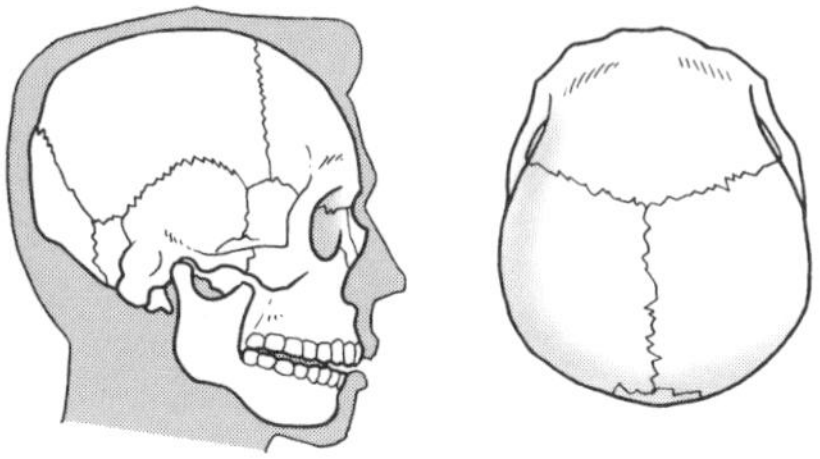

新生児の頭蓋骨

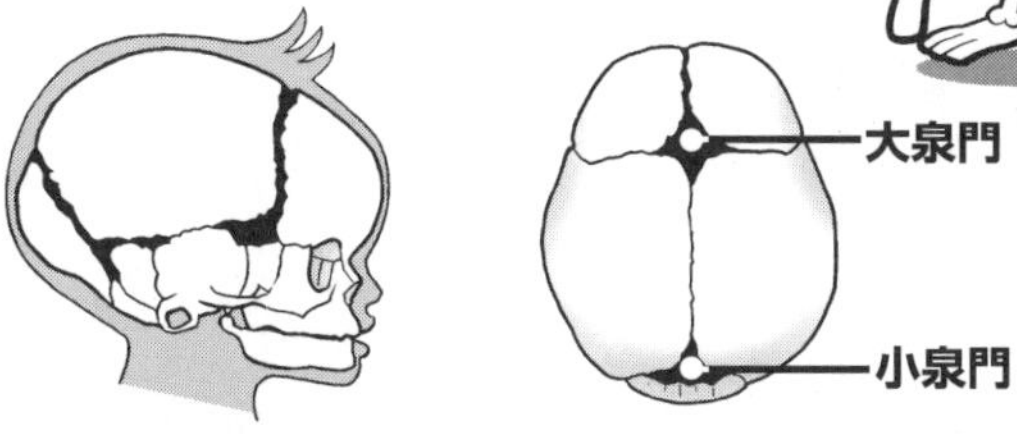

首のすわりとは……

新生児

首や肩が未発達なので、自分で頭を支えきれない

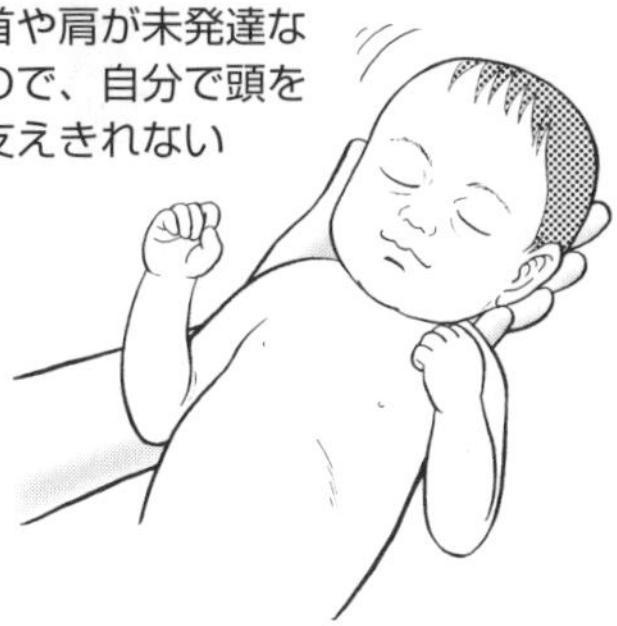

生後10カ月までには

生後3～4カ月で首がすわり、5カ月で寝返り、10カ月までにはハイハイができるように

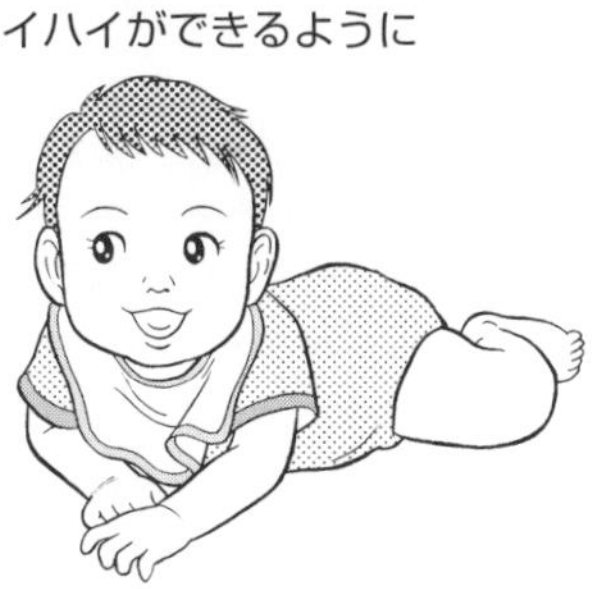

手と足の相違点と共通点

人類の進化とともに、手と足のはたらきは変遷してきた

まだ四足動物《よつあしどうぶつ》だったころの人類の祖先は、前足と後ろ足の機能はほぼ同じでした。人間が進化をして、二足歩行《にそくほこう》するようになってから、手と足の役割分担ができ、しくみが変化したのです。手は、ものをつかんだり**複雑な動作**で道具を使うことを覚えました。この手の微細な動きが脳を発達させたといわれています。

そして足は、**体を支える**ことに努め、歩行や走行の際に衝撃をやわらげるようなしくみに変化。二本足でも安定するように、甲の部分が長くなったのです。

手は27個の骨が関節《かんせつ》でつながり、それらがバラバラにならないように**靭帯**《じんたい》で固定され、筋肉の伸び縮みで指を曲げ伸ばしすることができます。足も同じなりたちですが、指が短かく、親指とほかの指が平行に並んでいるため、何かをつかむことはできません。そのかわり、しっかりと体をささえられるように大きな面積と、発達したかかとをもっています。親指のつけ根で地面をけって、かかとで着地するという、安定した歩行ができるようなつくりになっているのです。ただ、骨格だけを比べると、足の指も手と同様に長いなごりがのこっています。

ワンポイント豆知識　赤ちゃんのころはみんな偏平足

土踏《つちふ》まずのない、平らな足の裏のことを偏平足《へんぺいそく》といいますよね。足が疲れやすく、転びやすいといわれていますが、生まれたばかりのころは誰もがみんな偏平足だったのです。新生児の足の裏は、お肉がついていてぷよぷよの状態。歩くようになって筋肉や靭帯が発達すると、体重を分散するために足の裏がアーチ型に浮き上がり土踏《つちふ》まずが形成されるのです。

手と足は似ているけれど……

手と足の大きな違いは、物をつかむという点。人間は物をつかむために二足歩行になった、ともいわれているのです。

手の骨格

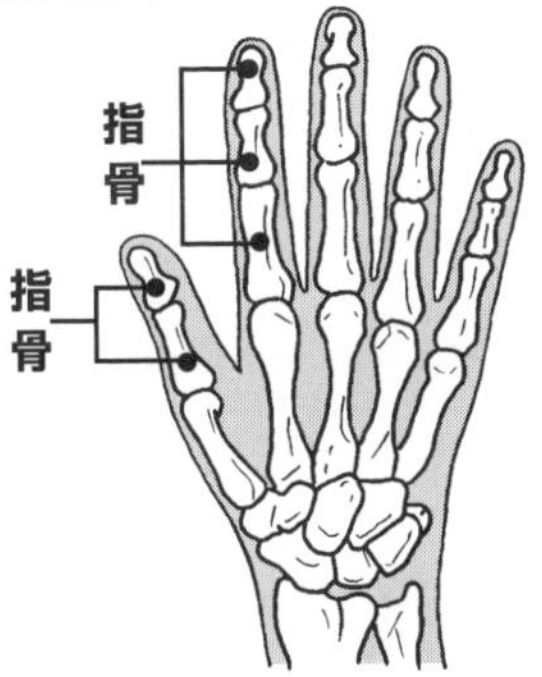
指骨
指骨

指の股より先にある骨。親指以外は3個ずつあり、2カ所で曲げられる。計14個の指骨で複雑な動きが可能

足の骨格

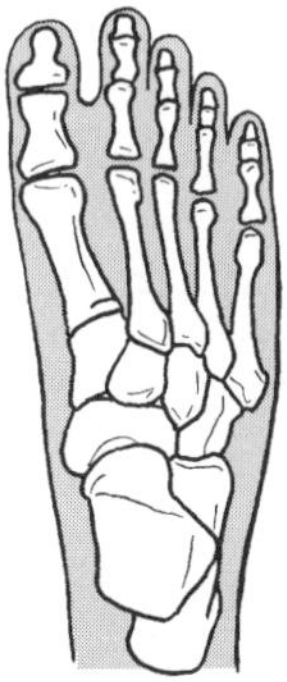

骨格は手と似ているが、体を支えるために指が短くなっている

手の親指の動き

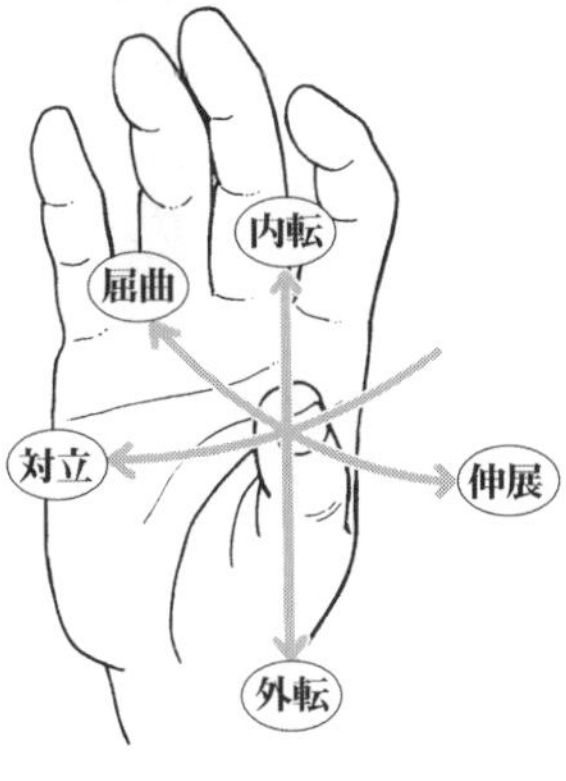
内転
屈曲
対立
伸展
外転

体を支えるしくみ

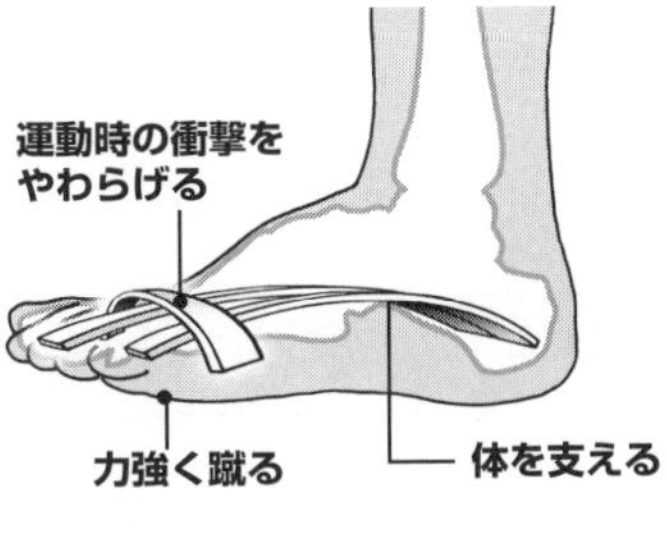
運動時の衝撃をやわらげる
力強く蹴る
体を支える

足には3つのアーチがあり、衝撃吸収や重心移動をサポートする

器用なはたらき者、手の指の話

親指以外の4本の指は、腱という絆で結ばれている

握る、つかむ、はさむ、押すなど、私たちの手の指はさまざまな細かいはたらきをします。手を改めて見ると、親指だけ向きが違います。この親指がほかの指と向き合って動くことにより、つまんだりつかんだりといった複雑な動作が可能なのです。指が動くとき、筋肉が伸び縮みをしますが、この筋肉の先には**腱**《けん》があり、さらに骨へとつながっています。

腱が骨をひっぱって関節を動かし、指を曲げたりのばしたりしているのです。5本の指からのびている腱は、手首の**腱**《けん》**鞘**《しょう》で束ねられています。でも、この腱鞘の手前で、親指以外の**4本の指は隣同士つながっている**のです。これを**腱間結合**《けんかんけつごう》と呼びます。試しに中指だけを曲げてみてください。お隣の人差し指と薬指も動いてしまうのではないでしょうか。

そのほかの3本の指も、動きの程度に差こそあれ、同様の現象がおきるはず。その中でも、特に強い絆で結ばれているのが、**小指と薬指**です。この2本は命令する神経も、脊髄から並走しているために影響されるともいわれていますが、ギタリストやピアニストなどは、訓練によって独立して動かせるようになります。

ワンポイント豆知識　右利きが多いワケ

右手と左脳、左手と右脳がつながっているのは、よく知られていますね。じつは、左脳よりも右脳のほうが損傷を受けやすいのです。利き手が右の場合、右脳が傷ついても不便さは少なくてすみます。さらに、左利きの人は右利きの人よりも免疫系の病気にかかる確率が高いともいわれています。この辺の事情が、右利きの人が多い理由とどうやら関連していそうです。

4本指は隣同士、仲良し

自由なようで実は不自由な手の指。親指以外の4本の曲げ伸ばしは、隣同士で影響されあっているのです。

手の腱の構造

複雑な動きをする親指には、短母指伸筋と長母指伸筋というふたつの腱がある

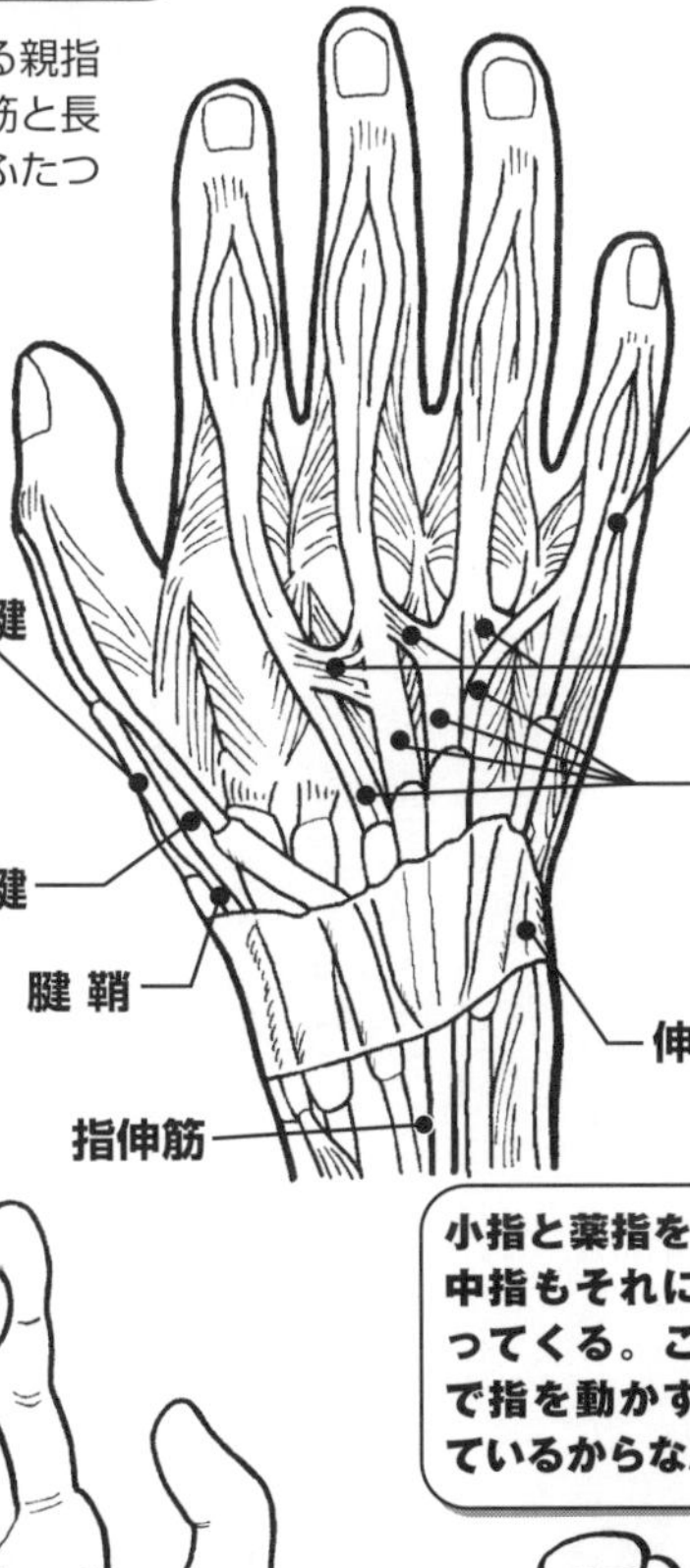

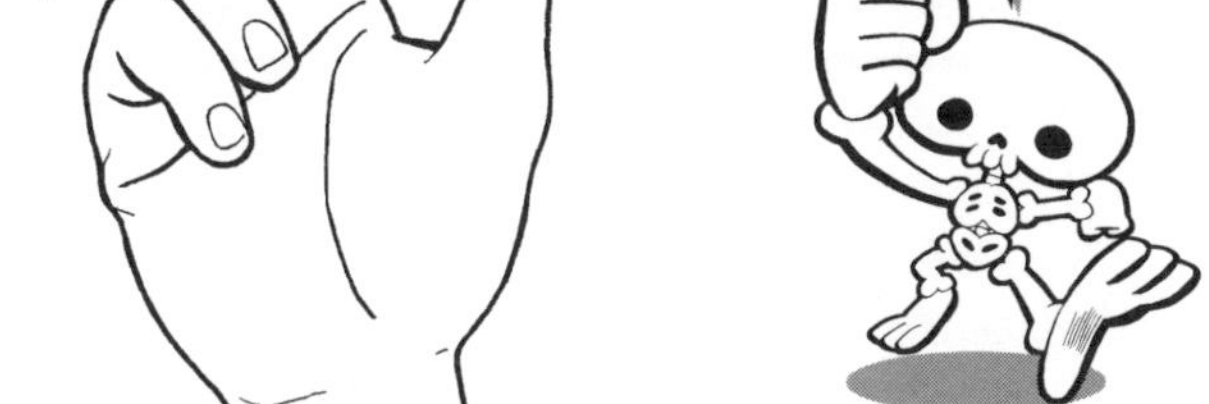

小指と薬指を深く曲げると、中指もそれにつられて曲がってくる。これは、手の中で指を動かす腱がつながっているからなんだよ

アキレス腱が切れると歩けない理由

もっとも強くもっとも弱い、人体最大の腱

私たちが歩くときには、ふくはらぎの筋肉がかかとをあげるはたらきをしています。この筋肉をかかとの骨につないでいるのが**アキレス腱《けん》**です。アキレス腱は足首の後ろに存在し、ふくらはぎの中央からかかとにかけて、約15㎝ほどの長さを占める、**人体最大の腱**です。

アキレス腱の役目は、**筋肉の運動を骨に伝えて関節を動かすこと**。歩行や走行、ジャンプなどの運動の際、爪先を蹴り出すときにかかとを持ち上げたり、着地する足の爪先を地面に踏みこませるなど、人間が動作するうえで重要な機能をはたしています。ほかの腱と比べ太くて丈夫なだけに、**負担やストレスが集中しやすい**箇所ともいえます。これが切れると、筋肉と骨が連動しないため、かかとをあげることも着地させることもできない、つまり当然歩けなくなります。弁慶《べんけい》の泣き所と同様、致命的《ちめいてき》なものや弱点に例えられるのは、それだけ人体の要《かなめ》となる大切なものだからです。アキレス腱は人体最強の腱とはいっても、腱自体が結合組織《けつごうそしき》からできているので**伸縮性はあまりありません**。無理な運動はアキレス腱断裂《けんだんれつ》のもとなので、気をつけて。

ワンポイント豆知識　アキレス腱のルーツはギリシャ神話

アキレスは、ギリシャ神話の英雄の名前からきているといわれています。古代ギリシャでは、生まれたての赤ちゃんを川で洗礼する習慣がありましたが、アキレスの母は、生まれたばかりの彼の足首を持ち、逆さで川につけたそうです。足首は川に触れなかったため洗礼の恩恵を受けず、強くならなかったのです。そして最期は、弱点である足首に矢を射られたそうです。

アキレス腱を徹底解析！

アキレス腱は、激しい運動で断裂する場合があります。断裂すると、患部の陥没が特徴として挙げられます。

ふくらはぎの構造

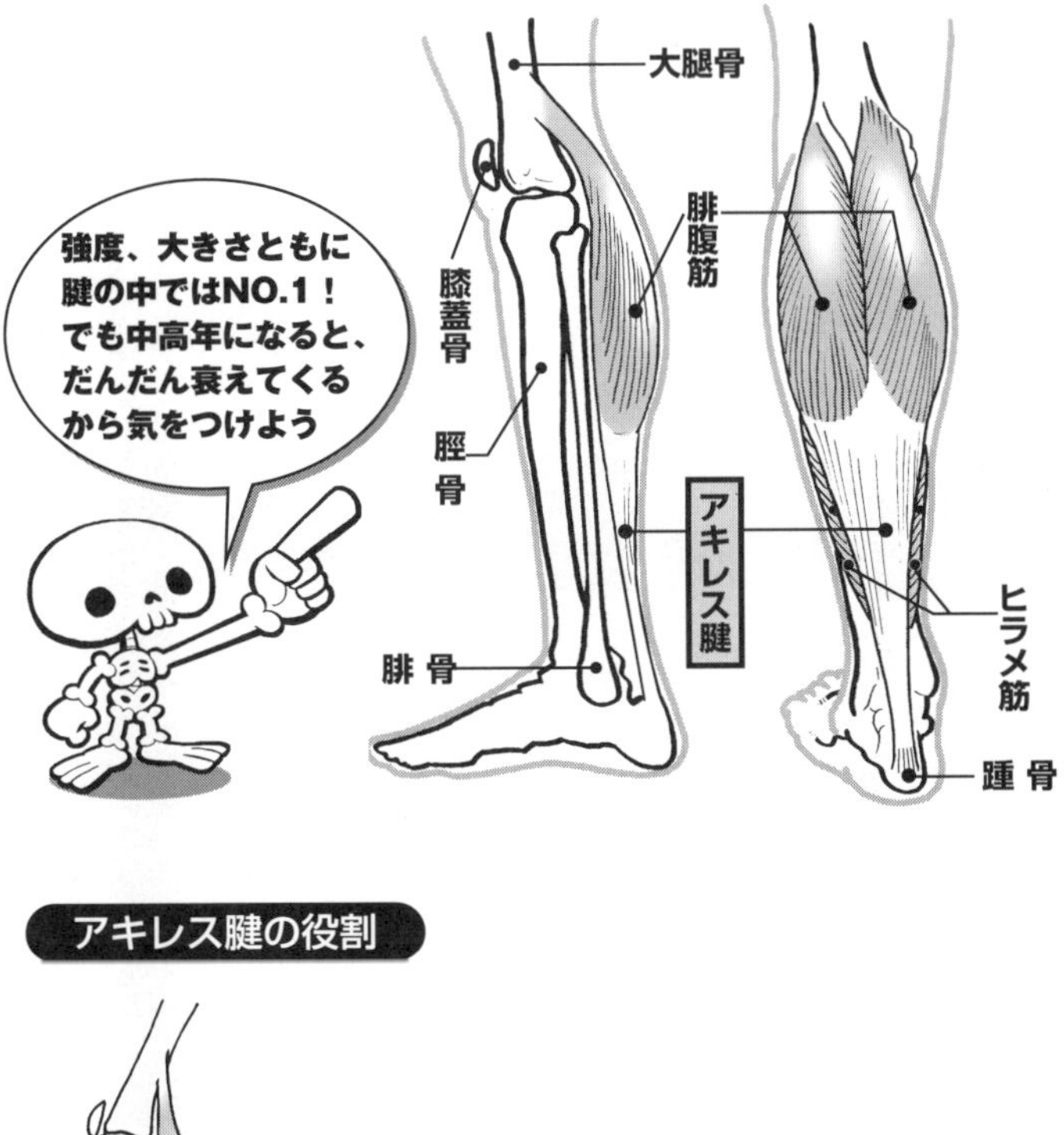
強度、大きさともに
腱の中ではNO.1！
でも中高年になると、
だんだん衰えてくる
から気をつけよう
大腿骨
膝蓋骨
脛骨
腓骨
腓腹筋
アキレス腱
ヒラメ筋
踵骨

アキレス腱の役割

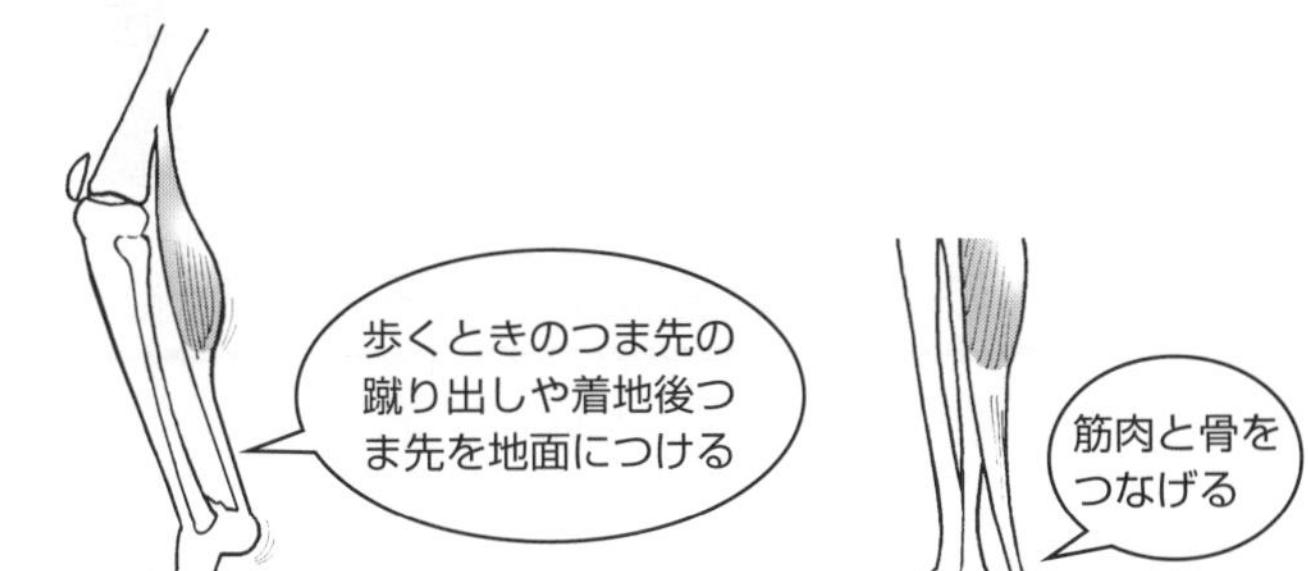
歩くときのつま先の
蹴り出しや着地後つ
ま先を地面につける
筋肉と骨を
つなげる

目は脳の一部

「物を見る」のは脳の仕事、「物を写す」のは目の仕事だ！

人は目で物を見ている。そう思っている人がほとんどだと思いますが、正確には、目は物を写しているだけ。対象物を、映像として形づくっているのは、脳のはたらきです。

目自身がとらえている映像は上下さかさまの映像であり、しかも両目で見ているということは、右目と左目で見ている角度も微妙に違います。それらの微妙な差を補正し、さかさまの映像を正しく認識させるのが脳なのです。ですから、後頭部に強いショックを受けた場合、目と脳を結ぶ神経が損傷して、失明することもあるのです。

目はできるだけ正確な映像情報を脳に送る器官です。その性能はカメラにたとえられますが、現在の最新鋭のカメラでも目の性能にはかないません。とくに優れているのが、**オートフォーカス**（自動ピント合わせ）機能。近くを見るとき遠くを見るときで、レンズの役割をする**水晶体**の厚さを無意識に変え、フィルムにあたる**網膜**上に映るよう瞬間的に調節するのです。このように高性能な目は、精密機械なみにデリケート。だからこそ周囲は堅い骨格で守られているのです。

ワンポイント豆知識　目にも右利き、左利きがある

手には利き手がありますね。あまり知られていないのですが、目にも利き目というものがあります。物を狙うときや覗くときには無意識にこの利き目を使っているのです。調べる方法は、簡単。まず、指でOKサインをつくり、遠くに見える目標物をその輪っかの中に入れて下さい。次に、それを片目で交互に見ます。そのとき、輪の中に物が入って見える目が、利き目となります。

目は超高性能カメラ

物体から反射した光がフィルター（角膜）で屈折し、レンズ（水晶体）で焦点を合わせ、フィルム（網膜）へ。

目が見た像はさかさまに網膜に映っている

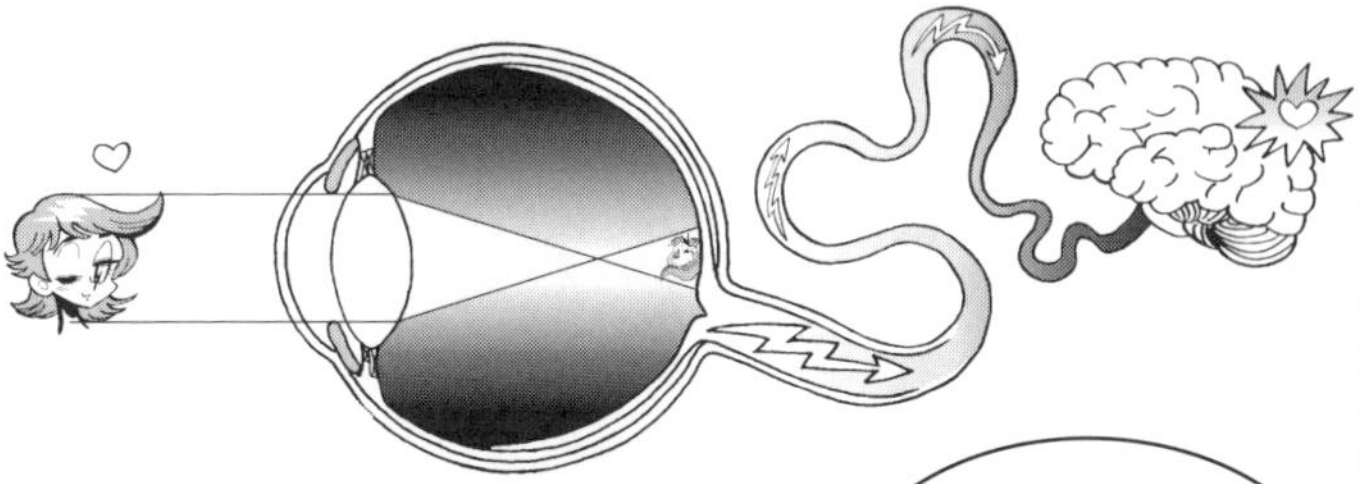

像がはっきりと写るように、カメラの中は光の反射をなくすために真っ暗になっている。同じように目の中も、黒い膜で覆われている

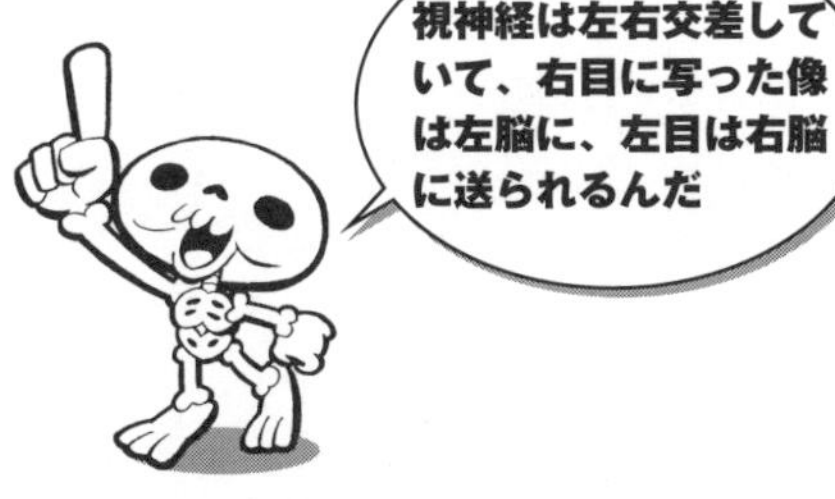
視神経は左右交差していて、右目に写った像は左脳に、左目は右脳に送られるんだ

ピントを合わせるしくみを比べてみると

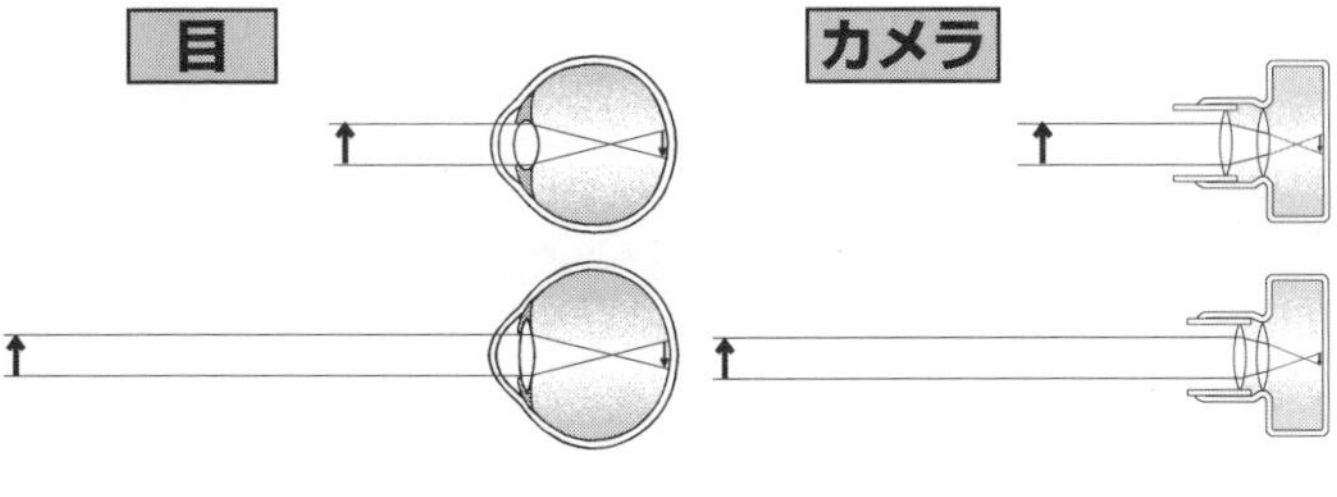

筋肉によって目のレンズ(水晶体)の厚さを変化させて、焦点の位置を調整

カメラレンズの位置を移動させることで焦点の位置を調整

目が悪いってどういうこと？

近視、遠視、乱視、老眼、すべての原因は焦点のズレ！

ものを見るとき、物体から反射した光が**角膜**《かくまく》で屈折し、**水晶体**《すいしょうたい》を通って**網膜**《もうまく》上《じょう》で焦点《しょうてん》を結びます。近視や遠視、乱視、老眼といった、目がよく見えない症状はすべて、網膜上でうまく**焦点が結ばれていない状態**なのです。

まず、遠くのものがよく見えない症状の近視は、焦点が網膜よりも**前にずれる**ためにおこります。角膜と水晶体の屈折力が強すぎる場合と、生まれつき**眼軸**《がんじく》が長すぎるため網膜に焦点が届かない場合の2通りあります。合わせたい物体の前にピントが合ってしまい、うしろの部分がぼやけるのです。遠視はこれとは逆で、焦点が網膜よりも**うしろにずれて**しまい、近くのものが見えにくい状態です。乱視は、おもに角膜の形状の異常が原因。角膜の縦と横のカーブが異なるため光の屈折が**一点で結ばれず**、ものがぼやけたりゆがんだりして見えるのです。

最後に老眼は、近くのものがぼやけて見えづらい状態。遠視と同じ症状ですが、原因は異なります。老化によってピント調節機能である水晶体の**伸縮力が弱く**なり、厚みを増して近くにピントを合わせることができなくなるのです。

ワンポイント豆知識　眼鏡の役割は屈折力の調整

眼鏡は、ズレた焦点が網膜上にきちんと届くように調節をする役目をしています。近視の場合は、強すぎる光の屈折力を凹《おう》レンズで緩《ゆる》やかにします。遠視の人は凸《とつ》レンズの眼鏡で屈折力を強くします。乱視は、縦軸と横軸それぞれに合った屈折力のレンズを使います。老眼の場合の遠近両用眼鏡は複雑。元が正視か近視か遠視かによって、眼鏡上下部のレンズが異なってきます。

目が悪い状態とは？

ものがぼやけて見えるのは、フィルムの役割の網膜で焦点が結ばれないから。症状の違いは焦点のズレ方の違いです。

正常な目

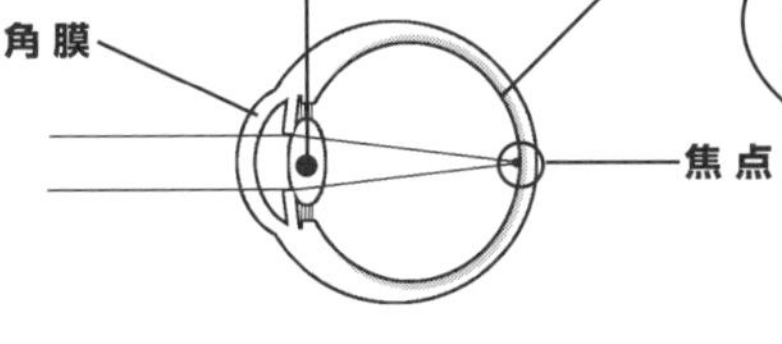

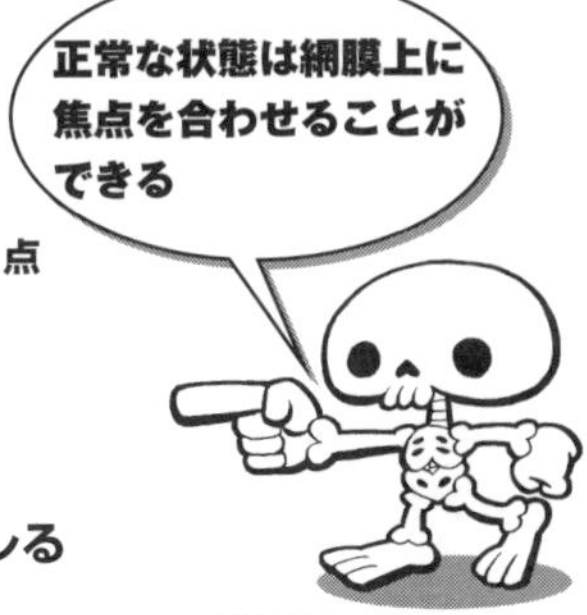
正常な状態は網膜上に焦点を合わせることができる

近視　**焦点が網膜より前にズレる**

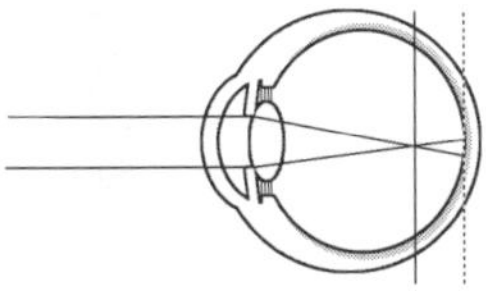

角膜水晶体の屈折率が強い

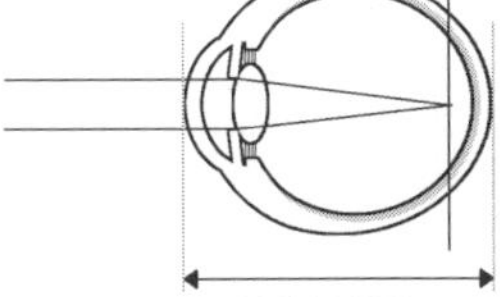

眼軸が長い

遠視　**焦点が網膜よりうしろにズレる**

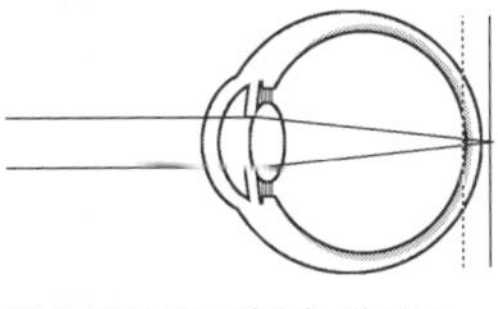

角膜水晶体の屈折率が弱い

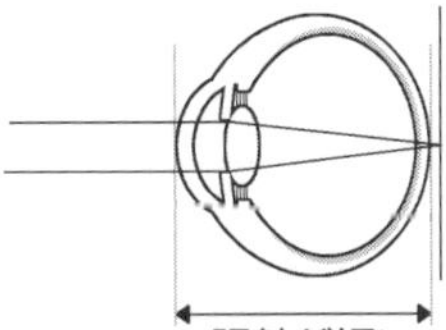

眼軸が短い

乱視

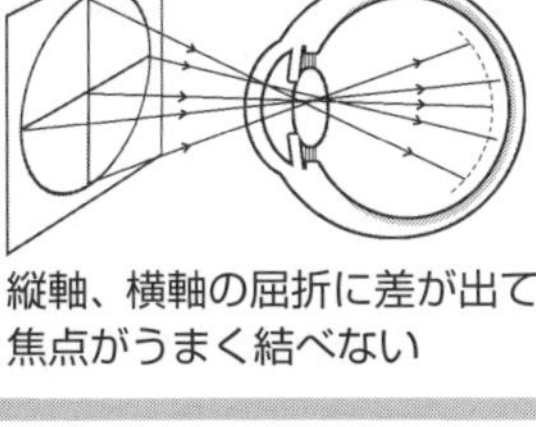

縦軸、横軸の屈折に差が出て、焦点がうまく結べない

老眼　**近くを見るとき焦点がうしろにズレる**

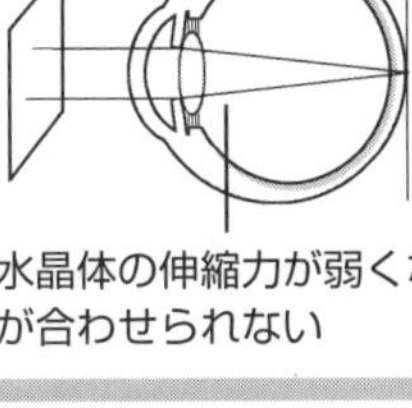

水晶体の伸縮力が弱くなり、焦点が合わせられない

色を見分けるメカニズム

物自体に色はない！ 目が吸収した光の反射で色を判断

私たちが物を見るとき、その物自体ではなく、物を照らしている光の反射を目の**感覚受容器**《かんかくじゅようき》がとらえています。どんな色に見えるのかも、目が吸収した光の反射で決まるのです。光には波長《はちょう》があり、短い波長は青、中くらいは緑、長いのは赤というように波長の長さの違いが色を生みだしています。この光の波長をキャッチしているのが、**網膜**《もうまく》**にある視**《し》**細胞**《さいぼう》です。

視細胞には、明るいときにはたらく**錐体**《すいたい》と、暗いときにはたらく**かん体**がありますかん体は、光の強弱をとらえます。つまり明るいのか暗いのかを判断する細胞です。錐体は3種類あり、これらが光の波長を見分ける**色センサー**の役目をしているのです。そしてその情報を大脳の**視覚野**《しかくや》に送り、色を識別《しきべつ》します。

暗いと色が見えないのは、錐体がはたらかないからですが、明るすぎても目が見えなくなります。これは、水晶体《すいしょうたい》の前面を取り囲む**虹彩**《こうさい》のはたらきのため。虹彩は暗いときには開き、明るいときには閉じて、目に入る光の量を調節しています。明るすぎるとこの虹彩が閉じてしまい、目が見えないというわけです。

ワンポイント豆知識　犬や猫の世界はモノトーン

ほ乳類《にゅうるい》で色鮮やかな世界を楽しんでいるのは、猿と人間だけ。犬や猫には錐体細胞がほとんどないため、色を区別することが難しいのです。昔は、犬や猫は色を識別できないといわれていましたが、赤や緑はなんとなく区別できるらしいということがわかってきました。でも、限りなくモノトーンに近いそう。そのかわりかん体の数は多いので、暗闇でも目が見えるのです。

目と光の関係

ものが見えるのも色が分かるのも、目が光を感じるから。
光の波長の長さを3種類の細胞が振り分けて脳に伝えます。

色を識別するしくみ

光の波長はｎｍ《ナノメートル》で表される。人が見ることができる光は400〜700ｎｍ

波長に応じた錐体がはたらく

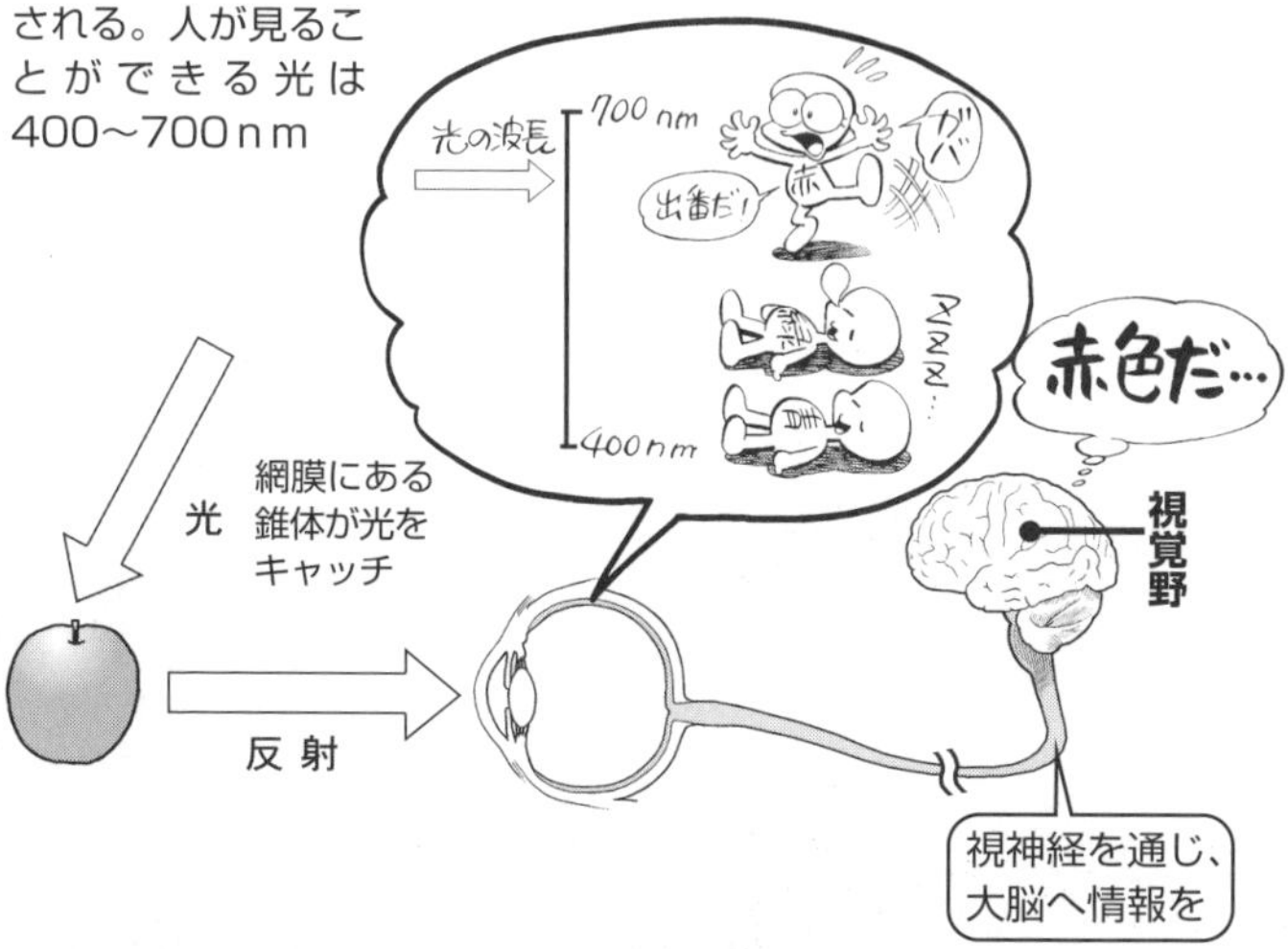

光の波長
700 nm
400 nm
出番だ！
ガバ
赤
緑
ZZZ…
赤色だ…
視覚野
光
網膜にある錐体が光をキャッチ
反射
視神経を通じ、大脳へ情報を

明るすぎると目が見えないのは

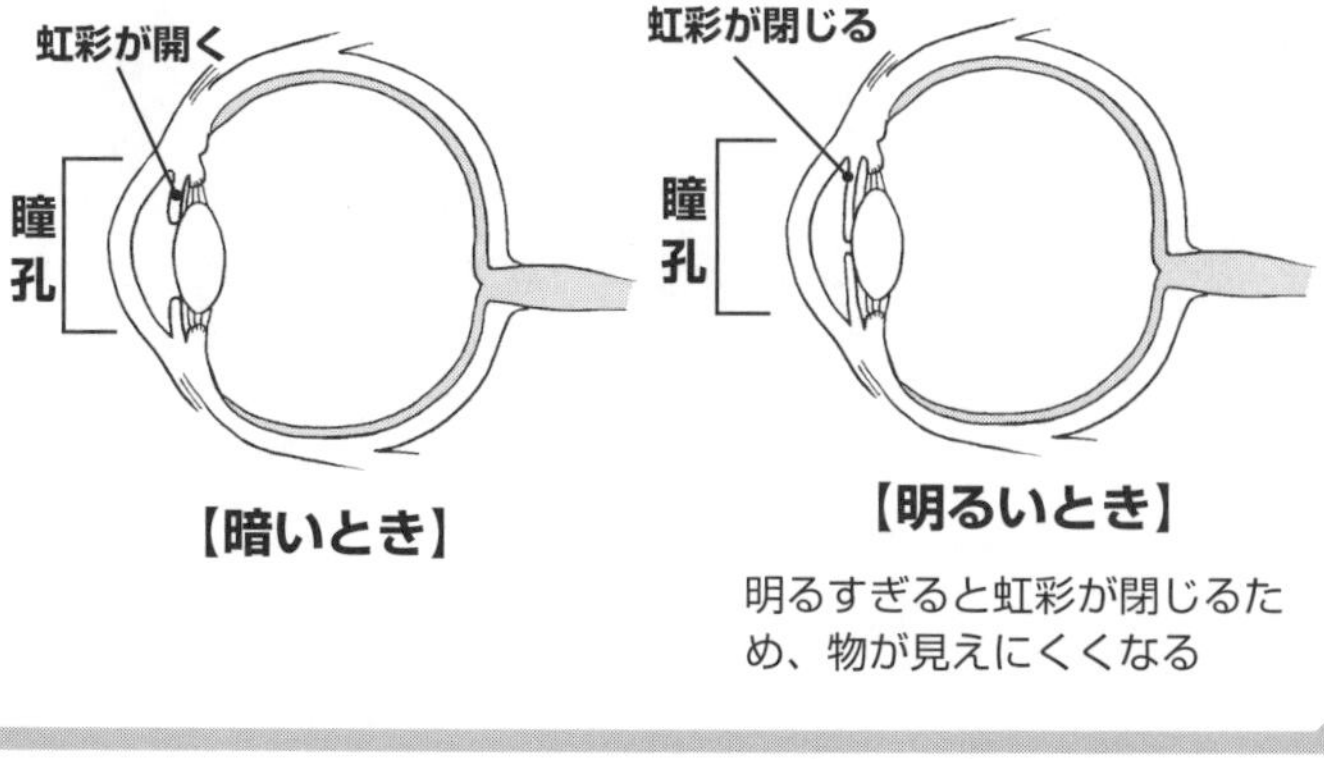

虹彩が開く
瞳孔
虹彩が閉じる
瞳孔

【暗いとき】

【明るいとき】

明るすぎると虹彩が閉じるため、物が見えにくくなる

涙が出てくるのはなぜ？

まばたきでつねに分泌される涙は、デリケートな目を守るバリア

悲しいとき、うれしいとき、人は涙を流しますが、それ以外にもつねに微量の涙が分泌され目の表面に潤いを与えています。体は皮膚で覆われ、外部からの刺激を阻止したり水分蒸発を防いでいますが、目には皮膚がありません。涙は、皮膚のかわりに目を守っているのです。

涙の大半は、上まぶたの裏にある**涙腺《るいせん》**から分泌される**涙液《るいえき》**でできています。眼球の粘膜を潤すほか、**角膜・結膜の栄養補給、殺菌作用、異物を洗い流す**など多くのはたらきを持ちます。この**涙液でできた水層**の外側には涙の蒸発を防ぐ**油《ゆ》層《そう》**、内側には、涙を目の表面にとどめておく粘液の**ムチン層**があり、この3層で構成されたわずか7ミクロンの膜が、目を保護しているのです。

涙を運ぶポンプの役目をしているのが、まばたきです。1分間に20回ほどまばたきをして、一日に**目薬20滴分**の涙を目の表面に送り出しつつ、古い涙をぬぐいさっています。古い涙は目の内側にある**涙《るい》点《てん》**というふたつの穴から鼻へと排出されます。最後は自然に蒸発しますが、大量に涙を流すと鼻水が出るのは、蒸発しきれない涙が鼻から出ているからです。

ワンポイント豆知識　泣くと気持ちいいのはなぜ？

いっぱい涙を流したあとって、なんだか甘い気分になって気持ちいいですよね。これは、涙や母乳、唾液《だえき》などに含まれるラクトフェリンというタンパク質の効果によるものといわれています。ある大学の動物実験で、ラクトフェリンにはモルヒネに近い鎮痛作用《ちんつうさよう》があるという結果が明らかになっています。赤ちゃんが母乳を飲んで安心するのも、この作用のおかげかもしれません。

涙は目のバリア

眼球表面を潤している涙。酸素や栄養の補給、殺菌、洗浄などデリケートな目を守る重要なはたらきを担っています。

涙の構造

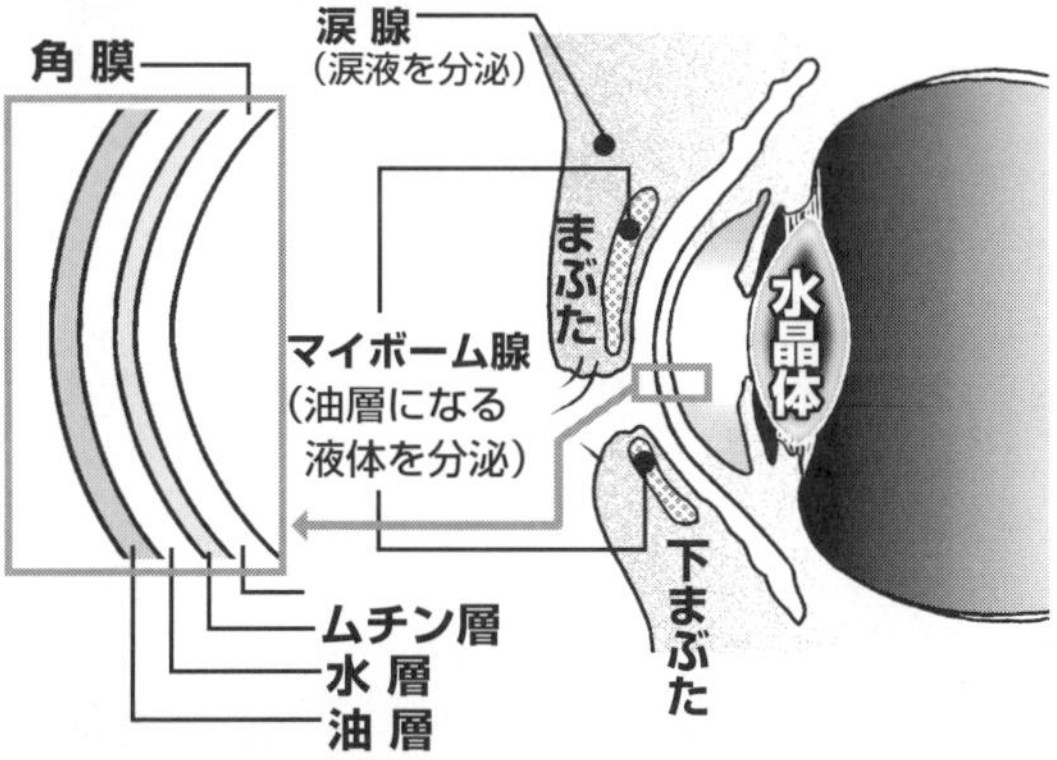
角 膜
涙 腺
（涙液を分泌）
まぶた
水晶体
マイボーム腺
（油層になる
液体を分泌）
ムチン層
水 層
油 層
下まぶた

涙の通り道

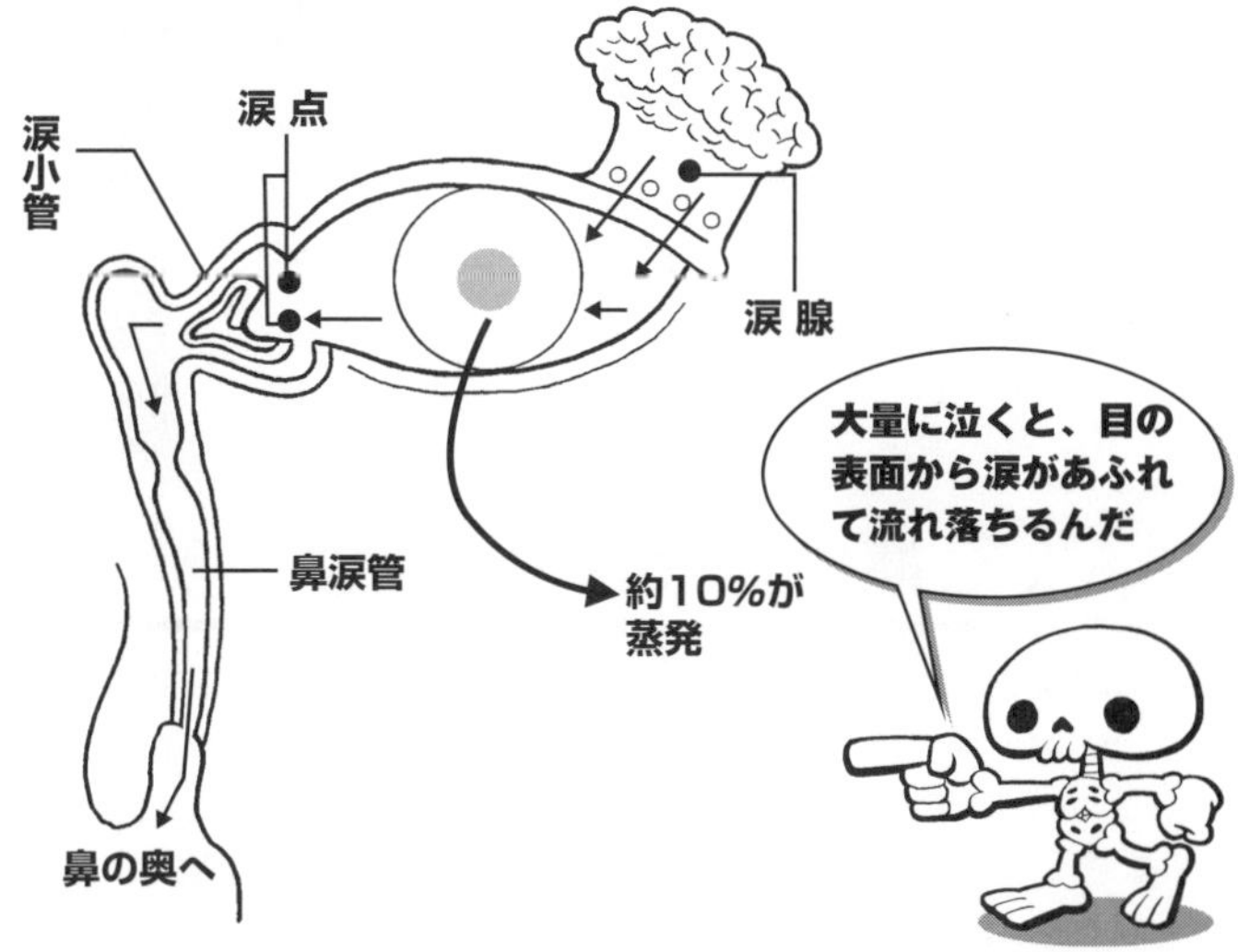
涙点
涙小管
涙腺
鼻涙管
約10%が
蒸発
鼻の奥へ
大量に泣くと、目の
表面から涙があふれ
て流れ落ちるんだ

嗅覚はデリケート

鼻の奥にある500万個の嗅細胞が複雑なにおいを判断

原始時代は身を守るために敏感だった人間の嗅覚《きゅうかく》も、文明の発達とともに退化してきました。それでも、食物の風味を感じるため、記憶や自律神経《じりつしんけい》を司る脳へのはたらきかけなど、現在でも生活するうえで重要な役割をはたしています。

においを感じるのは、鼻の奥上部にある**嗅覚器**。切手1枚分ほどの大きさのそこにはたくさんの**嗅細胞**《きゅうさいぼう》があり、空気に混じったにおいの分子を感知します。そして神経を通してその刺激が**大脳皮質**《だいのうひしつ》へと送られるのです。舌に、4つの味を感じる味蕾《みらい》があるように、嗅細胞も**7つの原臭**《げんしゅう》を感じるといわれています。ショウノウ、ジャコウ、芳香《ほうこう》、ハッカ、エーテル、刺激臭《しげきしゅう》、腐敗臭《ふはいしゅう》です。これらの組み合わせや割合により、脳がにおいを判断するのです。嗅覚の優れた犬の嗅細胞は1〜2億個、人は500万個しかありませんが、それでも**3千〜1万種類**のにおいを識別できるそうです。

このように敏感な嗅覚は、味覚や聴覚などほかの感覚に比べ疲労しやすい性質をもっています。同じにおいをずっとかいでいると、慣れて感じなくなってしまうのはそのためなのです。

ワンポイント豆知識

嗅覚には個人差がある

人間の嗅覚は、性別、年齢、体調、鍛練《たんれん》などによって、かなりの差があります。一般的に、男性よりも女性のほうが優れているといわれ、特に生理中や妊娠中は敏感になるようです。また、嗜好的《しこうてき》なものや種類による感度もマチマチで、ある人には悪臭《あくしゅう》に感じられるにおいが、別の人はにおい自体を感じなかったり、またはたまらなく好きなんてこともあるのです。

においを感じるしくみ

鼻の穴から入ったにおいの分子を、嗅細胞が受け取ります。
そこで7つの原臭に選り分けられた情報は神経を通り脳へ。

においの伝わる経路　嗅細胞➡嗅 球➡嗅覚野

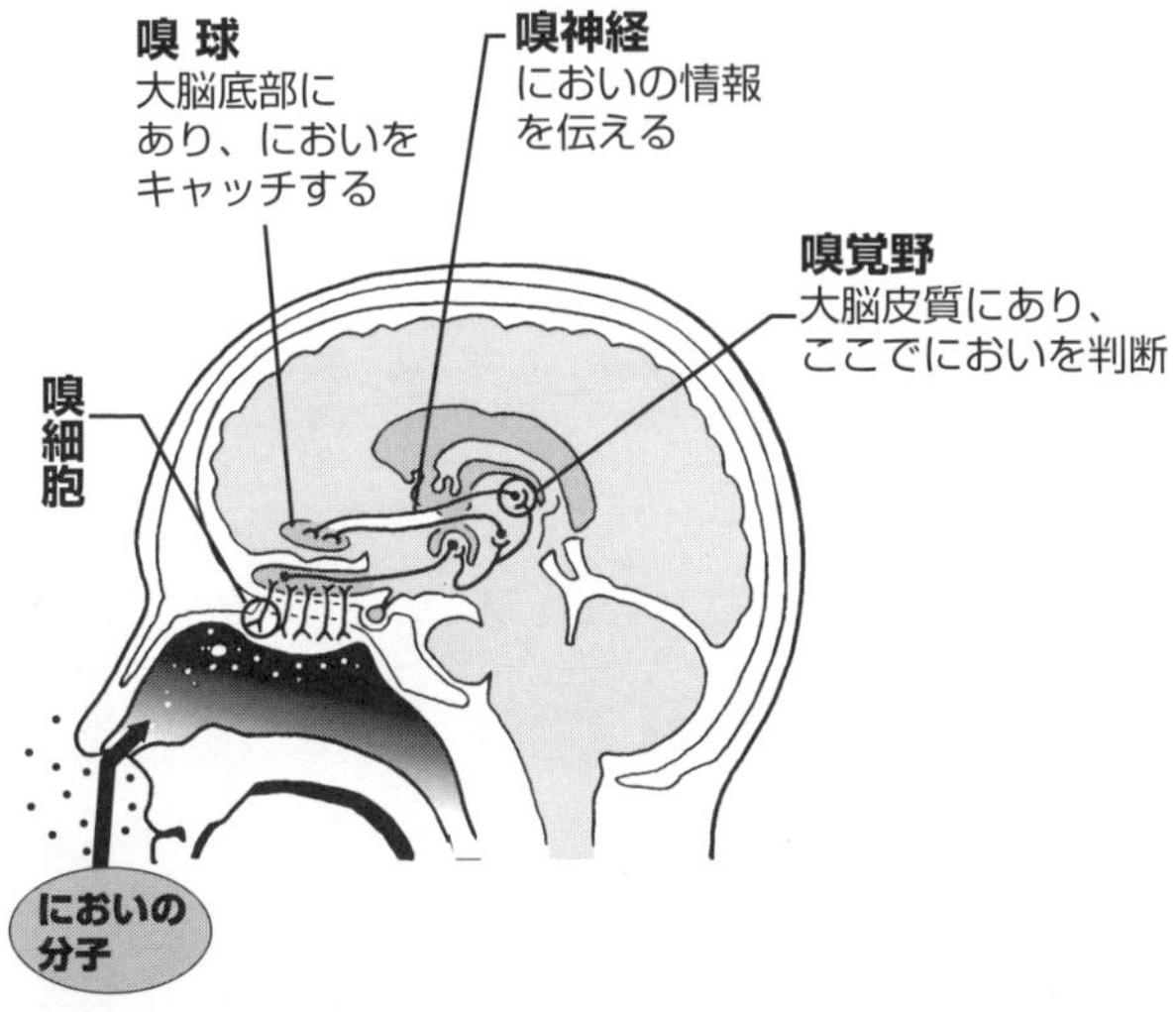

嗅 球
大脳底部に
あり、においを
キャッチする
嗅神経
においの情報
を伝える
嗅覚野
大脳皮質にあり、
ここでにおいを判断
嗅細胞
においの分子

嗅覚器のしくみ

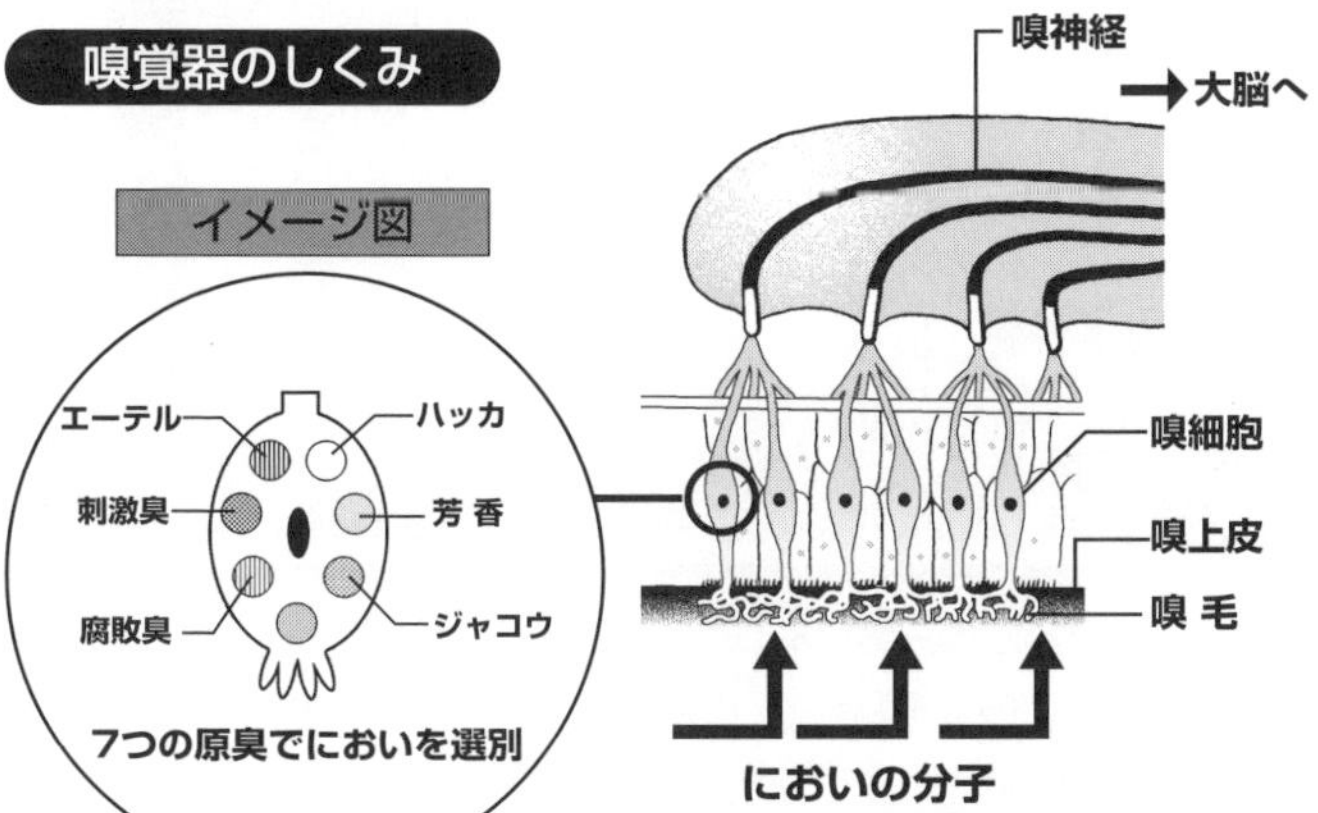

イメージ図
エーテル
ハッカ
刺激臭
芳 香
腐敗臭
ジャコウ
7つの原臭でにおいを選別
嗅神経
大脳へ
嗅細胞
嗅上皮
嗅 毛
においの分子

嗅毛が感知したにおいを嗅細胞の受容
器が選り分け、嗅球から脳へ送られる

舌は味センサー

味を感知している舌は、場所によって味覚が違う

私たちがものをおいしく食べられるのも舌があるからこそ。舌が受け取る味は、基本的に**塩味**《しおあじ》、**甘味**《あまみ》、**苦味**《にがみ》、**酸味**《さんみ》の４種で、その組み合わせによって味覚はつくられているのです。

舌の表面をよ～く見ると、ツブツブしたものが一面に並んでいます。これは**乳頭**《にゅうとう》といい、この粘膜にある、花の蕾の形をした**味蕾**《みらい》が**味を感じるセンサー**です。唾液《だえき》や水に溶けた食物の分子が味蕾の中の**味細胞**《みさいぼう》に入りこみ、神経を通って大脳に情報が送られて、味覚が認識されます。

乳頭には４種類あり、これが４種類の味を感じ分けているといわれています。おもに舌先にある**茸状乳頭**《じょうじょうにゅうとう》で甘味を、舌の両サイドと舌先にある**糸状乳頭**《しじょうにゅうとう》で塩味、舌の両サイドの**葉状乳頭**《ようじょうにゅうとう》で酸味、舌の奥にある**有郭乳頭**《ゆうかくにゅうとう》で苦味を感知します。同じ料理でも舌のどこで味わうかによって味が変わってくるというのです。

また、味覚は外からの刺激にもとても敏感です。視覚、嗅覚《きゅうかく》、舌触《したざわ》り、温度などの影響を受けやすい性質をもっています。目隠しをしたり風邪をひいて鼻が詰まっていると、あまり味が分からないのはこのためです。

ワンポイント豆知識

味の相互作用でより美味に

スイカに塩をかけたり、お汁粉《しるこ》に少量の塩を入れると甘味が増します。これは味の対比効果《たいひこうか》といい、2種類の異なる味が混ざったとき、強い味がよりひきたって感じられる現象です。これとは逆に、一方の味が他方の味を弱める、抑制効果《よくせいこうか》というのもあります。酢に塩を少し入れると酸味がマイルドになるのがこれ。料理の「隠し味」には、ちゃんとした根拠があったのです。

舌が味を感じるしくみ

舌表面のツブツブした乳頭は4つに分類され、種類ごとに分布。それぞれで違う味を感じているといわれています。

4つの味を別の部分で感知

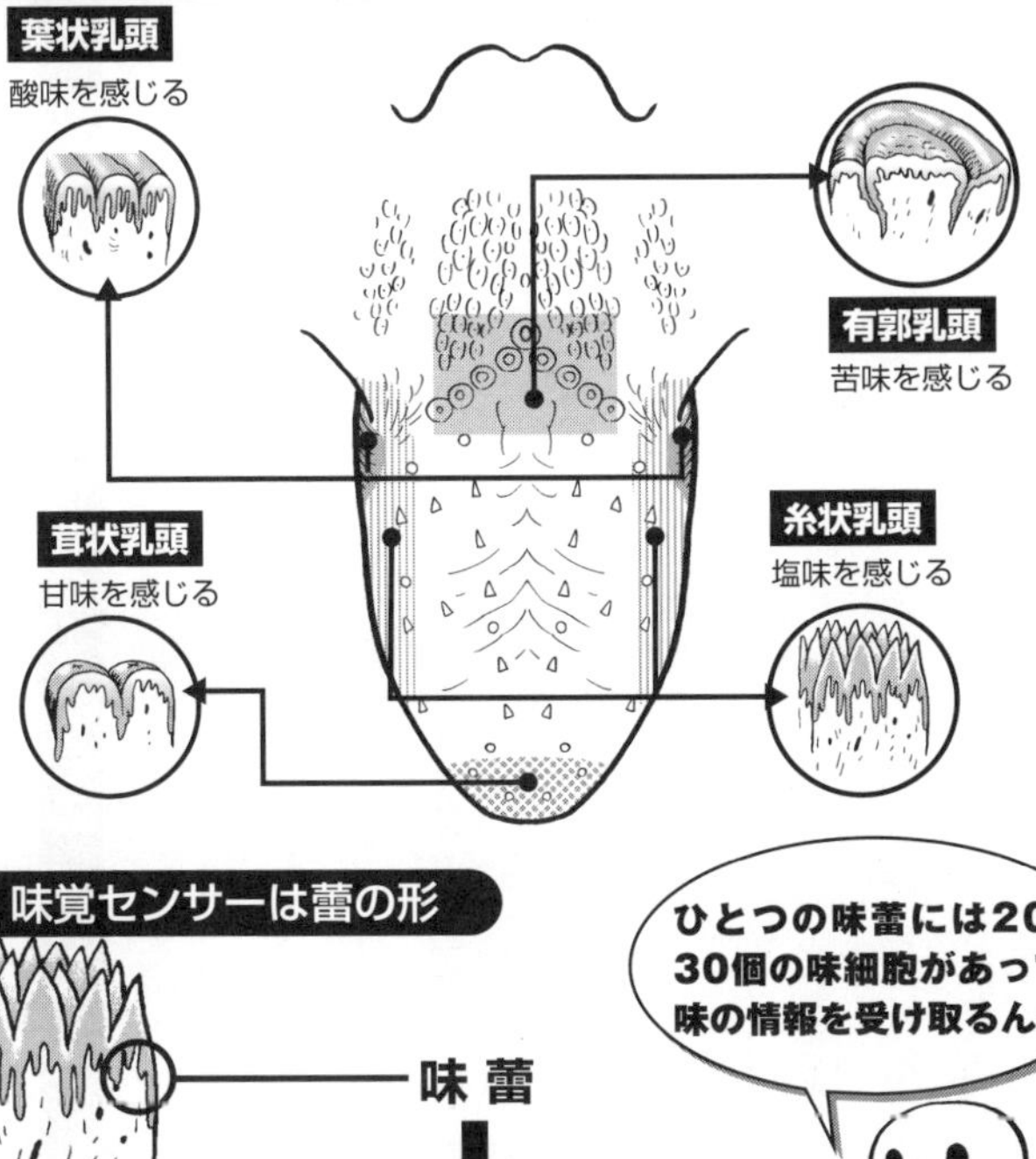

味覚センサーは蕾の形

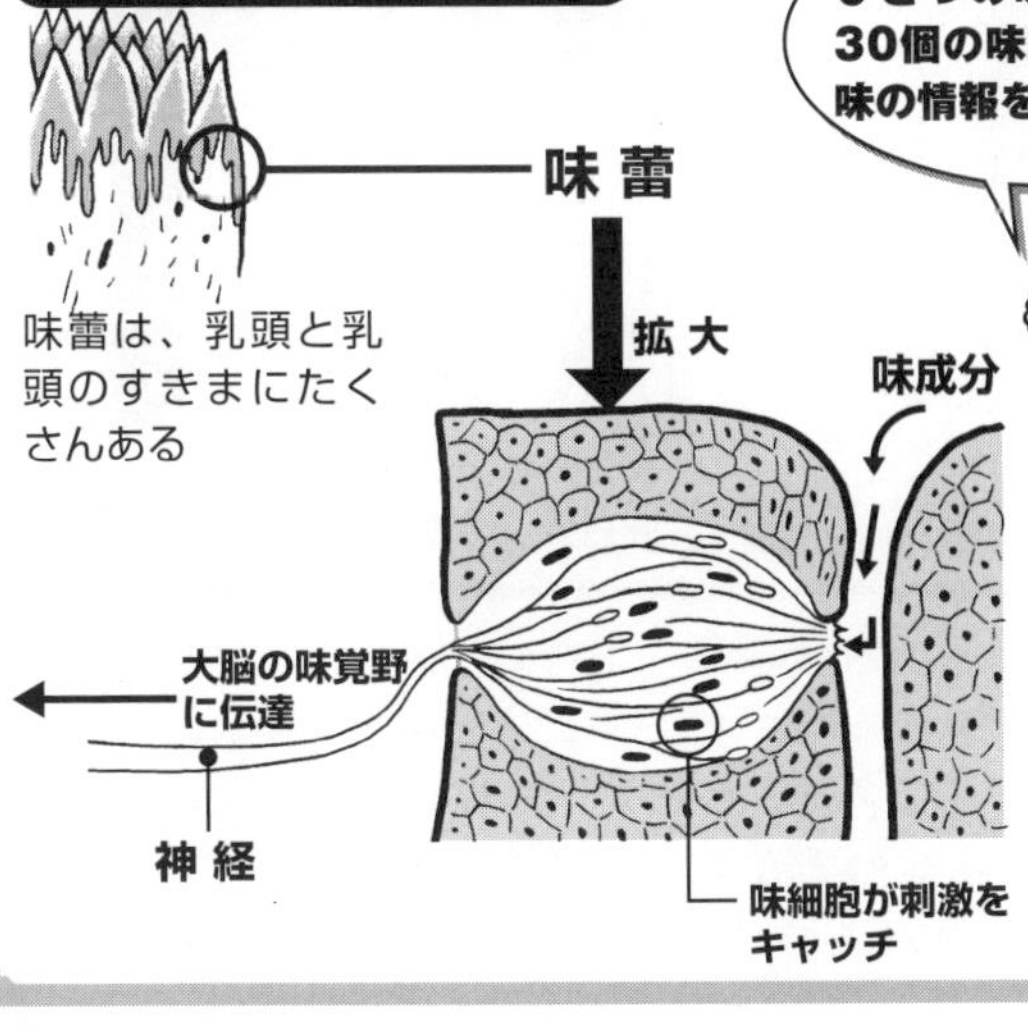

味蕾は、乳頭と乳頭のすきまにたくさんある

大脳の味覚野に伝達

味細胞が刺激をキャッチ

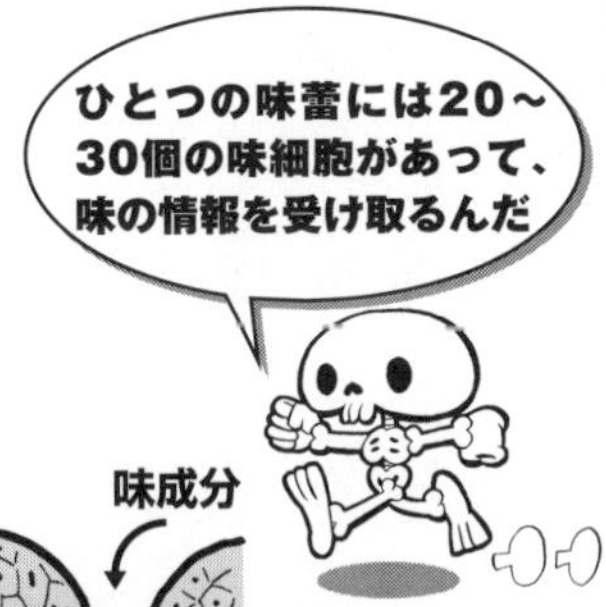
ひとつの味蕾には20～30個の味細胞があって、味の情報を受け取るんだ

声の原理は筋肉のふるえ

のどにある筋肉“声帯”のしくみはギターの弦と似ている

声を出しているのはのどにある**声帯**《せいたい》という器官です。もともと音とは、空気の振動です。**吸い込んだ空気を声帯で震えさせることにより、声が出ています。**

声帯は、気管の入り口、ちょうどのどぼとけの位置にあり、**2組の筋肉のヒダ**でできています。このヒダとヒダの間を**声門**《せいもん》といい、ここが開いて空気が流れることで、私たちは呼吸をしてます。声を出すときは、このすきまが小さくなり、その狭いすきまに急激に空気が通ることによってヒダの上の粘膜《ねんまく》に振動が生じるのです。この空気の振動が咽頭《いんとう》を通り、口腔《こうくう》と鼻腔《びくう》に送られ、そこで共鳴《きょうめい》しあって人の声となります。共鳴とは、音が四方に拡散してぶつかり反射を繰り返して音が増幅《ぞうふく》すること。口を大きく開けて共鳴できるスペースを広げれば、音の増幅も大きくなり、大きな声が出るのです。

声の高低を左右しているのは**声帯の状態**で、その原理は**ギターの弦**とよく似ています。弦を強く張ると高い音が出るように、声帯も緊張させるほど声が高くなるのです。また、長く太い弦ほど低い音が出ますが、男性の声が低いのは女性に比べて**声帯が長くて太い**からなのです。

ワンポイント豆知識

歌は練習するほど上手くなる？

声帯には前後から斜めに交差する筋肉繊維が走っています。話すときにはほとんど使われていないこの筋肉が、音の高さを変化させています。筋肉をしっかりと発達させ、思ったとおりにコントロールできるようになると、音の高さを自由に変えることができるようになります。 同じように歌っていても、プロの音程が安定しているのは、この筋肉の訓練の成果なのです。

声の出るしくみ

のどの左右の壁から突き出た筋肉のヒダが声帯。空気がヒダを振るわせた音が口や鼻を通り、初めて声になります。

のどのしくみ

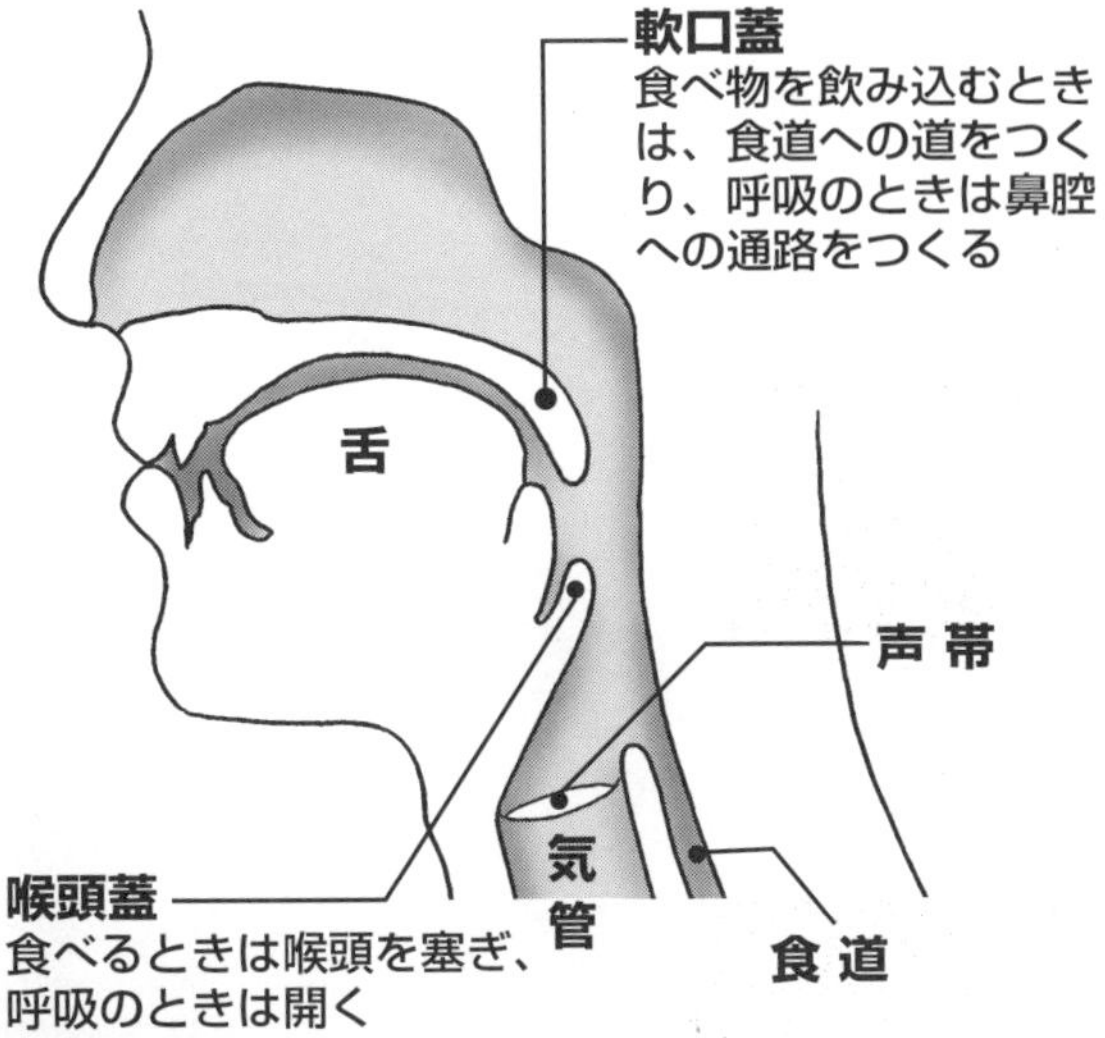
軟口蓋
食べ物を飲み込むときは、食道への道をつくり、呼吸のときは鼻腔への通路をつくる
舌
声 帯
気管
食 道
喉頭蓋
食べるときは喉頭を塞ぎ、呼吸のときは開く

声帯の構造

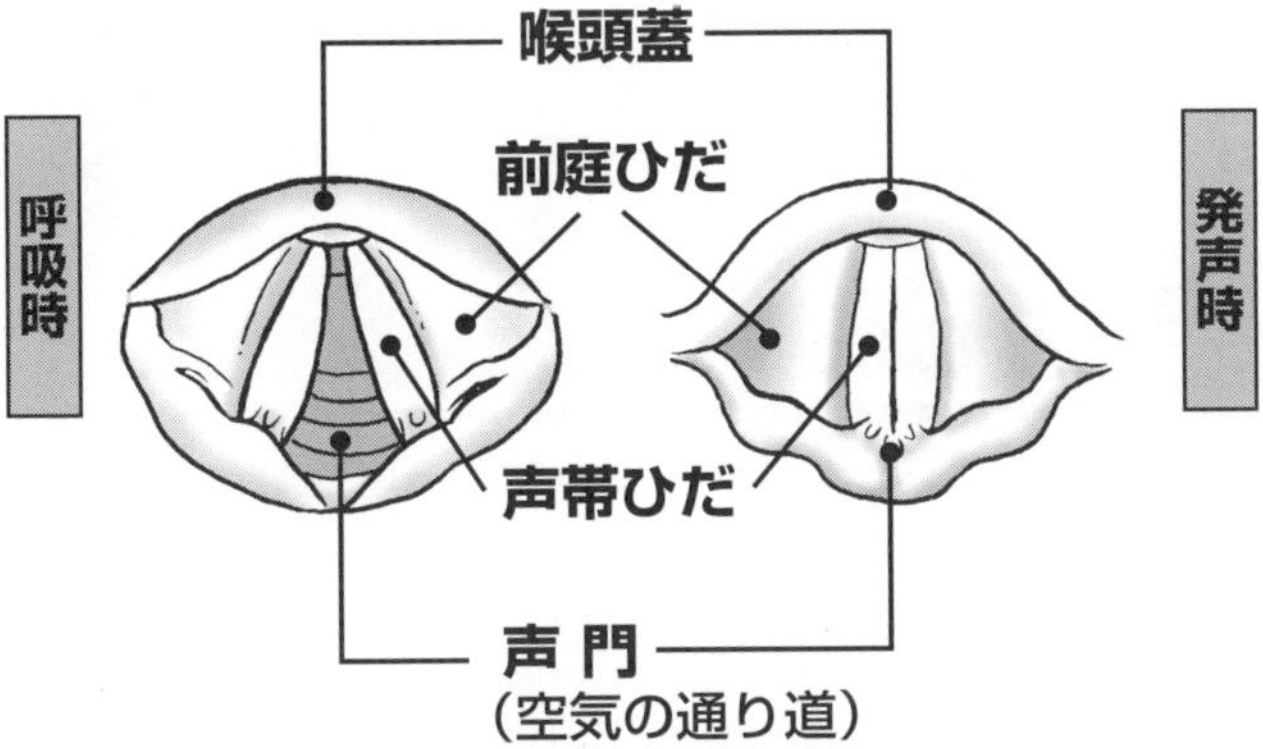
呼吸時
発声時
喉頭蓋
前庭ひだ
声帯ひだ
声 門
（空気の通り道）

音を聞く耳のシステム

音を感知するのは、耳の奥にあるカタツムリ

音は空気の振動によってつくられます。この振動の**周波数《しゅうはすう》**を耳がとらえて、音として認識されるのです。私たちが普段耳と思っているところは**耳介《じかい》**といい、**音を集める場所**。耳のほんの一部分でしかありません。耳は外側から、**外耳《がいじ》、中耳《ちゅうじ》、内耳《ないじ》**の3つに分かれていて、一番複雑なのが奥にある内耳。音を聞いたりバランスをとる役目はここでしているのです。

まず、外耳の耳介で音の振動を拾い、長さ3～4㎝の**外耳道《がいじどう》**を通ります。この通路のつきあたり、外耳と中耳の境にあるのが**鼓膜《こまく》**です。大きな音は大きく、高い音は小刻みに鼓膜が震えて、3つの小さな骨でできた**耳小骨《じしょうこつ》**に伝わります。さらに、耳小骨の振動が内耳にあるカタツムリのような**蝸牛《かぎゅう》**に伝えられます。蝸牛はグルグルとしたうずまき型の管になっていて、ここに、**音を識別する感覚細胞**があるのです。この管はリンパ液で満たされており、このリンパ液の揺れで**感覚細胞が刺激され、神経を通り脳に音が伝達**されます。

ちなみに、耳がふたつあるのは、左右の耳に届く微妙な時間差で、**音の方向を聞き分ける**ためです。

ワンポイント豆知識

聞こえない音を感じてリラックス

音の正体は、空気の振動でできた音波という波ですが、この波の振動の幅（ヘルツ）で音の高低を、波の高低（デジベル）で音の強弱を感じます。人間が感知できるのは、振動数20～2万ヘルツ。音として認識できない高周波を聞くと、α波という脳波が発生して、脳はリラックスした状態になります。小川のせせらぎやそよ風などで癒されるのは、それが高周波だからです。

耳の内部へ音を伝達

耳介で集めた音の振動は、外耳→中耳→内耳とリレー形式で伝わっていき、内耳の蝸牛で識別されます。

音の振動をリレー形式で内部へ伝えている

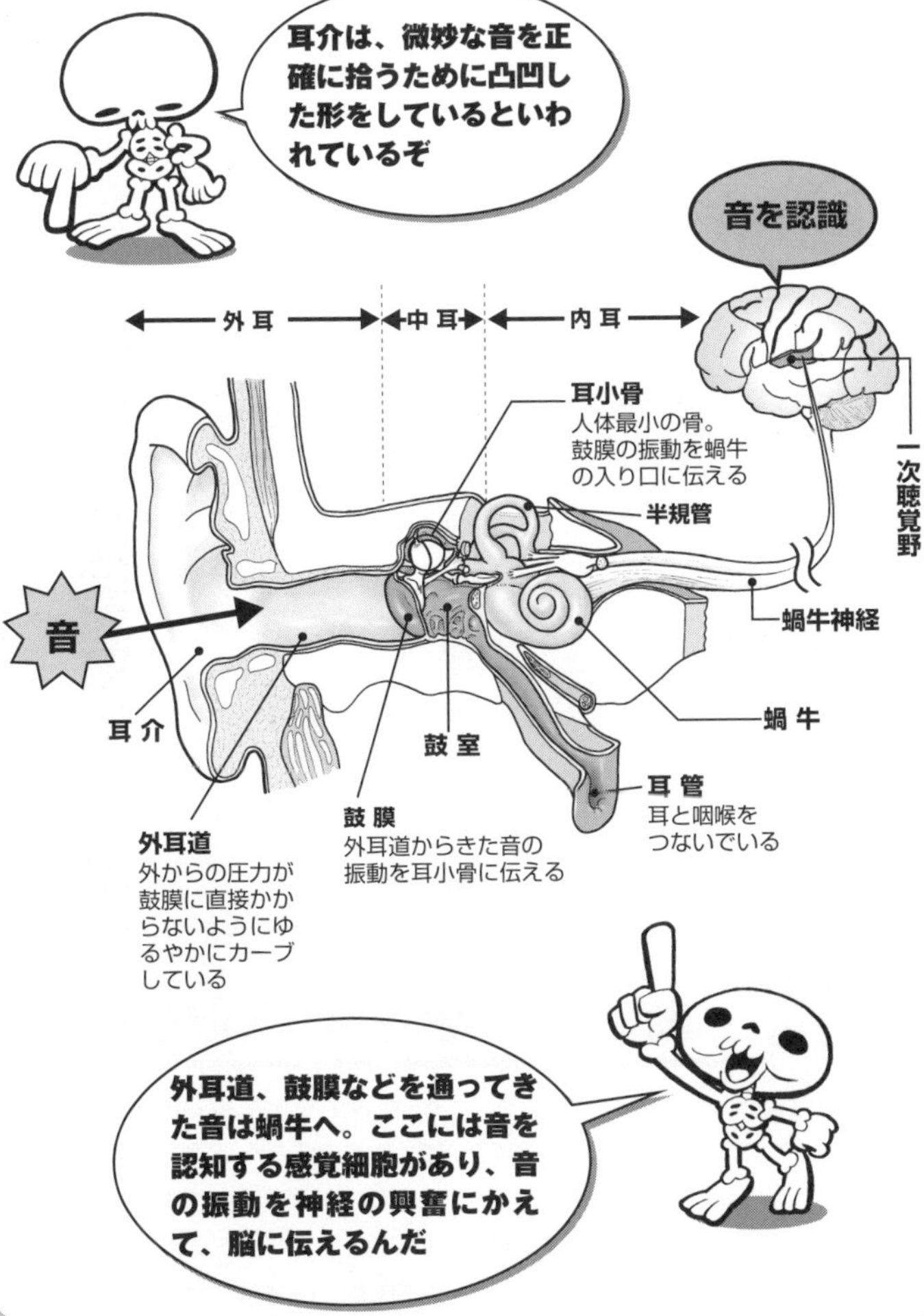

耳介は、微妙な音を正確に拾うために凸凹した形をしているといわれているぞ
音を認識
外耳
中耳
内耳
耳小骨
人体最小の骨。鼓膜の振動を蝸牛の入り口に伝える
一次聴覚野
半規管
蝸牛神経
音
耳介
鼓室
蝸牛
耳管
耳と咽喉をつないでいる
鼓膜
外耳道からきた音の振動を耳小骨に伝える
外耳道
外からの圧力が鼓膜に直接かからないようにゆるやかにカーブしている
外耳道、鼓膜などを通ってきた音は蝸牛へ。ここには音を認知する感覚細胞があり、音の振動を神経の興奮にかえて、脳に伝えるんだ

耳が詰まるってどういうこと？

高い所に行くと耳がツーンとするのはなぜ？

電車でトンネルに入ったときや高層ビルのエレベータの中で、耳がツーンとなった経験は誰でもあるはず。これは、気圧の変化が原因でおこる現象です。目に見えず、気圧とは**空気が押す力**のこと。目に見えず、普段あまり感じませんが、私たちはつねに空気に押されているのです。

気圧は、高い所に行くほど弱くなります。山の上や飛行機の中でお菓子の袋がパンパンになるのは、袋の中の気圧が外よりも強くなるため。これと同じような現象が耳の中でも起こるのです。空気が鼓膜《こまく》を**外から押す力**より、**内側から押す力**のほうが強くなった差によって、耳の中に違和感が生じます。鼓膜が一方に押しやられた状態では、振動もうまく行なわれないため、音も聞こえづらくなるのです。これが、**耳が詰まるという状態**。

これを直すためには耳の中の空気を通りやすくしてあげることです。耳には、鼻やのどへつながっている**耳管**《じかん》という通路があり、普段は閉じています。ツバを飲んだり口を大きくあけると、この耳管が開き、空気の入れ替えができるのです。すると鼓膜の内と外の圧力も元の状態に戻り、不快感もなくなります。

ワンポイント豆知識 耳詰まりは水の中でも起こる

水中でも、地上と同様に水圧という圧力がかかります。地上では高い所ほど気圧が弱く、鼓膜を中から押す力が強くなりますが、水の中はこれとは逆に、深くなればなるほど水圧が強くなるのです。そのため、鼓膜を外から押す力の方が勝り、耳が詰まった状態になります。ダイビングに耳抜きが必要なのは、水圧による耳の違和感をなくして快適に泳ぐためです。

耳が詰まるしくみ

耳の内側と外側にかかる気圧に差が生じると、鼓膜が力の強い方におされてうまく振動できなくなり、耳が詰まります。

鼓膜にかかる気圧の差が原因

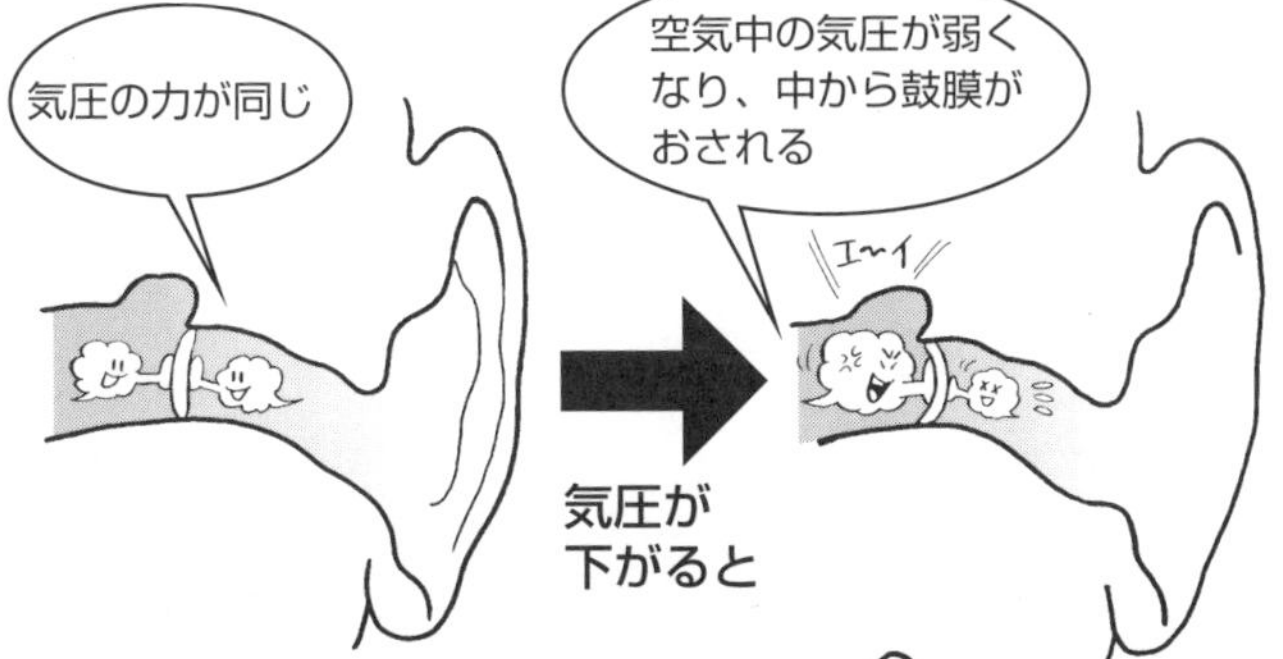
気圧の力が同じ
空気中の気圧が弱くなり、中から鼓膜がおされる
エ〜イ
気圧が下がると

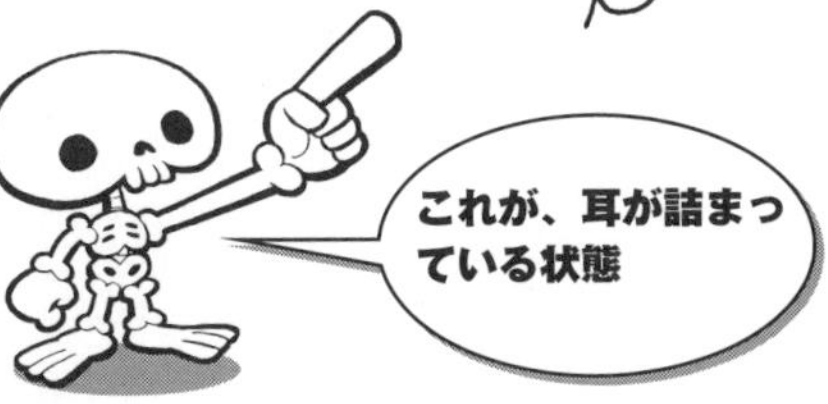
これが、耳が詰まっている状態

耳詰まりを直すには…

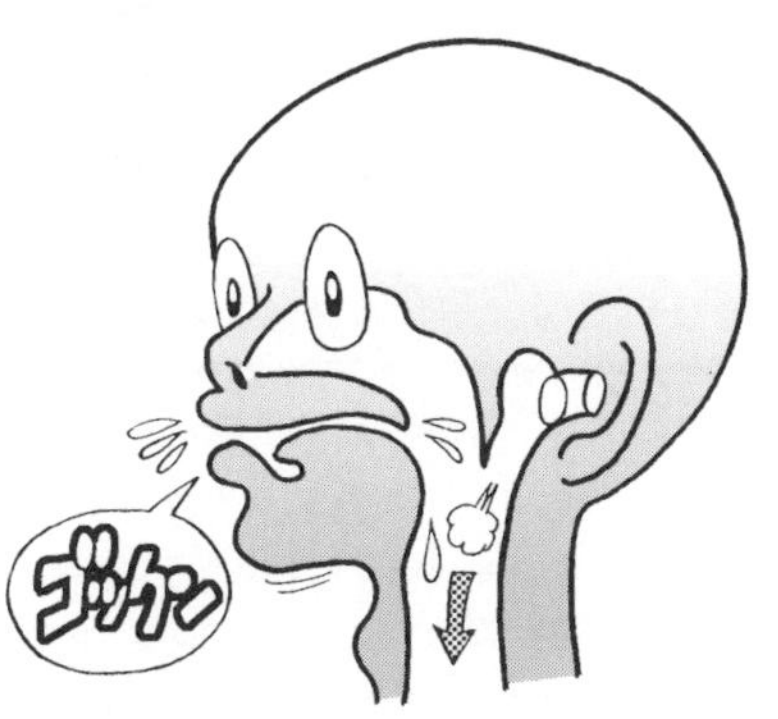
ゴックン

つばを飲んだり鼻をつまんで、耳の中の空気の通りをよくすると、中耳にある空気が耳管を通って抜ける。これで外側の気圧と同じになり、鼓膜が正常な状態に戻る

平衡感覚は耳にあり

体がバランスをとれるのは、耳にある平衡器のおかげ

耳には音を聞く以外に重要なはたらきがあります。それは体のバランスを保つための**平衡器**《へいこうき》の役目。蝸牛《かぎゅう》の隣にある、**三半規管**《さんはんきかん》と**前庭**《ぜんてい》という器官で行なわれます。

三半規管は、知恵の輪のように組み合わさった3つの管でできています。この管の中はリンパ液で満たされ、ふくらんだ一端に感覚毛《かんかくもう》の生えた細胞があります。頭が回転するとリンパ液が流れて感覚毛を刺激し、**頭がどの方向に動いているか**を感知するのです。

前庭は、3つの半規管が交差する場所にあり、**卵形嚢**《らんけいのう》と**球形嚢**《きゅうけいのう》という、感覚毛の生えたふたつの袋状の器官で構成されています。この袋の上には**耳石**《じせき》という小さな石が並んでいて、頭が傾くと耳石が重力にひかれて動き、感覚毛を刺激します。卵形嚢には体に対して水平に、球形嚢には垂直に位置して、このふたつの組み合わせによって**体の傾き具合**を測定するのです。

三半規管と前庭で感じ取った情報は、神経を通り大脳の**体性知覚野**に伝えられます。そして体の各器官に脳が指令をだして、バランスを保っているのです。

ワンポイント豆知識

乗り物酔いと平衡器の関係

車や電車、船などに乗ると酔うことがあります。これは、乗り物の不規則な揺れによって、三半規管と前庭が過剰に刺激されるため。さらに、乗り物から見る外の景色はたえず動いていますが、体は静止している状態です。この視覚からの情報と、平衡器の感覚とに生じるズレも影響して、三半規管や前庭が混乱するために、乗り物酔いが起こるのです。

バランスを保つしくみ

耳の三半規管と前庭器官にあるリンパ液。これが体の揺れに合わせて流れ、刺激された感覚毛が動きを感じ取ります。

三半規管と前庭の構造

体の回転や加速を感じる

三半規管では、自分が現在どの方向に動いているのか、前庭では体の傾き具合を感知します

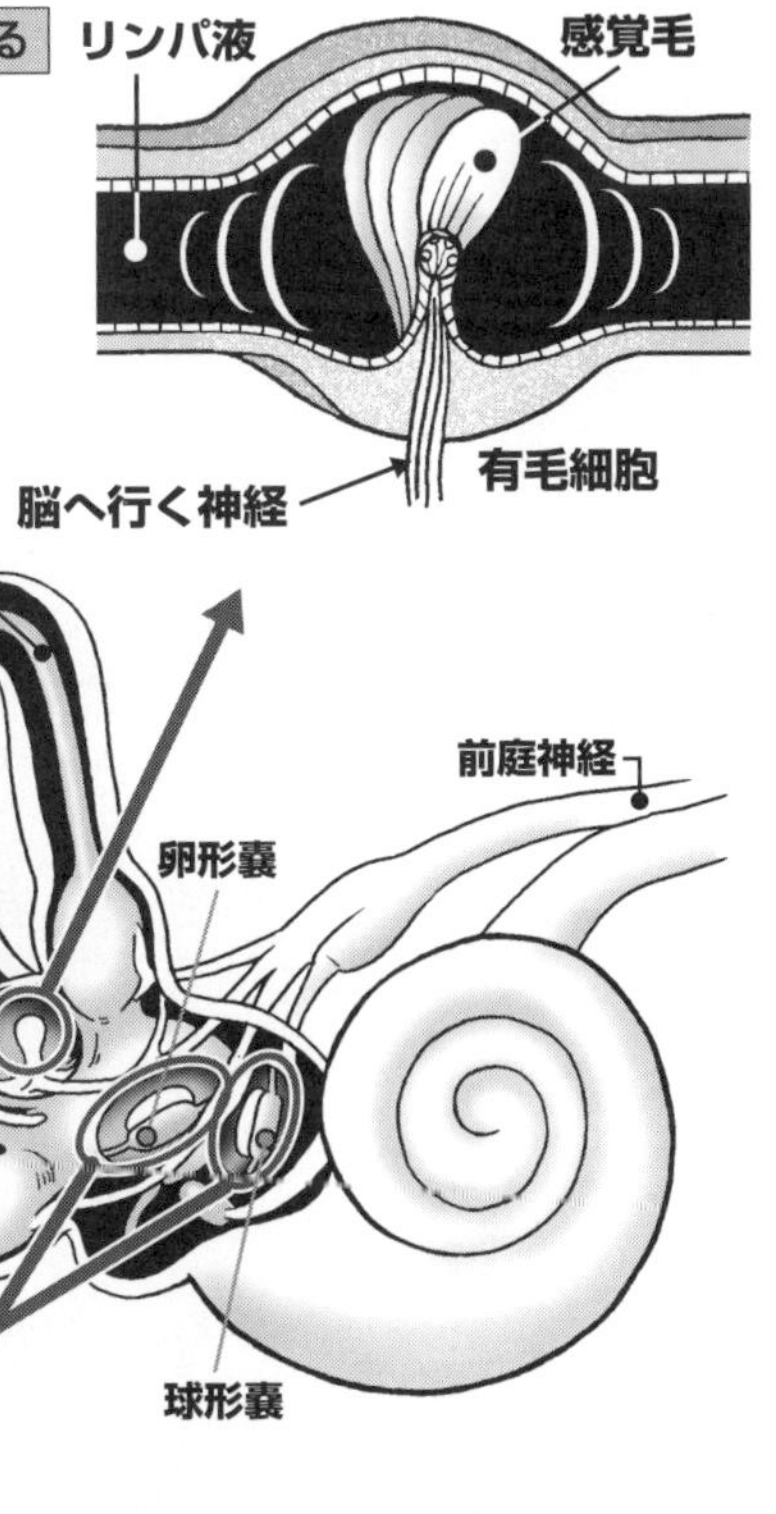

リンパ液
感覚毛
有毛細胞
脳へ行く神経
前半規管
前庭神経
後半規管
卵形嚢
外側半規管
球形嚢

体の傾きを感じる

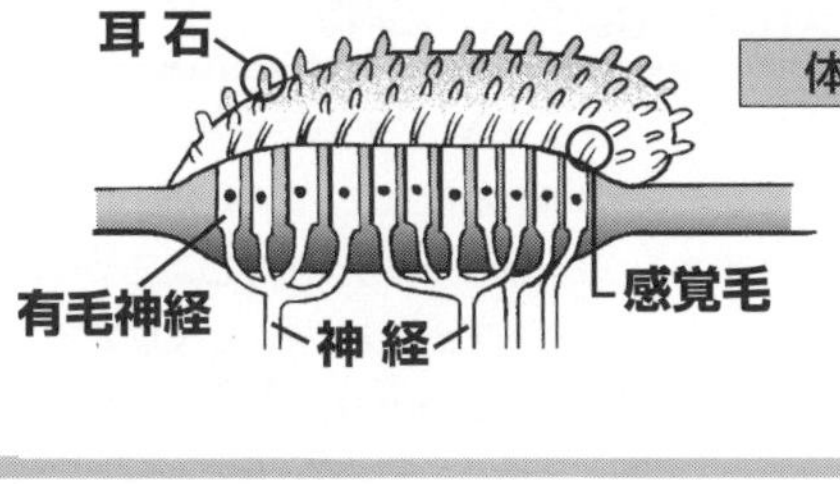

耳 石
有毛神経
感覚毛
神 経

体温調節を司る皮膚

夏は涼しく、冬は暖かい。皮膚は超ハイテクなスーツ

私たちの体を覆っている皮膚。一見ペラペラの膜のようなこの皮、じつは伸ばすと畳一畳ほどになり、重さは2.5〜4㎏もあります。そしてこの皮膚は、あなたのワードローブの中にあるどんな服にも負けない**高性能スーツ**なのです。

まずはサイズ。どんな高級ブティックのオーダーメイドもかなわないほど、自分の体にフィットしているはず。そして、夏は涼しく、冬は暖かい機能が自動的に備わっています。皮膚の**真皮**《しんぴ》というところに感覚受容器があり、暑さや寒さをとらえて**体温調節**をするようにはたらきかけるからです。この情報が脳の**視**《し》**床**《しょう》**下**《か》**部**《ぶ》にある**体**《たい》**温**《おん》**中**《ちゅう》**枢**《すう》に伝えられ、暑いときは皮膚の血管を拡張させたり汗を出すように命令して体温を下げるのです。逆に寒いと感じたら、血管の収縮や鳥肌を起こして熱を逃さないようにします。

それ以外にも皮膚は、痛覚や触覚で外部からの危険をキャッチしたり、ばい菌の侵入や感染を防いだりと大活躍。しかも、つねに新しい細胞がつくられ、およそ**28日周期で再生**されるのです。一生使えるこの人体スーツ、清潔に保って大事にしましょう。

ワンポイント豆知識

熱いお風呂が痛いわけ

熱〜いお風呂に入ったとき、チクチクジンジンした刺激を感じませんか？これは、暑さを感じる温覚と寒さを感じる冷覚が、16〜40℃でよくはたらき、それ以上やそれ以下の温度になると、痛覚がはたらくから。人間の防衛本能が機能して、痛みを感じさせることにより、高温・低温によるやけどの危険を知らせてくれているのです。氷を触ると痛いのも、このためです。

全身を包む皮膚は多機能

皮膚は三層構造で体を覆い、外部の刺激から守ります。温度変化を察知して、視床下部に体温調節の指示も。

皮膚の構造

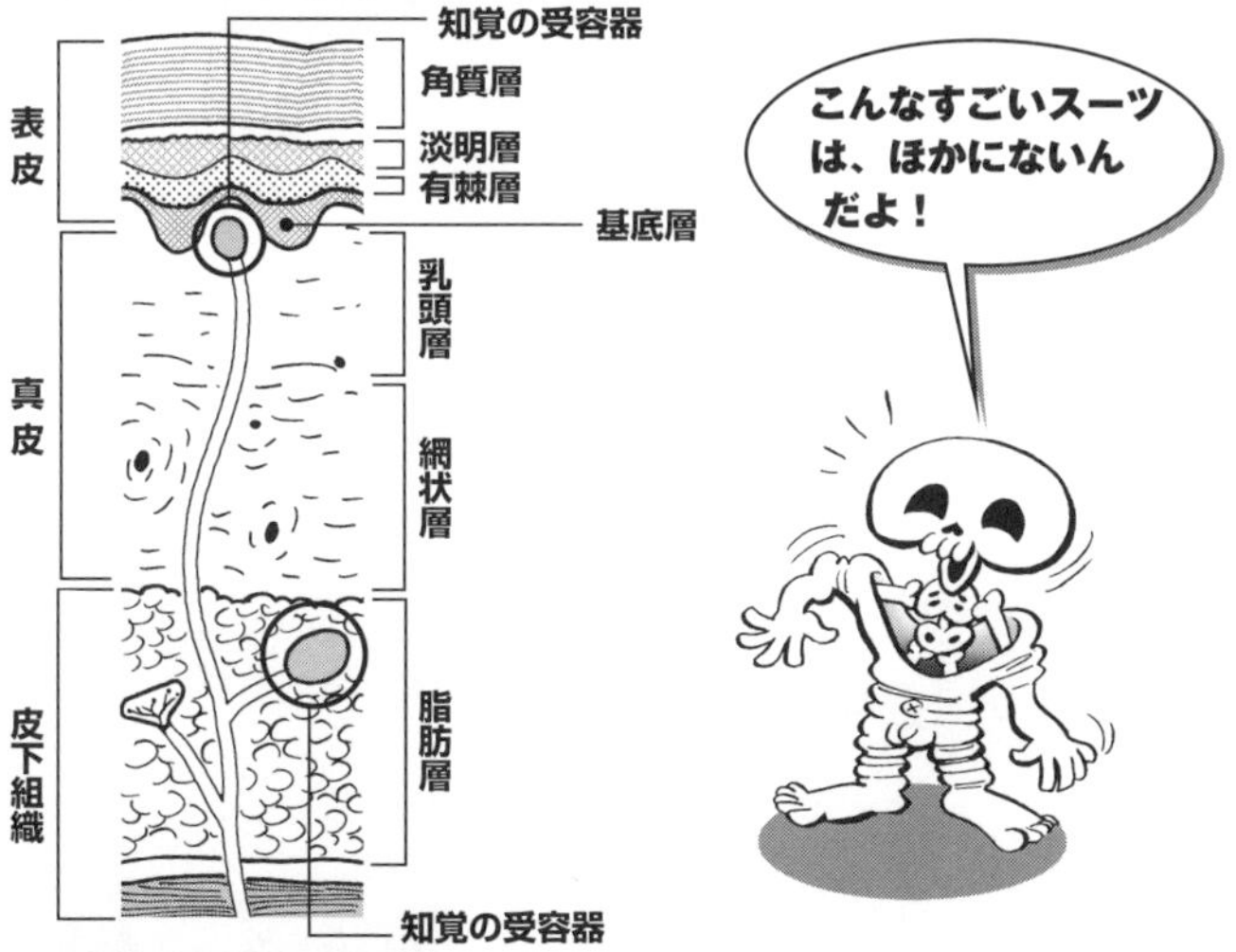
知覚の受容器
表皮
角質層
淡明層
有棘層
基底層
真皮
乳頭層
網状層
皮下組織
脂肪層
知覚の受容器
こんなすごいスーツは、ほかにないんだよ！

体温調節のしくみ

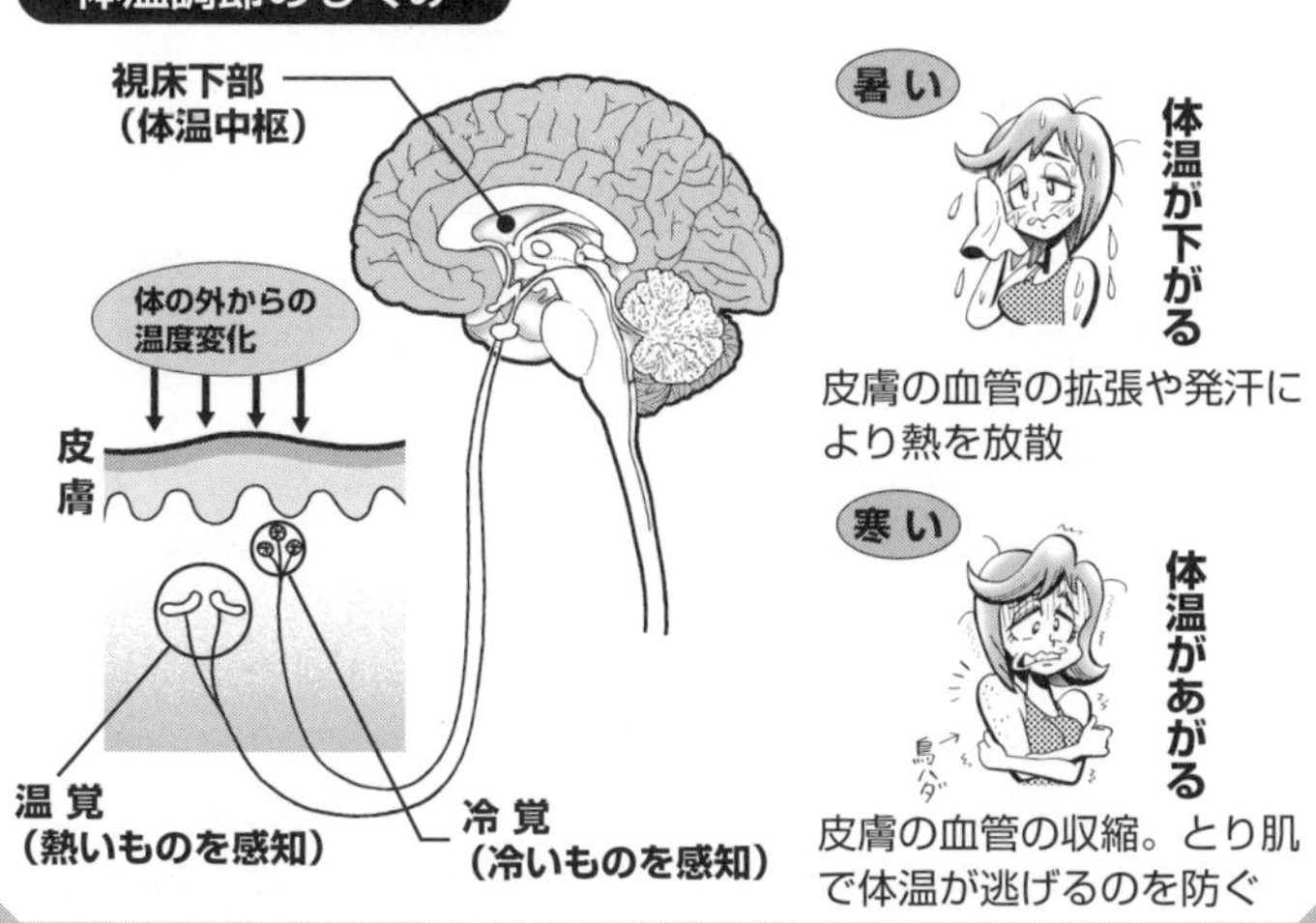
視床下部
（体温中枢）
体の外からの温度変化
皮膚
温覚
（熱いものを感知）
冷覚
（冷いものを感知）
暑い
体温が下がる
寒い
体温があがる
鳥ハダ

暑い：皮膚の血管の拡張や発汗により熱を放散

寒い：皮膚の血管の収縮。とり肌で体温が逃げるのを防ぐ

紫外線にご用心

たかが日焼けとあなどれない、紫外線が死を招く!?

太陽の光は地球や生物の生命活動に欠かせない大切なものです。しかし、生物にとって都合の悪い**光成分《ひかりせいぶん》**も含まれています。それが、**紫外線《しがいせん》**です。

紫外線には、光の波長が異なる3種類あり、波長がもっとも短い**C波**はオゾン層でさえぎられます。私たちに影響を及ぼすのは、90～95％を占める、もっとも波長の長い**A波**と、一部の**B波**なのです。

A波は皮膚《ひふ》深くに進入し、肌のハリを保つ繊維《せんい》を傷つけます。それが小じわなどの**肌老化の原因**です。しかし、それよりも恐ろしいのがB波。オゾン層でほとんど吸収され、地表に届くのは一部ですが、強大なエネルギーを持つため、有害作用はA波の**1000倍**といわれています。日焼けによる赤みや炎症《えんしょう》、シミの生《せい》成《せい》を促すなど肌トラブルをはじめ、細胞にダメージを与え**免疫力《めんえきりょく》を低下**させたり、遺伝子を傷つけて**皮膚がんを引き起こしたり**もします。さらに、目に吸収されると**白内障《はくないしょう》のリスクも高まる**のです。

このように恐ろしい紫外線の唯一のメリットはビタミンDの生成ですが、これも1日10～20分、顔や手の甲に浴びれば十分といわれています。

ワンポイント豆知識　日焼け止めのSPFとPAって何？

SPFは紫外線B波をカットする力で、数値で表します。日焼けが起こるまでの時間を素肌と比べて何倍伸ばせるかの目安で、2と書いてあれば2倍。50が日本化粧品工業連合会の統一基準で定められた上限値です。PAはA波の防止効果があり、＋の数を3段階で表示しています。ともに数が多いほど高い効果がありますが、高すぎても肌に負担がかかるので、選ぶときは慎重に。

紫外線が怖いわけ

光エネルギー量の多いA波と力の大きいB波。この2種の有害紫外線が皮膚に侵入して細胞や繊維を傷つけます。

紫外線が皮膚に与える影響

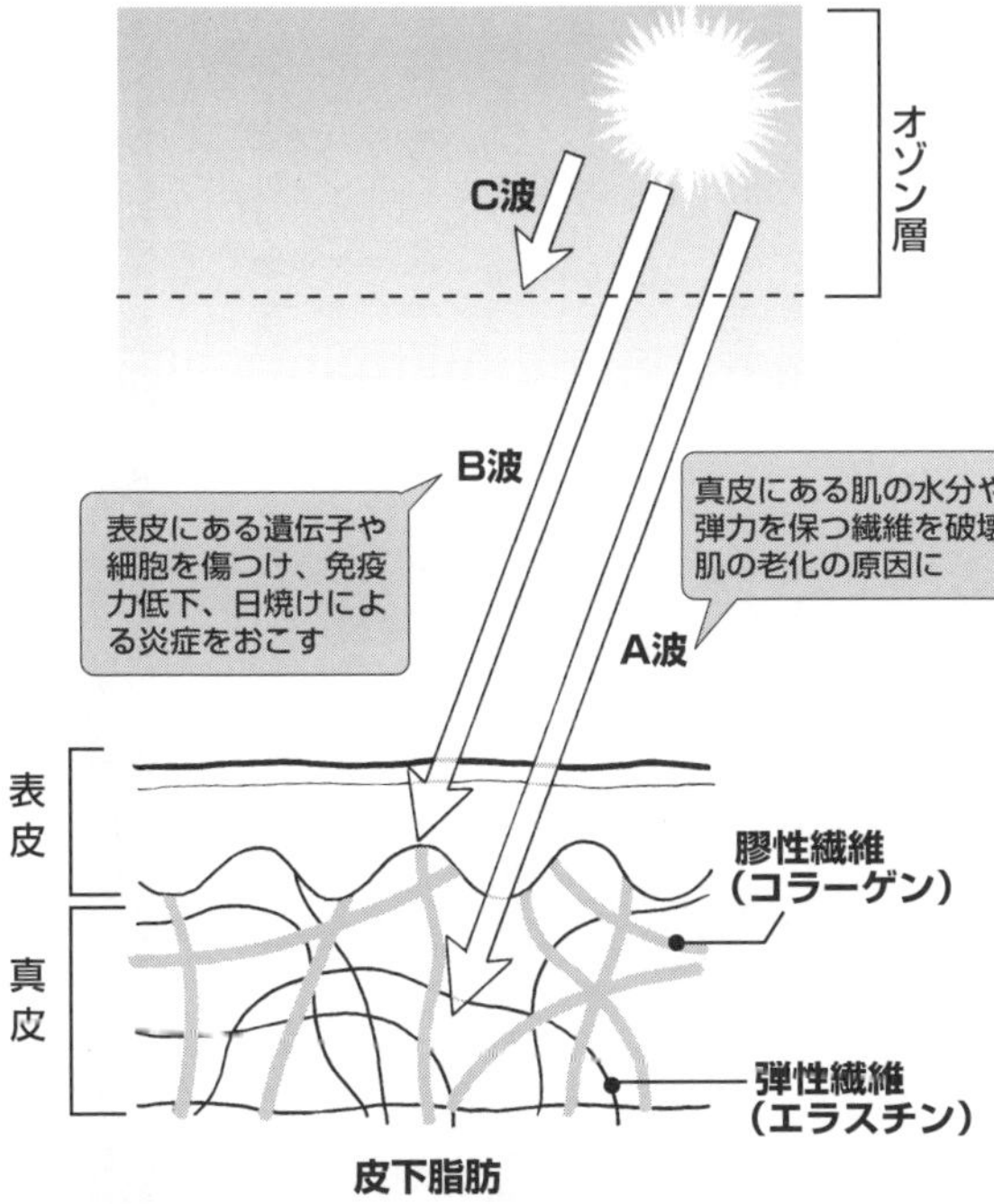
オゾン層
C波
B波
表皮にある遺伝子や細胞を傷つけ、免疫力低下、日焼けによる炎症をおこす
真皮にある肌の水分や弾力を保つ繊維を破壊。肌の老化の原因に
A波
表皮
真皮
膠性繊維（コラーゲン）
弾性繊維（エラスチン）
皮下脂肪

紫外線を過度に浴びると……

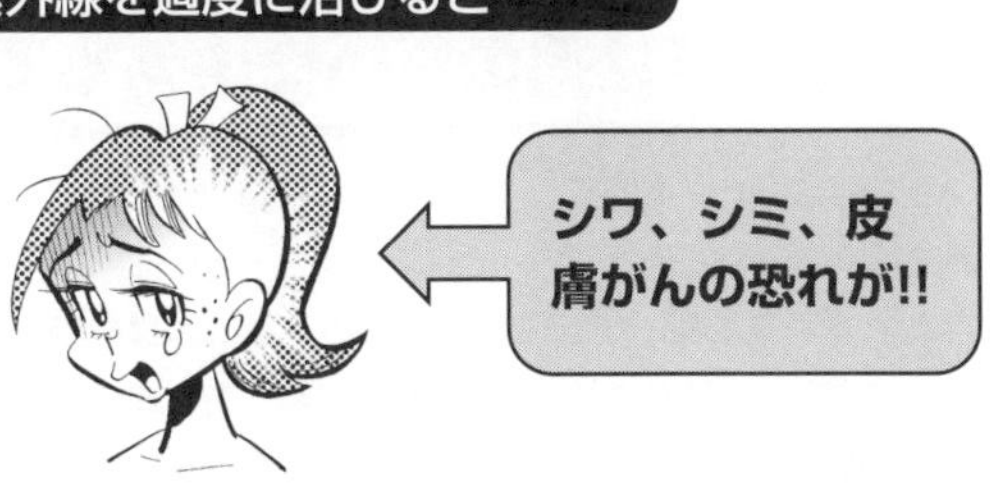
シワ、シミ、皮膚がんの恐れが!!

男性だけがなぜハゲる？

バーコードヘアは男らしさの証？　おじさんにハゲが多い理由

おじさんに多いバーコードハゲですが、おばさんにはいませんよね。男性は加《か》齢《れい》とともに女性よりも髪が薄くなります。でもなぜ男性だけがハゲるのでしょう。

髪の毛を1本引き抜くと、根元の先が白くふくらんでいます。このふくらんだ部分は**毛球**《もうきゅう》といい、毛を発育させる**毛母**《もうぼ》**細胞**《さいぼう》と、毛母細胞に栄養を運んで毛の成長を助ける**毛乳頭**《もうにゅうとう》で構成されています。この**毛母細胞が分裂**して地肌に向かっておしあげられ、髪がのびるのです。加齢による頭皮の老化や栄養不足などで分裂が起こらないと、毛がつくられなくなりハゲてしまいます。このハゲるという現象は、男性ホルモンとも深く関係しているのです。

思春期になると分泌が活発になる男性ホルモンは、胸毛やヒゲには強く発毛《はつもう》を促しますが、頭髪には逆に作用します。頭部の毛乳頭にある男性ホルモン受容《じゅよう》体《たい》がほかの部位の毛乳頭と異なり、男性ホルモンの刺激に対して「**脱毛**」の指示を送るからなのです。女性ホルモンは、頭髪の伸びのみに作用するので、女性が年をとり、毛母細胞のはたらきが緩慢《かんまん》になっても、男性ほどはハゲないのです。

ワンポイント豆知識

髪の毛は何のために生えてるの？

髪はファッション的な面でも重要ですが、それ以上に体の健康や安全面で必要不可欠な存在です。まず第一に、頭部を保護する役目。極端な高温や低温、何かにぶつかったときの衝撃、紫外線などから脳や頭皮を守っています。そして、あまり知られていませんが、カドミウム、鉛《なまり》、水銀など体に蓄積された有害な物質を、髪の毛を通して体外に排泄するはたらきもあるのです。

毛髪のメカニズム

毛髪が発育するのは毛根にある毛母細胞が分裂するから。
男性ホルモンの影響で分裂が起きないとハゲに。

毛の構造

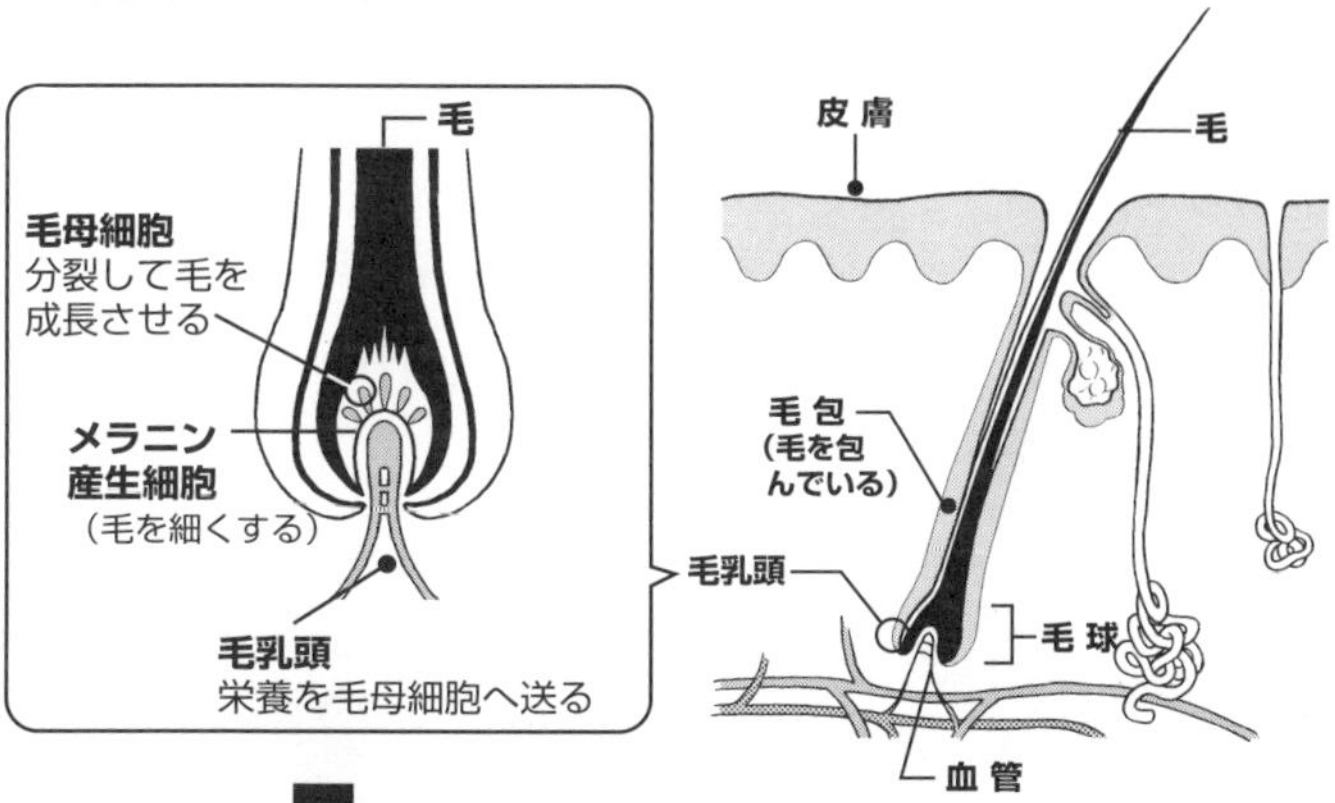

ハゲている男性は

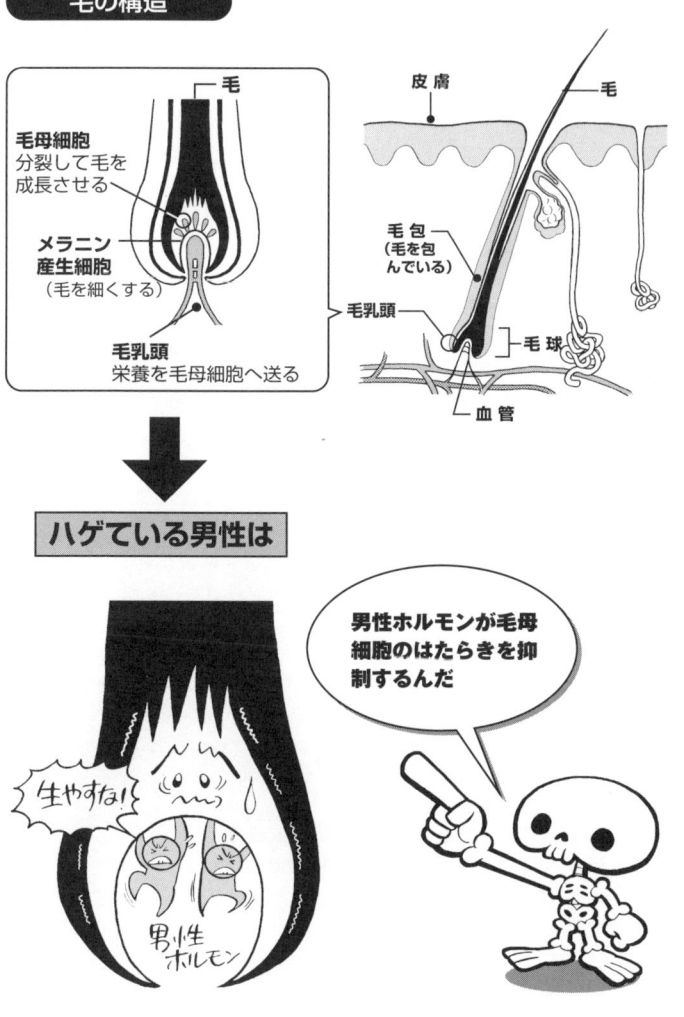

男性ホルモンが毛母
細胞のはたらきを抑
制するんだ
生やすな！
男性
ホルモン

参考文献

【書　籍】

『からだの地図帳』 高橋長雄（講談社）
『「からだのしくみ」なるほど講座』 横山泉（ナツメ社）
『からだのしくみ図解事典』 伊藤善也監修（永岡書店）
『からだのしくみ事典』 浅野伍朗監修（成美堂出版）
『図解雑学 からだの不思議』 加藤征治（ナツメ社）
『絵でわかる体のしくみ』 松村譲児（講談社）
『全図解 からだのしくみ事典』 安藤幸夫監修（日本実業出版社）
『好きになる生理学』 田中越朗（講談社サイエンティフィク）
『好きになる解剖学』 竹内修二（講談社サイエンティフィク）
『新看護学　5　成人看護　[1]』（医学書院）
『新看護学　5　成人看護　[2]』（医学書院）
『からだのしくみと健康 図説人体事典』 稲田英一（駿台曜曜社）
『入門メディカルサイエンス　からだのしくみ』 蒲原聖可（日本実業出版社）
『前立腺がんの話』 伊藤晴夫（悠飛社）
『太陽紫外線と健康－なぜ太陽紫外線は有害なのか？－』 菅原努・野津敬一（裳華房）
『たたかうからだ』 寺門琢己（小学館）
『からだの秘密』 ニック・アーノルド（PHP研究所）

【サイト（2005年8月現在）】

『メルクマニュアル医学百科　最新家庭版』　http://mmh.banyu.co.jp/mmhe2j/
『こだわりアカデミー』（『at home web』内）http://www2.athome.co.jp/academy/
『病気のはなし・病気辞典・病気』　http://homepage3.nifty.com/mickeym/
『兵庫医大リハビリテーション医学教室<リハビリ・関西プロジェクトProject Domen>』　http://www.bekkoame.ne.jp/~domen/index.html
『日経サイエンス』　http://www.nikkei-bookdirect.com/science/index.php
『さなだ耳鼻咽喉科医院』　http://www.sanada.gr.jp/
『鼻*鼻.com』　http://www.hanaxhana.com/
『慶應義塾信濃町ITC』　http://www.sc.itc.keio.ac.jp
『So Da Tsu com』　http://www.sodatsu.com/home.html
『iHealth』　http://www.ihealth.co.jp/
『紫外線研究所』　http://www.uv-edu.jp/

や

有郭乳頭 262
有棘層 273
有毛細胞 271
幽門 33,36
葉気管支 133,134
陽骨 189
葉状乳頭 262
腰神経 99
羊水 192
腰髄 99
腰椎 98
ヨード 120

ら

ラクトフェリン 258
卵黄 199
卵管 204
卵形嚢 270
ランゲルハンス島 50,118,122
卵細胞 16
卵細胞刺激ホルモン 198
卵子 198,200,204,206
乱視 254
卵巣 110,114,122,198,202,210,212
卵祖細胞（卵母細胞） 199
卵胞 200,202,212
卵胞刺激ホルモン 114,200
卵胞ホルモン（エストロゲン） 117,200,202,212
リソソーム 16
リパーゼ 40
リボソーム 16
リン 58,158
リン脂質 48,52
輪状筋（輪走筋） 29,30,36
リンパ液 172,266,270
リンパ芽球 176
リンパ管 40,172
リンパ球（リンパ球細胞） 38,158,160,162,170,172,174,176
リンパ系 172,176
リンパ節（腺） 172
リンパ組織 42
リンパ洞 173
涙液 258
涙小管 259
涙腺 105,258
涙点 258
類洞 160
レニン 110
老眼 254
肋間筋 138
肋骨 60,134,138,233
肋骨筋 134
濾胞刺激ホルモン 110

鼻腔 127,128,264
鼻孔 128
鼻甲介 128
腓骨 251
尾骨 188,215
尾骨神経 99
脾静脈 162
尾髄 99
脾臓 105,117,149,160,162,176
鼻中隔 128
皮膚 98,272
腓腹筋 221,251
被膜 61
眉毛下制筋 227
表情筋 220,226
表皮 273,275
ヒラメ筋 251
ビリルビン 52,68,72
鼻涙管 259
ピロリ菌 34
ファータ乳頭 53
フィブリノーゲン 166,169
フィブリン（繊維素） 166
フェニルエチルアミン 112
副交感神経 26,104,112,116
副甲状腺 110,120
腹式呼吸 138
副腎 48,61,110,115,116
副神経 101
腹大動脈 51
腹膜 64
ふくらはぎ 250
不随意筋 36,75,142,220
二日酔い 46
不動性結合 234
ブドウ糖 40,50,62,64,158
不妊 204,210
プラズマ細胞 174
振り子運動 36
プロテアーゼ 40
プロテイン 58
プロトゲン 169
プロラクチン 112,115
噴門 31,32
平滑筋 36,142,186,220
平衡器 270
閉経 210
閉鎖血管系 12
β・エンドルフィン 112
へその緒（臍帯） 192,208
ペプシン（ペプシノーゲン） 30,34
ヘモグロビン 136
便 54,56,72,74
弁 173
扁桃核 93
防衛本能 140
包茎 190
膀胱 61,66,70,73,105,183,185,192,195,215
膀胱三角 71
房室結節 144
放射状冠 199
ボーマン嚢 64
勃起 192,196
骨 232,244,250
骨結合 234
骨代謝 236
ホルモン 30,38,50,108,110,116,118,120,122,158,220,236

ま

マイボーム腺 259
マグネシウム 62
マクロファージ 160,170,174
末梢神経 96,98,100,102
末梢組織 49
味覚 26,260,262
味細胞 262
ミトコンドリア 16,18
耳 207,266,268,270
味蕾 260,262
むくみ（浮腫） 168,172
ムチン 26,258
目（眼） 90,207,252
迷走神経 101
メラニン産生細胞 277
免疫芽細胞 174
免疫機能 42
免疫系 170,172
毛球 276
毛細血管 136,154,160,168,172,222
盲腸 42,54
毛乳頭（毛母細胞） 276
毛包 277
網膜 252,254,256
門脈 45,162

ドライマウス 26

な

内頸動脈 151,152
内肛門括約筋 74,220
内骨格 12
内耳 266
内皮細胞 155
内分泌（内分泌器） 116,122,230
内分泌系 108,170
内分泌腺 104,108,110,114
内膜 155
NK細胞 174
NKT細胞（胸腺外分化T細胞） 174
涙 258
軟口蓋 129,130,265
軟骨 132,234,242
軟膜 98
乳管 213
乳酸 56,224
乳酸菌 56
乳汁分泌ホルモン 212
乳腺組織 212
乳腺葉 213
乳頭 213
乳頭層 273
乳房 212
尿 44,60,62,64,66,68,70
尿管 61,71
尿細管 62,64,66
尿酸 62
尿道 61,66,71,192,194,214
尿道外括約筋 70
尿道海綿体 192
尿道括約筋 36
尿道球腺 71,182
尿道口 71
妊娠 206,210,212,230
ネフロン 64,66
粘膜下静脈叢 29
粘膜下組織 29,132
粘膜筋板 29
粘膜上皮 132
脳 14,80,82,92,96,100,102,104,114,140,152,207
脳下垂体 110,114,122,200,212
脳幹 81,90,94,152
脳クモ膜 82
脳硬膜 82
脳死 80,94,144
脳小体 201
脳神経 100
脳頭蓋 238
脳骸骨 244
脳卒中 152
脳内物質 112
脳軟膜 82
脳梁 86
のど 130,264,268
のどぼとけ 120,130,264
ノルアドレナリン 104,112,116

は

歯 24
パーフォリン 174
肺 105,117,132,134,136,138,148
肺呼吸 12
胚細胞 38
胚子 206
肺循環（小循環） 149
肺静脈 135,136,148
肺動脈 135,136,145,148
肺動脈弁 143
肺胞 132,134,136
排卵 198,200,202,204,210
排卵期 188,202,204
排卵周期 202
麦芽糖 26
白質 98
拍動 144,146,150
白内障 274
白脾髄 162
白膜 184
破骨細胞 233,236
波長 256
白血球 62,158,160,162,168,170,176,204
鼻 128,140,260,268
歯肉 24
半規管 267
反射 102,106
PA 274
B細胞 38,174
B波 274
皮下脂肪 212,228,275
皮下組織 273
眉弓 238
鼻筋 227

前頭葉（前頭連合野） 84,92
前半規管 271
線毛 132
繊毛 15,41,204
前葉 79
前立腺 61,68,71,182,192,194,214
総肝管 45,53
速筋（白筋） 222
総頸動脈 151,152
象牙質 25
造血ホルモン 60
憎帽弁 143
側頭筋 240
側頭葉 84,92
側頭連合野 93
外側半規管 271
ソマトスタチン 118

た

体液性免疫 174
体温中枢 272
体温調節 90,272
胎芽 206
体外受精 210
大核 15
大頬骨筋 226
胎児 176,206,208
体循環（大循環） 149
体性神経系 102
体性知覚野 85,270
大泉門 245
大腿筋 221
大腿骨 232,251
大腸 23,39,54,56,73,74,214
大腸菌 56,70,170
大動脈弓 127,151
大動脈口 151
大動脈弁 145
大脳 81,84,88,90,94,152
大脳皮質 84,102,106,193,226,260
大脳葉 84
胎盤 110,208
唾液（唾液腺） 23,26,105,106,122,258
楕円関節 242
ダグラス窩 214
胆管 72
胆汁 38,40,44,45,52,72
男性ホルモン 114,184,192,194,276
胆石 50,52,72
胆嚢 23,39,40,52,72
短母指心筋 249
遅筋（赤筋） 222
恥骨 189,195,214
膣 214
中咽頭 130
中耳 266
中心体 16
虫垂 39,42
中枢神経 96,98,100
中脳 81,90
中鼻道 128
中膜 155
中葉 79,134
聴覚 101,260
聴覚中枢（聴覚野） 85
腸球菌 56
蝶番関節 242
腸内細菌 42,56
長母指伸筋 249
直腸 23,39,54,71,74,105,214
直腸子宮窩 215
直腸診 214
椎間板 107,234
椎弓 99
椎骨 98
椎骨動脈 152
痛覚 272
痛感神経 184
土踏まず 246
DNA（デオキシリボ核酸） 16
T細胞 174,176
停留睾丸 186
デジベル 266
電解質 26,116
動眼神経 100
動悸 46
瞳孔 101,105,106,257
糖質コルチロイド 117
頭頂葉（頭頂連合野） 84,93
糖尿病 62,66,68
洞房結節 144
動脈 150,152
動脈血 136
動脈硬化 48,152
透明帯 199
ドーパミン 112

植物人間 94
女性器 204,212
女性ホルモン 112,114,200
触覚 272
自律神経 26,34,90,102,104,108,112,144,170,200,220,260
自律神経失調症 104
腎盂 60,68
心筋 142,220
伸筋支帯 249
神経系 96
神経細胞 15,79,88,96,102
神経線維 96,98,102
神経繊維束 97
神経組織 96
神経体液性調節 108
神経伝達物質 96,104,112
人工透析 64
心室 142,144,148
腎小体 64
腎静脈 60
心臓 12,90,94,104,132,134,136,142,144,146,148,152,154,207,220
腎臓 60,64,66,68,73,105,110,116,149,168
心臓壁 142
靭帯 25,243,246
新陳代謝 120,158
振動 264,266,268
腎動脈 60
心嚢 146
腎盃 61
真皮 272,275
心房 142,144
随意筋 220
膵液 38,40,50,122
髄液 82,98
膵管 50
髄腱 96
髄質 61
水晶体 252,254,256,259
水層 258
膵臓 23,39,40,50,53,110,118,122
錐体 256
髄膜 98
頭蓋骨 82,233,234,238
ステロイドホルモン 116
ストレス 34,74,112,116,172,196,200
精液 182,185,194
精管 182,185
精原細胞 182
精細管 182,184
精子 182,186,188,198,204,206
成熟細胞 203
精娘細胞 182
生殖腺刺激ホルモン 110
性腺刺激ホルモン 114,198
精巣 110,114,182,186,194
精巣上体（副睾丸） 184
精粗細胞 182
声帯 130,140,264
声帯ひだ 265
成長ホルモン 110,115
精嚢 182,195
精母細胞 182
性ホルモン 116,236
声門 264
生理活性物質 230
脊骨 233
脊髄 81,75,96,98,100,102,105,106,234
脊髄神経 99,100,
脊柱骨（背骨） 98,138
脊椎 12,134
脊椎骨 234
赤脾髄 162
舌下腺 26
下舌神経 101
赤血球 12,44,60,62,68,72,110,136,158,160,164,168
赤血球表膜 164
舌動脈 151
セメント質 25
セルトリ細胞 182
セロトニン 112
繊維芽細胞 15
線維結合 234
仙骨 189,215
仙骨神経 99
前根 107
染色体 44,198
仙髄 99
浅側頭動脈 151
善玉菌 56
前庭 270
前庭ひだ 265
蠕動運動 28,30,36,54
前頭筋 227
全頭結節 238

細胞性免疫 174
細胞膜 16,48
左肝管 53
左冠状動脈 152
酢酸 56
鎖骨下動脈 151
左主気管支 132
左心室 127,142,144,148,152
左心房 127,142,144,148
左脳 86,248
左肺静脈 127
左肺動脈 127,143
左葉 45,120
三角筋 221
三尖弁 143
産道 244
三半規管 88,270
GIP（消化管抑制ペプチド） 40
C波 274
耳介 266
紫外線 274
視覚 26,101,262
視覚野 84,256
耳下腺 26
歯冠 24
耳管 267,268
耳管咽頭口 129
子宮 71,200,204,206,208,214,220
糸球体 64
視交叉 79,90
指骨 247
歯根 24
視細胞 256
視床 81,89,90,106
視床下部 79,81,90,110,114,121,123,200,202,272
耳小骨 232,266
糸状乳頭 262
視神経 100,257
歯髄 25
耳石 270
歯槽骨 25
舌 25,101,262,265
膝蓋骨 251
シナプス 96
脂肪 58,230
脂肪酸 40
脂肪層 273
脂肪組織 213,230
脂肪分解酵素 228
斜行筋 30
車軸関節 243
射精 204
集合管 65
終神経 100
縦走筋 29,30,36
十二指腸 30,36,38,50,52,72,122
終末細気管支 133
絨毛 38,40,209
主気管支 132,134
受精 200,204,206,208,210
循環 108
上咽頭 130
消化 26,38,40,42,74,94,108,110
消化液（腸液） 38,122
消化管 36,38
小核 15
消化酵素 26,30,40,50,118
松果体 79,110
小頬骨筋 226
笑筋 226
上下垂体動脈 79
上行結腸 43,54
上甲状腺動脈 151
上行大動脈 143
踵骨 251
上肢骨 233
茸状乳頭 262
上唇挙筋 226
小泉門 245
上大静脈 143,149
上大動脈 149
小腸 23,38,40,54,105
焦点 254
小脳 81,88,90,105,152
小脳髄質 89
小脳皮質 89
上皮細胞 15,30
上皮小体 121
上鼻道 128
小胞体 16
静脈 150
静脈血 136,142
静脈弁 155
上葉 134
上腕二頭筋 221
食道 23,28,31,39,121,127,129,130,265

棘突起 99
頚動脈 150,152
血圧 60,110,116
血液 62,94,158,162,166,168
血液型 164
血管 90,104,166,220
血球 158,168
月経 200,202
結合組織 250
結合腕 89
血漿 158,166,168,172
血小板 158,160,166
血清 166
結石 68
血栓 154,166
結腸 54
結腸半月ひだ 55
結腸ひも 55
血糖 118
血糖値 50,116
血尿 68
ゲップ 32
血餅 166
結膜 258
解毒機能 44
下痢 74
腱 138,223,248,250
腱間結合 248
原始細胞 203
原始生殖細胞 182,198
原臭 260
腱鞘 248
原始卵胞 198,210
原尿 62,64,66
健忘症 92
好塩基球 160
恒温動物 12
口蓋（口蓋垂） 25,129
口角下制筋 226
口角挙筋 226
睾丸（精巣） 184,188
交感神経 26,99,104,112,116,196
口腔 264
抗原 38,164,170,174
後根 107
虹彩 256
好酸球 160
恒常性（ホメオスタシス） 108
甲状腺 110,115,120,122
膠性繊維 275
酵素 46,50
抗体 38,58,158,170,174
好中球 160
喉頭 101,127,130
喉頭蓋 28,129,130,265
後頭動脈 151
後頭葉 84
後半規管 271
硬膜 82,98,152
肛門 36,54,70,74,214
後葉 79
抗利尿ホルモン 115
口輪筋 226
高齢出産 204
呼吸 90,108,138
呼吸細気管支 127,132
鼓室 267
骨格 232
骨格筋 88,98,142,220
骨芽細胞 233,236
骨化融合 238
骨細胞 15,233
骨髄 60,160,232
骨髄幹細胞 170
骨髄控 233
骨粗しょう症 236
骨盤 188,238
骨膜 233,243
骨密度 236
鼓膜 266,268
固有肝動脈 45
小指伸筋 249
ゴルジ装置 16
コレステロール 48,52

さ

細気管支 133
さい帯（へその緒） 192,208
臍静脈 208
臍動脈 208
細胞 14
細胞液 159
細胞外液 168
細胞口 15
細胞肛門 15
細胞質 16

下大動脈 61,127,149
顎下腺 26
滑車神経 100
括約筋 36,66
可動性結合 234
下鼻道 128
過敏性腸症候群 74
髪 276
カリウム 58,62,158
顆粒球 170
顆粒細胞 204
カルシトニン 120
がん 28,34,56,68,74,152,174,274
肝円策 45
眼窩 238
感覚細胞 266
感覚受容器 102,256,272
感覚神経 90,98,100,102,107
感覚毛 270
肝管 52
眼球 100,106,258
汗孔 123
幹細胞 160
肝細胞 44
眼軸 254
冠状動脈 152
感情ホルモン 112
肝静脈 45
肝小葉 45
関節 234,242,244,246,248,250
関節軟骨 233
汗腺 104,122
肝臓 23,39,40,44,46,48,52,72,105,117,118,122,162,176,224
かん体 256
間脳 81,90,105
間膜 45
顔面神経 101
顔面頭蓋 238,240
顔面動脈 151
眼輪筋 226
気圧 268
記憶 88,92
飢餓収縮 32
気管（気管支） 28,127,130,132,134,264
基礎体温 202
基礎代謝 228
基底層 273
亀頭 182,190
嗅覚 26,101,260,262
嗅覚器 261
嗅覚野 261
球関節 242
嗅球 261
救急蘇生法 150
球形嚢 270
嗅細胞 260
吸収 38,40
嗅神経 100,261
嗅毛 261
橋 81,89,90
胸郭 134,138
凝固因子 166
胸骨 134,176,233
胸式呼吸 138
胸神経 99
胸髄 99
胸腺 110,176
胸大動脈 151
胸壁 134
胸膜 134
橋腕 89
筋原線維 222
筋細胞 15,224
近視 254
筋線維（筋細胞） 222
筋層 36
筋肉 14,98,102,106,132,134,138,140,142,144,154,220,222,224,228,230,244,248,250
筋肉組織 228
筋肉量 228
空腸 38,40,51
くしゃみ 140
クモ膜 82,98
クモ膜下腔 82
鞍関節 242
グリコーゲン 44,118,224
クリトリス（陰核） 192
グルカゴン 50,118,122
グルコース 119
クレアチニン 62
クローン 16,198
グロブリン 169
毛（毛穴） 123,276
脛骨 251
頸神経 99
頸髄 99
頚椎 98,244

索引

あ

アキレス腱 250
悪玉菌 56
あくび 140
顎 240
汗 66,122
アセチルコリン 104,112
アセトアルデヒド 46
アデノシン3リン酸（ATP） 16,18,224
アドレナリン 104,112,116
アミノ酸 40,62,64
アミラーゼ 40
α波 266
アルブミン 168
アンドロゲン 117,194
アンモニア 34,44,62
胃 14,22,28,30,32,34,36,38,59,122,220
ED（Erectile Dysfunction） 196
胃液 30
胃潰瘍 34
胃酸（胃酸過多） 30,32,34
一次聴覚野 267
遺伝（遺伝子） 58,164,198
陰茎（陰茎海綿体） 192
インスリン 50,110,118,122
咽頭 101,121,127,130,132,264
陰嚢 184,186
ウイルス 42,74,140,162,170,176
ウェルシュ菌 56
右冠状動脈 152
右主気管支 132
右心室 127,142,144,148
右心房 127,142,144,148
右脳 86,248
右肺動脈 127
右葉 45,120
ウロビリノーゲン 68
運動神経（運動神経根） 98,100,102,107
運動野（運動連合野） 84,93
ALDH（アルデヒド脱水素酵素） 46
A波 274
S字結腸 54
SPF 274
エナメル質 24
エリスロポエチン 110
遠視 254
延髄 26,89,90,102,105
横隔膜 28,134,138,140,151
横行結腸 54
黄体 200,202
黄体形成ホルモン 110,113,114
黄体ホルモン（プロゲステロン） 200,202
横紋筋 220
オキシトシン 115,212
おとがい 239
おとがい筋 227
おとがい動脈 151
温覚 272

か

外括約筋 71
外頚動脈 152
外肛門括約筋 74,220
外耳 266
外子宮口 214
外耳道 266
回腸 38,40,43
外転神経 100
海馬 92
灰白質 98
外鼻孔 128
外分泌（外分泌腺） 104,122
外膜 155,162
海綿体 192,196
海綿体平滑筋 106
潰瘍性大腸炎 74
下咽頭 130
下顎骨 238
蝸牛 266,270
蝸牛神経 267
核 16,199
顎関節症 240
角質層 273
顎動脈 151
角膜 254,258
下行結腸 54
下行大動脈 127,151
下肢骨 233
下歯槽動脈 151
下唇下制筋 227
下垂体 79

【監修者紹介】

山本真樹（やまもと・まき）

1964年、広島県生まれ。1988年、久留米大学医学部卒業。その後広島大学大学院医学博士課程修了。医学博士。現在、みささ内科・消化器科クリニック（広島県）副院長。専門分野は糖尿病および動脈硬化の治療と研究。

学校で教えない教科書

面白いほどよくわかる
人体のしくみ

＊

2005年９月26日　初版発行
2016年10月10日　第18刷発行

監修者
山本真樹
発行者
中村　誠
DTP
株式会社キャップス
印刷所
長苗印刷株式会社
製本所
小泉製本株式会社
発行所
株式会社日本文芸社
〒101-8407 東京都千代田区神田神保町1-7
TEL.03-3294-8931[営業], 03-3294-8920[編集]

＊

乱丁・落丁などの不良品がありましたら、小社製作部宛にお送りください。
送料小社負担にておとりかえいたします。

ISBN978-4-537-25314-6
112050922-112160921Ⓝ18
編集担当・羽生

URL　http://www.nihonbungeisha.co.jp